見てできる臨床ケア図鑑

臨床検査
ビジュアルナーシング

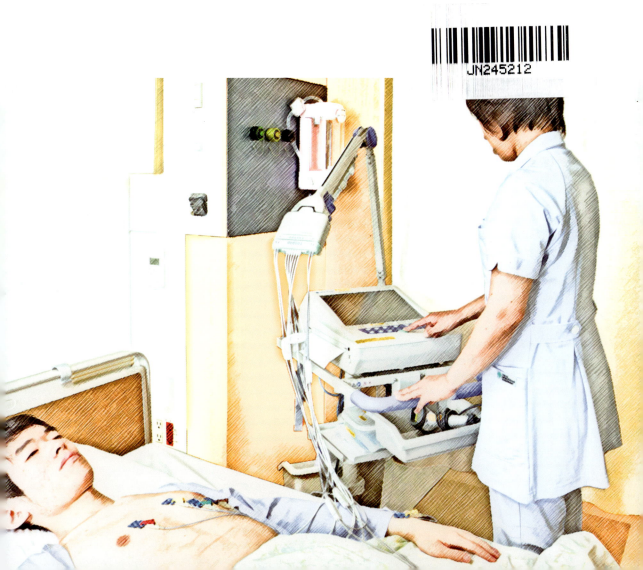

監修

藤田　浩　　東京都立墨東病院輸血科部長

編集

畑田みゆき　　東京都立墨東病院看護部長

＜執筆者（執筆順）＞

小林　仁	東京都立墨東病院検査科技師長	
三石　晃代	東京都立墨東病院看護部主任 / 集中ケア認定看護師	
有吉　節代	東京都立墨東病院看護部主任 / 集中ケア認定看護師	
畑田みゆき	前掲	
小野寺牧男	東京都立墨東病院放射線科技師長	
土反めぐみ	東京都立墨東病院看護部副看護師長	
渡辺　智昌	東京都立墨東病院放射線科主任技術員	
佐藤　信也	東京都立墨東病院放射線科放射線主任技術員	
川﨑裕美子	東京都立墨東病院放射線科主任技術員	
石川　亜希	東京都立墨東病院看護部主任 / がん放射線療法看護認定看護師	
山﨑　聖子	東京都立墨東病院看護部看護担当科長	
蕨　雅大	東京都立墨東病院検査科医長	
金沢　武志	東京都立墨東病院検査科主任技術員	
武田　雅子	東京都立墨東病院看護部看護師長 / アドバンス助産師	

井上　志津	東京都立墨東病院検査科主任技術員	
西海　隆行	東京都立墨東病院検査科主任技術員	
久保田直美	東京都立墨東病院看護部看護師長	
汐谷　陽子	東京都立墨東病院検査科主任	
工藤　洋子	東京都立墨東病院検査科主任技術員	
髙橋　亘	東京都立墨東病院検査科主任技術員	
根岸久実子	東京都立墨東病院検査科主任技術員	
永沼　愛美	東京都立墨東病院検査科主事	
長谷川静夏	東京都立墨東病院検査科主任	
清水　翔太	東京都立墨東病院検査科主事	
間　由紀	東京都立墨東病院検査科主任	
鈴木規予美	東京都立墨東病院検査科主事	
高田　裕子	東京都立墨東病院検査科主任技術員	

はじめに

　医療の現場で臨床検査は，疾病と病態の診断，治療効果の判定，治療のモニターなど，さまざまな段階で重要な役割を果たしています．その一翼を担う看護師は，臨床検査が適切に行われるために，検査に関する知識や技術を習得し，ケアの実践ができることが大切です．

　検査を受ける患者さんは，診断や治療に対する不安，どのような検査が行われるかに対する不安や緊張などでストレスが高まります．看護師が適切なタイミングで必要な情報の提供や対応を行い，患者さんの心身の苦痛を和らげられるケアが重要になります．

　さらに，正確な検査，よりよい治療効果をあげるためには，的確な検査の準備，検査の十分な理解と協力を得るための患者さんへの説明も重要です．

　本書は，病棟や外来の看護師として知っておきたい検査・処置，その流れと患者さんの看護に必要な技術やケア実践をまとめ，より安全で安心できるケアの提供に繋がることを念頭に内容を構成しました．

　第1章では，臨床検査の意義として，検査の種類，基準値・異常値，採血の手順とコツ，検体の取り扱いと安全管理について掲載しました．

　第2章では，知りたい検査が検索しやすいように，系統別に検査と看護手順を掲載しました．検査を受ける患者さんのために必要な検査の基本的知識，検査・処置の流れ，その際の患者さんへの身体的・心理的ケア，注意点などを解説しています．

　第3章では，検体検査の基礎知識とデータの読み方について，看護師に知ってほしい基礎知識，より適切なタイミングでの検体採取方法と提出方法についても解説しています．

　各章とも写真や図表，イラストを用いて，わかりやすい解説を心掛けました．検査前後の注意点を紙面の許す限り簡潔に掲載していますので，臨床の現場で活用していただければ幸いです．

　最後に，本書を制作するにあたり，何度も来院いただき，内容の細部まで気を配り，見やすくわかりやすく理解できるように粘り強く編集作業を進めてくださいました学研メディカル秀潤社の黒田周作さんをはじめとする編集スタッフの方々に深く感謝申し上げます．

2018年3月吉日　筆者を代表して

畑田 みゆき

CONTENTS ·········· 目次

第1章
臨床検査の意義

病院内の臨床検査の流れ　小林　仁 …… 8

臨床検査の種類　小林　仁 …… 10

基準値と異常値　小林　仁 …… 13

検体の取り扱いと安全管理　三石晃代 …… 19

一般健康診断と人間ドック　小林　仁 …… 20

血圧測定の手順とコツ　有吉節代 …… 22

採血の手順とコツ
有吉節代，畑田みゆき …… 25

第2章
系統別臨床検査と看護

消化器系検査

上部消化管内視鏡検査
小野寺牧男，士反めぐみ …… 37

内視鏡的逆行性膵胆管造影
小野寺牧男，士反めぐみ …… 42

下部消化管内視鏡検査
小野寺牧男，士反めぐみ …… 46

上部消化管造影検査
小野寺牧男，士反めぐみ …… 49

注腸造影検査　小野寺牧男，士反めぐみ …… 50

腹部CT検査　渡辺智昌，士反めぐみ …… 52

腹部MRI検査　佐藤信也，士反めぐみ …… 55

超音波内視鏡検査　士反めぐみ …… 59

肝生検　士反めぐみ …… 62

循環器系検査

心電図　小林　仁，三石晃代 …… 65

胸部X線検査　小野寺牧男，三石晃代 …… 71

心エコー検査　三石晃代 …… 73

冠動脈CT　渡辺智昌，三石晃代 …… 75

心臓MRI　佐藤信也，三石晃代 …… 77

心臓核医学検査：心筋シンチグラフィー
川﨑裕美子，石川亜希 …… 78

心臓カテーテル検査　佐藤信也，三石晃代 …… 82

呼吸器系検査

胸部X線検査　小野寺牧男，有吉節代 …… 90

胸部CT検査　渡辺智昌，有吉節代 …… 92

胸部MRI検査　佐藤信也，有吉節代 …… 94

呼吸機能検査：スパイロメトリー
小林　仁，有吉節代 …… 95

呼吸機能検査：フローボリューム曲線
小林　仁，有吉節代 …… 98

呼吸機能検査：残気量，機能的残気量，
拡散能　小林　仁，有吉節代 …… 99

呼吸機能検査：動脈血ガス分析
三石晃代 …… 100

呼吸機能検査：パルスオキシメーター
三石晃代 …… 104

呼吸機能検査：呼吸抵抗
小林　仁，有吉節代 …… 108

超音波内視鏡，超音波気管支鏡ガイド下
針生検　有吉節代 …… 110

胸水検査：胸腔穿刺　三石晃代 …… 111

気管支鏡検査　三石晃代 …… 114

胸腔鏡検査　二石晃代 …… 116

腎・泌尿器系検査

X線検査　小野寺牧男，石川亜希 …… 120

CT検査（腹部・骨盤部）
渡辺智昌，石川亜希 …… 121

腎・泌尿器系MRI検査
佐藤信也，石川亜希 …… 124

エコー検査（腹部・骨盤部）
小林　仁，石川亜希 …… 125

核医学検査（腎動態シンチグラフィー，
ガリウムシンチグラフィー，副腎シンチ
グラフィー）　川﨑裕美子，石川亜希 …… 127

尿検査　山﨑聖子 …… 130

排尿機能検査　山﨑聖子 …… 132

膀胱鏡検査　山﨑聖子 …… 137

膀胱生検　山﨑聖子 …… 139

腎生検　山﨑聖子 …… 140

前立腺生検　山﨑聖子 …… 143

精巣生検　山崎聖子 …… 145

性腺機能検査　山崎聖子 …… 147

産科・婦人科系検査
産科・婦人科系エコー検査　小林　仁 …… 149
産科・婦人科系CT検査
渡辺智昌，畑田みゆき …… 151
産科・婦人科系MRI検査
佐藤信也，畑田みゆき …… 153
細胞診（子宮頸部，子宮体部）
蕨　雅大，金沢武志，武田雅子 …… 155
組織診（子宮頸部，子宮体部）
蕨　雅大 …… 158
コルポスコピー検査・組織診　武田雅子 …… 163
羊水検査　武田雅子 …… 164
胎児心拍数モニタリング　武田雅子 …… 166

乳腺外科系検査
マンモグラフィー　川崎裕美子 …… 170
細胞診・針生検　川崎裕美子，畑田みゆき …… 174
エコー検査　井上志津 …… 176
超音波ガイド穿刺吸引細胞診・針生検
井上志津 …… 179
乳腺外科系CT検査
渡辺智昌，畑田みゆき …… 181
乳腺外科系MRI検査
佐藤信也，畑田みゆき …… 182

脳神経系検査
脳脊髄液検査　三石晃代 …… 185
頭部CT検査　渡辺智昌，三石晃代 …… 188
脳血管造影　佐藤信也，三石晃代 …… 190
脳MRI検査　佐藤信也，三石晃代 …… 193
PET　川崎裕美子，三石晃代 …… 195
SPECT　川崎裕美子，三石晃代 …… 197
神経生理学的検査：脳波
西海隆行，有吉節代 …… 198
神経生理学的検査：筋電図
有吉節代 …… 201
神経生理学的検査：誘発電位
西海隆行，有吉節代 …… 203
神経伝導検査　西海隆行，有吉節代 …… 205

神経生理学検査：睡眠ポリグラフ検査
西海隆行 …… 209

整形外科系検査
整形外科系X線検査
小野寺牧男，畑田みゆき …… 212
整形外科系CT検査
渡辺智昌，畑田みゆき …… 213
整形外科系MRI検査
佐藤信也，畑田みゆき …… 215
脊髄造影検査　小野寺牧男，畑田みゆき …… 217
血管造影検査　佐藤信也，畑田みゆき …… 219
核医学検査：骨シンチグラフィー
川崎裕美子，石川亜希 …… 221
骨密度測定　小野寺牧男，畑田みゆき …… 222

血液内科系検査
骨髄穿刺検査　工藤洋子，有吉節代 …… 225

内分泌・代謝系検査
甲状腺シンチグラフィー・甲状腺摂取率検査
石川亜希 …… 227

皮膚科系検査
皮膚生検　久保田直美 …… 229
パッチテスト　久保田直美 …… 230
皮膚反応テスト：プリックテスト，皮内テスト
久保田直美 …… 231

耳鼻咽喉科系検査
聴覚検査　久保田直美 …… 234
喉頭鏡検査　久保田直美 …… 236
嚥下機能検査　久保田直美 …… 237

眼科系検査
視力検査　久保田直美 …… 240
屈折検査　久保田直美 …… 241
眼圧検査　久保田直美 …… 243
視野検査　久保田直美 …… 244
眼底検査　久保田直美 …… 245
隅角検査　久保田直美 …… 247

第3章
検体検査の基礎知識とデータの読み方

検体検査，細菌検査，病理検査

検体検査（一般，血液，生化学，免疫，血清）　汐谷陽子，工藤洋子 …… 251

細菌検査　汐谷陽子，工藤洋子 …… 251

病理検査　汐谷陽子，工藤洋子 …… 251

検体の採取

血液検体　汐谷陽子，工藤洋子 …… 254

血液培養のための検体
汐谷陽子，工藤洋子 …… 254

尿検体　髙橋　亘，汐谷陽子 …… 256

糞便検体　髙橋　亘，根岸久実子 …… 259

呼吸器検体　髙橋　亘，根岸久実子 …… 260

髄液検体　根岸久実子，永沼愛美 …… 261

穿刺液検体　根岸久実子，永沼愛美 …… 262

膿検体　根岸久実子 …… 263

血液検体に関する一般的検査

白血球系　工藤洋子 …… 264

赤血球系　工藤洋子 …… 266

赤血球沈降速度（ESR）　工藤洋子 …… 268

血小板数　工藤洋子 …… 268

出血時間　工藤洋子 …… 269

プロトロンビン時間（PT）
工藤洋子 …… 270

活性化部分トロンボプラスチン時間（APTT）　工藤洋子 …… 271

フィブリノゲン定量　工藤洋子 …… 271

アンチトロンビン（AT）　工藤洋子 …… 272

トロンビン・アンチトロンビン複合体
工藤洋子 …… 272

FDP・Dダイマー　工藤洋子 …… 273

プラスミン・プラスミンインヒビター複合体（PIC）　工藤洋子 …… 274

尿検体に関する一般的検査

尿量，尿比重，尿浸透圧
髙橋　亘，汐谷陽子 …… 275

尿pH　髙橋　亘，汐谷陽子 …… 275

尿蛋白　髙橋　亘，汐谷陽子 …… 275

尿糖　髙橋　亘，汐谷陽子 …… 276

ケトン体　髙橋　亘，汐谷陽子 …… 276

ビリルビン（胆汁色素）
髙橋　亘，汐谷陽子 …… 277

ウロビリノゲン
髙橋　亘，汐谷陽子 …… 277

尿潜血反応　髙橋　亘，汐谷陽子 …… 277

亜硝酸塩　髙橋　亘，汐谷陽子 …… 278

白血球反応　髙橋　亘，汐谷陽子 …… 278

尿沈渣　髙橋　亘，汐谷陽子 …… 278

便検体に関する一般的検査

便潜血検査（便中ヘモグロビン検査）
髙橋　亘，根岸久実子 …… 281

便虫卵検査　髙橋　亘，根岸久実子 …… 281

消化器系の検体検査

胃の検査　汐谷陽子，工藤洋子 …… 283

肝胆系の検査　汐谷陽子 …… 285

膵臓の検査　長谷川静夏，汐谷陽子 …… 289

小腸・大腸の検査　汐谷陽子 …… 294

腫瘍マーカー　汐谷陽子 …… 296

循環器系の検体検査

心疾患の検査　汐谷陽子 …… 299

脂質異常の検査　汐谷陽子 …… 300

高血圧性疾患の検査　汐谷陽子 …… 301

呼吸器系の検体検査

感染性疾患の検査
汐谷陽子，根岸久実子 …… 304

悪性腫瘍の検査
汐谷陽子，金沢武志 …… 307

間質性肺疾患の検査　汐谷陽子 …… 308

呼吸状態をみる検査　汐谷陽子 …… 308

腎・泌尿器系の検体検査

ネフローゼ症候群の検査
汐谷陽子 …… 312

腎機能障害の検査　汐谷陽子 …… 313

尿量異常の検査　汐谷陽子 …… 315

尿路感染症の検査　汐谷陽子 …… 316

前立腺癌の腫瘍マーカー
汐谷陽子 …… 317

産科・婦人科の検体検査

性腺ホルモンの検査
清水翔太, 汐谷陽子 …… 319

妊婦健康診査　汐谷陽子 …… 320

悪性腫瘍の検査　汐谷陽子 …… 322

内分泌系の検体検査

甲状腺ホルモンの検査
清水翔太, 汐谷陽子 …… 324

その他の内分泌ホルモンの検査
清水翔太, 汐谷陽子 …… 324

感染症の検体検査

細菌性感染症の検査　汐谷陽子 …… 325

ウイルス感染症の検査
汐谷陽子 …… 326

自己免疫性疾患の検体検査

組織特異的自己抗体　間　由紀 …… 328

非特異的自己抗体　間　由紀 …… 329

栄養アセスメント
鈴木規予美 …… 330

輸血検査　高田裕子 …… 332

編集担当：黒田周作
編集協力：ボンソワール書房, 鈴木優子
表紙・本文デザイン：川上範子
本文DTP：ボンソワール書房, センターメディア
本文イラスト：青木　隆, 日本グラフィックス
写真撮影：亀井宏昭写真事務所
撮影協力：東京都立墨東病院

第1章

臨床検査の意義

CONTENTS

1. 病院内の臨床検査の流れ
2. 臨床検査の種類
3. 基準値と異常値
4. 検体の取り扱いと安全管理
5. 一般健康診断と人間ドック
6. 血圧測定の手順とコツ
7. 採血の手順とコツ

1 病院内の臨床検査の流れ

1 検査依頼

臨床検査は，病気の診断，治療方針の選択，治療効果や予後の判定のために欠かせない．

患者を診療して，診断のために検査が必要になった場合は，電子カルテが導入されている施設では，医師が電子カルテから検査依頼（オーダー）を行う．特殊な検査で院内で検査を行えない外部委託検査については，専用の依頼伝票で行うのが一般的である．

2 採血・採尿

❶ 外来の場合

中央採血室で受け付けした後，必要な採血管を準備して採血を行う（図1-1，2）.

尿検査がある場合は，採尿室で尿カップに尿を採取して提出する．

❷ 入院の場合

医師や看護師，臨床検査技師が採血を行う．

尿検査については，自分で採尿できる場合は患者に採取してもらうが，できない場合は導尿で採取する．

3 検査依頼から検査報告まで

当院の検査依頼から検査報告までの流れを図1-3に示す.

第1章 臨床検査の意義

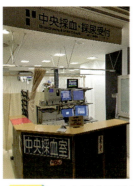
図1-1 中央採血室受付

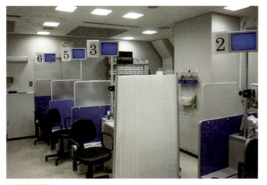
図1-2 中央採血室

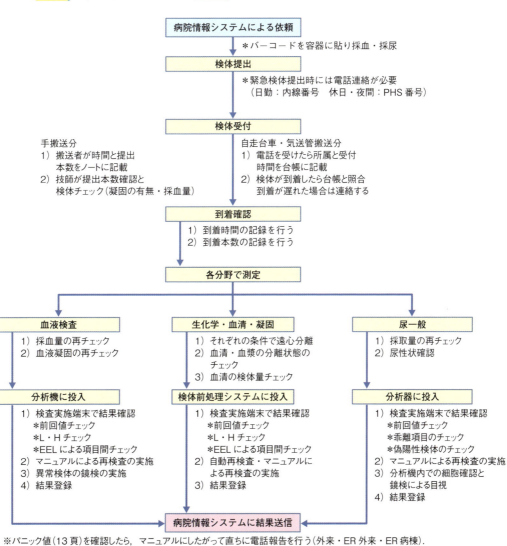

図1-3 検査依頼から検査報告までの流れ(東京都立墨東病院)

引用・参考文献

1) 安藤幸夫ほか:病院の検査がわかる―検査の手引き, 改定第3版, p10-11, 小学館, 1999
2) 墨東病院検査科:平成29年度版検査案内, 東京都立墨東病院, 2017

2 臨床検査の種類

1 臨床検査の種類

臨床検査は，大きく分けて検体検査と生理検査の2種類に分けられる．

検体検査は，患者から尿・血液・痰・組織などの検体を採取し，それらを化学的あるいは形態学的に検査するものである．

生体検査は，患者に接して心臓や脳などの動きを電位でとらえて表示したり，身体の内部の状態を超音波・X線・磁気などを利用して，画像としてとらえる検査である．

2 検体検査

❶ 一般検査

尿検査

尿検査は，尿中のタンパク質や糖などの有無，赤血球や白血球の有無や細胞を調べる．尿を調べることで，腎臓・膀胱・肝臓の疾病などを見つけることができる．

便検査

便潜血反応は，便の中に血液が混入しているかどうかを調べる検査である．消化管内の出血の有無を調べることができる．

寄生虫検査では，回虫・鞭虫・条虫およびこれらの虫卵を調べる．

その他

胸水や腹水，関節液，髄液などの検査を行う．

❷ 血液検査

血球数検査

炎症で増加する白血球，貧血で減少する赤血球，悪性腫瘍や血栓症で減少する血小板が，代表的な検査項目である．

凝固検査

出血を止める能力を調べる検査で，特に手術前や出血する可能性のある検査の前に行う．また，血液を固まりにくくする薬を服用している場合にも，薬の効果を確認するために行う．

そのほか，血友病や肝機能の検査にも用いられる．

❸ 生化学検査

血液や尿の中に含まれている電解質・タンパク質・糖・脂質・酵素などを，自動分析装置を用いて測定する．肝臓や腎臓などの臓器に異常がないかを確認できる．

主な検査項目を表2-1に示す．

❹ 免疫学検査

免疫反応を利用して，感染症・ホルモン・腫瘍マーカー・心筋マーカーを調べる．ウイルス感染や悪性腫瘍の有無についても確認できる．

表2-1 生化学検査の主な検査項目

肝・胆道系	アスパラギン酸アミノトランスフェラーゼ(AST)，アラニン・アミノトランスフェラーゼ(ALT)，アルカリホスファターゼ(ALP)，γグルタミントランスペプチターゼ(γGT)，コリンエステラーゼ(ChE)，総ビリルビン(T-Bil)，直接ビリルビン(D-Bil)，アンモニア(NH_3)
腎臓	クレアチニン(CRE)，尿素窒素(UN)，尿酸(UA)
心臓	クレアチンキナーゼ(CK)，乳酸脱水素酵素(LD)
糖尿病	グルコース(Glu)，ヘモグロビンA1c(HbA1c)，グリコアルブミン(GA)
動脈硬化	トリグリセリド(TG)，総コレステロール(T-CHO)，高密度リポタンパク(HDL)，低密度リポタンパク(LDL)
貧血	鉄(Fe)，不飽和鉄結合能(UIBC)
骨代謝	カルシウム(Ca)，無機リン(IP)

主な検査項目を表2-2に示す.

❺ 微生物検査

尿・喀痰・糞便・咽頭および鼻腔拭い液・膿・血液・体液や分泌物を検査し,疾病の原因になっている細菌,真菌,ウイルスなどの微生物を分離同定し,どのような薬剤が効くかを調べる検査である.

主に微生物による感染で,その症状を起こす原因菌がわからないと,治療が困難な場合がある.このような場合には,微生物検査が重要な役割を果たす.

❻ 病理検査

患者から採取された組織や臓器などから顕微鏡標本を作製し,疾病を診断する検査である.組織診検査と細胞診検査がある.

組織診検査

内視鏡検査,針生検などで採取された組織や,手術で摘出された臓器を顕微鏡で観察して診断する検査である.

悪性腫瘍や良性腫瘍の鑑別診断,慢性肝炎・慢性腎炎・皮膚炎などの炎症性疾患の診断,動脈硬化症などの変性疾患の診断などを行う.

特に手術時の迅速診断では,手術の可否,手術方法,切除範囲などを決定する重要な検査である.

細胞診検査

患者から採取された細胞の大きさや形などを顕微鏡で観察して,がん細胞の有無や感染症などを判定する検査法である.

標本を細胞検査士が顕微鏡で確認し,病理医が最終判定を行い,報告する.

3 生理機能検査

生理機能検査には,心電図・ホルター心電図・肺機能・腹部エコー（超音波）・表在エコー・心エコー・トレッドミル・脳波・筋電図検査などがある.これらは心疾患・呼吸器疾患・消化器の異常・神経および筋肉疾患などの診断に用いられる（表2-3）.

表2-2 免疫学検査の主な検査項目

感染症	B型肝炎；HBs抗原,HBs抗体,HBc抗体 C型肝炎；C型肝炎ウイルス(HCV)抗体 後天性免疫不全症候群；ヒト免疫不全ウイルス(HIV)抗体
梅毒	梅毒トレポネーマ(TP)抗体,梅毒トレポネーマラテックス凝集反応(TPLA),急速血漿レアギン試験(RPR)
ホルモン	甲状腺関連；甲状腺刺激ホルモン(TSH),遊離サイロキシン(FT$_4$),遊離トリヨードサイロニン(FT$_3$) 女性ホルモン；ヒト絨毛性ゴナドトロピン(HCG)
腫瘍マーカー	α-フェトプロテイン(AFP),ビタミンK欠乏誘導タンパク-II(PIVKA II),癌胎児性抗原(CEA),糖鎖抗原(CA)19-9,CA125,前立腺特異抗原(PSA)
心筋マーカー	クレアチンキナーゼMB分画(CK-MB),トロポニンI,脳性ナトリウム利尿ペプチド(BNP)

表2-3 生理機能検査の主な検査項目

心電図検査	心筋梗塞や不整脈の診断に使用する
ホルター心電図	24時間心電図を記録し,脈拍の変化や不整脈の有無を調べる
トレッドミル	狭心症や不整脈など心臓病の有無,運動能力を測定する.
筋電図・誘発電位検査	神経や筋肉の中に流れているわずかな電位を測定し,神経や筋肉の働きを調べる.
脳波検査	脳に流れているわずかな電気を測定し,脳の働きを調べる.
エコー（超音波）検査	腹部・体表・心臓など臓器ごとに,腫瘍や炎症などの有無を調べる.
呼吸機能検査	肺活量や機能的残気量や肺拡散能力を測定し,喘息や肺気腫・間質性肺炎などの診断に用いる
その他	聴力検査,サーモグラフィ,終夜睡眠ポリグラフィなど

📖 略語

◆アスパラギン酸アミノトランスフェラーゼ
AST：aspartate aminotransferase

◆アラニン・アミノトランスフェラーゼ
ALT：alanine aminotransferase

◆アルカリホスファターゼ
ALP：alkaline phosphatase

◆γグルタミントランスペプチターゼ
γGT：gamma-glutamyl transpeptidase

◆コリンエステラーゼ
CHE：cholinesterase

◆総ビリルビン
T-Bil：total bilirubin

◆直接ビリルビン
D-Bil：direct bilirubin

◆アンモニア
NH_3：ammonia

◆クレアチニン
CRE：creatinine

◆尿素窒素
UN：urea nitrogen

◆尿酸
UA：uric acid

◆クレアチンキナーゼ
CK：creatine kinase

◆乳酸脱水素酵素
LD（LDH）：lactic acid dehydrogenase

◆グルコース
Glu：glucose

◆ヘモグロビンA1c
HbA1c：hemoglobin A1c

◆グリコアルブミン
GA：glycoalbumin

◆トリグリセリド
TG：triglyceride

◆総コレステロール
T-Cho（TC）：total cholesterol

◆高密度リポタンパク
HDL：high density lipoprotein

◆低密度リポタンパク
LDL：low density lipoprotein

◆鉄
Fe：ferrum

◆不飽和鉄結合能
UIBC：unsaturated iron binding capacity

◆カルシウム
Ca：calcium

◆無機リン
IP：inorganic phosphorus

◆B型肝炎
HB：hepatitis B

◆C型肝炎ウイルス
HCV：hepatitis C virus

◆ヒト免疫不全ウイルス
HIV：human immunodeficiency virus

◆梅毒トレポネーマ
TP：Treponema Pallidum

◆梅毒トレポネーマラテックス凝集反応
TPLA：Toreponema Pallidum latex immuno assay

◆急速血漿レアギン試験
RPR：rapid plasma reagin test

◆甲状腺刺激ホルモン
TSH：thyroid-stimulating hormone

◆遊離サイロキシン
FT_4：free thyroxine

◆遊離トリヨードサイロニン
FT_3：free triiodothyronine

◆ヒト絨毛性ゴナドトロピン
HCG：human chorionic gonadotropin

◆α-フェトプロテイン
AFP：alfa-fetoprotein

◆ビタミンK欠乏誘導タンパク-II
PIVKA-II：protein induced by vitamin K absence or antagonist

◆癌胎児性抗原
CEA：carcinoembryonic antigen

◆糖鎖抗原
CA：carbohydrate antigen

◆前立腺特異抗原
PSA：prostate specific antigen

◆クレアチンキナーゼMB分画
CK-MB：creatine kinase MB

◆脳性ナトリウム利尿ペプチド
BNP：brain natriuretic peptide

引用・参考文献

1）安藤幸夫ほか：病院の検査がわかる検査の手引き改訂，第3版，p10-11，100-101，112-113，128-129，小学館，1999
2）矢富　裕ほか：標準臨床検査学　血液学検査，p1，5，151，医学書院，2015
3）岡田　淳ほか：臨床検査学講座　微生物学，第3版，p36-37，医歯薬出版，2016
4）一山　智ほか：標準臨床検査学　微生物学，p1-3，医学書院，2013
5）松原　修ほか：臨床検査学講座　病理学，p1-3，医歯薬出版，2016
6）谷口信行ほか：標準臨床検査学　生理検査，p1-3，医学書院，2015
7）日本臨床検査医学会ガイドライン作成委員会：臨床検査のガイドライン，p31-32，36-37，41-42，74-77，医学書院，2015
8）墨東病院検査科：平成29年度版検査案内，東京都立墨東病院，2017

3 基準値と異常値

1 基準値と異常値

健常者から，一定の条件で選んだ個体から測定された検査値を横軸に，縦軸に分布頻度をプロットするとほぼ正規分布となる．この分布の中央の95%を含む範囲を基準範囲といい，両端の値を基準範囲下限値，基準範囲上限値としている(図3-1)．

同じ検査項目であっても，病院ごとに測定原理の異なる方法で測定しているため，一律に基準値を設定できない．そこで，病院検査室固有の基準値を設定し，基準範囲を超えた値は異常値とするのが一般的である．

当院での院内検査項目一覧および基準値・単位を次ページの表3-1に示す．

2 パニック値について

「生命が危ぶまれるほど危険な状態にあることを示唆する異常値で，ただちに治療を開始すれば救命しうるが，その診断は臨床的な診察だけでは困難で，検査によってのみ可能である」とされる検査値が，パニック値である．そのため，パニック値となる検査結果が確認されたら，ただちに依頼医師に報告する必要がある．

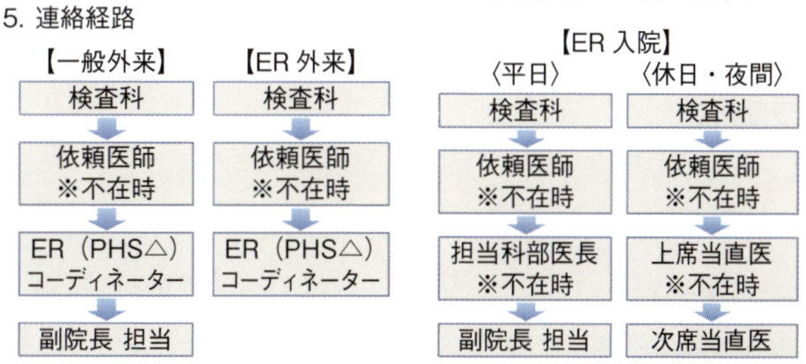

パニック値は，国内での設定は現在のところなく，各病院の臨床検査委員会などで決定されている．当院における臨床検査パニック値の取り扱い基準を図3-2に示す．

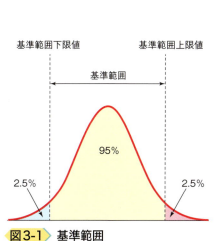

図3-1 基準範囲

1. 目的
外来又は転院する患者の急変をいち早く捉え，早期治療を可能にする．
2. パニック値及び取り扱いは臨床検査委員会で決定し，遵守する．
※パニック値は前回値がない，又は前回値との乖離が大きい症例を対象にする．
3. 連絡対象は各外来，ER(内科，外科，小児科)とする．
各病棟は基準に捉われず前回値との乖離，異常値など必要に応じて依頼医師に連絡する．
4. 検査科はパニック値を確認したら直ちに依頼医師に連絡し記録する．
5. 連絡経路

臨床検査パニック値　墨東病院臨床検査委員会

項目	下限値	上限値	単位
白血球数	1	35	×10³/μL
血色素	5	20	g/dL
血小板	14	700	×10³/μL
PT	10	-	%
APTT	-	130	S
Fb	50	-	mg/dL
クレアチニン	-	8.1	mg/dL
Na	120	160	m mol/L
K	2.5	6	m mol/L
Ca	6	12	mg/dL
CK	-	1000	U/L
ALT	-	600	U/L
ChE	50	-	U/L
Amy	-	1000	U/L
Glu	50	500	mg/dL

図3-2 臨床検査パニック値取り扱い基準(東京都立墨東病院)

表3-1 院内検査項目一覧および基準値・単位

■一般検査

項目	下限	上限	単位
尿定性			
色調	淡黄色		
混濁	（−）		
比重	1.008	1.034	
pH	4.8	7.5	
タンパク	（−）		
糖	（−）		
ケトン体	（−）		
潜血	（−）		
ウロビリノーゲン	（±）		
ビリルビン	（−）		
亜硝酸	（−）		
白血球	（−）		
尿沈査			
赤血球	0	4	個/HPF
白血球	0	4	個/HPF
扁平上皮	（−）		
移行上皮	（−）		
尿細管上皮	（−）		
細菌	（−）		
硝子円柱	0	1	個/WF
顆粒円柱	（−）		
赤血球円柱	（−）		
脂肪円柱	（−）		
上皮円柱	（−）		
浸透圧			
尿	581	1,136	mOsm/L
蓄尿	---	---	mOsm/L

項目	下限	上限	単位
血漿	275	290	mOsm/L
血清	275	290	mOsm/L
胸水	---	---	mOsm/L
腹水	---	---	mOsm/L
他穿刺液	---	---	mOsm/L
その他の尿検査			
尿 タンパク定量	0	25	mg/dL
尿 糖定量	---	---	g/dL
尿 VMA定性	（−）		
尿 HCG定性（妊娠反応）	---	---	
蓄尿 タンパク定量/day	0	0.12	g/day
蓄尿 糖定量/day	0.04	0.08	g/day
蓄尿 VMA定性	（−）		
蓄尿 HCG定量	---	---	IU/L
精液一般			
数	50	9,999	$\times 10^6$/mL
量	2.5	4.5	mL
運動%	70	100	%
奇形%	0	15	%
WBC	（−）		
pH	7.0	8.0	
便検査			
虫卵直接塗抹	（−）		
ぎょう虫卵セロテープ	（−）		
ヘモグロビン（潜血）	（−）		
脂肪	（−）		

■細菌検査

項目	下限	上限	単位
(1-3)β-D グルカン	0.0	11.0	pg/mL
エンドトキシン定量（比濁時間分析法）	0.0	5.0	pg/mL
A群β溶連菌迅速視試験	（−）		
インフルエンザ抗原	（−）		
RSウイルス抗原（咽頭粘液）	（−）		
アデノウイルス抗原（咽頭粘液）	（−）		

項目	下限	上限	単位
マイコプラズマLAMP法（咽頭ぬぐい液）	（−）		
便 アデノウイルス抗原	（−）		
便 ロタウイルス抗原	（−）		

表3-1 続き

■血液検査

項目		下限	上限	単位
血球算定検査				
WBC（白血球数）		3.3	8.6	$10^3/\mu L$
RBC（赤血球数）	男性	4.35	5.55	$10^6/\mu L$
	女性	3.86	4.92	
Hb（血色素量）	男性	13.7	16.8	g/dL
	女性	11.6	14.8	
HCT（ヘマトクリット値）	男性	40.7	50.1	%
	女性	35.1	44.4	
MCV		83.6	98.2	fL
MCH		27.5	33.2	pg
MCHC		31.7	35.3	g/dL
PLT（血小板数）		158	348	$10^3/\mu L$
RDW−CV		---	---	
PDW		---	---	
網状赤血球		0.2	2.7	%
好酸球数		---	---	$10^3/\mu L$
ヘパリン血 血小板		---	---	$10^4/\mu L$
血液像				
NEUT		37	80	%
LYMP		11	50	%
MONO		4	11	%
EOS		0	8	%
BASO		0	2	%
異常Lympho		0	0	%
Aniso		(−)		
BLast		0	0	%
PromyeLo		0	0	%
MyeLo		0	0	%
Stab		1	9	%
Seg		37	80	%
ESR（赤血球沈降速度）				
−30分		0	7	mm
−60分		2	10	mm
−120分		4	34	mm
線溶・凝固系				
PT		75	120	%
PTINR		---	---	
APTT		27	38	sec
TT		70	130	%
HPT		70	130	%
Fib（フィブリノーゲン）		200	400	mg/dL
D-ダイマー		0	1.0	$\mu g/mL$

項目	下限	上限	単位
FDP（血漿）	0	10	$\mu g/mL$
アンチトロンビン-III活性	80	120	%
アルカリホスフォターゼ染色（NAP）			
NAPスコア	170	367	
NAP陽性率	60.5	99.5	%
対照NAPスコア			
対照NAP陽性率			
髄液細胞数			
細胞数	0	15	$/mm^3$
単核	---	---	$/mm^3$
多核	---	---	$/mm^3$
胸水一般			
細胞数	---	---	$/mm^3$
単核	---	---	$/mm^3$
多核	---	---	$/mm^3$
比重			
Hb			g/dL
腹水一般			
細胞数	---	---	$/mm^3$
単核	---	---	$/mm^3$
多核	---	---	$/mm^3$
比重			
Hb	---	---	g/dL
他穿刺液一般			
細胞数	---	---	$/mm^3$
単核	---	---	$/mm^3$
多核	---	---	$/mm^3$
Hb	---	---	g/dL
フローサイトメトリ			
CD4/CD8	1.12	1.88	
T・B細胞%			
CD3+	66.5	81.7	%
CD3+	856	1810	$/\mu L$
CD3+/4+	40.4	57.4	%
CD3+/4+	544	1212	$/\mu L$
CD3+/8+	15.0	30.0	%
CD3+/8+	200	616	$/\mu L$
CD19+	8.3	18.9	%
CD19+	110	396	$/\mu L$
CD3−/56+	4.6	14.0	%
CD3−/56+	74	254	$/\mu L$

表3-1 続き

■生化学検査

項目		下限	上限	単位
総タンパク(TP)		6.6	8.1	g/dL
アルブミン		4.1	5.1	g/dL
A/G比		1.32	2.23	
タンパク分画				
アルブミン(分画)		60	70	%
α_1-グロブリン(分画)		2	4	%
α_2-グロブリン(分画)		5	10	%
β-グロブリン(分画)		6	11	%
γ-グロブリン(分画)		10	21	%
尿素窒素(UN)		8	20	mg/dL
クレアチニン (Cre)	男性	0.65	1.07	mg/dL
	女性	0.46	0.79	
尿酸(UA)	男性	3.7	7.8	mg/dL
	女性	2.6	5.5	
アンモニア(NH$_3$)		12	70	μg/dL
総ビリルビン		0.4	1.5	mg/dL
直接ビリルビン		0.0	0.2	mg/dL
間接ビリルビン		0.0	1.3	mg/dL
総ビリルビン(POCT)		---	---	mg/dL
アルブミン非結合ビリルビン(POCT)		0.0	1.0	μg/dL
Na		138	145	mmol/L
Cl		101	108	mmol/L
K		3.6	4.8	mmol/L
カルシウム(Ca)		8.8	10.1	mg/dL
無機リン(IP)		2.7	4.6	mg/dL
マグネシウム(Mg)		1.9	2.6	mg/dL
鉄(Fe)		40	188	μg/dL
不飽和鉄結合能 (UIBC)	男性	130	300	μg/dL
	女性	130	320	
総鉄結合能 (TIBC)	男性	280	410	μg/dL
	女性	260	420	
CK	男性	59	248	U/L
	女性	41	153	
CK-MB		0	20	U/L
CKMB		0	6未満	%
AST		13	30	U/L

項目		下限	上限	単位
ALT	男性	10	42	U/L
	女性	7	23	
LDH (LD)		124	222	U/L
ALP		106	322	U/L
γ-GTP	男性	13	64	U/L
	女性	9	32	
ChE	男性	240	486	U/L
	女性	201	421	
Amy		44	132	U/L
総コレステロール(TC)		142	248	mg/dL
HDLコレステロール	男性	38	90	mg/dL
	女性	48	103	
LDLコレステロール		65	163	mg/dL
中性脂肪(TG)	男性	40	234	mg/dL
	女性	30	117	
血糖(GLu)		73	109	mg/dL
ヘモグロビンA1c (NGSP値)		4.9	6.0	% [NGSP]
ICG消失率(K0.5)		0.179	0.199	
ICG停滞率(R15)		0	10	%
バルプロ酸		50	100	μg/mL
フェノバルビタール		15	40	μg/mL
フェニトイン		10	20	μg/mL
カルバマゼピン		4	10	μg/mL
炭酸リチウム		0.6	1.2	mEq/L
ジゴキシン		0.8	2.0	ng/mL
テオフィリン		10	20	μg/mL
バンコマイシン (トラフ値)		5	10	μg/mL
バンコマイシン (ピーク値)		25	40	μg/mL
アセトアミノフェン		0	10	μg/mL
ゲンタマイシン		2	10	μg/mL
CRP定量		0.00	0.14	mg/dL
髄液タンパク定量		10	40	mg/dL
髄液 CL		120	125	mEq/L
髄液 LDH		0	40	U/L
髄液糖		50	75	mg/dL

表3-1 続き

■免疫・血清検査

項目		下限	上限	単位
FreeT$_3$（遊離トリヨードサイロニン）		2.39	4.06	pg/mL
FreeT$_4$（遊離サイロキシン）		0.76	1.65	ng/dL
TSH（甲状腺刺激ホルモン）		0.541	4.261	μU/mL
HCG（血中）		0	3	mIU/mL
AFP（定量）		0.5	10	ng/mL
CA19-9		2	37	U/mL
CEA		0.5	5	ng/mL
PIVKA-II（高感度）		5	40	mAU/mL
CA125		0	35	U/mL
CA15-3		0	27	U/mL
PSA高感度		0.01	4	ng/mL
F/T比		26.1	100	%
プロカルシトニン（PCT）		0	0.05	ng/mL
BNP		0	18.4	pg/mL
IgG		861	1747	mg/dL
IgA		93	393	mg/dL
IgM	男性	33	183	mg/dL
	女性	50	269	
CH$_{50}$（血清補体価）		30	40	U/mL
C3		73	138	mg/dL
C4		11	31	mg/dL
フェリチン	男性	25.8	280.5	ng/mL
	女性	4.2	136.7	
クリオグロブリン		（−）		

項目		下限	上限	単位
寒冷凝集反応		0	< 64	倍
抗血小板抗体(MPHA)		（−）		
リウマチ因子(RF)定量		0	20	U/mL
MMP-3	男性	36.9	121	ng/mL
	女性	17.3	59.7	
HTLV-I 抗体判定		（−）		
HTLV-I インデックス		0	0.9	C.O.I
HBs抗原判定		（−）		
HBs抗原量		0.001	0.0049	IU/mL
HBs抗体判定		（−）		
HBs抗体定量		0	9.9	mIU/mL
HBc抗体IgG		（−）		
HBc抗体IgG インデックス		0	0.9	C.O.I
HCV判定		（−）		
HCVインデックス		0	0.9	C.O.I
HIV抗体1+2判定		（−）		
HIV Ab+Ag インデックス		0	0.9	C.O.I
マイコプラズマ簡易法（IgM抗体）		（−）		
梅毒性(RPR法)		（−）		
梅毒定量(RPR法)		0	0.9	R.U
梅毒定性(TPLA法)		（−）		
梅毒定量(TPLA法)		0	9.9	T.U
髄液梅毒定量(TPLA法)		0	9.9	T.U
KL-6		0	499	U/mL

■尿化学

項目	下限	上限	単位
尿タンパク定量	0	25	mg/dL
尿糖定量	---	---	g/dL
尿アミラーゼ	100	1200	U/L
蓄尿タンパク定量	---	---	mg/dL
蓄尿タンパク/day	0	0.12	g/day
蓄尿UN	---	---	mg/dL
蓄尿UN/day	7	14	g/day
蓄尿Cr	---	---	mg/dL
蓄尿Cr/day	1	1.5	g/day
蓄尿UA	---	---	mg/dL
蓄尿UA/day	0.4	1	g/day
蓄尿Na・Cl			
蓄尿Na	---	---	mEq/L
蓄尿Na/day	174	348	mEq/day

項目		下限	上限	単位
蓄尿CL		---	---	mEq/L
蓄尿CL/day		169	338	mEq/day
蓄尿K		---	---	mEq/L
蓄尿K/day		38	64	mEq/day
蓄尿Ca		---	---	mg/dL
蓄尿Ca/day		0.1	0.3	g/day
蓄尿P		---	---	mg/dL
蓄尿P/day		0.5	2	g/day
蓄尿Mg		---	---	mg/dL
蓄尿Mg/day		0.1	0.2	g/day
蓄尿糖定量		---	---	g/dL
蓄尿糖/day		0.04	0.085	g/day
24Ccr	男性	72.5	126.2	mL/min
	女性	66.6	91.2	

表3-1 続き

■穿刺液

項目	下限	上限	単位
胸水			
総タンパク	---	---	mg/dL
アルブミン	---	---	mg/dL
糖	---	---	mg/dL
Na, CL	---	---	mEq/L
K	---	---	mEq/L
総ビリルビン	---	---	mg/dL
アミラーゼ	---	---	U/L
LDH	---	---	U/L
AFP	---	---	ng/mL
CEA	---	---	ng/mL
CA19-9	---	---	U/mL
CA125	---	---	U/mL
フェリチン	---	---	ng/mL
CA15-3	---	---	U/mL
腹水			
総タンパク	---	---	mg/dL
アルブミン	---	---	mg/dL
糖	---	---	mg/dL
Na, Cl	---	---	mEq/L
K	---	---	mEq/L
総ビリルビン	---	---	mg/dL
アミラーゼ	---	---	U/L

項目	下限	上限	単位
LDH	---	---	U/L
AFP	---	---	ng/mL
CEA	---	---	ng/mL
CA19-9	---	---	U/mL
CA125	---	---	U/mL
フェリチン	---	---	ng/mL
CA15-3		---	U/mL
その他穿刺液			
総タンパク	---	---	mg/dL
アルブミン	---	---	mg/dL
糖	---	---	mg/dL
Na, CL	---	---	mEq/L
K	---	---	mEq/L
総ビリルビン	---	---	mg/dL
アミラーゼ	---	---	U/L
LDH	---	---	U/L
AFP	---	---	ng/mL
CEA	---	---	ng/mL
CA19-9	---	---	U/mL
CA125	---	---	U/mL
フェリチン	---	---	ng/mL
CA15-3	---	---	U/mL

■動脈血液ガス

項目		下限	上限	単位
pH	男性	7.340	7.440	
	女性	7.350	7.450	
PCO_2	男性	35.0	45.0	mmHg
	女性	32.0	42.0	
PO_2		69.0	116.0	mmHg
tCO_2	男性	23.0	27.0	mmoL/L
	女性	21.0	25.0	
BE	男性	−2.4	2.3	mmoL/L
	女性	−3.3	1.2	
HCO_3^-		23.0	28.0	mmoL/L
Hb	男性	13.6	16.6	g/dL
	女性	11.4	14.2	
O_2Hb		94	100	%

項目	下限	上限	単位
SO_2	91.9	98.5	%
COHb	0	1.5	%
$AaDo_2$			mmHg
Hct	32.3	43.1	%
MetHb	0.0	2.0	%
Na^+	135	147	mmoL/L
K^+	3.6	5.1	mmoL/L
CL^-	98	108	mmoL/L
Ca^{2+}	1.15	1.29	mmoL/L
AnGap			
グルコース	60	110	mg/dL
ラクテート			mmol/L

引用・参考文献

1) 山田俊幸ほか：臨床検査スターターズガイド，臨床検査4月増刊号61（4）：348-349，544-545，2017
2) 金井正光ほか：臨床検査法提要第34版，p51-59，金原出版，2015

4 検体の取り扱いと安全管理

検査を行うまでの過程において検体の取り扱いを間違えると，患者の病態の把握に誤りが生じる．看護師は，検体の採取や取り扱い，保存の方法を十分に理解する必要がある．

1 検体の取り扱い

検体には，血液・尿・便・喀痰などさまざまな種類がある．そのなかで血液や尿などは採取時の条件や，採取後の時間経過とともに変化し，検査結果に影響を及ぼす可能性がある．したがって患者の代謝が安定している早朝空腹時に行うことが望ましい(詳細については各項目を参照)．また食事や運動，体位などが検査結果に影響する(表4-1)．

表4-1 検査結果に影響する項目

食事摂取	上昇：血糖値，TG（中性脂肪） 下降：遊離脂肪酸，無機リン
運動	CK，AST，LD，WBC（好中球数），各種ホルモン値上昇
体位	立位・坐位にて上昇：総タンパク，アルブミン，コレステロール，RBC，WBC
日内変動	ホルモン(コルチゾール，カテコールアミンなど)や血清鉄は，日内変動が大きい
飲酒	γ-GTPやTGの上昇

2 安全管理

❶ 感染予防策

患者から採取するものは，医療従事者への感染の危険の可能性も含んでいる．検体を取り扱う際には，必ず標準予防策(スタンダードプリコーション)を行う．

❷ 標準予防策の効果

- 医療従事者の手を介した患者間の交差感染を予防する．
- 患者が保菌している可能性のある病原体から医療従事者を守る．
- 針刺し事象等の血液・体液への曝露を減少する．
- 標準予防策の必要物品：①マスク，②手袋，③プラスティックエプロン，④ゴーグル(血液・体液など取り扱う場合)．

❸ 患者の確認

- 検体採取の際には，間違いなく患者本人であること確認しなければならない．
- 患者誤認や検体の取り違えは，誤った病態の把握につながる．必ず患者に氏名を名乗ってもらい，リストバンドや検体ラベル，検査伝票などを患者と一緒に確認する．

❹ その他の留意点

- 不安の除去：患者にとっては，検査は日常的な出来事ではない．不安や，緊張を伴っている可能性もある．穏やかに声をかけて検査の目的や方法を説明し同意を得た後，リラックスして検査が受けられるように配慮する．

引用・参考文献

1) 西崎　統：検査値読み方マニュアル(ナース専科BOOKS)．第1版，p15，文化放送ブレーン，1997
2) 村田　満ほか：看護に活かす検査値の読み方・考え方．第1版，p10-11，総合医学社，2015
3) 高木　康：看護に生かす検査マニュアル．第2版，p13，サイオ出版，2015

5 一般健康診断と人間ドック

健康診断には，法令により実施が義務づけられているものと，受診者の任意に基づくものがある．

1 法令に基づく健康診断

労働安全衛生法第66条は，事業者が労働者に対して，医師による健康診断を実施しなければならないこと，労働者は，事業者が行う健康診断を受けなければならないことを規定している．

また，日本人の死亡原因の約6割を占める生活習慣病の予防のために，40歳から74歳までの方を対象に，メタボリックシンドロームに着目した健診(特定健康診査)があり，これは高齢者医療確保法(高齢者の医療の確保に関する法律)に基づくものである．

学校生徒と学校職員には，学校保健安全法による健康診断が義務づけられている．

❶ 一般健康診断

労働安全衛生法が規定する一般健康診断には，雇入時の健康診断，定期健康診断，特定業務従事者の健康診断，海外派遣労働者の健康診断，給食従業員の検便がある．

雇入時の健康診断と定期健康診断の検査項目は，表5-1，5-2に示すとおりである．定期健康診断は，1年以内ごとに1回実施するが，一部の項目は，省略することができ，以下の省略基準が設定されている．

・身長：20歳以上の者．
・腹囲：①40歳未満の者，②妊娠中の女性その他の者であって，その腹囲が内臓脂肪の蓄積を反映していないと判断された者，③BMIが20未満であるもの〔BMI＝体重(kg)/身長

表5-1▷ 雇入時の健康診断(労働安全衛生規則第43条)

1. 既往歴および業務歴の調査
2. 自覚症状および他覚症状の有無の検査
3. 身長，体重，腹囲，視力および聴力の検査
4. 胸部X線検査
5. 血圧の測定
6. 貧血検査(血色素量および赤血球数)
7. 肝機能検査(GOT，GPT，γ-GTP)
8. 血中脂質検査(LDLコレステロール，HDLコレステロール，血清トリグリセライド)
9. 血糖検査
10. 尿検査(尿中の糖および蛋白の有無の検査)
11. 心電図検査

表5-2▷ 定期健康診断(労働安全衛生規則第44条)

1. 既往歴および業務歴の調査
2. 自覚症状および他覚症状の有無の検査
3. 身長*，体重，腹囲*，視力および聴力の検査
4. 胸部X線検査*および喀痰検査*
5. 血圧の測定
6. 貧血検査(血色素量および赤血球数)*
7. 肝機能検査(GOT，GPT，γ-GTP)*
8. 血中脂質検査(LDLコレステロール，HDLコレステロール，血清トリグリセライド)*
9. 血糖検査*
10. 尿検査(尿中の糖および蛋白の有無の検査)
11. 心電図検査*

* 医師が自覚症状および他覚症状，既往歴等を勘案して総合的に判断して，必要でないと認める時には省略することができる．

(m)²〕，④BMIが22未満であって自ら腹囲を測定し，その値を申告したもの．
・胸部X線検査：40歳未満のうち，①5歳ごとの節目年齢の者(20歳，25歳，30歳，35歳)，②感染法で結核に係る定期の健康診断の対象とされている施設等で働いている者，③じん肺法で3年に1回のじん肺健康診断の対象とされている者，のいずれにも該当しない者．
・貧血検査，肝機能検査，血中脂肪検査，血糖検査，心電図検査：①35歳未満の者および36歳～39歳の者．

❷ 特定健康診査

特定健診の項目には，健診対象者の全員が受ける「基本的な項目」，および医師が必要と判断した場合に選択的に受ける「詳細な健診の項目」がある．

基本的な項目

質問項目，身体計測〔身長，体重，BMI，腹囲(内臓脂肪面積)〕，理学的検査(身体診察)，血圧測定，血液生化学検査(中性脂肪，HDLコレステロール，LDLコレステロール)，肝機能検査〔AST (GOT)，ALT (GPT)，γ-GT (γ-GTP)〕，血糖検査(空腹時血糖またはHbA1c検査)，尿検査(尿糖，尿タンパク)．

表5-3 学校生徒の健康診断

1. 身長，体重，座高
2. 栄養状態
3. 脊柱および胸郭の疾病および異常の有無，脊柱検査など
4. 視力，聴力
5. 眼の疾病および異常の有無
6. 耳鼻咽頭疾患および皮膚疾患の有無
7. 歯および口腔の疾病および異常の有無
8. 結核の有無，問診・胸部X線検査，喀痰検査・聴診・打診など
9. 心臓の疾病および異常の有無(心電図検査以外)，心電図検査・臨床医学的検査など，心臓の疾病および異常の有無(心電図検査)
10. 尿(糖以外)，尿(糖)
11. 寄生虫卵の有無
12. その他の疾病および異常の有無

表5-4 学校職員の健康診断

1. 身長，体重，腹囲
2. 視力および聴力
3. 結核の有無
4. 血圧
5. 尿
6. 胃の疾病および異常の有無
7. 貧血検査
8. 肝機能検査
9. 血中脂質検査
10. 血糖検査
11. 心電図検査
12. その他の疾病および異常の有無

詳細な健診の項目

生活習慣病の重症化の進展を早期にチェックするため，一定の基準の下，医師が必要と判断した場合に選択的に実施するものであり，心電図検査，眼底検査，貧血検査(赤血球数，ヘモグロビン値，ヘマトクリット値)がある．

特定健診の結果から，生活習慣病発症のリスクが高く，生活習慣の改善による生活習慣病の予防効果が多く期待できる者に対して，専門スタッフ(保健師，管理栄養士など)が生活習慣を見直すサポートをする特定保健指導が行われる．

❸ 学校生徒・学校職員の健康診断

学校生徒・学校職員の健康診断項目を表5-3，4に示す．

2 任意で行われる健康診断

病院・診療所・保健所で，種々の疾病の早期発見や健康管理のための任意の健康診断が行われている．なかでも人間ドックは，1959年に開始され50年以上の歴史があり，日本特有のものである．

人間ドックは，がん検診を含む多くの項目が行われており，体全体のスクリーニングができ，内視鏡検査や腫瘍マーカーなどのオプション検査も多く行える．脳や心臓の異常を発見する脳ドック，心臓ドック，がんの有無を診断するPET検査なども行える．

引用・参考文献

1) 厚生労働省：特定健康診査及び特定保険指導の実施に関する基準の施行について．保発第0117001号，2008
2) 日本人間ドック学会，篠原幸人：人間ドック健診の実際．p2-9，文光堂，2017

6 血圧測定の手順とコツ

1 血圧とは

血圧は，全身の臓器へ送り出された血液が，動脈壁に及ぼす圧力である．血液が全身に十分に行き渡っているかどうかを把握するために測定する．血圧の決定因子は心拍出量と末梢血管抵抗であり，

血圧＝心拍出量（1回拍出量×心拍数）×
　　　全末梢血管抵抗

で表わされる．

2 血圧測定手順

非観血式血圧計には，水銀柱，アネロイド式のアナログ血圧計（図6-1），および健診などで使われる自動血圧計がある．

なお，生物毒性が強い水銀を使った血圧計の新たな導入は推奨されていない．現在使用している水銀血圧計の廃棄・交換をただちにする必要はないが，定期的なメンテナンスを行う必要がある．

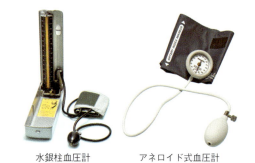

水銀柱血圧計　　　アネロイド式血圧計
図6-1 血圧計の種類

不整脈がある患者では自動血圧計で測定困難な場合があるため，患者の状態に応じて，使い分けをする必要がある．

血圧測定方法には，聴診法と触診法がある．聴診が困難な場合は，触診法で行う（図6-2）．

❶水銀柱またはアネロイド式血圧計の場合

聴診法
①血圧計は水平な場所に置く．
②カフはマンシェット下縁の肘窩の2～3cm上（約2横指）に巻く（上腕の場合）．通常は坐位で測定するが，起立性低血圧がある場合は臥位・立位で測定する．末梢動脈触診で左右差や上下肢差がある場合や循環器系疾患がある場合は，両側の上下肢も測定し，その差を確認する．
③前腕を心臓と同じ高さにする．心臓より低いと，血圧が高くなり，心臓より高いと，血圧は低くなる．血液が重力の影響を受けて，下に下げた分の重さが加わる．上にあげると中枢へ戻るため，血圧は低くなる．
④安静にしてから測定する．
⑤上腕動脈の拍動を指で確認し，その部位に聴診器のダイヤフラム面を軽く固定させる．利き手の母指と示指で送気球のバルブを閉じる．手掌の送気球を握ってマンシェット内に空気を送り込む．通常の収縮期血圧より20～30mmHgほど加圧する．アネロイド式ではゲージ内の目盛りを確認する．
⑥送気球のバルブを少しずつ開き減圧していく（1秒に2～3mmHg）．最初に血管音（コロトコフ音）（図6-3）が聴こえてきたときの目盛を読む．これが収縮期血圧（＝最高血圧）となる．さらに減圧していき，血管音が消失したときの測定値が拡張期血圧（＝最低血圧）となる．
⑦測定終了後，マンシェットを外し，楽な状態

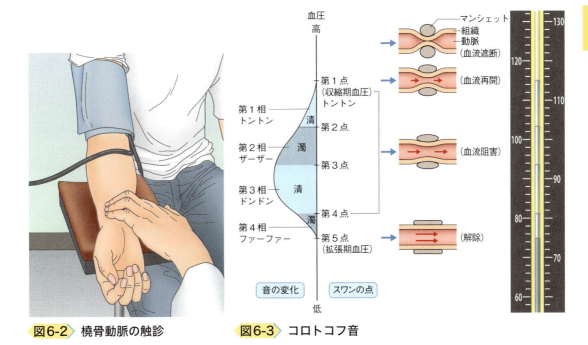

図6-2 橈骨動脈の触診　　図6-3 コロトコフ音

にするよう説明する．

触診法
①〜④：上記手順の聴診法と同様．
⑤ マンシェットを巻いた後，橈骨動脈あるいは上腕動脈に触れながら加圧していく．拍動が触知できなくなってから，20〜30mmHg加圧し，1拍につき2〜3mmHgずつ減圧する．再び拍動が触知できたときが収縮期血圧となる．触診法では拡張期血圧が測定できないという欠点がある．

❷ 自動血圧計の場合
①マンシェットと本体をつなぐチューブに屈曲がないか，接続部のゆるみや外れがないか，チューブの破損・亀裂などはないかを確認してから使用する．
②水銀血圧計の手順①〜③と同様に行う（図6-4）．
③スタートボタンを押すと測定が開始される．加圧ゴム球がある自動血圧計の場合は，橈骨動脈を触知しながら行い，脈拍が触知できなくなってから20mmHg前後加圧する．加圧を終了したところから自動で減圧し，血圧測定が開始される．

3 測定時の注意点

❶ マンシェット幅

マンシェットは，腕の太さの1.2〜1.5倍の幅のものを用いる．

血圧値は，マンシェットの幅が狭すぎると高く，広すぎると低く測定される可能性があるため，適切な大きさを選択する．

❷ マンシェットの巻き方

上腕動脈の真上にマンシェットの中心が来るように巻く．指が1〜2本入る程度にする（図6-5）．

巻き方がゆるいと高く，巻き方がきついと低く測定される可能性がある．

また腕を露出する際に，衣服で腕が圧迫されないように，袖のまくり方に注意する．薄手の衣服の場合は，服の上から巻いてもよい．ただし聴診器を当てる場合は，服の上からでは生地の摩擦音により，正確なコロトコフ音が聞き取りにくくなるため，直接皮膚に当てる．冬期などで厚手の服の場合は，脱いでもらう．

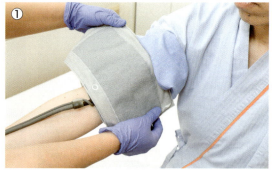
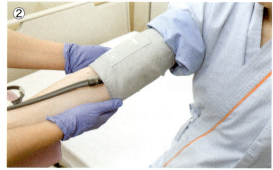
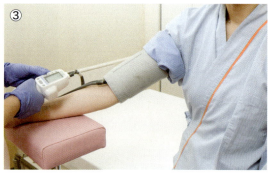
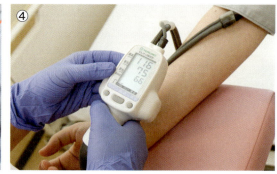

図6-4 自動血圧計での測定

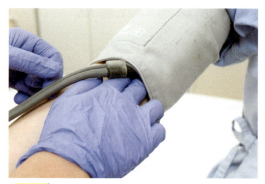

図6-5 マンシェットの巻き方

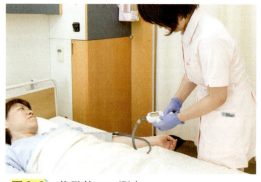

図6-6 仰臥位での測定

❸ 測定時の体位

側臥位では，マンシェットと心臓の位置に高さの差異が生じて，測定誤差につながることに注意する．

基本は仰臥位または坐位で，心臓の位置とマンシェットの位置が同じ高さになるようにする（図6-6）．

❹ 測定時の環境

時刻や環境により血圧値は変化するため，測定時の環境（室温など）を整えてから測定する．

自宅と病院とで測定した値が異なる人がいるため，高血圧症の場合は，自宅で測定した値の情報を収集し，状態把握の参考にする．

引用・参考文献

1) 山内豊明：フィジカルアセスメントガイドブック，p82-85，医学書院，2006
2) 小野哲章ほか：JJNスペシャル　ナースのためのME機器マニュアル，p30-33，医学書院，2011
3) 日本高血圧学会高血圧治療ガイドライン作成委員会編：高血圧治療ガイドライン2014，p15-19，日本高血圧学会，2014

7 採血の手順とコツ

1 採血の目的

血液の成分を調べることで,身体の健康状態の判断,疾病の診断,治療方針の決定,症状の程度や治療効果の判定の指標を得るために行う.

採血は,毛細血管,静脈血,動脈血の3種類で行われる.
- 毛細血管は,血糖測定や小児に用いられる.
- 静脈血は血液学的検査,血液培養検査などに用いられる.
- 動脈血は,血液ガス分析や血液培養検査に用いられる.

2 採血前の準備

❶ 検査オーダーを確認する
①患者氏名,検査日時,検査項目,検体容器の種類,検体採取量を確認する.
②検体ラベルが上記項目に合っているかを確認する.

❷ 患者確認を行う
・患者と採血管に記載された患者氏名が合っているかを確認する.

3 採血手順:直針による静脈血採血

検体の取り扱いと安全管理の項(19頁)も合わせて参照する.

❶ 必要物品の準備(図7-1)
①採血(真空管)ホルダー,真空管用採血針.
②消毒綿(アルコール綿).アルコール過敏の場合はクロルヘキシジン.
③採血管(検査容器),採血管立て.
④擦式アルコール製剤.

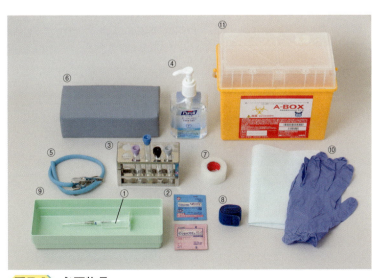

図7-1 必要物品

⑤駆血帯．
⑥肘枕．
⑦固定用テープ．
⑧止血帯．
⑨トレイ．
⑩ディスポーザブル手袋．
⑪針廃棄容器．

❷ 患者の姿勢を整える

①患者とともに，患者確認を行う．フルネームを名乗ってもらい，採血器に貼られたラベルや検査伝票を見せ，本人のものであることを一緒に確認する．
②患者の姿勢は坐位で，坐位になれない場合は，ヘッドアップでアームダウンの姿勢をとる．臥位の場合は，30頁の翼状針採血を行う．アームダウンとは，採血管に一度入った血液の逆流を防止する方法の1つで，腕を下げることをいう．
③肘枕（必要時タオルなどで調整する）を使用し，腕の位置を調整する．

❸ 穿刺部位の血管を選択する

①手袋を装着し，穿刺部位を定める（図7-2）．
②駆血帯を使用し，穿刺部位血管を選択する（図7-3）．親指を中にして軽く握ってもらうと血管が怒張しやすくなる．なお，クレンチング（手をグーパーさせる）は，筋肉の収縮が起こ

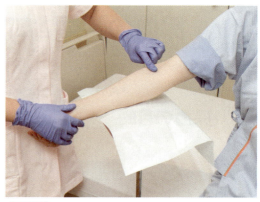

図7-2 穿刺部位を定める

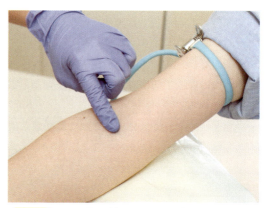

図7-3 駆血帯を使用し穿刺部位血管を選択

り，カリウムが細胞外に出て血中に流出して，カリウム値が上昇するため，採血時には行わない．
③駆血帯は肘関節から5〜10cm近位部に巻くようにする（図7-4）．

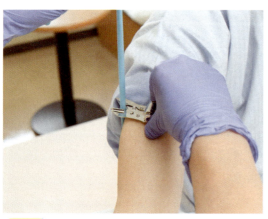

図7-4 駆血帯を巻く

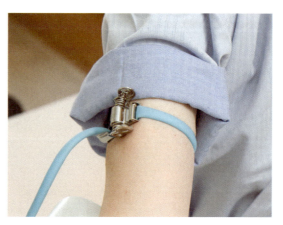

- きつく締めすぎない．締めすぎるとうっ滞を生じて血液の濃縮が起こり，検査数値に影響が出る可能性があるため，駆血後1分を超えないように，速やかに採血を行う．
- ゆるすぎないようにする．ゆるすぎると血管の怒張が不十分となり採血に時間がかかる可能性がある．
- 採血前に腕をホットパックや温かいタオルで温めておいたり，手関節から肘に向けて前腕を軽くマッサージすると，血管が拡張して見やすくなる．血管が細い人の場合などで有効である．

④肘窩で皮静脈を探し，肘正中皮静脈を第一選択とする．肘正中皮静脈が困難であれば，次に前腕正中皮静脈や橈側皮静脈，尺側皮静脈などを選択する（図7-5）．

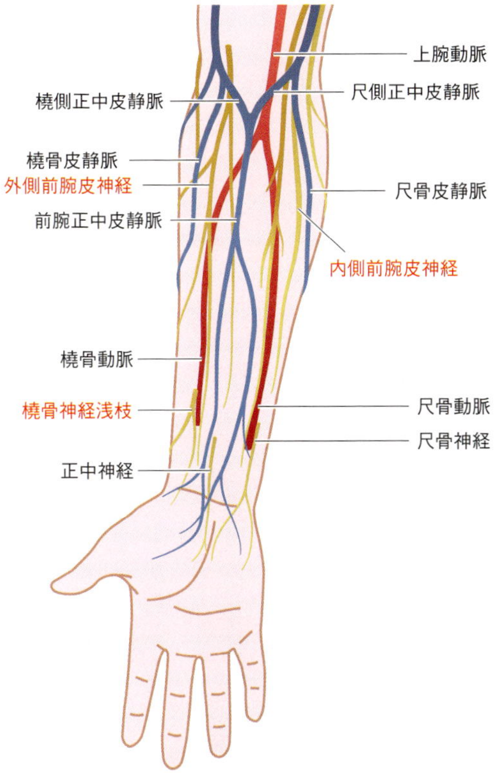

❹ 採血部位を消毒する

①アルコール過敏の既往はないか，再度確認する．
②消毒綿（アルコール綿）で採血部位を中心に，内側から円を描くように消毒する（図7-6）．

❺ 採血針を穿刺する

①血管が動かないように，採血部位の少し手前を押さえながら穿刺する（図7-7）．
②皮膚と採血針の角度は10〜20°にして穿刺する（図7-8）．針先が血管内に入ったら，針を少し寝かせ，血管に平行に針を3mm程度進める．
③穿刺後，強い痛み，末梢のしびれがないかを

図7-5 肘窩皮静脈と神経の解剖
（月刊ナーシング編集部編：看護技術がうまくなる！見てすぐわかる・ケアに活かせる聴診・静脈注射・採血，p102，学研メディカル秀潤社，2016）

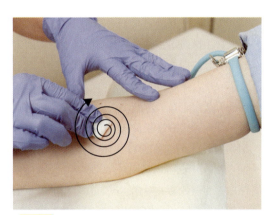

図7-6 アルコール綿による消毒
アルコール綿で内側から円を描くようにする．

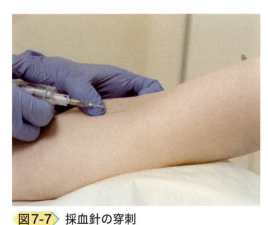

図7-7 採血針の穿刺
採血部位の少し手前を押さえながら穿刺する．

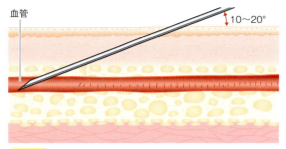

図7-8 採血針の角度
皮膚と採血針の角度は10~20°.
(月刊ナーシング編集部編：看護技術がうまくなる！見てすぐわかる・ケアに活かせる聴診・静脈注射・採血. p.38, 学研メディカル秀潤社, 2016)

確認する．これらが出現したら，すぐ抜針する．神経損傷が発生したと判断される場合，上司・主治医に報告する．

❻ 採血ホルダーを固定して採血管を差し込む

①穿刺後，採血ホルダーを動かないように固定（保持）し，採血ホルダーに採血管を差し込む（図7-9）．
②採血管に規定量の血液が入ったことを確認する．採血管に分注後は速やかに，ゆるやかに5回程度，転倒混和を行う（図7-10）．上下に振らない．
③採血管が複数ある場合，採血管の順番は，生化学は1本目，凝固系の採血管は2本目，次に一定量の血液が必要なものの順に選択する．抗凝固薬の入った採血管（凝固検査）を2番目に行う理由は，1本目では，穿刺した際の組織液の混入するリスク（凝固しやすくなり検査結果に影響がある可能性）があるためである．
④採血管を変えるときに，採血ホルダーの採血針の血管内挿入部位がずれないように，採血管を固定（保持）する．

❼ 採血管を抜き駆血帯を外す

①採血管を抜いた後に，駆血帯を外す．針がずれないように注意する（図7-11）．
②逆の操作は行わない．採血管の血液が逆流する可能性がある．
③駆血帯を外す時に，患者に手を開いて楽にするよう説明する．

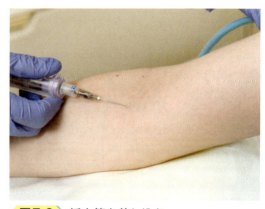

図7-9 採血管を差し込む
採血ホルダーを固定して採血管を差し込む．

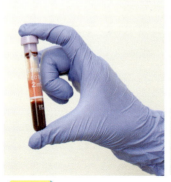
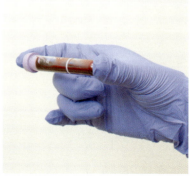

図7-10 採血管の転倒混和
緩やかに5～10回の転倒混和を行う．

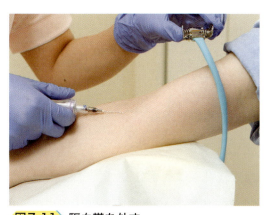

図7-11 駆血帯を外す
採血管を抜いた後に，駆血帯を外す．

❽ 採血針を抜針して止血する

①穿刺部を消毒綿で軽く押さえながら針を抜く（図7-12）．消毒綿で押さえる際，針を押さえながら抜くと痛みを伴うため，針ではなく穿刺部を押さえるように注意する．
②抜針後に穿刺部を消毒綿で押さえる（図7-13）．
③安全装置付き（針刺し防止装置付き）を使用した場合は，抜針後にカバーで針を覆う．
④5分程度，止血帯を用いて圧迫止血を行う（患者が圧迫止血できれば患者自身で行う）．この際，腕を曲げたり，採血部位をもまないようにする（血腫ができてしまうリスクがある）（図7-14）．
⑤テープにかぶれやすい患者は，止血確認ができたらテープを外す．

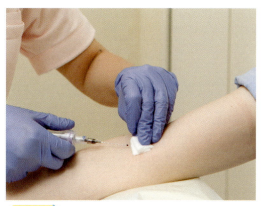

図7-12 採血針の抜去
穿刺部を消毒綿で軽く押さえながら針を抜く．

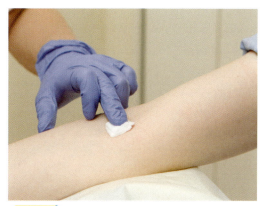

図7-13 消毒綿で押さえる
抜針後に穿刺部を消毒綿で押さえる．

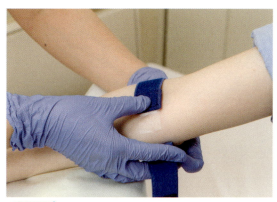

図7-14 圧迫止血
5分程度止血帯を用いて圧迫止血を行う．

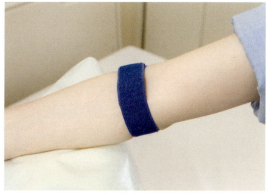

4 採血手順：翼状針による静脈血採血

- 翼状針と直針の違い：翼状針はチューブ内に空気が存在するため，採血管で定める採血量がわずかに減少する場合があることに注意する．

❶ 必要物品の準備（図7-15）

①採血針（翼状針）付きホルダー，真空管用採血針．
②消毒綿（アルコール綿）．アルコール過敏の場合はクロルヘキシジン．
③採血管（検査容器），採血管立て．
④擦式アルコール製剤．
⑤駆血帯．
⑥肘枕．
⑦固定用テープ．
⑧止血帯．
⑨トレイ．
⑩ディスポーザブル手袋．
⑪針廃棄容器．

❷ 患者の姿勢を整える

❸ 穿刺部位の血管を選択する

❹ 採血部位を消毒する

静脈血採血（直針の場合，27頁）と同様．

❺ 翼状針を穿刺する

①皮膚と採血針の角度は10〜20°にして穿刺する（図7-16）．
②針が静脈内に入ると逆血が確認できる（図

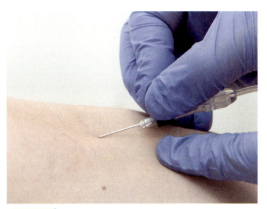

図7-16 採血針の角度
皮膚と採血針の角度は10~20度にして穿刺する．

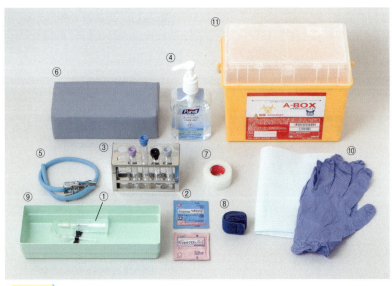

図7-15 必要物品

7-17).その後,針を少し寝かせて,血管に平行に針を3mm程度進める.

❻ 採血ホルダーに採血管を差し込む

①採血ホルダーに採血管を差し込む(図7-18).
②規定量まで血液が入ったことを確認する.

❼ 採血管を抜き駆血帯を外す(図7-19)

❽ 翼状針を抜針して止血する

①固定テープをはがす.
②穿刺部を消毒綿で軽く押さえながら針を抜く(図7-20).安全装置付きの翼状針の場合は,作動させてから針を抜く(図7-21).

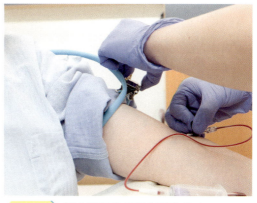

図7-19 採血管を抜き駆血帯を外す

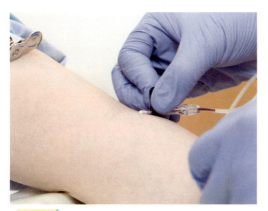

図7-17 逆血の確認

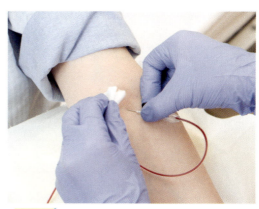

図7-20 固定テープをはがす

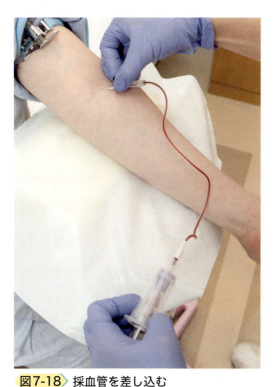

図7-18 採血管を差し込む
採血ホルダーに採血管を差し込む.

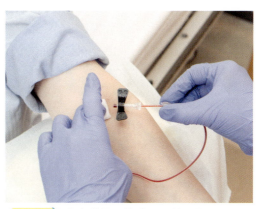

図7-21 安全装置の作動させ針を抜く

5 採血手順：シリンジを用いた静脈血採血

❶ 必要物品を準備する（図7-22）

①シリンジ，採血針．
②消毒綿（アルコール綿）．アルコール過敏の場合はクロルヘキシジン．
③採血管（検査容器），採血管立て．
④擦式アルコール製剤．
⑤駆血帯．
⑥肘枕．
⑦固定用テープ．
⑧止血帯．
⑨トレイ．
⑩ディスポーザブル手袋．
⑪針廃棄容器．

❷ 患者の姿勢を整える

❸ 穿刺部位の血管を選択する

❹ 採血部位を消毒する

静脈血採血（直針の場合，27頁）と同様．

❺ 注射針を穿刺する

①皮膚と採血針の角度は10〜20°にして穿刺する（図7-23）．
②内筒を引いて逆血を確認する（図7-24）．血管内に針が入っていれば，シリンジと注射針の接続部でも逆血が確認できる．
③シリンジを穿刺側の中指と示指で固定して，内筒をゆっくり引く．血液の流入速度以上の速さで引くと，血球損傷（溶血）などが起こり，正しいデータが得られなくなる危険性があるため注意する．規定量まで引いたことを確認する（図7-25）．

❻ 駆血帯を外し，抜針して止血する

①採血が終了したら，駆血帯を外す（図7-26）．駆血帯を巻いたまま針を抜かない．駆血帯を巻いたまま抜くと，勢いよく出血する．
②抜針後，止血する（図7-27）．

❼ 採血管に分注する（図7-28）

①採血管立てに採血管をセットした状態で穿刺する．採血管を手に持ったままで穿刺しない（図7-29）．

❽ 針を針廃棄容器に廃棄する

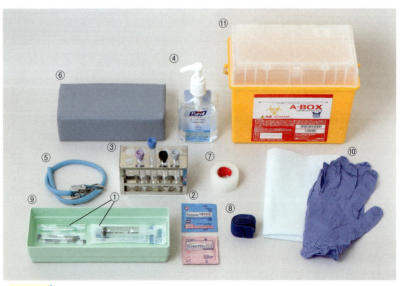

図7-22 必要物品

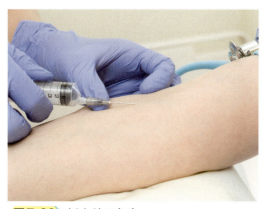

図7-23 採血針の角度
皮膚と採血針の角度は10～20°にして穿刺する．

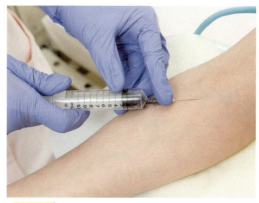

図7-24 逆血の確認
内筒を引いて逆血を確認する．

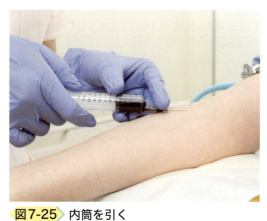

図7-25 内筒を引く
シリンジを穿刺側の中指と人差し指で固定して，内筒をゆっくり引く．

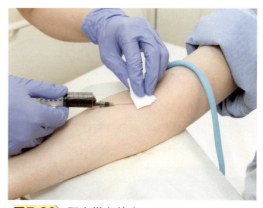

図7-26 駆血帯を外す
採血が終了したら，駆血帯を外す．

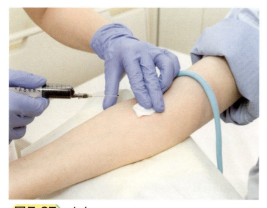

図7-27 止血
抜針して止血する．

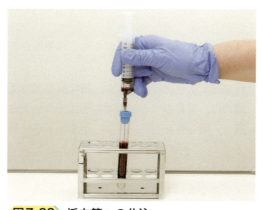

図7-28 採血管への分注
採血管立てに置いた採血管に分注する．

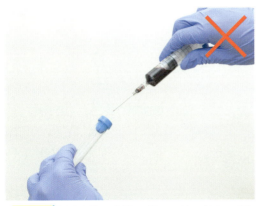

図7-29 採血管の分注で行ってはいけない例

6 採血時の注意事項

①検査オーダーの時刻，条件を確認する．
②採血する際，以下の部位は避ける．
- 麻痺側：神経障害を確認できない．
- シャント側：シャントを潰してしまう可能性がある．
- 点滴側：点滴の成分が混入し，正しい採血結果が得られない可能性がある．
- 患肢側：乳癌や肺癌などでリンパ節郭清を行った側は，リンパ管流が悪くなる可能性がある．
- 疼痛部位側：疼痛を増強させる可能性がある．

③採血しやすい環境を整える．特に病室で行う場合は，患者のベッド周囲の荷物，ベッドの高さ，明るさなどを，採血しやすいように整える．
④感染予防策を遵守する．
- 手指衛生，手袋の装着．
- 血液・体液曝露に対し，必要に応じて防護用具を着用する．

⑤針刺しによる損傷を予防する．
- 安全装置付き針を使用する（正しい使用方法のマスター）．
- 携帯型針廃棄容器のセッティング．
- リキャップは行わない．

⑥分注時は，採血管に入った血液に採血針が接触しないようにする．採血管には，種々の抗凝固薬が入っているため，抗凝固剤入り採血管の血液に採血針が触れると，針に抗凝固剤入り血液が付着して次の採血管に入り，検査結果に影響することがある（例：ヘパリン混入によるAPTT延長）．
⑦分注時は，不必要に内筒を押して圧をかけないようにする．溶血により正しいデータが得られなくなる．
⑧規定量が不足したら，取り直しが必要かを検査科に確認する．凝固検査，ESR（赤血球沈降速度）は規定量が厳格であるため，取り直しになる．

7 採血後の注意事項

❶ 採血量，採血管の本数の確認

①規定量がとれているか．
②採血管にラベルの貼付，本数は合っているか．
③規定量が不足したら，取り直しが必要か検査科に確認する．
④血液の凝血がないかを確認する．
- 採血管を横向きに持ち，照明器具などにかざして，2回程度軽く血液を揺らしてみる．
- 血液の塊や糸のようなものが見えた場合は凝血があると判断する．

❷ 検体の提出

提出・保存については，検体の取り扱いと安全管理（19頁）も合わせて参照．
①採血後は速やかに検査室へ提出する．
②やむを得ない場合は，推奨される温度で保存する．

❸ 止血の確認

止血状況と気分不快の有無の確認を行う．

❹物品の後片付け

①病室で採血を行った場合は，ベッド周囲に使用物品を置いたままにしていないかを確認する.

②トレイや駆血帯は消毒クロスなどで拭いてから片付ける.

③携帯型針廃棄容器は，次に使用できるかどうか，内容量の確認を行う. 7〜8割まで溜まっていたら交換する.

④使用後の廃棄物品は，規定の分別ルールに則って処理を行う.

引用・参考文献.

1) 月刊ナーシング編集部編：看護技術がうまくなる!: 見てすぐわかる・ケアに活かせる 聴診・静脈注射・採血. 第1版, p74-121, 学研メディカル秀潤社, 2016
2) 小澤敏也監：図説・臨床看護医学　デジタル版　5血液・造血器. DMP-ヘルスバンク, 2012
3) 藤田　浩：かんたんマスター採血と検査値. 照林社, 2008

第2章 系統別臨床検査と看護

CONTENTS
1. 消化器系検査
2. 循環器系検査
3. 呼吸器系検査
4. 腎・泌尿器系検査
5. 産科・婦人科系検査
6. 乳腺外科系検査
7. 脳神経系検査
8. 整形外科系検査
9. 血液内科系検査
10. 内分泌・代謝系検査
11. 皮膚科系検査
12. 耳鼻咽喉科系検査
13. 眼科系検査

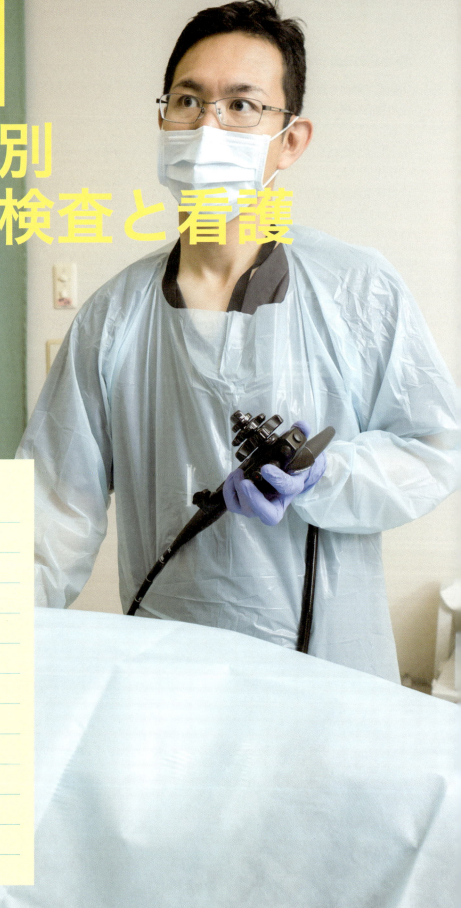

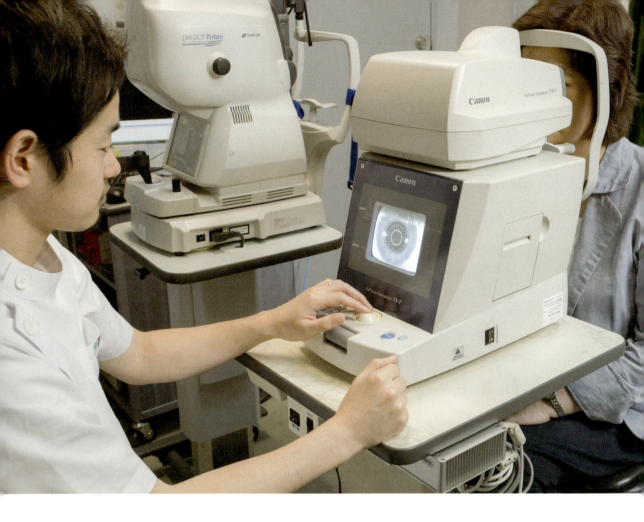

1 消化器系検査

1 上部消化管内視鏡検査

❶内視鏡検査とは

　内視鏡は，先端にCCDという小型テレビカメラが装着された管状の医療機器で，口や鼻，あるいは肛門から挿入し，消化管内部を観察する．撮影・組織採取などを行うことで，診断および病態の把握ができる．

　近年，がんの早期発見・治療の重要性がいわれており，内視鏡検査の果たす役割は大きい．

　X線透視下では，X線の物質透過作用を利用して，簡便に透視画像が得られる．

内視鏡の構造

　内視鏡システムは，スコープ（図1-1）とビデオシステム本体（カラーモニター，ビデオシステムセンター，光源装置）から構成される．スコープは，操作部，挿入部，先端部，接続部（コネクター部）からなり，接続部（コネクター部）がビデオシステム本体につながる．先端部に組み込まれた超小型撮像素子（CCD）がとらえた画像が接続部を通じて伝達され，モニターで観察される．

　先端部には，対物レンズ，鉗子口，ノズル，ライトガイドがある．

内視鏡の種類

　内視鏡にはさまざまな種類があり，観察部位

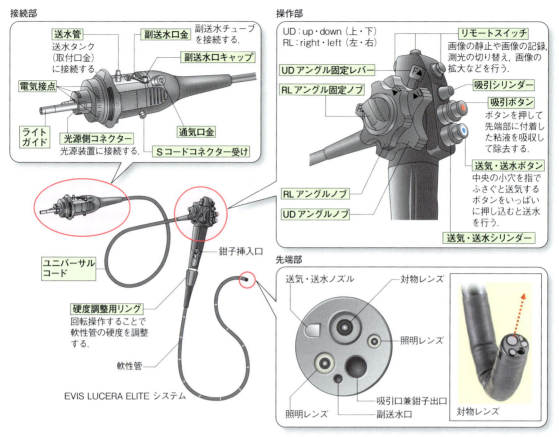

図1-1 内視鏡スコープの構造

(椿　昌裕編：はじめてでもやさしい内視鏡看護―内視鏡の検査・治療・看護，p9，学研メディカル秀潤社，2014)

ごとに使い分ける(表1-1)．

❷ 上部消化管内視鏡検査とは

　上部消化管内視鏡検査は，食道・胃・十二指腸にスコープを挿入し，粘膜を観察する検査である．内視鏡検査の中で最も頻繁に行われる．

　上部消化管内視鏡検査には，経口と経鼻の2つの方法がある．

経口上部消化管内視鏡検査

　口から内視鏡を消化管に挿入して観察する(図1-2)．

表1-1 内視鏡の種類

内視鏡	主な観察部位	主な治療法
上部消化管内視鏡	咽喉頭，食道，胃，十二指腸球部，十二指腸下行脚	EMR，ESD，EIS，EVL，ポリペクトミー，内視鏡的食道拡張術
下部消化管内視鏡	結腸，直腸，回腸末端，肛門	ESD
十二指腸内視鏡	十二指腸乳頭部，胆管，膵管（造影）	ERCP，ERBD，EST，EPBD，ENBD
バルーン内視鏡	小腸	止血術，ポリペクトミー
カプセル内視鏡	小腸，大腸	

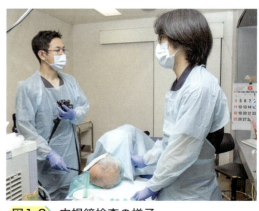

図1-2 内視鏡検査の様子

スコープは直径約10mmと太く，高画質で吸引・送気が行いやすい．一方で，舌根刺激による嘔気や息苦しさで，患者にかなり苦痛をもたらす(図1-3)．

経鼻上部消化管内視鏡検査

経口スコープより細い直径約5mmの内視鏡スコープを鼻から挿入して観察する．

舌根を避けてスコープを通すため吐き気や息苦しさが少なく，一般に患者の苦痛が少ない．一方で，経口スコープに比べて画質低下，吸引・送気に時間を要する．鼻出血，鼻の痛みのリスクがある(図1-4)．

❸ 適応と禁忌

適応
- 検診．
- 上腹部消化器症状(胸焼け，腹痛，膨満感)の観察・診断．
- 上部消化管に出血，腫瘍性病変が疑われる場合の観察・診断．
- 内視鏡的処置を行う場合．
- 消化管穿孔の部位の確認や治療．ただし，消化管穿孔の場合，内視鏡禁忌の場合がある．

禁忌
- 患者・家族の同意が得られない場合．
- 全身状態がきわめて不良な場合．

❹ 検査前の準備

① 検査前の確認を行う．
- 医師からの説明内容の確認および補足説明，同意書の確認．
- 既往歴(心疾患，糖尿病，前立腺肥大，緑内障など)の有無を確認．
- 抗凝固薬・抗血小板薬内服の有無を確認．
- 義歯の有無．

② 検査前日の21時以降の食事を禁止する．飲水は検査1時間前までは可とする．

③ 内服薬も中止する．ただし，降圧薬，冠動脈拡張薬などの内服については，検査指示を受けた時点で医師に内服指示を確認する．

④ 胃粘膜の観察を容易にするため，胃粘膜除去薬を投与する．

⑤ 体位は坐位とし，検査開始15分から20分前に指示薬を飲む(施設の状況にあわせる)．

❺ 麻酔

経口上部消化管内視鏡検査の場合

① 咽頭麻酔を行う(図1-5)．
② 経口表面麻酔を2～3回に分けて咽頭部に噴霧する．

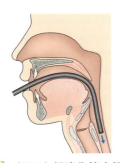

図1-3 経口上部消化管内視鏡検査

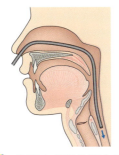

図1-4 経鼻上部消化管内視鏡検査

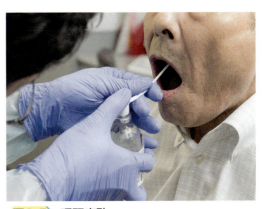

図1-5 咽頭麻酔

③気道内表面麻酔の場合には吸収が早く，副作用を避けるため，低濃度のもので使用許容量を超えないようにする．
④咽頭麻酔中は患者のそばを離れない．声帯浮腫で気道閉塞が発生する可能性があるため，注意深く観察する．

経鼻上部消化管内視鏡検査の場合
①鼻腔に噴霧する方法，ネラトンカテーテルを挿入する方法がある．
②麻酔の方法や回数，咽頭にも麻酔を行うかは，施設によって異なる．

前投薬
①消化管蠕動の抑制が目的である．薬剤により禁忌疾患があるため，問診の情報を施行医師に伝え，前投薬の指示を受ける．
②心疾患，緑内障，前立腺肥大症を合併している場合，抗コリン薬は禁忌である．抗コリン薬の副作用には，①狭心症の発作，心悸亢進，不整脈，②調節障害または頭痛，眠気など（使用後は1〜2時間は車などの運転はしない），③緑内障（眼圧亢進，症状悪化），④前立腺肥大（排尿困難，尿閉，症状の悪化）がある．
③褐色細胞腫を合併している場合，グルカゴンは禁忌である．グルカゴンの副作用には，褐色細胞腫の血圧急上昇があり，まれに90〜120分後に二次性低血糖を起こす場合がある．
④検査1時間後に糖分（ジュースやあめなど）の摂取を勧める．
⑤糖尿病（空腹時血糖150mg/dL以上）の場合は，慎重に前投薬を行う．コントロール不良の糖尿病患者への投薬は高血糖に注意する．

❻ 内視鏡挿入直前の準備
①体位は，左側臥位で股関節と膝関節を軽く曲げ，頸部を過度に屈曲または伸展しないようにまっすぐ前を向いてもらう．左頬が少し枕にあたるくらいにする（図1-6①）．
②内視鏡を噛まないように挿入直前に，マウスピースを口に装着する．強く噛みしめないよ

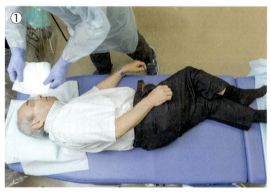
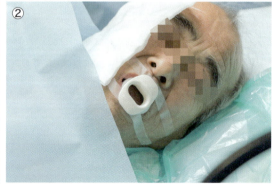
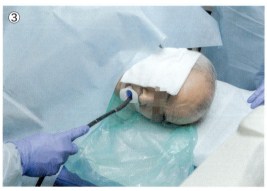
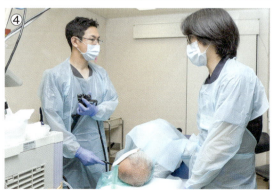

図1-6 内視鏡検査の流れ

う説明する(図1-6②).
③身体の力を抜き,深呼吸を促し緊張をほぐす.

❼ 検査手順

①医師が内視鏡を挿入し,食道入口部→食道→胃→十二指腸球部→十二指腸下行脚部・十二指腸乳頭部→胃と進める.

②食道,胃,十二指腸の観察と撮影を行う(図1-6③,④).
③微細な病変の診断のため,色素散布や必要に応じて組織の生検を行う.
④検査終了後,スコープを抜去し,マウスピースを外す.

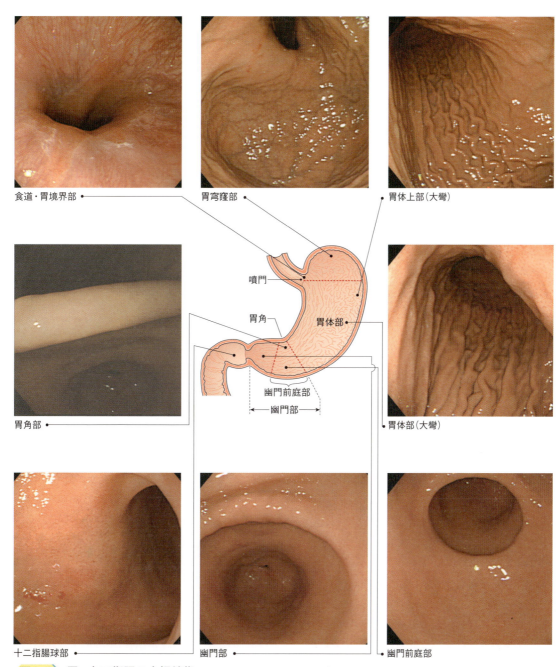

図1-7 胃・十二指腸の内視鏡像

(落合慈之[監][荒井邦佳]：消化器疾患ビジュアルブック第2版,p.74,学研メディカル秀潤社,2014)

スコープ挿入時

①マウスピースを強く噛むと咽頭が閉まる．スコープ操作が円滑に行えなくなるので注意する．

②医師の動き，声かけに合わせ円滑にスコープが飲み込めるよう呼吸，嚥下方法を指導する．

スコープ挿入後

①鼻でゆっくり呼吸をするように声かけを行う．

②首や肩の力を抜くように声をかける．

③唾液は飲み込まず，口から自然に垂れ流すよう説明する．

④唾液の誤飲がないように，顔を真横かやや下向きにする．

⑤曖気(げっぷ)は胃が伸展せず検査時間が延長するので我慢するよう説明する．

⑥マウスピースが外れて内視鏡を噛まないように注意する．

⑦必要時，嘔吐反射を誘発しないよう口腔内の吸引を行う．

⑧声かけ，背部マッサージ，タッチングを行い患者の不安の除去に努める．

⑨患者の呼吸，脈拍，酸素飽和度，顔色などを注意深く観察する．

＊不安や恐怖が強い場合には鎮静薬を必要に応じて使用することが多い．鎮静薬の使用は，時として呼吸抑制，血圧低下などを起こすため，適切なモニタリングが必要である．

⑩医師は検査画面に集中している．介助者は患者の状態を注意深く観察し，変化に気づけば報告する．

前ページ図1-7に胃・十二指腸の内視鏡像を示す．

検査後

①マウスピースを外し，口腔内の唾液をすべて吐き出す．

②検査終了直後は処置による影響が残っていることもある．起床時は転倒・転落防止のため，必ずそばに付き添う．

③患者の状態を観察し，必要時はリカバリーベッドで安静にしてもらう．

＊鎮静薬を使用した場合は，検査後しばらく眠気やふらつきが続くので，車などの運転はしないよう説明する．これらの注意事項は書面で伝えることが重要である．

❽ 終了後の注意事項

・説明用紙などを用いて，注意事項などの説明を行う(ex. 飲水，食事は通常1時間後より可能となる)．

・当院の説明用紙では，実施した検査内容，帰宅後の注意点や症状出現時の対処方法，病院への連絡方法などが記載されている．

📖 略語

◆超小型撮像素子
CCD：charge-coupled device

◆内視鏡的食道静脈瘤硬化療法
EIS：endoscopic injection sclerotherapy

◆内視鏡的食道静脈瘤結紮術
EVL：endoscopic variceal ligation

◆内視鏡的粘膜切除術
EMR：endoscopic mucosal resection

◆内視鏡的粘膜下層切除術
ESD：endoscopic submucosal dissection

◆内視鏡的乳頭括約筋切開術
EST：endoscopic sphincterotomy

◆内視鏡的乳頭バルーン拡張術
EPBD：endoscopic papillary balloon dilatation

◆内視鏡的経鼻胆道ドレナージ
ENBD：endoscopic naso-biliary drainage

◆内視鏡的胆道ドレナージ
ERBD：endoscopic retro-gradebilary drainage

2 内視鏡的逆行性膵胆管造影

❶ 内視鏡的逆行性膵胆管造影とは

内視鏡的逆行性膵胆管造影(ERCP)は，経口的に内視鏡を挿入し，胆管・膵管の走行状態，胆管・膵管内の結石・腫瘍の有無やその性状をX線造影により検査する方法である(図1-8)．胆管・

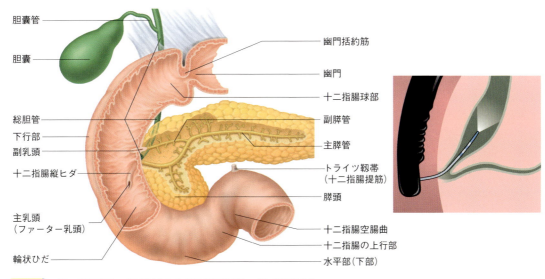

図1-8 胆・膵周辺の解剖（左）とERCP造影の模式図（右）

膵管にかかわる治療として乳頭切開やバルーン拡張，結石除去やステント留置に応用されている．

侵襲の高い検査・治療であるため，通常入院して行い，緊急時の適切な対応ができる体制をとれる状況下で行う．

検査による偶発症には，急性膵炎，消化管穿孔，造影剤によるショックがある．

急性膵炎は，ERCP後の偶発症で最も多く，腹痛，背部痛，発熱，悪心，嘔吐，アミラーゼ値上昇を示し，重篤化する危険性がある．早期発見のため，検査後は全身状態の観察，バイタルサインのチェック，身体（膵臓）の安静を保つ．

消化管穿孔は，腹痛（激痛）発熱，下血，血圧低下を示す．

造影剤によるショックは，意識レベルの低下，血圧低下，頻脈または徐脈，呼吸困難を主徴とし，造影剤アレルギーの既往がないか，検査前の情報収集が重要である．

❷ 適応と禁忌

適応

- 胆道疾患：胆道（胆管，胆囊），膵管，十二指腸乳頭部に形態異常をきたす腫瘍，炎症，外傷，発生異常，胆石，胆管狭窄・拡張，胆膵管合流異常．
- 膵臓疾患：膵腫瘍，膵石，膵囊胞，膵液漏，膵管癒合不全．
- 乳頭部疾患：乳頭部腫瘍，乳頭部狭窄など．
- 良悪性の鑑別診断：胆汁・膵液細胞診，胆管・膵管・乳頭部生検を行う．

禁忌

- 急性膵炎は基本的に禁忌である．
- 総胆管結石が原因である胆石性膵炎や急性閉塞性化膿性胆管炎では，緊急内視鏡の適応となる．
- 全身状態の悪い場合．
- 食道，胃，十二指腸狭窄がありスコープの通過が難しい場合．
- 造影剤アレルギーによるアナフィラキシーショックの既往がある場合．

❸ 検査前の準備

①医師より患者・家族に検査内容を説明する．その際，治療の目的，必要性およびリスクについて，十分なインフォームド・コンセントが必要である．以下を説明し，同意書の有無を確認する．
  - 病名と病態．
  - ERCPにより得られる情報の有用性．

・検査後に起こりうる偶発症の発生頻度と死亡頻度(自施設でのデータがよい).
　・代替となる方法.
　・検査・治療を受けない場合の予後.
②特に心疾患,緑内障,前立腺肥大,甲状腺機能亢進症などの既往歴,合併症,薬剤アレルギーの有無の確認.
③抗血栓薬の内服中止の有無の確認.
④血液検査(血球算定検査,生化学,凝固機能,感染症)・胸腹部X線検査・心電図検査を実施する.
⑤食事:検査前日の21時以降禁食.24時以降は飲水も禁止(検査時間により異なる)とする.
⑥内服薬:当日の内服は医師に確認し,内服する場合は少量の水で内服するよう説明する.
⑦口腔内の清潔:検査・検査後の誤嚥性肺炎予防のためにも口腔内を清潔に保つよう説明する.

❹ 検査直前の準備

①金属の除去:患者に義歯・眼鏡・アクセサリー類・金属部分のある下着などを外し,検査着に着替えるよう説明する.
②輸液ライン確保:膵炎予防にタンパク分解酵素阻害薬(ウリナスタチン)の投与を行う.
③モニターの装着:血圧・SpO$_2$モニター・心電図モニターを装着し,バイタルサインのチェックとモニタリングを開始する.鎮静・鎮痛処置を行うため,酸素投与に備え経鼻カニューレを装着しておく.
④胃粘膜の観察を容易にするため,胃粘膜除去薬を投与する.患者の体位は座位とし,検査開始15〜20分前にプロテアーゼ阻害薬のプロナーゼ1g,炭酸水素ナトリウム1g,バロス10mLを水90mLに溶かしたもの(施設によって多少異なる)を投与する.
⑤咽頭麻酔:経口表面麻酔薬を2回に分けて咽頭部に噴霧する.気道内表面麻酔の場合には吸収が早いため,極量とする.
　＊咽頭麻酔中は患者のそばを離れない.声帯浮腫で気道閉塞が発生するおそれがあるので注意する.

❺ 検査手順

①体位を整える.腹臥位になり首だけ横向きになり,タオルなどを用いて苦痛の少ない体位がとれるよう工夫し,バイタルサインをいつでもとれるようにする(図1-9①,②).マウスピースを装着する(図1-9③).
②鎮静・鎮痛薬,前投薬の説明を行い,投与する.ミダゾラム,ペンタジンを使用し鎮静・鎮痛を図る(図1-9④).前投薬は消化管の運動を抑制するため,抗コリン薬またはグルカゴンを投与する.
③スコープが挿入され検査が進む(図1-9⑤,⑥).
④バイタルサインを確認しながら,検査中は常に患者の全身状態を把握する.
⑤鎮静下では,自己抑制の消失かつ急な体動を認めることがある.その場合は,バイタルサインに注意しながら鎮静薬を追加する.コントロールが難しい場合は,スタッフを増員して体動を抑制する.
⑥乳頭からカニューレの先端が挿入され,医師の指示で造影剤の注入を行う(図1-9⑦).
　＊造影時,膵管・胆管に気泡が入っていると膵石・胆石と誤認する可能性があるため,気泡が入らないようにあらかじめフラッシュしておく.
⑦必要時,細胞診,組織生険,胆汁膵液培養検査の準備および介助を行う.
⑧状況によってはEST,EBD,ENBD,砕石術など治療に移行することがある.
　＊ESTの場合は高周波電流を流すため,対極板が貼られていることを確認する.
⑨造影が終了したらスコープを抜去する.

❻ 終了後の注意事項

・スコープ抜去後,マウスピースを外す.必要時口腔内の吸引を行う.
・患者の名前を呼び,覚醒の有無を確認する.検査の終了を伝え,労いの言葉をかける.
　＊呼吸状態の悪化や血圧低下がみられる場合

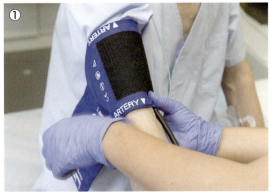
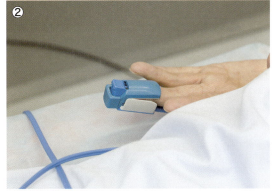
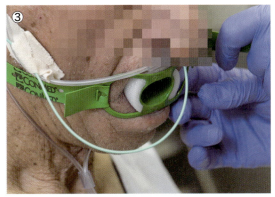
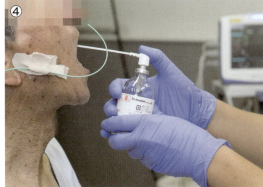
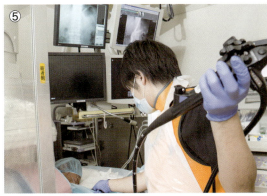
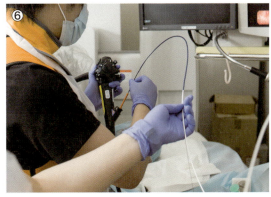
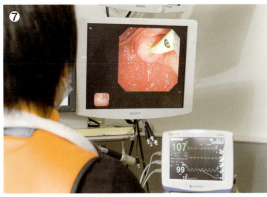

図1-9 ERCPの様子

> 略語
> ◆内視鏡的逆行性膵胆管造影
> ERCP：
> endoscopic retrograde cholangio pancreatography
> ◆内視鏡的乳頭括約筋切開術
> EST：endoscopic sphincterotomy
> ◆内視鏡的胆道ドレナージ
> EBD：endoscopic biliary drainage
> ◆内視鏡的経鼻胆道ドレナージ
> ENBD：endoscopic naso-biliary drainage

は，医師の判断により拮抗薬が投与される場合もある．

・顔色，意識レベル，バイタルサインを確認し，異常がなければストレッチャーに移動する．
・医師に安静度，飲食，内服の指示を確認し，患者に説明する．
＊検査後の偶発症予防には安静が重要である．安静時間の説明を行い，腹痛，悪心，嘔吐などの腹部症状がある場合は，看護師に声をかけるよう説明し，患者が安静を守れるように援助する．

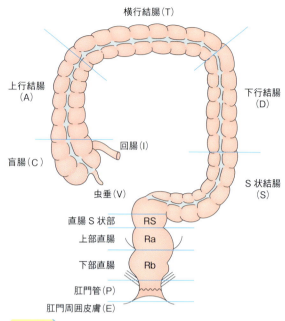

図1-10 大腸の区分

大腸は，全長約1.5〜2m．盲腸・結腸（上行結腸，横行結腸，下行結腸，S状結腸）・直腸からなる．
（大腸癌研究会編：大腸癌取扱い規約．第8版．p.8，金原出版，2013）

3 下部消化管内視鏡検査

❶ 下部消化管内視鏡検査とは

内視鏡を肛門から挿入し，直腸，結腸まで進めて，大腸内の粘膜と病変部の観察と撮影を行う検査である（図1-10）．

大腸内を便のない状態にしなければ，十分観察ができないため，前処置（腸管洗浄）が非常に重要となる．患者・家族の検査内容の理解と前処置への協力が重要である．

❷ 適応と禁忌

適応
・患者が希望する場合．
・便潜血が陽性．
・注腸検査で異常が指摘された場合．
・腹痛，便通異常などの有症状例．
・下血を認める場合．

禁忌
・患者の同意が得られない場合．
・腹膜刺激症状を有する場合：腹部の広い範囲の腹痛，悪心，嘔吐，排ガスや排便の停止や，手のひらで腹部を軽く圧迫すると腹壁が緊張して硬くなってしまう筋性防御がある場合など．
・中毒性巨大結腸症など．
・重篤な心疾患・緑内障・前立腺肥大症の既往がある場合，抗コリン薬の使用は禁忌．

❸ 検査前の準備

検査前日
①夕食は注腸検査食，または残渣の少ない食事（繊維成分を控え，消化管に負担をかけないように調整した食事）にし，21時以降の食事は禁止する（飲水は検査当日まで可能）．
②常用薬は，内服薬も中止する．ただし，抗凝固薬，降圧薬については，処方した医師，医療機関と休止について相談する．

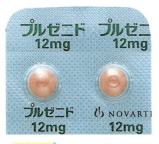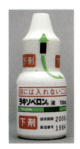

図1-11 大腸刺激性下剤

左：プルゼニド錠12mg（ノバルティス），右：ラキソベロン液10mL（帝人ファーマ）

③就寝前に，センノシド（プルゼニド），またはピコスルファートナトリウム（ラキソベロン）を服用する（図1-11）．

検査当日

①引き続き食事は禁止，飲水は可能．
②患者の状態，服薬状況，基礎疾患などを詳細（問診票等を用いて）に確認する．特に，抗凝固薬を確実に中止しているかの確認が重要である．
③当日の検査の方法・内容について説明し不安の除去に努める．
④腸管洗浄のため，洗浄液1包を2Lの水で溶かし，2時間かけてゆっくり服用してもらう．服用後排便回数や便性状を，確認シートなどの基準を確認する（図1-12）．固形便の排泄が続く場合には，医師に報告し，追加指示を受ける．
⑤腸管洗浄液服用中に嘔吐，腹痛を認めたら，閉塞性イレウスや腸穿孔発症の有無を即座に確認する必要がある．

❹ 内視鏡挿入直前の準備

①問診票で心疾患，緑内障，前立腺肥大，糖尿病，喘息，アレルギー，腹部手術の有無，排便習慣などの既往歴の有無を確認する．
②金属製の装飾品や金属部分のある下着，義歯などを外すように説明し，検査着に更衣してもらう．
  ＊高周波を使用する処置などを行う場合があるため．
③左側臥位あるいはシムス位をとり，股関節と膝関節を軽く屈曲する（図1-13）．
④鎮静薬を使用する場合，急変対応可能なように血管確保をする．検査中にポリープを切除する場合は，止血剤入りの点滴を滴下する
⑤検査中の循環・呼吸状態の変動には，心電図・パルスオキシメーターで観察する．鎮静薬の使用時は，必ずモニター装置を装着する（図1-14）．

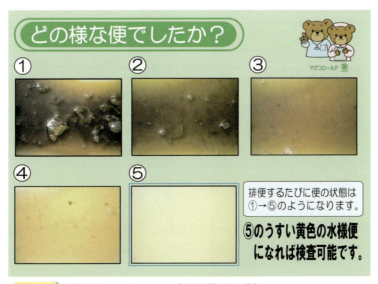

図1-12 排便チェックシート（堀井薬品工業）

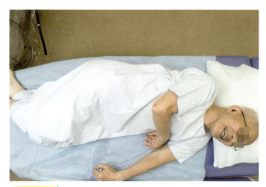

図1-13 検査体位（左側臥位）

⑥消化管の運動を抑制するため，抗コリン薬（ブチルスコポラミン）またはグルカゴンを投与する（図1-15）．

❺ 検査手順

①患者に身体の力を抜き，深呼吸を促し緊張をほぐす．疼痛が強い場合の合図の方法を説明する．
②医師が内視鏡を挿入し，内視鏡をいったん盲腸まで挿入し，観察しながら抜去していく手順で行われる場合が多い．検査の進行に合わせて，患者へ声をかけながら必要に応じて用手圧迫法などの介助を行う（図1-16）．
③実施中のバイタルサインや患者の表情を観察し，疼痛が強いと考えられる場合は医師に伝える．

偶発症として，手技による腸穿孔が起こることがある．その場合は，可能であれば穿孔部のクリップ縫縮を行う．保存的治療で改善することも多いが，外科医と連携し手術時期を見誤らないようにする．

❻ 終了後の注意事項

・内視鏡抜去後は，肛門や肛門周囲の汚れを丁寧に拭き取る．
・検査時間が長時間になり，送気量が多くなると，血圧の低下や呼吸困難をきたすことがある．検査終了直後にトイレを使用する場合は，前記について患者に説明する．

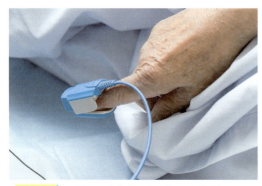

図1-14 パルスオキシメーターの装着

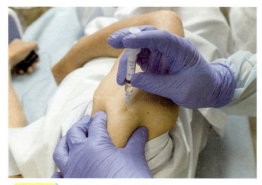

図1-15 グルカゴンの投与

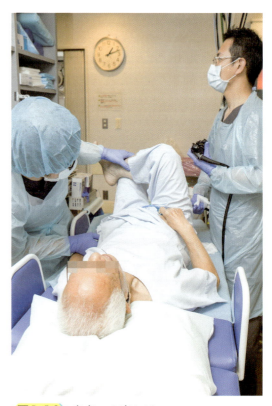

図1-16 患者への声かけ

・鎮痛薬を投与した場合は，投与後1時間から1時間30分程度は院内で安静にするよう説明する．

4 上部消化管造影検査

① 上部消化管造影検査とは

上部消化管造影検査とは，一般にはバリウム検査，胃透視検査のことである．

X線を透過しにくい硫酸バリウムの乳化剤と発泡剤を飲み，食道から胃・十二指腸までの上部消化管の壁にバリウムを付着させテレビモニターで観察し，X線撮影をする．

疾病の発見と診断や手術後の経過観察のために行われる．上部消化管では食道がん，胃がん，胃・十二指腸潰瘍，食道裂孔ヘルニア，食道静脈瘤，胃ポリープの診断に有効である．

通常のX線検査と異なる点は，発泡剤を飲んで発生した炭酸ガスで胃を膨らませてバリウムを飲み，胃壁にバリウムを塗りつけた状態で，バリウムと空気の層をつくり，胃壁などに生じた病変を早い段階から発見できる点である（二重造影法）．

② 適応と禁忌

適応

・食道癌，食道炎，食道静脈瘤，胃潰瘍，胃がん，胃炎，胃ポリープ，十二指腸潰瘍などの診断．

禁忌

・妊娠中あるいは妊娠の可能性のある女性．
・消化管穿孔，急性腹症がある場合．
・バリウムアレルギーがある場合．
・麻痺などで体位変換ができない場合．
・重度の高血圧（180/110mmHg以上）．
・心疾患・不整脈・緑内障・前立腺肥大症の既往がある場合，抗コリン薬の使用は禁忌．

③ 検査前の準備

①医師より患者・家族に検査内容などについて説明する．
②抗コリン薬の禁忌疾患（心疾患，不整脈，緑内障，前立腺肥大症）がないか，確認する．
 ＊抗コリン薬は胃の蠕動運動を抑制する（副交感神経を亢進させるアセチルコリンの作用を抑える）目的で使用する．
③検査前日の21時以降禁食・24時以降禁飲水（検査時間により異なる）．
④内服薬については，薬の種類によっては内服する場合があるため，医師の指示内容を確認する．

④ 検査手順

①患者確認を行う．
②金属類を外し，検査着に更衣してもらう（補聴器は装着したままでよい）．
③医師の指示により抗コリン薬を使う（再度，抗コリン薬の禁忌疾患がないか既往歴を確認する）．
④検査台に乗り，胃を膨らませるため発泡剤を少量の水で飲む（舌の奥に入れ一気に）．噯気（げっぷ）を出したくなるが，検査が終わるまで出さない．噯気が出そうになったら，唾を飲みこむか顔を少し下向きにする．
⑤バリウム（100〜200mL程度）を一気にゴクゴクと飲むように説明する（こぼして検査着に付くとバリウムが映るので注意する）．
⑥検査台の上で患者自身に体の向きを変えてもらい（放射線技師の指示にあわせて），バリウムを動かし，胃の内壁全体に行き渡らせる．
⑦撮影所要時間はおよそ10〜15分である．

⑤ 終了後の注意事項

・コップ2杯程度の水を飲み，嘔気がないことを確認して下剤を内服する．
 ・便が出るまで水・お茶などの水分を普段より多めに摂る．
 ・食事は普段どおりで，できれば野菜などの

繊維質の多い物を食べる．
  - アルコールにより便が固まりやすくなるため，便が出るまでは控える．
- バリウムが完全に排出されるまで確認が必要である．バリウムは体内に吸収されないため，排泄されないと腸内で固まる場合がある．
- 検査終了後，24時間経過してもバリウム便（白い便）がまったく出ずに，腹痛を伴うようであれば，医師の診察が必要である．検査終了後，翌日から2日過ぎても排便がない場合は，腹痛を伴わなくても医師の診察を受けるよう説明する．

検査結果の読影

上部消化管造影検査では，粘膜に付着したバリウムが白く映り，空気は黒く映る（図1-17，18）．
- 胃潰瘍の場合は胃粘膜がえぐれるため，潰瘍部分ではニッシェと言われる粘膜欠損部へのバリウムの貯留が認められる．
- 胃がんの場合は不整なニッシェや大きな隆起像がみられ，進行がんでは狭窄所見もみられる．
- 胃ポリープは，イボ状の突起物のため，陰影欠損像としてみられる．
- 異常所見があった場合は，上部消化管内視鏡

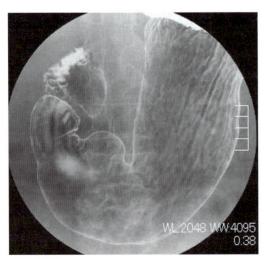

図1-17　胃X線像
二重造影法（胃壁のヒダがよくわかる）．

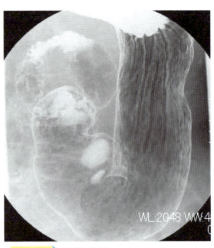

図1-18　胃X線像
二重造影法（白い部分がバリウムや発泡剤にて胃が膨らんでいる）．

検査（胃カメラ）を行う．

5　注腸造影検査

❶ 注腸造影検査とは

注腸造影検査は，鎮痛薬を筋肉注射後，カテーテルを使用し，X線を透過しない硫酸バリウムと空気を肛門から注入して大腸を広げた状態にし，直腸から全結腸，回盲部までX線撮影する検査である（図1-19）．

下部回腸・結腸・直腸疾患の診断として，病変の大きさや部位などを立体的に把握できる．二重造影法により，腸管壁の形態とともに，粘膜面の小さな異常などの病変の有無が評価できる．

❷ 適応と禁忌

適応
- 大腸がん，大腸ポリープ，潰瘍性大腸炎，クローン病，大腸結核，大腸憩室などの診断．

禁忌
- 妊娠中あるいは妊娠の可能性のある女性．
- バリウムアレルギーがある場合．
- 大腸狭窄・穿孔の危険性のある場合．

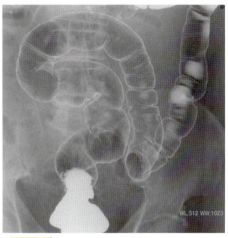 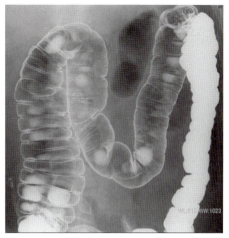

図1-19　注腸造影像
二重造影法にて空気により大腸が膨らんでいる．白い部分はバリウム像．

- 腸閉塞や腸重積がある場合
- 重篤な心疾患・緑内障・前立腺肥大症の既往がある場合，抗コリン薬の使用は禁忌．

❸ 検査前の準備

①医師により患者・家族に検査内容などについて説明する．
②検査の内容・事前準備などについて説明する．
③抗コリン薬の禁忌疾患（心疾患，緑内障，前立腺肥大）がないか確認する．
　＊抗コリン薬は胃の蠕動運動を抑制する（副交感神経を亢進させるアセチルコリンの作用を抑える）目的で使用する．
④検査前日の朝食から注腸食（低残渣食）にし，前日の就寝前に下剤を内服し，その後より禁食とする．飲水は当日朝まで可とする．内服薬は医師の指示に従う．

❹ 検査手順

①当日朝の排便の状況を確認する．茶色の便であれば，医師に報告し，指示により追加で下剤を使用する．
②検査着に着替える．
③医師の指示により胃の蠕動運動を抑制する目的で検査前に抗コリン薬を筋肉注射する（再度，抗コリン薬の禁忌疾患がないか，既往歴を確認する）．
④検査台に移動し，左側臥位で膝を軽く曲げてもらう．
⑤カテーテルを肛門より入れて，バリウムを注入し，同時に空気を注入し，大腸を伸展させ，バリウムが腸壁全体に行き渡るようにする．
⑥造影剤が大腸の粘膜に付着するように，体位変換を行っていく．空気も注入され苦しいが，便意は我慢するよう伝えながら透視撮影を行う．
⑦検査終了後すぐにトイレに案内し，バリウムを排便させる．
⑧検査後に下剤を内服する．

❺ 終了後の注意事項

- バリウムは体内に吸収されないため，排泄されないと腸内で固まる場合がある．バリウム結石を防止するため，十分に水分を摂取し，下剤内服の確認をする．
- バリウム便（白色便）の有無と腹部膨満，緊満の有無，腸蠕動音の有無を観察する．

6 腹部CT検査

❶ CT検査とは

　コンピュータ断層撮影法(computed tomography)の略で、扇状のX線ビームを人体の周囲で回転させ、透過X線量を計測し、断層画像を得る検査法である(図1-20)[1]．

　等吸収域は軟組織とほぼ等しい濃淡を示す領域、高吸収域は軟組織より白い領域(骨・急性期の出血、筋肉、腫瘍、石灰化)として映る．低吸収域は軟組織より黒い領域(脊髄液や囊胞、脂肪、空気)として映る[1](図1-21)．

　造影検査を追加すると、病変のコントラストがつくため、視覚化しやすくなる．また、腫瘍の血流評価も可能になる．

❷ 腹部CT検査とは

　腹部の横断面に多方向からX線を照射し、コンピュータ処理によって鮮明な横断画や矢状断面の画像を描出する検査方法である．肝臓や胆囊、膵臓、腎臓などの実質臓器や後腹膜腔や骨盤腔臓器など、内視鏡で観察できない病変の診断に用いる(図1-22)．

❸ 適応と禁忌

適応
- 肝臓や胆囊、膵臓、腎臓などの実質臓器の診断．
- 後腹膜腔や骨盤腔臓器に対する診断．

禁忌
- 妊娠中あるいは妊娠の可能性のある女性．

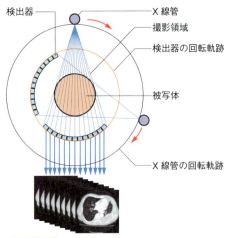

図1-20 CT装置(多列検出器)

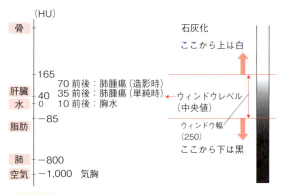

図1-21 CT画像の濃淡

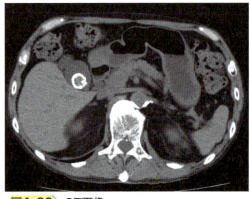
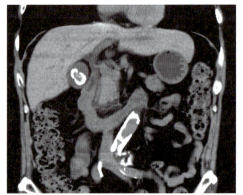

図1-22 CT画像
胆囊内の胆石や大動脈の石灰化が認められる．

・造影CT検査の副作用および禁忌を，表1-2に示す．

❹ 検査前の準備

単純CTの場合

①医師から，患者・家族に検査について説明する．

②検査説明用紙などを用いて，手順・注意事項を説明する(図1-23)．

③金属製品〔ネックレス，ブラジャー，ピアス，貼付薬(湿布)カイロ，家庭用磁石入り絆創膏〕を外す．

④女性患者の場合は，妊娠の有無について確認する．必要時，妊娠反応検査を行う．

⑤検査室移動前に，排尿を済ませる．

造影CTの場合

⑥医師が患者・家族に造影剤アレルギーなどについて説明し，同意書を得る(図1-24)．造影剤アレルギーの有無について確認する．事前に腎機能を確認する．

⑦造影剤は母乳中にも排泄されるため，検査後48時間は授乳を中止する．

⑧基本的に検査6時間前は絶食にする(水分摂取は可能)．

⑨ビグアナイド系糖尿病薬と造影剤との併用による腎障害により，乳酸アシドーシスを起こすことがあるため，糖尿病薬の投与を一時中止する．原則検査日の前後2日間中止する(表

表1-2 造影CT検査の副作用と禁忌

副作用	軽度	くしゃみ，息苦しさ，悪心，嘔吐，かゆみ，発疹など
	重度	血圧低下，呼吸困難，意識レベル低下など
禁忌	・ヨード系造影剤に過敏であり，また副作用の既往歴がある ・重篤な甲状腺疾患がある ・気管支喘息がある ・マクログロブリン血症，多発性骨髄腫，テタニー，褐色細胞腫があるか，その疑いがある	

CT検査を受ける患者さんへ　(検査前に必ずお読みください)
(検査日　:　検査時間　:　)

1．当日の手続き

外来の単純CT検査の方
予約時間の１５分前に「３階放射線科受付」へお越しください。

外来の造影CT検査の方
予約時間の３０分前に「外来」に行って点滴針を刺し固定してから、「３階放射線科受付」へお越しください。

入院中のCT検査の方
検査当日にCT室からご連絡いたしますので、看護師から案内があるまでお待ちください。

2．当日の飲食
腹部の検査の方は、予約時間の４時間前からはお食事をしないでください。
ただし、水分はとっていただいて構いません。

3．検査時間
検査部位により異なりますが、３０分程度です。
検査開始時間は緊急検査を優先するため予定より遅れることがありますので、ご了承ください。

4．その他の注意事項
・妊娠中あるいは妊娠の可能性のある方は、必ず主治医・担当技師へお知らせください。
・心臓ペースメーカー・植え込み型除細動機器が体内にある方は、必ず主治医・担当技師へお知らせください。
・できるだけ軽装でお越しください。検査部位にあるヘアピン・ネックレス・入れ歯・金属製のボタン・ワイヤー入り下着・ホック・装飾品のある服装等は、はずして頂きます。
・予約時間に遅れる場合や来られない場合は、必ず受診された診療科にご連絡ください。

<造影検査の注意事項>
(検査前)
1．過去に造影剤で副作用を起こした経験のある方・気管支喘息の既往がある方・ヨードアレルギーのある方は事前に担当医師・担当技師へお知らせください。
2．糖尿病薬を服用中の方は、別紙確認のうえ治療薬を記入してください。治療薬の種類によっては、検査前後２日間服用を中止する必要があります。
3．授乳中の方は必ず担当医師・担当技師へお知らせください。
(検査中・検査後)
1．造影剤は尿と一緒に排泄されます。早く排泄させるために検査後は水分を多めにお摂りください。検査当日の飲酒は、脱水を招くためお避けください。
2．検査中もしくは終了後から数日までの間にごくまれに発疹・吐き気・かゆみ・めまいなどの副作用が生じる場合があります。症状が現れた場合には、ただちに検査担当医師・看護師・技師もしくは主治医にお知らせください。帰宅後にこのような症状が現れた方は、下記にご連絡ください。

連絡先　墨東病院　[redacted](代表)
各科外来もしくは、CT検査室(内線[redacted])
ただし診療時間外は、ER室(内線[redacted])へご連絡ください。

図1-23 検査説明用紙

CT検査同意書(　患者　控え)

1．検査概要　　検査日:、検査時間:
CT検査は身体をX線撮影し、得られた情報をコンピュータ処理して目的とする臓器の画像診断をする検査です。必要に応じて造影剤を使用する場合があります。

2．造影検査の必要性
造影剤を血管内に注射することで血管の走行や個々の臓器、病巣の部位や性質などが明瞭に観察可能となり、病気をより正確に診断しやすくなります。CT検査は造影剤を使用しなくても行うことができますが、病気によっては検査で得られる情報が少なくなります。

3．造影剤の副作用
造影剤を注射すると「熱感」を感じる場合がありますが、検査が進むにつれて軽減していきます。これは身体の正常な反応ですが、その他に副作用が起きることがあります(5%未満)。ほとんどの場合は軽度で一過性の症状(発疹・じんま疹・くしゃみ・吐き気・息苦しさ・発熱等)ですが、まれに重篤な症状(血圧低下、呼吸困難、意識障害など)が起きることがあります(0.1%未満)。極めてまれですが、病状や体質によっては約10万-20万人につき1人の割合(0.0005%-0.001%)で死亡する場合もあります。また、検査終了後から数日までの間に副作用が現れることもあります(頻度不明)。腎臓の機能が低下している時に造影剤を使用すると腎障害が悪化することがあります。注射の際に造影剤が針のまわりに漏れて溜まり、腫れや痛みを伴うことがあります(0.5%)。
当院では、万が一副作用が起きても適切な処置を行うことができるように体制を整えて検査を行っています。

	検査全般	問診欄(○でかこむ)		備考欄
1	過去にCT検査を受けたことがありますか？	いいえ	はい	
2	現在の体重は何kgですか？	(	)kg	
3	心臓ペースメーカーや植え込み型除細動機器が体内にありますか？	はい	いいえ	
4	その他に体に埋め込まれている金属などはありますか？	はい	いいえ	
5	(女性の方のみ)　妊娠中または妊娠している可能性はありますか？	はい	いいえ	(　　)ヶ月
	造影剤を使用する方のみ　お書きください			
6	今までに「造影剤」を使用した検査を受けたことがありますか？	はい	いいえ	
7	今までに造影剤による副作用がありましたか？	はい	いいえ	
8	今までに副作用があった方は、症状を○で選んでください。 (吐き気・息苦しさ・発疹・かゆみ・咳・くしゃみ・その他)			
9	今までに　重篤な甲状腺疾患と診断されたことがありますか？	はい	いいえ	(禁忌)
10	今までに　気管支喘息と診断されたことがありますか？	はい	いいえ	(原則禁忌)
11	以下の病気がある方は、『はい』を選び○で選んでください。 (マクログロブリン血症・多発性骨髄腫・テタニー・褐色細胞腫)	はい	いいえ	(原則禁忌)
12	以下の病気がある方は、『はい』を選び○で選んでください。 (腎臓病、心臓病、甲状腺疾患、その他)	はい	いいえ	
13	発疹・蕁麻疹・アトピー・花粉症などアレルギーはありますか？	はい	いいえ	
14	今までに服用したお薬で副作用が起きたことがありますか？ 具体的な症状は(　　)	はい	いいえ	
15	(女性の方のみ)　授乳中ですか？	はい	いいえ	
16	ベータブロッカーという心臓の薬(テノーミン・メインテート・アーチストなど)を服用中ですか？その薬の名前は何ですか？ (　　)	はい	いいえ	
17	糖尿病の治療薬を服用中ですか？ 『はい』と答えられた方は別紙の質問書にもお答えください。	はい	いいえ	

担当医師(外科　看護師０１医師)からCT造影剤に対する説明を受けたうえで、同意書に署名をお願いします。
造影剤に関して不明な点がある場合や、造影剤の使用を希望されない場合には遠慮なくお申し出ください。
1．私は、このたび予定された検査の内容とその必要性を担当医師より説明を受け、理解したのでこの検査を受けることに同意します。
2．また、検査において造影剤を使用する場合、まれに副作用が起こりうることも説明を受け、その必要性も理解したので造影剤の使用に同意します。

説明医師署名＿＿＿＿＿＿＿＿　説明日：平成　年　月　日

患者または代理人署名(続柄　)＿＿＿＿＿＿＿＿　承諾日：平成　年　月　日

図1-24 CT検査同意書

表1-3 主なビグアナイド系糖尿病薬

一般名	商品名
メトホルミン塩酸塩	メトグルコ，グリコラン
メトホルミン塩酸塩・ビルダグリプチン	エクメット
メトホルミン塩酸塩・ピオグリタゾン塩酸塩	メタクト
ブホルミン塩酸塩	ジベトス，ジベトンS

1-3).
⑩耐圧式の静脈注射用ルートを確保する(図1-25)．サーフロー針の接続部とスクリュー型の耐圧チューブの接続を確実に行う．造影剤は自動注入機で注入する(適切な量を正確なスピードで注入するため)．接続部が緩んでいると接続部から漏れてしまう．
⑪CVポートより造影剤を使用する場合は，パワーポートであることを確認し，パワーロック(安全機能付高耐圧ヒューバー針)を使用する．
⑫患者の状態に合わせた検査室移送手段を選択する．
⑬患者の状態に合わせてポータブルモニターや酸素ボンベなどを準備する．

アナフィラキシーに注意

造影剤による副作用のなかでも，アナフィラキシーは，特に重篤化し，生命の危険があるため，すみやかに急変対応ができるよう準備しておく．

❺ 検査手順

①検査室入室時，患者確認を行う(患者に名乗ってもらう)．
②検査中は動かないようにし，呼吸の合図のアナウンスに合わせて深呼吸や息止めをするよう説明する．
③両手を上に挙げた姿勢で撮影するため，点滴ルートはCT機器の間を通し，点滴架台に下げる．
④造影CTの場合は，医師が造影剤を静脈注射後，撮影する．
　＊造影剤副作用(悪心・嘔吐，呼吸困難，血圧低下，発疹など)出現時は，造影剤投与を中止し，すぐに意識状態，バイタルサインを確認して医師へ報告する．
⑤造影剤の漏出に注意する．血管外漏出が起きてしまった場合は，すみやかに施設の基準に

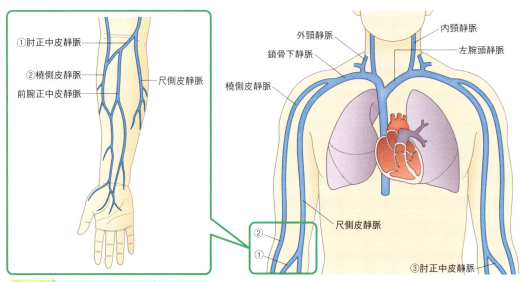

図1-25 造影剤の注入血管
①～③の順に推奨される．

従い対応を行う．

通常の造影CT

- 造影剤の注入速度：2mL/秒以下で，22G針を使用する．
- 撮影範囲：横隔膜上から坐骨下位まで(病変等がある場合はすべて含める)とし，1呼吸で撮影する．がんの転移検索をする場合には，胸部を含めて撮影することがある(図1-26)．

ダイナミックCT

- 造影剤の注入速度：3mL/秒以上で，20G針を使用する．
- 撮影範囲：特定の臓器(肝臓など)について，異なる時相(動脈相・門脈相・遅延相)で同じ部位を数回撮影する．単純撮影も含めて毎回同じ呼吸方法(息を吸う量の調節)により呼吸を停止して撮影する(図1-27)．

急性腹症などのCT

- 造影剤の注入速度：3mL/秒くらいで，20G針を使用．
- 撮影範囲：横隔膜上から坐骨下位までの範囲を2相(動脈相・門脈相)撮影する(図1-28)．

❻ 終了後の注意事項

- 急に立ち上がると起立性低血圧が起こることがあるため，一度坐位姿勢をとり，めまいなどの症状がないことを確認してから，検査台を降りる．
- 造影剤の尿排泄を促すため，造影後は水分摂取を促す．医師の指示により，時間尿量をチェックする．
- 検査後1，2日は遅発性のアレルギー反応が起こる可能性がある．倦怠感，浮腫，湿疹，掻痒感などの症状が出た場合は，すぐに受診するよう説明する．

7 腹部MRI検査

❶ MRIとは

MRIとは磁気共鳴画像(magnetic resonance imaging)の略で，強力な磁石や電気的に磁場を発生させた筒の中に入り，体内にある水素イオンの陽子(プロトン)に共鳴ラジオ波を照射し，

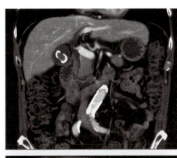
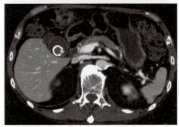

図1-26 造影腹部CT
上：矢状断，下：横断面

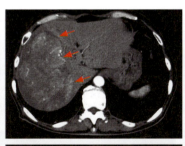
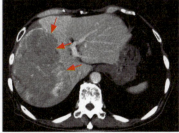

図1-27 肝臓のダイナミックCT
上：動脈相，下：門脈相
時相の変化により腫瘍の造影効果の違いがわかる．

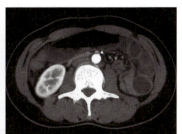
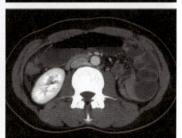

図1-28 急性腹症CT
上：動脈相，下：門脈相
2相を撮影することで造影効果が動脈性か静脈性かがわかる．

共鳴現象によって放出されるエネルギーの信号をとらえて画像化する検査法である(図1-29, 30).

MRI装置のなかで磁場の方向などを高速で切り替える必要があり,切り替えの際に生じる磁場は強力であるため,装置自身の基盤などが振動して大きな音が発生する.この音は,装置の性能やメーカーによって大小の差はあるが,現在のところほぼすべての装置で,場合によってはまるで工事現場のような騒音がする.

放射線を使わないため,放射線被曝がないという特徴がある.

❷ 腹部MRI検査とは

腹部MRI検査は,MRI装置を用いて,腹部にある臓器(肝臓,膵臓,脾臓,胆嚢,腎臓など)の微細な断層写真を撮る方法である.

腹部MRI検査には,①造影剤を使用しない単純MRI,②造影剤を使用する造影MRI,③胆嚢,胆管,膵管を抽出する磁気共鳴胆道膵管造影(MRCP),④血管を抽出する磁気共鳴血管造影(MRA)がある.

❸ 適応と禁忌

適応
- 肝臓,膵臓,脾臓,胆嚢,腎臓など腹部臓器の腫瘍の診断.肝臓病変の抽出には,肝臓自体に取り込まれる造影剤を使用し,病変をより明瞭に抽出することも可能である(図1-31).
- 腹部大動脈瘤の診断.
- 結石の診断など.

禁忌
強力な磁場が発生するので,磁気に影響する金属類などの着用や,体内の電子器械は注意が

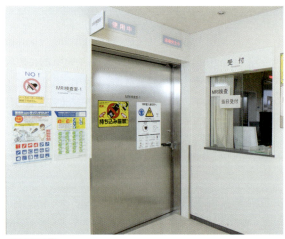

図1-29 MRI室の入り口

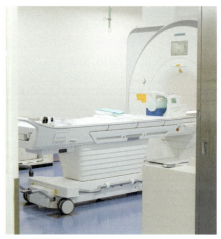

図1-30 MRI装置

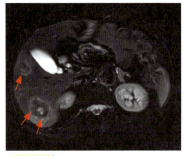
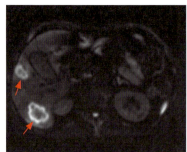
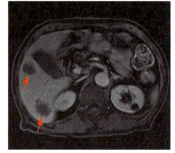

図1-31 腹部MRI
左:肝臓腫瘍,中:肝臓DWI,右:肝細胞相
肝ダイナミックの撮影で左:腫瘍の周りと中心部が造影剤で染まってみえる.中:DWIでは腫瘍が白く描出されている.右:造影後T1WIで腫瘍部が黒く抜けている.

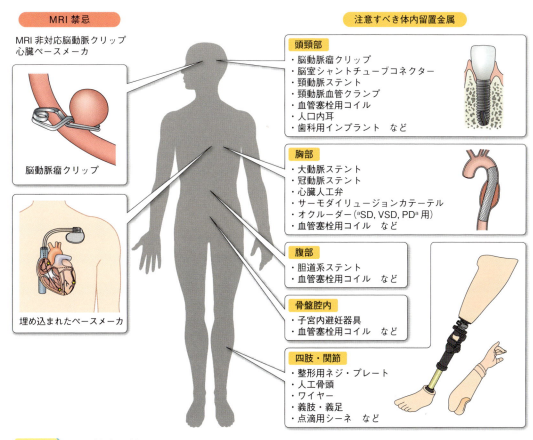

図1-32 MRI検査の禁忌

(落合慈之監：呼吸器疾患ビジュアルブック．p70，学研メディカル秀潤社，2011)

必要である(図1-32).

❹ 検査前の準備

①患者には事前に検査にあたっての注意点を読んでもらう(図1-33).

②医師から患者・家族への検査内容の説明を行い，同意を得る．同意書の確認.

＊造影剤を使用する場合は，造影剤のアレルギーの既往がないか確認する.

＊閉所恐怖症がないか確認する.

③医師の指示を確認し，食事や内服薬，点滴などについて患者に説明する.

＊腹部の場合は，検査内容によっては検査4時間前は絶食にする(水分摂取は可能).

④検査室は強い磁気があるため，磁石に引きつけられる金属類，画像に影響するものは検査室内に持ち込まないよう入念に確認する(図

ＭＲＩ検査を受ける患者さんへ（検査前に必ずお読みください）

（検査日：、検査時間：）

1．●外来の方　予約時間の20分前に、3階MRI室にお来しください。
●外来の造影ＭＲＩ検査の方　３０分前に外来で点滴針を刺し、ＭＲＩ室へお来しください。
●入院中の方　検査当日に看護師から案内があるまでお待ちください。
検査時間は、30分～1時間で、検査部位により検査時間が異なります。
当日、緊急検査が行われると、検査開始時間が予定より前後することがあります。
予めご了承ください。

2．腹部の検査の方は、検査予定３～４時間前より食事をとらないでください。

3．検査着を用意してあります。検査前に着替えて頂きます。（着替えが大変な方は、ご相談ください。）

4．検査室内には強い磁石があります。金属類を検査室内へ持ち込むと大変危険です。
検査の障害・装置の故障の原因になりますので、担当技師の指示に従ってください。

5．検査部位にかかわらず身体に着けた金属類・湿布類・貼り薬　等は危険ですので、着替えの際に必ずはずしてください。

補聴器、金属のついたブラジャー、ヘアピン、ネックレス、イヤリング、指輪、ブレスレット、メガネ、カラーコンタクトレンズ、入れ歯、義足、エレキバン、使い捨てカイロ、湿布、ニトロダームなど（使い捨てコンタクトは、予備をお持ちください）
（磁気入れ歯は、将来、付きが悪くなる場合があります。事前に歯科医師に御相談ください。）

6．アイライン等のアイメイク、ファンデーション、ネイルアート等は場合により、検査前に落としてもらう場合があります。（火傷する場合があります。）検査前に担当技師へ御確認ください。

7．時計、磁気カード（キャッシュカード・クレジットカード・診察券・定期券など）、携帯電話などは、持ち込まないでください。検査室内の強い磁場により破損してしまいます。

8．体内に埋め込んだ金属類（動脈瘤クリップ、ステント、外科用クリップ、補聴器、避妊リング、義歯等）は、はずれたり動いたりして、大きな障害が起こる事があります。
必ず検査前に担当技師へ御確認ください。

9．心臓ペースメーカー、人工内耳のある方は、検査ができません。また、MRI非対応の体内金属、義眼、入れ墨、人工歯根、インプラントがある方、妊娠中の方、体動の強い方、閉所恐怖症の方は、検査できないことがあります。必ず検査前に担当技師へ御確認、御相談ください。

１０．検査中は機械から「ゴンゴンゴン」「ビービー」などと大きな音がしますが、心配ありません。
体の力を抜いてリラックスしてください。検査中は、良い画像を撮るために動かないようにしてください。また、検査によっては声にあわせて「息を止めて」いただくことがあります。

１１．検査に遅れる場合や来院できない場合は、都立墨東病院　03－3633－6151（代表）　各科外来、またはＭＲＩ検査室（内線２３３１）にご連絡ください。

１２．その他ご不明な点がありましたら、主治医または放射線科職員にお申し出ください。

１３．造影剤の検査後、副作用が生じた場合には下記にご連絡ください。

連絡先　墨東病院
各科外来　もしくは、ＥＲ室（内線）

東京都立墨東病院 MRI室

図1-33 検査にあたっての注意点

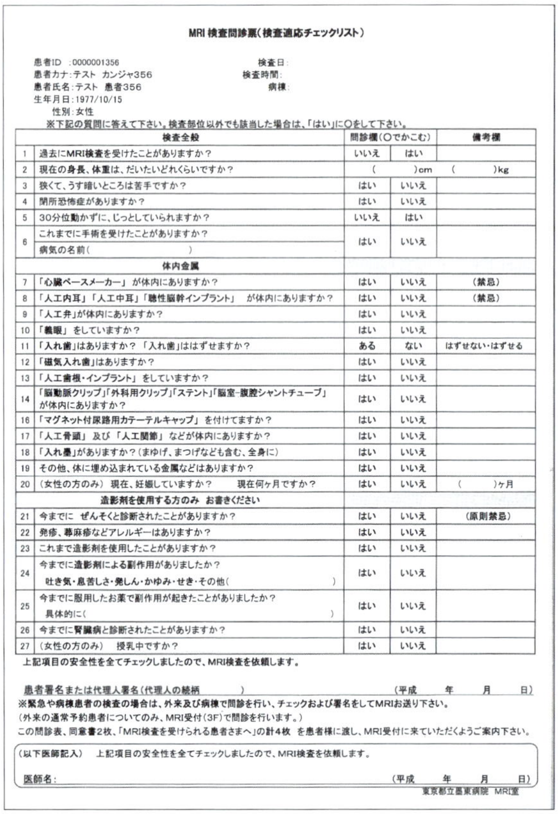

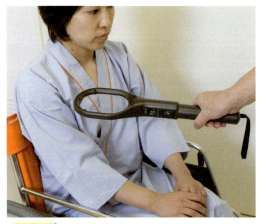

MRI 検査問診票(検査適応チェックリスト)

患者ID :0000001356　　検査日:
患者カナ:テスト カンジャ356　　検査時間:
患者氏名:テスト 患者356　　病棟:
生年月日:1977/10/15
性別:女性

※下記の質問に答えて下さい。検査部位以外でも該当した場合は、「はい」に○をして下さい。

	検査全般	問診欄(○でかこむ)		備考欄
1	過去にMRI検査を受けたことがありますか?	いいえ	はい	
2	現在の身長、体重は、だいたいどれくらいですか?	( )cm		( )kg
3	狭くて、うす暗いところは苦手ですか?	はい	いいえ	
4	閉所恐怖症がありますか?	はい	いいえ	
5	30分位動かずに、じっとしていられますか?	いいえ	はい	
6	これまでに手術を受けたことがありますか? 病気の名前( )	はい	いいえ	
	体内金属			
7	「心臓ペースメーカー」 が体内にありますか?	はい	いいえ	(禁忌)
8	「人工内耳」「人工中耳」「聴性脳幹インプラント」 が体内にありますか?	はい	いいえ	(禁忌)
9	「人工弁」が体内にありますか?	はい	いいえ	
10	「義眼」 をしていますか?	はい	いいえ	
11	「入れ歯」はありますか? 「入れ歯」ははずせますか?	ある	ない	はずせない・はずせる
12	「磁気入れ歯」はありますか?	はい	いいえ	
13	「人工歯根・インプラント」 をしていますか?	はい	いいえ	
14	「脳動脈クリップ」「外科用クリップ」「ステント」「脳室−腹腔シャントチューブ」が体内にありますか?	はい	いいえ	
16	「マグネット付尿路用カテーテルキャップ」 を付けてますか?	はい	いいえ	
17	「人工骨頭」 及び 「人工関節」 などが体内にありますか?	はい	いいえ	
18	「入れ墨」がありますか?(まゆげ、まつげなども含む、全身に)	はい	いいえ	
19	その他、体に埋め込まれている金属などはありますか?	はい	いいえ	
20	(女性の方のみ) 現在、妊娠していますか? 現在何ヶ月ですか?	はい	いいえ	( )ヶ月
	造影剤を使用する方のみ お書きください			
21	今までに ぜんそくと診断されたことがありますか?	はい	いいえ	(原則禁忌)
22	発疹、蕁麻疹などアレルギーはありますか?	はい	いいえ	
23	これまで造影剤を使用したことがありますか?	はい	いいえ	
24	今までに造影剤による副作用がありましたか? 吐き気・息苦しさ・発しん・かゆみ・せき・その他( )	はい	いいえ	
25	今までに服用したお薬で副作用が起きたことがありましたか? 具体的に( )	はい	いいえ	
26	今までに腎臓病と診断されたことがありますか?	はい	いいえ	
27	(女性の方のみ) 授乳中ですか?	はい	いいえ	

上記項目の安全性を全てチェックしましたので、MRI検査を依頼します。

患者署名または代理人署名(代理人の続柄)　(平成 年 月 日)
※緊急や病棟患者の検査の場合は、外来及び病棟で問診を行い、チェックおよび署名をしてMRIお送り下さい。
(外来の通常予約患者についてのみ、MRI受付(3F)で問診を行います。)
この問診表、同意書2枚、「MRI検査を受けられる患者さまへ」の計4枚 を患者様に渡し、MRI受付に来ていただくようご案内下さい。

(以下医師記入) 上記項目の安全性を全てチェックしましたので、MRI検査を依頼します。
医師名:　(平成 年 月 日)
東京都立墨東病院 MRI室

図1-34 MRI検査問診票

図1-35 金属探知機での確認

1-34, 35). MRI室専用の心電図もある(図1-36).

＊金属の持ち込みによる重大事故・火傷防止のための事前説明を十分に行う.

⑤検査時間が約30分かかり長時間動けないこと, 機械の大きな音がすることを説明する.

図1-36 MRI対応機器

⑥造影MRIの場合は, 点滴静脈注射ルート(造影用)を確保する.

⑦患者は検査室移動前に排尿を済ませて, 検査着に着替える.

⑧患者の状態に合わせた検査室移送手段を選択する. ストレッチャー・車椅子の場合は, MRI専用のものを使用する.

⑨医療スタッフは, 聴診器, ボールペン, 名札, はさみなどの金属類を持ち込まないよう, MRIへ搬送する前に外しておく.

5 検査手順

①検査室入室時, 患者確認を行う

②検査中は動かないようにし, アナウンスに合わせて深呼吸や息止めをするよう説明する. コールボタンを渡し, ヘッドホンまたは耳栓をつける(図1-37).

③造影剤を使用している場合は, 副作用(瘙痒感, 発疹, 発赤, めまい, 悪心, しびれ, 呼吸困難など)などの出現に十分留意する.

④検査を実施する. 造影なしで約20分, 造影ありで約40分かかる(図1-38).

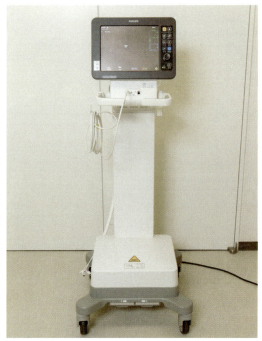

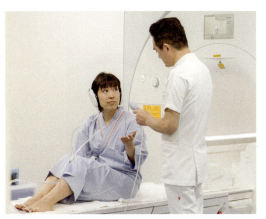

図1-37 患者への説明

> 📖 略語
> ◆磁気共鳴画像
> MRI：magnetic resonance imaging
>
> ◆磁気共鳴胆道膵管造影
> MRCP：
> magnetic resonance cholangiopancreatography
>
> ◆磁気共鳴血管造影
> MRA：magnetic resonance angiography

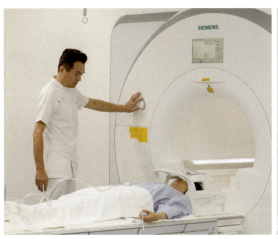
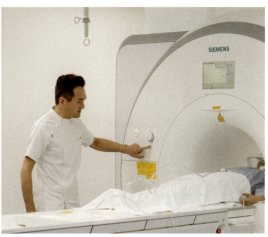

図1-38 検査の実施

❻ 終了後の注意事項

- 急に立ち上がると起立性低血圧が起こることや高磁場内での急な動作はめまい等を引き起こすこともある．一度坐位姿勢をとり，めまいなどの症状がないことを確認してから，検査台を降りてもらう．
- 造影剤による副作用出現を軽減させるため，水分摂取を促す．
- 造影剤の副作用がないかを観察する．時間が経過してから出現する可能性もあるため，倦怠感，浮腫，湿疹，瘙痒感などの症状が出た場合は，すぐに報告するよう説明する．
- 医師の指示により，時間尿量をチェックする（造影剤は主に尿より排出される）．

8 超音波内視鏡検査

❶ 超音波内視鏡とは

　超音波内視鏡（EUS）は，内視鏡の先端に超音波の端子を組み込み，消化管・胆管・膵管などの内腔から超音波によって病変を観察する方法である（図1-39，40）．病変の良性・悪性の鑑別，悪性疾患の壁深達度の診断や病変臓器の周囲との関係，周囲のリンパ節腫大などの情報が得られる．

　内視鏡機器と超音波探触子が一体化した超音波内視鏡専用機（図1-41）や胆膵管内に細径超音波プローブ（図1-42）を挿入する胆管内超音波検査（IDUS）がある．

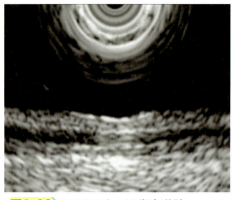

図1-39 EUSによる正常食道壁

（椿 昌裕編：はじめてでもやさしい内視鏡看護．内視鏡の検査・治療・看護．p.38，学研メディカル秀潤社，2014）

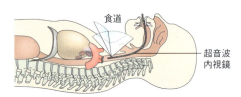

図1-40 EUSによる食道の観察シェーマ

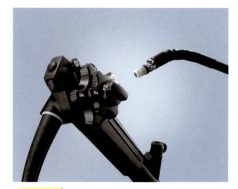

図1-41 超音波内視鏡（オリンパスGF-UM2000）

（写真提供：オリンパス株式会社）

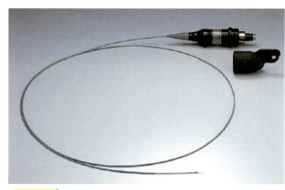

図1-42 細径超音波プローブ

❷ 適応と禁忌

適応
- 胆道系腫瘍の診断と治療効果の判定．
- 胆嚢癌・胆管癌の深達度診断，周囲臓器への浸潤，リンパ節への転移診断など．
- 胆石・胆嚢ポリープ，胆嚢炎，総胆管結石，膵胆管合流異常，慢性膵炎，膵管狭窄．

禁忌

　基本的には内視鏡検査の禁忌と同様である．
- 全身状態の悪い場合．
- イレウス，手術直後や消化管穿孔がある場合．
- 検査に対して同意が得られない場合．

❸ 検査前の準備

①医師より患者・家族に検査内容を説明する．その際，起こりうる偶発症とその発症のリスクについて，十分なインフォームド・コンセントを行い，同意書を取得する．
　・検査手技．
　・脱気水充満法による誤嚥の可能性．
　・細径プローブ挿入により損傷が起こる可能性．
　・細径プローブ挿入により胆汁の逆行性感染が起こり胆肝系に炎症を起こす危険性．
　・その他の偶発症（穿孔，出血により輸血や緊急手術の可能性）．

②既往歴，合併症，薬剤アレルギーの有無を確認する．

❹ 検査直前の準備

①内視鏡機器を準備する．
　・超音波内視鏡．
　・観測装置．
　・脱気水，脱気水注入装置（図1-43）．（IDUSではあまり使用することはない）
　・バルーン（図1-44）：バルーン法で実施する場合は，それぞれの機器に合ったバルーンを準備する．検査前にバルーンを装着し，

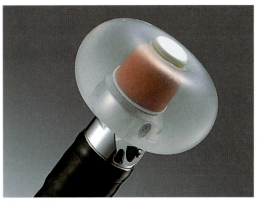

図1-43 バルーンの装着
（オリンパスGF-UE260）
（写真提供：オリンパス株式会社）

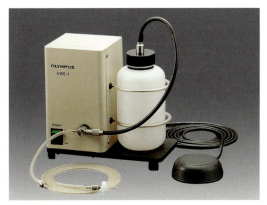

図1-44 自動注水装置
（オリンパスUWS-1）
（写真提供：オリンパス株式会社）

脱気水を注入して気泡がないこと，破損がないことを確認する．
- 記録装置：ポラロイドの記録が現在も主流であるが，最近はデジタル画像記録装置，DV，DVD，HDなどで記録する．施設に合った準備を行う．
②義歯や眼鏡，アクセサリー類などの金属を外して，検査着に着替える．
③輸液ラインを確保する．
④下部超音波内視鏡検査の場合は，下部内視鏡検査に準じた前処置を行う．
⑤患者の緊張をほぐし，咽頭麻酔を行う．
※超音波内視鏡専用機が使われる場合は，先端硬性部が長いため咽頭麻酔は十分行う必要がある．
⑥脱気水を準備し，上部・下部内視鏡検査に準じた前処置を行う．
※検査時間が長いため，鎮静薬を使用することが多い．

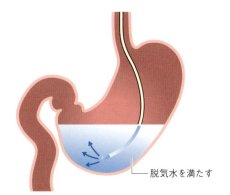

図1-45 脱気水充満法

脱気水を満たす

❺検査手順

①スコープ挿入後，EUS専用装置を使用する場合は超音波内視鏡専用機を挿入する．細径プローブの使用の際は通常の上部・下部内視鏡を挿入する．
②脱気水充満法かバルーン法で検査する．脱気水充満法は食道・胃・大腸に脱気水を充満させて行う（図1-45）．バルーン法は超音波探触子にバルーンをかぶせて脱気水を注入させて行う．
③胆膵の検査の多くはバルーン法で行われる．細径プローブでIDUSを行う場合は，2つのアプローチ法があり，内視鏡的逆行性胆道造影後に経乳頭的に行う方法と経皮経肝胆道ドレナージのルートで行う方法がある．透視下で脱気水なしで行う．
④バイタルサインを確認しながら，検査中は常に患者の全身状態を把握する
⑤上部の場合，検査部位によっては胃内を十分粘液除去する必要がある．消泡剤・粘液除去剤の効果を上げるために仰臥位→右側臥位→打つ伏せ→左側臥位に1分間ごとに体位変換を行う．
⑥超音波内視鏡専用機は先端硬性部分が長いため，スコープ挿入時に食道・胃・十二指腸の裂傷を起こしやすい．そのため，患者が頭部を

略語

◆超音波内視鏡
EUS：endoscopic ultrasonography

◆胆管内超音波検査
IDUS：intraductal ultrasound

動かさないよう固定し，背部マッサージ・声かけなど行い嘔吐反射ができるだけ少なくなるよう介助する．

⑦脱気水充満法は，口腔内への水の逆流による誤嚥に注意し，嘔吐反射を誘発しないよう口腔内吸引を行う．上部・下部ともに脱気水の中に病変を沈める必要があるため部位によっては体位変換を行うことがあり，適宜介助する．

⑧下部の場合，多量の脱気水を注入するため，水様便の排泄による衣服の汚染などに注意する．

❻終了後の注意事項

・覚醒状態および呼吸状態を確認し，患者が覚醒するまで(約1～2時間)はモニタリングを行う．

・安静後，意識状態やふらつきの有無を確認する．

・細径プローブを用いてIDUSを行った場合は，急性膵炎や胆管炎などの偶発症の症状(腹痛，背部痛，発熱，嘔気，嘔吐など)に注意し観察する．

・内視鏡挿入に伴う偶発症の症状(腹痛[激痛]，発熱，下血，血圧低下など)に注意する．

9 肝生検

❶肝生検とは

　肝生検とは，肝臓の組織や細胞の一部を採取して組織学的に検索する方法である．肝生検で診断できる疾患には，急性肝炎，慢性肝炎，肝硬変，代謝性肝疾患などがある．

　検査方法には，①超音波下肝生検法，②腹腔鏡下肝生検法，③開腹術時の外科的肝生検法などがある．超音波下肝生検法が侵襲が少なく，広く行われているため，ここでは，超音波下肝生検法について述べる．

❷適応と禁忌，合併症

適応

・肝炎・肝硬変の鑑別．

・慢性肝炎，肝硬変，肝癌の進行度診断．

・アルコール性肝炎の重症度判定．

・肝炎などの治療効果を判定．

・原因不明の黄疸．

・肝移植後の拒絶反応．

禁忌

・出血傾向のある患者

・抗血小板薬・抗凝固薬投与中(透析患者，心臓弁置換術後患者，心筋梗塞・狭心症患者も含む)の患者

・慢性呼吸不全患者(呼吸が止められない)

・小児・幼児(呼吸が止められない)

・意思疎通がはかれず，安静保持が困難な場合(呼吸が止められない)

・腹水貯留のある患者

・感染症に罹患している患者

・閉塞性黄疸

合併症

・腹腔内出血に伴うショック(血圧低下，意識レベルの低下など)．

・胆囊や胆管，横隔膜，肺などの損傷．

❸必要物品(図1-46)

①肝生検針．

②消毒液．

③綿球カップ．

④鑷子．

⑤検体容器(ホルマリン入り)．

⑥剪刀．

⑦局所麻酔薬．

⑧10mLシリンジ．

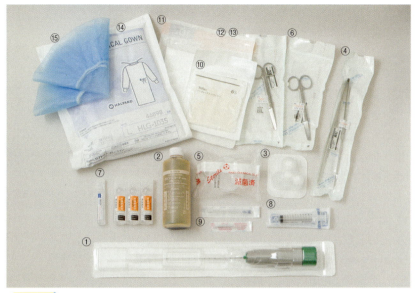

図1-46 必要物品

⑨23G針．
⑩滅菌手袋．
⑪滅菌ガーゼ．
⑫針滅菌穴あき布．
⑬滅菌ガーゼ．
⑭ガウン．
⑮帽子．
⑯その他（超音波プローブ穿刺用キット，絆創膏，腹帯，滅菌四角布）．

❹ 検査前の準備

① 医師が患者・家族に検査方法，出血や胆汁性腹膜炎などの重大な合併症リスクなどについて十分説明し同意を得る．
② 検査前に血小板数・出血時間・凝固時間・プロトロンビン時間をチェックする．
③ 常用薬について，中止するものと継続するものを医師に確認する．抗凝固薬・抗血小板薬は中止となる．指示通り患者が休薬しているか確認する．
④ 検査前日に必要時に腹部の除毛を実施する．
⑤ 検査当日の朝食は禁食とする．
⑥ 検査終了後，4時間は右側臥位で安静が必要になることを説明する．

❺ 検査直前の準備

① 患者確認を行う．
② 検査前に排尿を済ませる．
③ 指示の点滴を開始する．
④ バイタルサインをチェックし，モニタリングを開始する．血圧計は原則左腕に巻く．
⑤ 指示があれば，前投薬を実施する．

❻ 検査手順

① カーテンを閉めバスタオルなどを活用し，不必要な露出を避ける．
② ベッドに防水シーツを敷き，軽く左側臥位になり右側に枕を入れる．
③ 医師に消毒薬を渡し，医師が穿刺部中心に消毒を行う．
④ 医師に滅菌手袋を渡し，医師は滅菌手袋を装着する．
⑤ 滅菌穴あき布と滅菌四角布を医師に清潔に渡し，医師が患者にかける．
⑥ 10mLシリンジを医師に清潔に渡し，看護師が局所麻酔薬のアンプルを開け，しっかりと持ち，医師がシリンジで吸引する．
⑦ 23G針を医師に清潔操作で渡す．

⑧医師が右第8〜9肋間部に局所麻酔を行う.

⑨滅菌四角布の上に，必要物品を清潔操作で出していく.

⑩医師が超音波で場所を確認しながら，患者に呼吸を止めてもらい穿刺する.

⑪バイタルサインを測定し，声をかけながら呼吸の止め方を助言・介助する．清潔領域へ不用意に手を出さないよう患者に指導する.

⑫採取した組織を検体容器に入れ，病理検査室へ提出する.

⑬穿刺針を抜いたあと，医師が穿刺部を滅菌ガーゼで5分〜10分程度圧迫する.

⑭穿刺部に圧迫用ガーゼ(滅菌ガーゼを俵にして作成)を当て，絆創膏で圧迫固定し，腹帯で固定する.

❼ 終了後の注意事項

・検査終了後，肝臓の重量で肝臓穿刺部が腹壁に圧迫されて止血効果を高めるため，右側臥位にして4時間安静を保つよう再度説明する.

・検査終了後より30分，1時間，2時間，3時間，4時間後にバイタルサイン測定と穿刺部出血の確認を確認する.
　※血圧低下や腹痛・腹部膨満などの徴候がみられたらただちに医師に報告する.

・検査終了4時間後，穿刺部からの出血など異常がなければ，安静解除となる.

・安静解除後，初回トイレ歩行時は付添い，ふらつきなどに注意する.
　※安静解除後も，洗面やトイレ以外はなるべくベッド上安静とする.

・翌日に圧迫ガーゼと腹帯を外す.
　※検査翌日には必ず超音波検査を行い，腹腔内出血や胆汁性腹膜炎などの合併症がないことを確認する.

・入浴は検査後5日目から許可となる.

引用・参考文献

1. 上部消化管内視鏡検査
1) 田村君英：技師&ナースのための消化器内視鏡ガイド　検査　治療　看護(森浩編)．p112-118，学研メディカル秀潤社，2010
2) 田村君英：内視鏡技師　看護師　ポケットナビ．(田村君英編)，p30-60，中山書店，2012
3) 椿　昌裕：はじめてでもやさしい　内視鏡看護：内視鏡の検査・治療・看護．p26-37，学研メディカル秀潤社，2014
4) 医療情報科学研究所：病気がみえる　vol.1　消化器．第4版，p20，メディックメディア，2016

2. 内視鏡的逆行性膵胆管造影
1) 森　浩編：技師&ナースのための消化器内視鏡ガイド　検査　治療　看護．第1版，p137-143，学研メディカル秀潤社，2010
2) 田村君英編：内視鏡技師　看護師　ポケットナビ．p40-76，中山書店，2012
3) 椿　昌裕：はじめてでもやさしい内視鏡看護：内視鏡の検査・治療・看護．第1版，p50-54，学研メディカル秀潤社，2014

3. 下部消化管内視鏡検査
1) 田村君英：技師&ナースのための消化器内視鏡ガイド．p129-134，学研メディカル秀潤社，2010
2) 田村君英編：内視鏡技師　看護師　ポケットナビ．p36-71，中山書店，2012
3) 椿昌裕：はじめてでもやさしい内視鏡看護：内視鏡の検査・治療・看護．p44-49，学研メディカル秀潤社，2014

4. 上部消化管造影検査
1) 医療情報科学研究所編：病気がみえる vol.1 消化器．第4版，p60，メディックメディア，2010
2) 都立墨東病院看護手順マニュアル検査編，2015

5. 注腸造影検査
1) 医療情報科学研究所編：病気がみえる vol.1 消化器．第4版，p99，メディックメディア，2010

6. 腹部CT検査
1) 畑田みゆき編：呼吸器ビジュアルナーシング．p90-91，学研メディカル秀潤社，2016
2) 医療情報科学研究所：病気がみえる　vol.1　消化器．第4版，p182，p249，メディックメディア，2016

7. 腹部MRI検査
1) 医療情報科学研究所：病気がみえる　vol.1　消化器．第4版，p182，メディックメディア，2016
2) MRIの絶対禁忌・相対禁忌(MRIが受けられない人)まとめ，2017
http://遠隔画像診断.jp/archives/9003 より2017年3月21日検索

8. 超音波内視鏡検査
1) 田村君英：技師&ナースのための消化器内視鏡ガイド．p144-154，学研メディカル秀潤社，2010
2) 田村君英：内視鏡技師　看護師　ポケットナビ．p76-79，中山書店，2012
3) 椿　昌裕：はじめてでもやさしい内視鏡看護―内視鏡の検査・治療・看護．p38-43，学研メディカル秀潤社，2014

9. 肝生検
1) 医療情報科学研究所：病気がみえる　vol.1　消化器．第4版，p197-198，メディックメディア，2016

2 循環器系検査

1 心電図

❶ 心電図とは

心臓は，自ら電気的活動を行い，特殊な連絡通路を使って電気を伝えて心臓を収縮，拡張している．この連絡通路を刺激伝導系という．

心電図は，心臓の電気的活動を体の表面からとらえて，心電計を使って記録する検査である．

❷ 心電図の目的

心臓の異常を思わせる自覚症状がある場合や循環器疾患の診断をするために心電図検査が必要となる．
①興奮の発生と刺激伝導系の異常の判定．
②心臓の器質的異常・機能的異常の判定．
③心臓の電気的活動に関係する血清カルシウムやカリウムの異常の判定．
④薬剤の効果，副作用の判定．

❸ 心電図の誘導法

心電図は，体の表面の2か所にプラス極とマイナス極の電極を装着して，その間の電圧の差を測定する．

誘導とは，心臓の電気的活動を見る目線のことである．誘導には，双極肢誘導と単極肢誘導がある．

双極誘導とは，体の2点からにプラス極とマイナス極の電極を装着しその間の電圧の差を記録したものである．双極肢誘導として四肢誘導（第Ⅰ〜Ⅲ誘導）を用いる（図2-1, 2）．

単極誘導とは，体の1点から心臓を見て電位を記録したものである．単極誘導として増幅単極肢誘導（aV_R，aV_L，aV_F誘導）と単極胸部誘導（$V_{1\sim6}$誘導）を用いる（図2-3, 表2-1）．

12誘導心電図とは，標準的な心電図の記録方

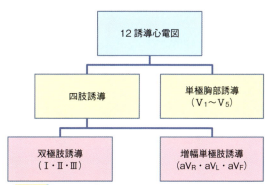

図2-1 12誘導心電図の構成

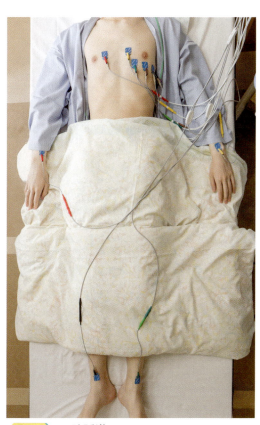

図2-2 四肢誘導
右手首：赤色，左手首：黄色，右肢：黒（アース），左肢：緑色．

法で，四肢に4か所（右手・左手・右足・左足），胸部に6か所電極を付けて，12通りの方向（標準肢誘導：第Ⅰ〜Ⅲ誘導，単極肢誘導：aV_R，aV_L，

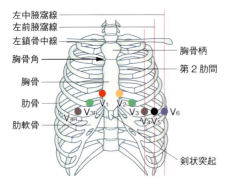

表2-1 単極胸部誘導

誘導	端子の色	装着部位
V₁	赤	第4肋間胸骨右縁
V₂	黄	第4肋間胸骨左縁
V₃	緑	V₂とV₄の結合線の中点
V₄	茶	左鎖骨中線と第5肋間を横切る水平線の交点
V₅	黒	V₄の高さの水平線と前腋窩線との交点
V₆	紫	V₄の高さの水平線と中腋窩線との交点

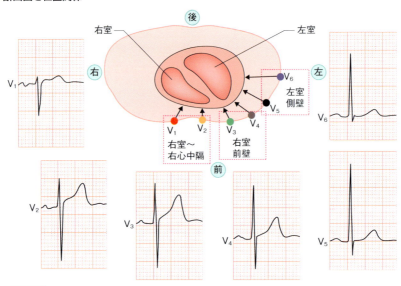

図2-3 単極胸部誘導

aV_F誘導，単極胸部誘導：V₁～₆誘導）から心臓の電気的活動を記録するものである．

❹ 検査手順

電極装着前の準備

①患者の氏名，オーダー伝票の確認を行う．氏名は患者に必ず名乗ってもらう．
②検査の目的や方法の説明を行う．
③検査中は，安静が必要なので話したり体を動かしたり咳をしないように説明する．
④上半身を露出することになるため，室温を調整する．
⑤心電計の電源を入れて動作確認を行う．
⑥ベッドに仰臥位になり，プライバシーに配慮しつつ，胸部を露出する．カーテンを閉め環境を整える．

電極装着と記録（図2-4）

①装着部位をおしぼりやアルコール綿（アルコールのアレルギーがないか確認）で皮膚を清拭する（皮膚の汚れは，電気の流れを悪くするため）．
②まず胸骨角を探す．横に指を沿わせると第2肋骨に触れる．そこから数えると第4肋骨がみつけやすい．そして胸部の電極を装着し，四肢の電極を装着する．
③患者にリラックスするよう伝え，心電図を記録する．検査中には，静かな環境を保持する．不整脈やST異常など緊急を要する波形が出

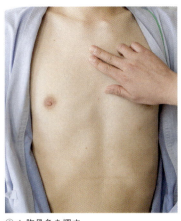
②-1 胸骨角を探す．

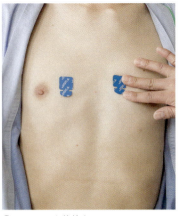
②-2 V_1, V_2を装着する

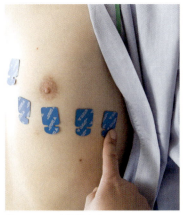
②-3 $V_3 \sim V_6$を装着する

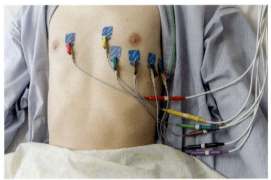
②-4 胸部の電極を装着

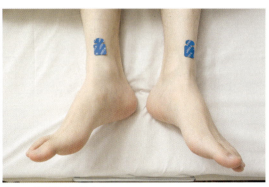
②-5 四肢誘導を装着する

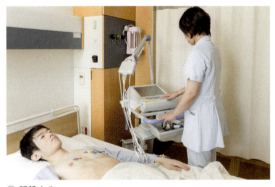
③ 記録する

図2-4 12誘導心電図の実施

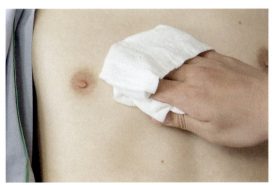
④ 電極を外し，清拭する

現した場合は，自覚症状を確認してただちに医師に報告する．

④終了したら電極を外し，装着部位をおしぼりなどで清拭する．患者に気分不快がないか確認する．

❺ 心電図の解釈

刺激伝導系の異常

　刺激伝導系とは洞結節で発生した電気的興奮を心臓全体の心筋に伝えて，有効な拍動を行わせるための構造のことをいう．電気的興奮は洞結節→房室結節→ヒス束→右脚・左脚→プルキ

67

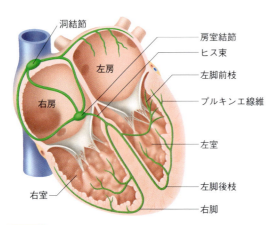

図2-5 心臓刺激伝導系

ンエ線維の順に伝播する．心電図はP波，QRS波，ST部分，T波，U波などで構成される(図2-5)．

心房筋が興奮するとP波が描かれる．QRS波は心室の興奮の結果できる波であり，T波は心室興奮の消失を示す．U波はT波後の小さな緩やかな波をいう．QRS波とT波との間の平坦な部分をST部分と呼び，心室興奮極期を表す(表2-2，図2-6)．

表2-2 心電図波の意義

心電図の波	意義
P波	心房興奮
QRS波	心室興奮
ST部	心室興奮極期
T波	心室興奮の消褪

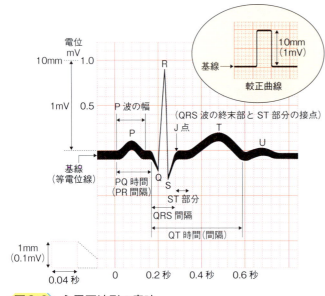

図2-6 心電図波形の意味

表2-3 時間間隔の意味

波形	意義	時間
P波	心房伝導時間．心房の興奮時間	0.08～0.11秒(2～2.7mm)
QRS波	ヒス束から右脚・左脚・プルキンエ線維へ興奮が伝わる心室の興奮時間	<0.10秒(2.5mm)
ST部分	心室興奮の極期．QRS波とT波の間の平坦な部分	0.05～0.15秒(1.2～3.7mm)
PQ間隔	房室伝導時間．心房興奮が心室に伝わるのに要する時間	0.12～0.20秒(3～5mm)
QT間隔	電気的心室収縮時間．心室筋の興奮および興奮消失に必要な時間	0.35～0.44秒(8.7～11mm)
PP間隔	洞周期．心房の興奮開始から次の心房興奮の開始までの時間．PQ間隔が一定であれば，PP間隔とRR間隔は同じ	正常ならば一定．一定でない場合は，不整脈
RR間隔	1心拍にかかる時間．RR間隔が一定ならば，60/RR（秒）で心拍数が計算できる	1秒以上は徐脈，0.6秒以下は頻脈

各波の間隔は，電気的興奮の伝導時間を示している．通常，心電図は25mm/秒の速度で記録されるため，記録紙の1目盛り（1mm）が0.04秒に相当するので，間隔を計測すれば，時間を測定できる．

心電図から観察できる時間間隔（時間測定値）の意義を表2-3に示す．

心電図上のリズム，波形の幅と高さを判読することで，心疾患の有無を判定することができる．

1. 心拍リズム

心拍のリズムはPP間隔・RR間隔に現れる．正常のリズム（洞調律）では，PP間隔・RR間隔は一定であり，一定でないものを不整脈という．正常洞調律は，心拍数60〜100回/分で，P波は上向き，QRS波は0.06〜0.10秒間隔，T波は上向きを示す．心拍数60/分以下は徐脈，100/分以上は頻脈である．

不整脈は，正常洞調律以外の調律であり，徐脈性不整脈，頻脈性不整脈，徐脈－頻脈性不整脈に分けられる．

徐脈性不整脈は，房室ブロック，洞房ブロックのように刺激伝導系が途絶することにより生じる．

頻脈性不整脈は，正常の刺激発生のタイミング以外に刺激が発生して生じるもので，期外収縮（上室期外収縮，心室期外収縮），頻拍症（発作性上室性頻拍，心室頻拍，心室細動）がある．

徐脈－頻脈性不整脈は，徐脈と頻脈を繰り返すもので，洞機能不全症候群，心房細動，心房粗動がある．

不整脈心電図の特徴は，成書を参考にしてほしい．

不整脈の初期診断に心電図検査はに不可欠だが，不整脈は現象であるため，1回の検査で見つかるとは限らないため，不整脈の診断は，ホルター心電図や運動負荷心電図で精査する必要がある．

2. P波の幅・高さ

P波は心房の興奮状態を表すため，幅と高さに異常がみられる場合，右房負荷・左房負荷および両房負荷かを判定する．右房に負荷があるとⅡ，Ⅲ，aV$_F$誘導でP波が尖って，高さ2.5mm以上，左房負荷ではⅠ，Ⅱ誘導で二峰性，幅0.12秒以上という特徴が見られる．

3. QRS波の幅・高さ

QRS波は心室の興奮状態を表すため，高さに異常がみられる場合は伝導電位の異常を疑い，心室肥大（右室肥大・左室肥大），幅に異常がみられる場合は心室内伝導障害を疑い，脚ブロックを判定する．

右室肥大では，V$_1$，V$_2$誘導でR波が高く，V$_5$，V$_6$誘導でS波が深い，左室肥大では，Ⅰ，aV$_L$，V$_5$，V$_6$誘導でR波が高く，ST下降（ストレイン型），V$_1$，V$_2$誘導でR波が低く，S波が深くなるという特徴が見られる．

脚ブロックでは幅が広いQRSが見られる．QRS波の幅0.10〜0.12秒を不完全右脚ブロック，0.12秒以上（3コマ以上）を完全右脚ブロックという．

Q波の幅が0.04秒以上で高さがR波の1/4以上の場合，異常Q波といい，心室筋の障害を示しており，心筋梗塞を示唆する．

4. ST部分

ST部分は全心室筋が興奮している状態を表す．

ST上昇

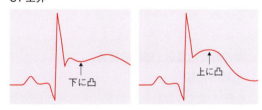

ST下降

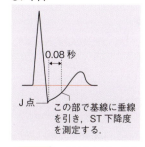

図2-7 ST上昇と下降

ST部分が基線に対して上昇しているか，下降しているかを判読する（図2-7）．心筋虚血のごく初期ではST部分はまず下降し，虚血による心筋障害が完成するとSTが上昇するという特徴がある．STの上昇あるいは下降では，心筋梗塞，狭心症，心膜炎，心筋症などを判定する．

　狭心症では，STの下降のみで異常なQ波はない．心筋梗塞では，異常なQ波と陰性T波が見られる．ただし，狭心症には，不安定狭心症，冠攣縮性狭心症，労作性狭心症のタイプがあり，心電図だけで，狭心症の診断は難しく，負荷心電図や心臓カテーテルでの診断が必要である．

5. PQ間隔

　PQ間隔は房室間の伝導状態を表すため，間隔が開いていたり，狭まっていたりする場合，房室伝導障害を疑い，房室ブロックを判定する．

　PQ間隔が一定で，間隔の延長が見られる（0.21秒以上）ものを1度房室ブロック，PQ間隔が不定で，2拍以上連続して房室伝導した後に，1拍だけブロックされるものを2度房室ブロック，2回連続でブロックされるものを高度房室ブロック，房室間の伝導が完全にブロックされた状態が完全（3度）房室ブロックである．

6. QT間隔

　QT間隔は心室筋の興奮および興奮消失に必要な時間で，活動電位の持続時間を意味している．活動電位の持続にはイオンチャネルが関係するため，電解質や薬剤が影響する．高度の徐脈によってもQT時間は延長する．

心臓の器質的異常・機能的異常

1. 心臓の回転

　心臓の電気の伝わり方が本人からみて左回りであれば反時計回転，右回りであれば時計回転という．心電図では，正常な心臓の位置（V_3誘導でR波とS波の高さが等しい）を基準に，V_5でS波がR波より長い場合は反時計方向回転，V_2でR波がS波より長い場合は時計方向回転となる．

　体型や横隔膜の位置，心臓肥大と関係することがあるが，他に異常所見がなければ問題はないとされる．

2. 心臓電気軸

　心臓は立体的構成物であるため，電気の流れる方向も立体的に把握する必要がある．電気の流れの向きと大きさはベクトル量として表現され，このベクトルの方向が心臓電気軸である．これを調べることで心室での心筋の興奮が通常より左に偏っているか，右に偏っているかを判定する．

　四肢誘導の平均QRSベクトルを求め，正常軸（0〜90度）を基準にして，90度より大きい場合が右軸偏位，0度より小さい場合が左軸偏位である．

　右軸偏位の原因としては右室肥大，肺性心，左脚後枝ブロックなどがあり，左軸偏位の原因としては左室肥大，左脚前枝ブロック，下壁梗塞などがある．

電解質の異常

　細胞内にNaイオン，Caイオンが入ると，プラス電位が増加し，電位差が生まれることから，心臓は収縮する．細胞外にKイオンが出ると，プラス電位は減少する．活動電位の状態は心電図上T波に現れる．

　低カリウム血症は，細胞外のKイオンが少ない状態で，細胞内外の電位差は大きいので，心

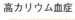
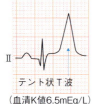
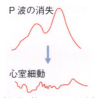
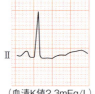
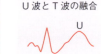

図2-8　高カリウム血症と低カリウム血症

室の収縮状態が持続し，U波が認められる場合がある（図2-8）．T波が後ろに延び，QT間隔が延長する．

高カリウム血症は，細胞外のKイオンが多い状態で，細胞内にもKイオンが多くなり，プラス電位が高く，Naイオンの細胞内流入も少なくなって，電位差は少なく電気刺激が発生しにくい状態となる．そのため心室の収縮時間は短縮し，T波の幅は狭く尖り（テント状T波），電気刺激が生じにくいため，P波の減高，PR間隔の延長，QRS幅の増大が見られる（図2-8）．

高カルシウム血症は，細胞外にはCaイオンが多い状態で，Caイオンの細胞内流入が急速に起こって，心室の収縮時間は短くなり，心電図では，QT間隔が短縮する．

低カルシウム血症では，Caイオンの細胞内流入に時間がかかり，心室の収縮が弱まり，心電図では，ST延長，QT延長が見られる．

薬剤の効果，副作用

β遮断薬は刺激伝導系を抑制し，効果を発揮する薬剤であり，徐脈の副作用に注意する必要がある．β遮断薬による影響は，心電図上，PQ間隔の延長あるいは短縮，ST-Tの変化に現れる．

抗不整脈薬は心臓の興奮伝導を抑制し，効果を発揮する一方で，逆に催不整脈作用を生じることもある．催不整脈作用が現れるときには，多くの場合，心電図上，QT間隔が延長する．心電図を定期的に記録し，変化の徴候を早期に発見することが重要である．

催不整脈作用は，向精神薬，抗菌薬・抗真菌薬，抗ウイルス薬・抗癌薬，免疫抑制薬，高脂血症薬，抗アレルギー薬，消化管運動改善薬，H_2遮断薬などでも生じることがあるので，注意する必要がある．

2 胸部X線検査

❶ X線検査とは

X線を目的の物質に照射し，透過したX線を検出器で可視化することで，内部の様子を知る画像検査である．

密度が低いところ（空気）は黒く映り，密度が高いところ（筋肉・骨・心臓・血管など）は白く映る（表2-4）．

❷ 胸部X線検査とは

単純X線検査の代表的な検査で，検診には必ず含まれている基本的な検査である．

胸部の正面や側面を撮影して，肺や心臓，左右の肺の間にある縦隔などの胸部臓器の形状や病変についての情報を得ることができる（図2-9）．

健診などを除き，検査は，ほぼ放射線検査室で行われる．

胸部を検出器（カセッテ）に当てて背後からX線を照射して撮影する．通常は1部位につき1方向または2方向から撮影を行う．

❸ 検査前の準備

①医師から患者・家族に検査について説明する．
②説明後，不明・疑問・不安なことがあるかを確認し，必要時追加説明を行う．
③女性の場合は，妊娠の有無を確認する．妊娠中でもX線撮影が必要な場合は，医師から十分説明を受けたうえで，X線撮影を行う．実施にあたっては，胎児の被曝防止のため，胎

表2-4 X線写真の特徴

画像の色	透過性	透過対象
真っ白	少ない	カルシウム（骨）
やや白色	ほぼ少ない	水（心臓・血管）
やや黒い	良好	脂肪
黒い	ほぼ透過する	空気（肺野）

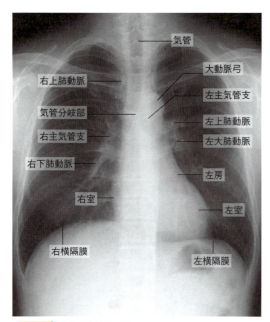

図2-9 胸部X線画像

児に放射線が当たらないように腹部にプロテクターで遮蔽して行う(図2-10).
④患者に不安を与えないように,撮影自体は短時間で済むことや,撮影にあたり放射線が人体に与える影響はほとんどないことを伝える.
⑤金属製品(ネックレス,ブラジャー,ピアス,ボタン,貼付薬(湿布)カイロ,家庭用磁石入り絆創膏はX線の透過が悪いため外す.

⑥心電図モニターの電極を貼付している場合,電極はX線透過性があるものかどうかを確認し,透過性がない電極の場合は外す.

❹ 検査手順

①放射線検査室に案内し,受付にて患者確認を行う.
②検査室では,検査の手順を説明し,必要であれば検査着に着替える.
③患者をX線装置の前に誘導し,放射線技師の指示に合わせて体位調整の補助を行う.
④下記の場合などは,診療放射線技師に情報提供する.
  ・体内のチューブ類留置.
  ・患者の状態での注意点や特別な介助の必要性.
  ・患者の妊娠.
⑤看護師は,点滴や酸素投与,ドレーンなど管類が撮影の妨げにならないように整理する.
⑥患者には,体位調整時や撮影直前にもこまめに声をかけて安心させる.

❺ 終了後の注意事項

・移送や撮影による体位調整などにより,呼吸状態や自覚症状の変化,酸素化の状態などを観察する.

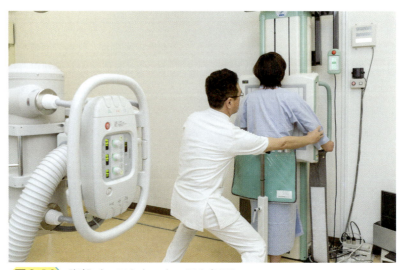

図2-10 腹部プロテクターをつけた撮影

- 異常がないことを確認してから，衣類などの支度を整え帰室する．
- 輸液類やドレーン類は，移動時や移送中に絡まったり，接続が外れたりしないよう固定を確認する．
- 移送用酸素ボンベは，残量が十分にあるかを確認する．

3 心エコー検査

❶ 心エコー検査とは

　超音波は気体の中は伝わりにくく，液体や固体の中は伝わりやすい性質をもっている．この性質を利用し，探触子（プローブ）と呼ばれる装置を心臓周辺の体表に当て超音波を発生させ，その反射時間の変化の違いを画像化する検査である（図2-11）．

　X線検査のような被曝はなく，ベッドサイドでも実施でき，患者への負担が少ない．

❷ 目的

①心臓と血管の動きと血流を見る．
②治療効果を判定する．
③手術時期を決定する．

　異常が見つかった場合は，心臓弁膜症，先天性心臓病，狭心症，心筋梗塞，大動脈瘤，心筋症，心膜炎などを疑う．

❸ 種類と得られる情報

断層心エコー（Bモード）法
　前胸壁に探触子を当て，心臓の断層図を描写する方法で，心血管の構造や動きの全体像を見ることができる（図2-12）．

Mモードエコー法
　音波反射の時間的位置変化を記録する表示方法で，弁，心室中隔，壁の運動，血管腔の径，左室後壁の肥厚を見ることができる．BモードとMモードの表現の違いを図2-13に示す．

ドプラ心エコー法
　血流に超音波を当てたときに生じるドプラ効果を利用して，血流の向きや速さ，量を測定する方法である．

経食道エコー法
　小型の探触子を患者の口腔から挿入し，食道面から心臓の断層図を画像化する方法で，肺動脈静脈血流，上行・下行大動脈，左心耳を観察することができる（図2-14）．

負荷心エコー法
　薬剤または運動による心負荷を加えて行う断層心エコー法で，安静時・負荷中・回復までの心臓の動きの変化を調べることができる．

❹ 検査前の準備

①通常の心エコーであれば絶食や前処置の必要はない．しかし，経食道エコー法や負荷心エコー法の場合は，検査前の食事は禁食となる．
②経食道エコーの場合は，局所麻酔薬やプローブに装着するゴムのアレルギーがないかを確認しておく．また肝臓や食道の疾患の既往が

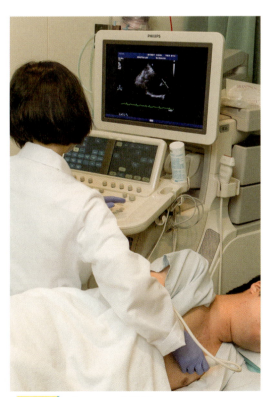

図2-11　心エコーの様子

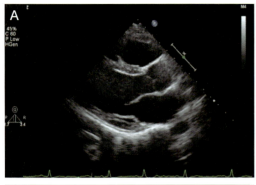
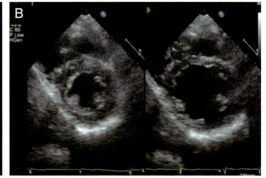
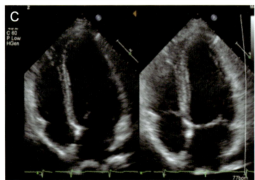

図2-12
A) 左室長軸像：左室拡張期であるため，左心房と左室間にある僧帽弁開放，左室から連続する大動脈弁は閉鎖している．
B) 左室短軸像：左室の僧帽弁位から心尖部まで観察し，心筋の収縮が均等かどうかで梗塞などを判定する．左室内の血栓，粘液腫など形態の観察も行う．
C) 心尖四腔断面像：左室心筋の収縮度，および左室腔内の異物などの観察，ドプラ法で弁の逆流，ならびに心房心室の中隔欠損などを観察する．

(近藤泰児監，畑田みゆき編：呼吸器ビジュアルナーシング．p.81，学研メディカル秀潤社，2016)

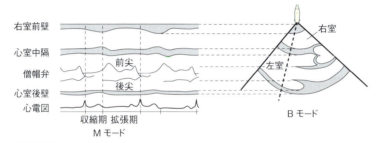

図2-13 BモードとMモードと違い

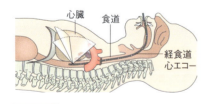

図2-14 経食道エコーのシェーマ

ある患者は，(食道静脈瘤を生じている可能性があるため)危険を伴うので実施できない場合がある．
③前胸部を開いてプローブを当てるため，前あきができる寝衣か検査着を用意する．
④検査方法の説明を行う．

・所要時間は20〜30分程度必要であること．
・検査時は，短時間息を止めてもらう必要があること．
・ゼリーを肌につけるため，少し冷たく感じること．
・経食道エコー法では，口から胃カメラのように食道内にプローブを挿入するため，喉に麻酔をかけることや事前に点滴静脈注射ルートを確保すること．
・心負荷心エコーでは，自転車のペダル(エルゴメーター)を漕いで運動し，心臓に運動負荷をかけること．
・30分程度時間を要する検査のため，事前に

トイレを済ませておくこと．

❺ 検査手順
① 超音波検査室受付にて，患者確認を行う．検査開始時にも患者確認を行う．
② 断層心エコーでは，前胸部を露出して左側臥位になる．背部に枕やバスタオルを当てると体位の保持がしやすい．
③ 肌が露出しているところ以外は，掛け物や室温で調整し，保温を心がける．
④ 検査中に気分が悪くなってきたら，すぐ医師または検査技師に伝えるように説明する．
⑤ 経食道エコーでは，検査中唾液がたくさん出てくるため，誤嚥を予防するために飲み込まず外に吐き出すように説明する．

❻ 終了後の注意事項
- 速やかに衣類を整え，気分の不快がないか，患者に確認する．
- 経食道エコー法では，咽頭に局所麻酔薬を使用しているため，検査後2時間は禁飲食とする．その後少量の水分摂取から始めて，むせ込みがないことを確認してから，飲食再開となる．

4 冠動脈CT検査

❶ 冠動脈CT検査とは

胸痛などの自覚症状があり，冠動脈に異常がある可能性が考えられる患者に対して行われる検査である．

冠動脈に造影剤を注入して，マルチスライスCT（MDCT）と呼ばれるCT画像診断装置を用いる．従来のCTはX線の検出器が弧状に1列に並んでいたが，MDCTではこの検出器が複数列並び，同時に複数の場所のデータを収集して撮影ができる（図2-15）．

心電図を記録して心臓の動きにあわせながらデータを収集することで，心臓の拡張期や収縮

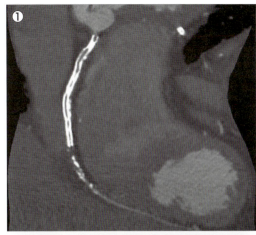
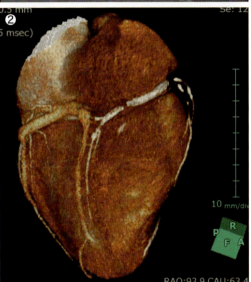
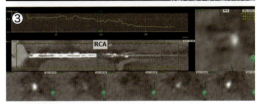

図2-15 冠動脈CT所見
①CPR画像，②VR画像，③冠動脈解析画像
ステント内の状態や血管の石灰化がわかる．

期のデータを得ることができる．

❷ 適応と禁忌

適応

冠動脈CTは陰性適中率（NPV）が高く，低～中等度リスク群で勧められる．

胸痛があって冠動脈疾患の中程度のリスク群で，運動負荷が困難な場合あるいは運動負荷心

電図が判定困難な場合[1]に対象となる.

心臓CTで有意狭窄が認められなければ, ほぼ冠動脈疾患を否定することが可能である[2]とされている.

冠動脈CTで, ①冠動脈の解剖学的走行, ②冠動脈狭窄の診断, ③冠動脈壁評価の情報が得られる.

禁忌

・妊娠中あるいは妊娠の可能性のある女性.
・造影CT検査は, 53頁(造影CT検査の副作用と禁忌)の場合, 原則禁忌である.

❸ 検査前の準備

①医師から, 患者・家族に検査・造影剤アレルギーなどについて説明し同意を得る. 造影CTの場合, ヨード系造影剤による副作用があることを説明し, 同意書を得る.
②検査説明用紙などを用いて, 手順・注意事項を説明する.
③金属製品〔ネックレス, ブラジャー, ピアス, 貼付薬(湿布)カイロ, 家庭用磁石入り絆創膏〕を外す.
④女性患者の場合は, 妊娠の有無について確認する. 必要時妊娠反応検査を行う.
⑤造影剤は母乳中にも排泄されるため, 検査後48時間は授乳を中止する.
⑥検査直前の食事は禁食とする.
⑦必要時検査着に着替える.
⑧ビグアナイド系糖尿病薬と造影剤との併用により, 腎障害により乳酸アシドーシスを起こすことがあるため, 糖尿病薬の投与を一時中止する. 原則検査日の前後2日間中止する(54頁を参照).
⑨造影剤を注入するため, 耐圧式の静脈注射用ルートを確保する.
⑩検査中, 顔色や全身状態の観察を行うため, 化粧は控えるよう説明する.
⑪検査予定1時間前に検査室に向かい, 前処置としてβ遮断薬を内服する. β遮断薬は, 鮮明な画像を得ることができるように, 心拍数を下げ心臓の動きを抑えるために用いる. β

表2-5 使用薬剤による副作用

薬剤	症状
β遮断薬	徐脈, めまい・ふらつき, 倦怠感, 悪心・嘔吐, 頭痛, 喘息症状の誘発・悪化など
造影剤	瘙痒感, 発疹, 発赤, 眩暈, 悪心, しびれ, 呼吸困難など

📖 略語

◆マルチスライスCT
MDCT：multi-detector row computed tomography

◆陰性適中率
NPV：negative predictive value

◆CPR
curved planar reconstruction

◆VR
volume rendering

遮断薬の内服で心拍数が低下しない場合は, 点滴静注薬を投与することもある. 使用薬剤による副作用を**表2-5**に示す.

❹ 検査手順

①放射線検査室では, 患者確認を行う.
②検査は血圧測定の後に心電図モニターを付ける.
③検査時, 何度か息を止める練習を行う. 呼吸により横隔膜の位置が変動する. 正確な静止画像を撮影するために呼吸を止めて撮影する.
④造影剤を注入する際, 熱い感じがあるがアレルギーではないことを説明する.
⑤検査時, 胸痛, 動悸, 気分不快などがないかを確認する.

❺ 終了後の注意事項

・バイタルサインを測定し, 身体症状や気分不快がないかを確認し, 点滴を抜針する.
・造影剤は腎機能を悪化させる可能性が高い. このため造影剤を早めに尿として排泄するように, 水分を十分摂取するよう説明する.

5 心臓MRI検査

❶ 心臓MRIとは

　心臓のさまざまな方向の断層面や3次元の画像が得られる検査である．MRIの原理は，55頁を参照．

❷ 適応と禁忌

適応
①左室および右室の心機能解析．
②梗塞心筋巣の検出．
③心筋バイアビリティの評価（生存性）．
④虚血性心筋症と非虚血性心筋症の鑑別診断．

禁忌
　57頁MRI検査の禁忌を参照．

❸ 心臓MRIの種類

　表2-6参照．

❹ 検査前の準備

①医師から患者・家族への検査内容の説明を行い，同意を得る．同意書の確認を行う．

表2-6 心臓MRIの種類

目的	種類	特徴	得られる画像	画像
形態の評価	MRA	・造影剤が不要．高度石灰化があっても冠動脈狭窄の評価可 ・呼吸，心電図と同期させて撮影	・血管の形態	
心筋虚血の評価	シネMRI	・血液を高信号で描出可．壁運動や心機能の解析が高精度で行える	・心筋壁運動 ・心機能（収縮・拡張機能）評価	
	心筋パーフュージョンMRI	・MR造影剤を静注し心筋の血流分布を評価 ・冠血管拡張薬による薬剤負荷で心筋虚血の有無を診断	・心筋虚血 ・一過性の虚血	
	遅延造影MRI	・心筋中層の遅延造影を認める拡張型心筋症など，心筋線維化や予後評価に有用 ・造影心筋進達度で心筋バイアビリティの評価	・心筋組織性状 ・心筋生存性 ・梗塞部位の広がり	
	T2強調MRI	・血流信号を抑制して心臓の構造を評価する	・心臓の構造を評価 ・心サルコイドーシス ・心筋梗塞	

※ドブタミン負荷MRI，アデノシン負荷MRIなど薬剤投与してから，上記の方法で撮影するMRIがある．
（落合慈之監：循環器疾患ビジュアルブック第2版．p.34, 35，学研メディカル秀潤社，2017）

②造影剤を使用する場合は，造影剤によるアレルギーの有無や腎機能障害の有無を確認する．

③糖尿病のある患者は，血糖降下薬の種類(メトホルミン塩酸塩錠)によっては休薬しなければならないものもあるため，医師に確認する．

④閉所恐怖症のある患者は，医師に相談する(必要あれば鎮静を考慮する)．検査は機械の狭い空間に30分ほど安静にしていなければならない．連絡用ボタンや，検査室の外と常に会話が可能であることを説明し，不安の除去に努める．

⑤医師の指示を確認し，食事や内服薬，点滴などについて患者に説明する．造影剤を使用する場合は，検査直前の食事は禁食となる．

⑥検査室は強い磁気があるため，磁石にひきつけられる金属類，画像に影響するものは検査室内に持ち込まないよう入念に確認する．また，化粧は金属粉を含む場合があるため控えてもらう．

⑦検査時間が約30分かかり長時間動けないこと，機械の大きな音がすることを説明し，検査前の患者の不安を軽減できるよう患者の訴えには受容的に接していく．

⑧検査室の温度は，検査中に身体が熱くなるため，安全管理の基準温度になっている．機能性保湿下着は，金属が織り込まれていなくとも発熱の可能性があり，火傷などの危険性があるため，着替える際は脱いでもらうよう説明する．

⑩検査着に着替えて，検査移動前に排尿を済ませる．

⑪造影MRIの場合は，点滴静脈注射ルート(造影用)を確保する．

⑫患者の状態に合わせた検査室移送手段を選択する．ストレッチャー・車椅子の場合は，MRI専用のものを使用する．

⑬医療スタッフは，聴診器，ボールペン，名札，はさみなど，金属類を持ち込まないよう，MRIへ搬送する前に外しておく．

❺ 検査手順

①放射線検査室受付にて，患者確認を行う．

②患者をMRI装置の前に誘導し，診療放射線技師の誘導に合わせて体位調整の補助を行う．騒音が気になる場合は耳栓を用意する．患者が妊娠している場合や検査時に特別な介助が必要な場合は，診療放射線技師に情報提供する．看護師は，点滴や酸素投与，ドレーンなど管類が撮影の妨げにならないように整理する．

③患者には，体位調整時や撮影直前にもこまめに声をかけて安心させる．

④造影剤を使用している場合は，副作用(瘙痒感，発疹，発赤，眩暈，悪心，しびれ，呼吸困難など)の出現には十分留意する．

❻ 終了後の注意事項

造影剤を使用した場合，以下に注意する．

- 造影剤による副作用出現を軽減させるため，水分摂取を促す．
- 造影剤の副作用がないかを観察する．時間が経過してから出現する可能性もあるため，倦怠感，浮腫，湿疹，瘙痒感などの症状が出た場合は，すぐに報告するよう説明する．
- 医師の指示により，時間尿量をチェックする(造影剤は主に尿より排出される)．

6 心臓核医学検査：心筋シンチグラフィ

❶ 核医学検査とは

特徴

核医学検査(アイソトープ検査，RI検査)は，微量の放射線を出す放射性医薬品を体内に投与し，身体の状態を画像や数値でとらえる画像診断の1つである．

放射性同位元素(RI)が代謝や反応が亢進している部位に集まる性質を利用した検査方法で，目的臓器に集積した放射性医薬品から放射

されるガンマ線をガンマカメラでカウントし，疾病の診断，病期や予後の確認，治療効果の判定などを行う（図2-16）．

放射性医薬品

放射性医薬品は目的とする臓器ごとに使い分ける．X線検査が体を透かして検査するのに対して，核医学検査は体内からの信号を得て検査するという違いがある．

体内に投与する放射性医薬品の量は必要最小限に決められており，半減期（放射能が半分になるまでの時間）の短い放射線を用いているため，放射線の被曝量はごく微量（1〜15mSv）であり，人体にはほとんど影響はない．

副作用についても，直近5年間の調査結果によれば，10万人あたり1.1〜2.3人と非常に少ないことが報告されている[1]．

心臓核医学検査に用いられる放射性医薬品には，タリウム-201（$^{201}TICl$）やテクネチウム-99m（^{99m}Tc），ヨウ素-123（^{123}I）などがある．

心臓核医学検査には，心筋の血流，心機能，心筋の脂肪酸代謝や心交感神経分布状況などの心臓の機能を確認することができるいくつかの方法がある．

ここでは，よく行われている，心筋の血流の状態をみる心筋シンチグラフィについて述べる．

❷ 目的

冠動脈が動脈硬化を起こして狭くなったり，血液が流れにくくなったりして起こる心筋梗塞や狭心症の診断，虚血した病変部位の鑑別に使用される．

また，血管造影検査よりも患者負担が小さいため，カテーテルで狭窄部位を広げる経皮的冠動脈インターベンション術（PCI）などの治療効果の判定に用いられる．心筋シンチグラフィの特徴を表2-7に示す．

心筋シンチグラフィは，心筋血流製剤としてタリウム-201（$^{201}TICl$）やテクネチウム-99m（^{99m}Tc）が用いられ（表2-8），それぞれ運動や薬剤などで心筋に負荷をかける方法（負荷シンチグラフィ）と安静時に行う方法（安静シンチグラフィ）がある．

❸ 適応と禁忌

適応

・虚血性心疾患の診断と経過観察および虚血部位，範囲の評価．
・心筋バイアビリティ（生存性）の評価（梗塞心筋と虚血心筋の鑑別）．
・心筋虚血，繊維化の検出および部位・範囲の評価（膜性心疾患・先天性心疾患・心筋症ほか）．
・不整脈の原因の検索（虚血性心疾患の除外）．

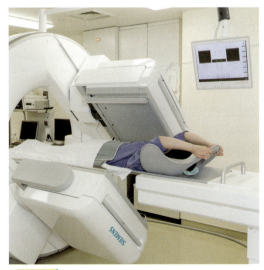

図2-16 検査中の様子

表2-7 心筋シンチグラフィの特徴

利点	・単に形態を評価するのではなく，心臓に関するさまざまな生理学的・生化学的情報が得られる ・負荷検査が容易に行える ・侵襲性が低く，腎機能へ影響を与えない ・定量評価が可能である
欠点	・空間分解能，時間分解能は，他の検査方法に比べて劣る ・超音波検査や血管造影のようにリアルタイムに評価できない ・核医学専用の設備，施設が必要である ・放射線被曝

表2-8 心筋血流製剤の特徴

	タリウム(Tl)	テクネチウム(Tc)
半減期	73時間	6時間
放射線エネルギー	低い 70〜80KeV	好適 140KeV
薬剤投与回数	1回投与で，負荷時・再分布時の撮像可能	負荷時・安静時の2回投与が必要
投与量	大量投与ができない	大量投与が可能
収集時間	収集に時間がかかる	短時間収集が可能
心電図同期	心電図同期解析の精度はやや低い	心電図同期解析に最適
副作用	徐脈，血圧低下，胸部不快感，心窩部不快感，紅斑など	

- 心筋肥大の診断，評価.
- 肺うっ血の評価.
- 右室負荷の検出.
- その他心病変の診断.

禁忌
- 本検査に用いる放射性医薬品に過敏症の既往のある患者.
- 妊婦または妊娠している可能性のある女性.

❹ 検査前の準備

①運動負荷の場合，下肢の運動能力が十分であることが必要であるため，負荷前に適切な問診を行い，十分な運動が不可能と思われる場合，薬剤負荷への変更が望ましい.
②薬剤負荷では，検査前にカフェイン・お茶を12時間以上控える.
③負荷をかける場合は，検査中に動悸，胸苦しいような感じが一過性に生じる場合があるが心配のないことを説明する.
④薬剤・救急カートなどの物品を用意する.
⑤患者を検査室へ案内し検査着更衣後，検査台へ誘導する.

❺ 検査手順

甲状腺を含めた肺野全体が入る正面プラナー像を撮像し，通常SPECTによる心筋の3断面画像を作成して，虚血の有無を診断する（図2-17）.

心筋血流（タリウム）シンチグラフィ

^{201}TlCl（塩化タリウム）を用いる. ^{201}TlClは，半減期約73時間である.

投与された^{201}TlClは能動輸送で心筋細胞内に取り込まれるので，心筋血流量を良好に反映する. 時間とともに洗い流され，4時間後の後期像では心筋局所の洗い流し率の違いから再分布像が得られる.

1. 前処置
- 肝・胃に集積があると心筋への散乱線となるため，検査3時間前は絶食とする.
- 狭心症薬，β遮断薬の中止.

2. 投与〜撮像までの検査の進め方
- 安静時検査：静注後15〜20分以内に撮像する.
- 負荷検査：負荷後速やかに撮像を開始する（10分以内が望ましい）.
- 後期像（再分布像）：静注後4時間後に撮像する.

3. 検査手順
①看護師は点滴の介助を行う.
②検査担当技師の合図で医師が薬剤を投与する.
③検査中，定期的に心電図12誘導・血圧測定を実施する.
④急変時に備え患者の傍で待機し，検査中のバイタルサインや症状の観察を行う.
⑤適宜，患者の状態に異常がないことを確認する.

心筋血流（テクネチウム）シンチグラフィ

^{99m}Tc-tetrofosmin（テトロホスミン）が用いられる. 半減期は6時間である.

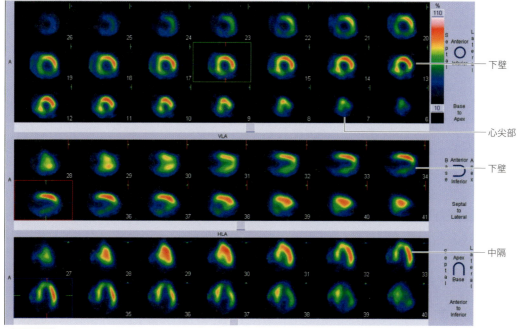

図2-17 心筋SPECT画像
上段：短軸面断層像(short axis)，中段：長軸面垂直断層像(vertical long axis)，下段：長軸面水平断層像(horizontal long axis)下壁・中隔・心尖部に集積低下がみられる．

^{99m}Tcは，膜電位の作用による受動拡散で心筋に集積する．

^{201}TlClと異なり心筋に取り込まれた後，ほとんど洗い出しがないため，負荷時と安静時の2回の投与が必要である．同じ日に負荷と安静検査を行う1日法と，別日にそれぞれの撮像を行う2日法がある．

1. 前処置
・^{99m}Tc投与後胆嚢からの排泄を促進するためにチョコレートなどの高タンパク食を摂る．

2. 投与〜撮像までの検査の進め方
・撮像開始は，心筋画像のアーチファクトとなる肝・胆道集積が減少するのを待って，投与後30〜60分とする．

3. 検査手順
・前項に準ずる．

❻ 負荷方法
運動負荷と薬剤負荷がある．
運動負荷法（自転車エルゴメータの場合）
低負荷(20〜40W)から開始し，1〜2分ごとに15〜20W上昇する多段階負荷法を用いる．

運動可能のピークと思われるとき，または胸痛出現時，有意な心電図変化の出現時に心筋血流製剤を静注し，1分間運動を継続して終了する．ただし，高度虚血が出現した場合には，1分以内に終了するか負荷量を十分に落とす必要がある．

検査中は，急変時に備え患者の傍で待機し，検査中のバイタルサインや症状の観察を行う．適宜，患者の状態に異常がないことを確認する．

薬剤負荷法
薬剤負荷は，運動が十分にできない高齢者や下肢閉塞性動脈硬化症，運動負荷で血圧を上昇させてはいけない大動脈瘤症例に対して行う．わが国ではアデノシン負荷が保険適用されている．ここでは，アデノシン負荷について述べる．

アデノシンはシリンジポンプを用いて120μg/kg/minを6分間持続静注する．心筋血流製剤はその間3分後の時点で静注する．

❼ 終了後の注意事項

- 放射性医薬品は尿・便に排泄される．排泄まで一定期間を必要とされるので，尿・便，血液の取り扱いは手袋などを用いて慎重に行う．
- 水分制限の必要な患者以外には，水分を十分に摂取するように説明し，排尿を促すことで，放射性医薬品を速やかに体外に排出することで被曝を最小限にする．
- 放射性核種の物理的半減期を考慮して尿，オムツなどの取り扱いには注意する．
- 24時間は蓄尿しないようにする．薬剤によって異なるが，投与後数時間は尿中に放射性医薬品が排泄されるため，尿による被曝のリスクがある．
- 男性は尿の飛沫が周囲を汚染しないよう，便座に座って排尿するよう説明する．

7 心臓カテーテル検査

❶ 心臓カテーテル検査とは

　動脈または静脈からカテーテルを挿入して造影剤を流し，心血管の形態や心臓内の血行動態の評価をする検査である．右心カテーテル法と左心カテーテル法があり，これにより治療方針の決定や治療効果の判定を行う．

❷ 適応と禁忌

適応
- 虚血性心疾患，弁膜症，大動脈疾患，心筋症，不整脈疾患,先天性疾患などが疑われる場合.

禁忌
- 重度の管理できない高血圧.
- 心室性不整脈.
- 管理できない不整脈.
- 最近の急性脳卒中.
- 重度の貧血.
- 明白な消化管出血.

- 造影剤アレルギー.
- 急性腎不全.
- 非代償性うっ血性心不全.
- 説明のつかない熱性疾患や治療されていない明白な感染.
- 電解質異常(低カリウム血症など).
- 重度の血液凝固障害.
- 妊娠.

❸ 左心カテーテル検査

種類
　左心カテーテル検査には，冠動脈造影検査，左室造影検査，大動脈造影法がある．

1. 冠動脈造影検査(CAG)
　心臓を栄養する冠動脈の狭窄の程度や部位を調べる検査である．

　カテーテルを動脈から穿刺し(図2-18)，冠動脈内にまで挿入して目的とする冠動脈(図2-19)に造影剤を注入しX線撮影を行う．これにより動脈硬化による血管の狭窄，閉塞の有無を調べる．心筋梗塞で閉塞している部位が明らかになった場合には，緊急で経皮的冠動脈インターベンション(PCI)が施行される．

　経皮的冠動脈インターベンション(PCI)とは，虚血性心疾患に対し，カテーテルで狭窄部位にさまざまなデバイス(機器，装置，道具という意味)を送り込み，血管内腔を広げて形成，あるいは再灌流させる方法である．

　冠動脈造影の撮影装置は特殊な構造で，C型アームになっている．これが正面,左右に動き，心臓をあらゆる角度から撮影することができる．基本的には，右前から斜めにのぞき込む方向(右前斜位：RAO)と心臓を左前から斜めにのぞき込む方向(左前斜位：LAO)がある(図2-20)．

2. 左室造影法(LVG)
　心臓の収縮力，心臓の弁の状態(逆流や狭窄の有無)を調べる検査である．

　冠動脈造影の後に，カテーテルを左心室まで挿入して造影剤を注入し，X線撮影を行う．これにより左室の形態や運動機能を診断する．左

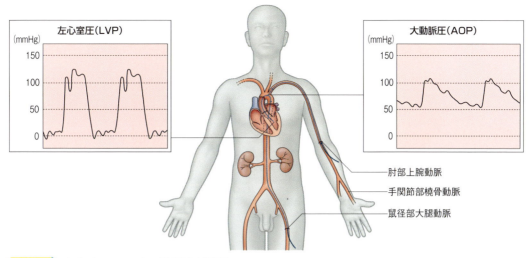

図2-18 左心カテーテルの動脈穿刺部位
安全で患者の負担が軽いとされている橈骨動脈からの穿刺が主流になっている.
（落合慈之監：循環器疾患ビジュアルブック第2版, p.58, 学研メディカル秀潤社, 2017を改変）

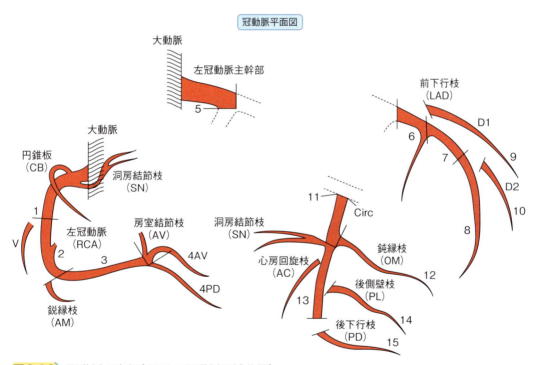

図2-19 冠動脈の走行（AHAの冠動脈区域分類）
狭窄部位を判定するために，米国心臓学会（AHA）の分類を参考にしている．冠動脈は，1～15のセグメントに分類されており，CAGによって狭窄している部位がどこであるかを把握することができる．

室の壁運動評価や容積，駆出率を評価できる（図2-21，22，表2-9）．

3. 大動脈造影法（AOG）

大動脈弁の逆流，大動脈弁閉鎖不全（AR）の有無，大動脈疾患を調べる検査である．

カテーテルを上行大動脈まで挿入して，造影剤を注入しX線撮影を行う．大動脈弁の逆流の評価が可能であり，大動脈弁逆流症（AR）の有

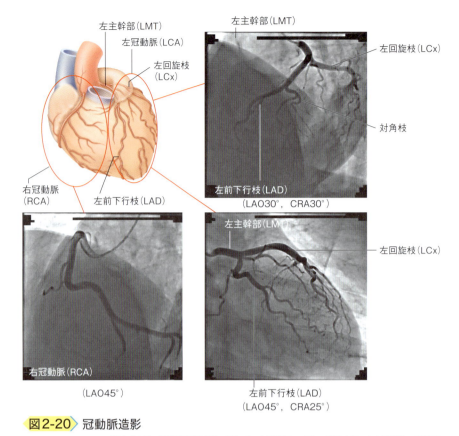

図2-20 冠動脈造影

(落合慈之監：循環器疾患ビジュアルブック第2版，p.59，学研メディカル秀潤社，2017)

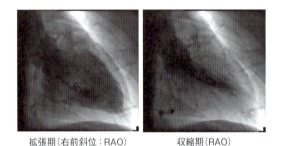

拡張期(右前斜位：RAO)　　収縮期(RAO)

図2-21 左室造影壁運動例

(落合慈之監：循環器疾患ビジュアルブック第2版，p.58，学研メディカル秀潤社，2017)

無，大動脈疾患(動脈瘤，大動脈炎症候群など)を判定できる．

検査前の準備

①医師から患者・家族への検査内容の説明を行い，同意を得る．同意書の有無を確認する．
②検査の目的，方法を説明する．クリニカルパスを導入している施設は，そのスケジュール表を用いて検査前，中，後の流れを説明する．検査所要時間はおよそ1時間．針を刺して行うが，麻酔薬を使用するため鎮痛されることを説明し不安の除去に努める．
③造影検査などの有無の確認を行う．
・冠動脈造影経験の有無．
・最終狭心症発作日時．
・造影剤によるアレルギーの有無．
・血液検査データ(貧血の有無，腎機能)．
・妊娠の有無(X線被爆のため)．
④多毛の場合は電極貼付部位の除毛を考慮する(検査後テープ固定による止血のため)．
⑤穿刺動脈部位のマーキングを行う．
⑥常用薬を確認(ワルファリン，インスリンなど)する．糖尿病のある患者は，血糖降下薬の種類(メトホルミン塩酸塩錠)によっては検査前後48時間休薬しなければならないものもあるため，医師に確認する．

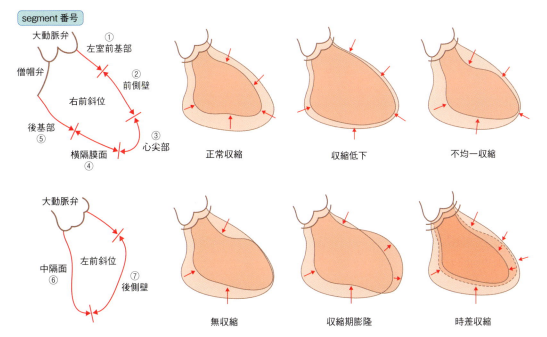

図2-22 左室造影における左室壁運動の視覚的評価法

（稲田栄一編[福島理文ほか]：呼吸・循環イラストレイテッド　月刊ナーシング，28（12）：159，2008を改変）

表2-9 左心カテーテルで得られる血行動態数値

	基準値	数値のアセスメント
左房圧	平均2～12mmHg	肺動脈楔入圧（PCWP）と近い圧と考えられている 測定は臨床的に困難なためPCWPで代用される
大動脈圧（AP）	平均70～105mmHg	上昇：高血圧
左室圧（LVP）	収縮期：90～140mmHg 拡張期：5～12mmHg	収縮期圧：大動脈弁に異常がなければ大動脈圧と同じ 拡張期圧：僧帽弁に異常がなければ左房圧とほぼ同じ
左室拡張期圧	5～12mmHg	前負荷の指標

検査当日の準備

① 検査直前の食事は禁食となる．
② 排尿を済ませ，検査着に着替える．
③ 義歯を除去する．補聴器を使用している場合は持参する．
④ 金属製品：ネックレス，ブラジャー，ピアス，ボタン，貼付薬（湿布）カイロ，家庭用磁石入り絆創膏（商品名：エレキバン®）はX線の透過が悪く，画像診断の妨げになるため除去する．
⑤ 化粧やマニュキュアは控える（検査中に顔色や全身状態の観察を行うため）．
⑥ 穿刺部位の反対側に点滴静脈注射ルートを確保する（輸液管理や緊急時の処置のため）．

検査手順

① 患者確認を行う．
② 検査台に誘導し，検査室の看護師に患者情報や必要物品を渡し，申し送りを行う．感染症の有無やアレルギーの有無は必ず申し送る．補聴器についても申し送る．
③ 大腿動脈からの穿刺する場合は，膀胱留置カテーテルを挿入する．
④ 検査前に，バイタルサインの測定を行い，心電図モニターを装着する．穿刺する部位の動脈（橈骨動脈，上腕動脈，足背動脈）の触知を確認する（検査後に動脈の閉塞がないかを確認するため）．

終了後の注意事項

①検査室の看護師から申し送りを受ける.

- 検査の内容.
- バイタルサインの変化の有無.
- 胸部症状の有無.
- 穿刺部位の止血状態, 止血用圧迫帯の除去時間, および安静解除時間.
- 造影剤の使用量など.

②帰室後バイタルサイン測定を行い, 胸部症状やアレルギー反応がないかを観察する(表2-10, 11).

③穿刺部位の動脈の触知を行う. また止血部分の出血や血腫の有無を観察し, しびれや痛みがないかを患者に確認する.

④患者に検査後の注意事項を説明する(止血圧迫対応時間は施設によって異なる).

- 橈骨動脈穿刺の場合:検査終了3時間後に止血用圧迫帯を医師が除去し,圧迫ガーゼ,伸縮布絆創膏で圧迫止血し,翌朝まで穿刺側の手は安静となる.
- 上腕動脈穿刺の場合:検査室でシース抜去後に圧迫ガーゼ,伸縮布絆創膏で圧迫止血し,肘関節が屈曲しないように上肢用シーネ,弾性包帯で固定する.検査終了4時間後に出血の有無を確認し,シーネは除去し,翌朝まで穿刺側の手は安静となる.
- 大腿動脈穿刺の場合:アンギオロール(圧迫用枕:ガーゼなどの素材を堅く丸めてロール状にしたもの)と白布絆創膏で圧迫止血し,医師の指示があるまではベッド挙上,下肢の屈曲は禁止となる.

⑤安静による腰痛や関節痛が生じるため,体位変換,マッサージなど行う.歩行可能となったら膀胱留置カテーテルを抜去する.

⑥飲水制限がある患者を除き,水分摂取を促して(およそ1L以上)医師の指示のもと輸液管理を行う(体内の造影剤の蓄積を防ぐため).

⑦検査翌日に止血終了となったら,伸縮布絆創膏での圧迫止血を除去する.除去後に橈骨動脈,上腕動脈穿刺部には絆創膏,大腿動脈穿刺部にはパッド付きドレッシング剤を貼付する.

⑧テープ痕,消毒液をふき取り,清拭する.

⑨胸部不快やアレルギー症状,止血部位のしびれ,痛みや出血,血腫が出現するようであれば直ちに看護師に申し出るように説明する.

⑩侵襲を伴う検査を終えた患者に,労いの言葉をかける.

表2-10 左心カテーテルの合併症

- カテーテル挿入部位の合併症(動脈塞栓症,閉塞,内膜剥離,出血,仮性動脈瘤)
- 心タンポナーゼ
- 不整脈
- ショック
- 造影剤による合併症
- 感染
- カテーテルの破損
- 血栓形成による脳梗塞,肺梗塞

表2-11 検査後の観察項目

- バイタルサイン,意識レベル
- 胸部不快感,嘔気,嘔吐,頭痛の有無
- 穿刺部位の出血,血腫
- 圧迫固定部位の状態
- チアノーゼ,末梢動脈の触知・末梢の冷感
- 水分のIN・OUTバランス
- 心電図モニター

❹ 右心カテーテル検査

種類

1. 血行動態検査

カテーテルを静脈から穿刺(大腿静脈・内頸静脈・正肘静脈)し,先端にバルーンのついた特殊なカテーテル(スワンガンツカテーテル)を挿入する(図2-23).

カテーテルは,右房から右室を経て肺動脈まで進めてバルーンを膨らませて圧を測定する(図2-24).

このほかに心房中隔欠損症などの先天性心疾患を診断や重症度の判定をするため,血液中の酸素量を調べる(表2-12).

2. 造影検査

右室造影,肺動脈造影が行われる.

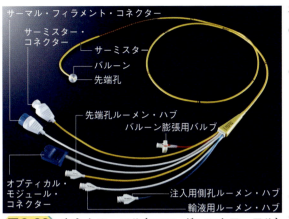

図2-23 右心カテーテル（スワンガンツカテーテル）

検査前の準備

①医師から患者・家族への検査内容の説明を行い，同意を得る．同意書の有無を確認する．
②検査の目的，方法を説明する．クリニカルパスを導入している施設は，そのスケジュール表を用いて検査前，中，後の流れを説明する．検査所要時間はおよそ1時間．針を刺して行うが，麻酔薬を使用するため鎮痛されることを説明し不安の除去に努める．
③検査直前の食事は禁食となる．
④排尿を済ませ，検査着に着替える．
⑤義歯を除去する．補聴器を使用している場合

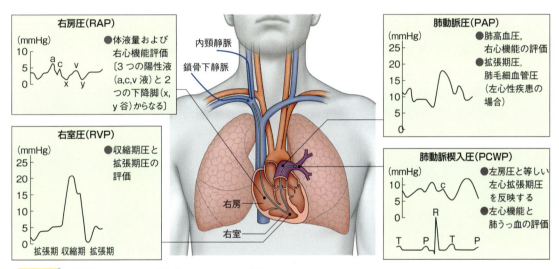

図2-24 波形でわかる，SGカテーテルの位置

（落合慈之監：循環器疾患ビジュアルブック第2版．p.57，学研メディカル秀潤社，2017）

表2-12 右心カテーテルで得られる血行動態数値

右房圧	平均	1～7mmHg
右室圧	収縮期	15～30mmHg
	拡張期	1～7mmHg
肺動脈圧	収縮期	15～30mmHg
	拡張期	5～12mmHg
	平均	9～19mmHg
肺動脈楔入圧(PCWP)	平均	4～12mmHg
心係数(CI)		2.5～4.0L/min/m^2
一回拍出量係数(SVI)		35～50mL/beat/m^2
全身血管抵抗係数(SVRI)		800～1900dyne・sec・cm^{-5}
肺血管抵抗係数(PVRI)		60～130dyne・sec・cm^{-5}
混合静脈血酸素飽和度(SvO_2)		70～75%

（百村伸一監：循環器ビジュアルナーシング．p.96，学研メディカル秀潤社，2014）

は持参する.

⑥金属製品:ネックレス,ブラジャー,ピアス,ボタン,貼付薬(湿布)カイロ,家庭用磁石入り絆創膏(商品名:エレキバン®)はX線の透過が悪く,画像診断の妨げになるため除去する.

⑦化粧やマニュキュアは控える(検査中に顔色や全身状態の観察を行うため).

⑧穿刺部位の反対側に点滴静脈注射ルートを確保する(輸液管理や緊急時の処置のため).

検査手順

①患者確認を行う.

②検査台に誘導し,検査室の看護師に患者情報や必要物品を渡し,申し送りを行う.感染症の有無やアレルギーの有無は必ず申し送る.補聴器についても申し送る.

③検査前に,バイタルサインの測定を行い,心電図モニターを装着する.穿刺する部位の静脈(大腿静脈・内頸静脈・正肘静脈)の触知を確認する(検査後に動脈の閉塞がないかを確認するため).

終了後の注意事項

①検査室の看護師から申し送りを受ける.
- 検査の内容.
- バイタルサインの変化の有無.
- 胸部症状の有無.
- 穿刺部位の止血状態,止血用圧迫帯の除去時間,および安静解除時間.
- 造影剤の使用量など.

②帰室後バイタルサイン測定を行い,胸部症状やアレルギー反応がないかを観察する(表2-13).

③穿刺部位の静脈の触知を行う.また止血部分の出血や血腫の有無を観察し,しびれや痛みがないかを患者に確認する.

④患者に検査後の注意事項を説明する.

❺ 電気生理学的検査(EPS)

刺激伝導系の働きを調べる検査で,電極カテーテルを静脈から挿入して電気刺激を加えて,心電図を記録する.不整脈患者の心筋の心臓に伝わっていく電気信号の流れを調べること

表2-13 右心カテーテルの合併症

- カテーテル挿入部位の出血
- 不整脈
- ショック
- 造影剤注入による合併症
- 感染
- 鎖骨下静脈から穿刺した場合に気胸
- 血栓形成による脳梗塞,肺梗塞

ができる.

検査前の準備

- 右心カテーテル検査に準ずる.
- EPSの場合の除毛は,臍の下からひざ上の全面～側面まで行う.多毛の場合は電極貼付のため,胸部も行う.

検査手順

- 右心カテーテル検査に準ずる.

終了後の注意事項

- 右心カテーテル検査に準ずる.
- 穿刺部位は静脈のため,圧迫止血時間は短くなる.
- 安静度は検査状況に異なるため,医師に確認する.

引用・参考文献

1. 心電図
1) 高木 康:看護に生かす検査マニュアル.第2版,p125-127,サイオ出版,2015
2) 医療情報科学研究所編:病気がみえる vol.2 循環器,第3版,p3,メディックメディア,2013
3) 野中廣志:看護に役立つ検査事典.第2版,p20,照林社,2015

2. 胸部X線検査
1) 高木 康:看護に生かす検査マニュアル.第2版,p104,サイオ出版,2015
2) 斉藤嘉禎:読んで上達!病気がわかる検査値ガイド.第2版,p240,金原出版,2012
3) 畑田みゆき編:呼吸器ビジュアルナーシング.p50-53,学研メディカル秀潤社,2016

3. 心エコー検査
1) 斉藤嘉禎:読んで上達!病気がわかる検査値ガイド.第2版,p238,金原出版,2012
2) 野中廣志:看護に役立つ検査事典.第2版,p40-41,照林社,2015
3) 医療情報科学研究所:病気がみえる vol.2 循環器,第3版,p27,メディックメディア,2013
4) 浅野嘉延:看護のための臨床検査.p115,南山堂,2015
5) 高木 康:看護に生かす検査マニュアル.第2版,p135-136,サイオ出版,2015

4. 冠動脈CT検査
1) 日本循環器学会2007-2008年度合同研究班報告:動脈病変の非侵襲的診断法に関するガイドライン.p1096-1097,2009 http://www.j-circ.or.jp/guideline/pdf/JCS2010_yamashina_h.pdfより2018年1月22日検索
2) 中原健裕:冠動脈CTによる狭心症の診断.2010

http://www.rada.or.jp/database/home4/normal/ht-docs/member/synopsis/030306.htmlより2018年2月24日検索
3) 高木　康：看護に生かす検査マニュアル．第2版，p94，サイオ出版，2015

5. 心臓MRI検査
1) 医療情報科学研究所：病気がみえる　vol.2　循環器．第3版，p46，メディックメディア，2013
2) 佐久間肇監：SCMRによる心臓MRI検査標準化プロトコール．バージョン1.0．2007
http://scmr.jp/mri/pdf/scmr_protocols_2007_jp.pdf より2018年2月24日検索
3) 佐久間肇監：SCMRによる心臓MRI検査(CMR)標準化プロトコール．2013 update
http://scmr.jp/mri/pdf/scmr_protocols_2013_jp.pdfより2018年2月24日検索
4) 日本メジフィジックス医療関係者専用情報：心臓画像診断ポケットマニュアル
http://www.nmp.co.jp/member/heartpm/modality/mri_inspection.htmlより2018年2月24日検索
5) 佐久間肇：心血管病画像診断の進歩　心臓MRIの進歩．2011
http://www.jcc.gr.jp/journal/backnumber/bk_jjc/pdf/J063-14.pdfより2018年2月24日検索

6. 心臓核医学検査：心筋シンチグラフィ

1) 日本核医学会，日本核医学技術学会，日本アイソトープ協会：なぜ核医学検査を受けるの？．2015
http://www.jsnm.org/system/files/kakuigakukennsa_q_and_a_201501.pdfより2018年2月24日検索
2) 核医学検査とは？その4―心臓と脳の核医学検査．2015
https://medicalnote.jp/contents/150604-000006-CFQLJGより2017年2月24日検索
3) 日本メジフィジックス医療関係者専用情報：心臓画像診断ポケットマニュアル
http://www.nmp.co.jp/member/heartpm/kakuigaku/spect_form.htmlより2018年2月24日検索

7. 心臓カテーテル検査
1) 医療情報科学研究所編：病気がみえる　vol.2　循環器．第3版，p27，p76-83，メディックメディア，2013
2) 高木　康：看護に生かす検査マニュアル．第2版，p145-147，サイオ出版，2015
3) 野中廣志：看護に役立つ検査事典．第2版，p34-37，照林社，2015

📖 略語

◆冠動脈造影検査
CAG：coronary angiography

◆経皮的冠動脈インターベンション
PCI：percutaneous coronary intervention

◆米国心臓学会
AHA：American Heart Association

◆右前斜位
RAO：right anterior oblique

◆左前斜位
LAO：left anterior oblique

◆左室造影法
LVG：left ventriculography

◆大動脈造影法
AOG：aortography

◆大動脈弁逆流症
AR：aortic regurgitation

◆中心静脈圧
CVP：central venous pressure

◆右房圧
RAP：right atrial pressure

◆右室圧
RVP：right ventricular pressure

◆肺動脈圧
PAP：pulmonary arterial pressure

◆肺動脈楔入圧
PCWP：pulmonary capillary wedge pressure

◆左房圧
LAP：left atrial pressure

◆心拍出量
CO：cardiac output

◆心係数
CI：cardiac index

◆1回拍出量
SV：stroke volume

◆1回拍出係数
SVI：stroke volume index

◆電気生理学的検査
EPS：electrophysiological study

3 呼吸器系検査

1 胸部X線検査

❶ 胸部X線検査とは

　単純X線検査の代表的な検査で，検診には必ず含まれている基本的な検査である．

　胸部の正面や側面を撮影して，肺や心臓，左右の肺の間にある縦隔などの胸部臓器の形状や病変についての情報を得ることができる（図3-1）．

　検査は，ほぼ放射線検査室で行われる．胸部を検出器（カセッテ）に当てて，背後からX線を照射して撮影する．通常は1部位につき1方向または2方向から撮影を行う．

❷ 適応と禁忌

適応
- 胸部を構成する各部の異常の有無．
- 呼吸器疾患の診断（図3-2，3，4）．

禁忌
- 妊娠中または妊娠の可能性のある女性．

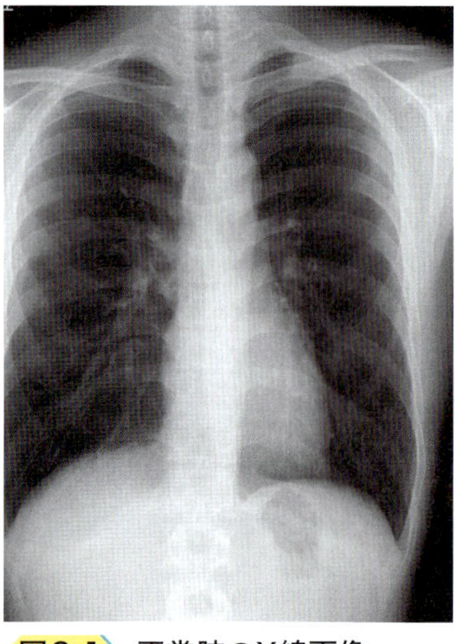

❸ 検査前の準備

①医師から患者・家族に検査について説明する．
②説明後，不明・疑問・不安なことがあるかを確認し，必要時追加で説明を行う．
③女性の場合は，妊娠の有無を確認する．妊娠中でもX線撮影が必要な場合は，医師から十

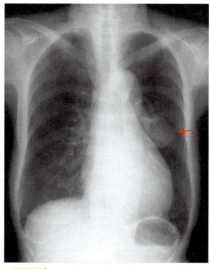

図3-2 肺癌のX線画像
左肺中部に腫瘍像

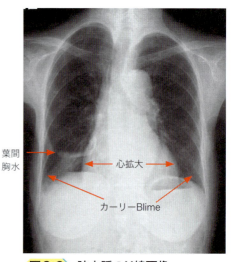

図3-3 肺水腫のX線画像
CP-angleの鈍化（胸水貯留）

図3-1 正常肺のX線画像

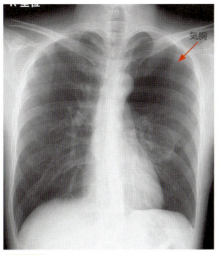
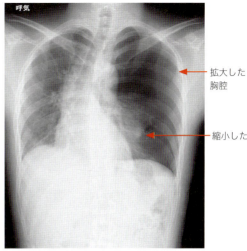

図3-4　気胸のX線画像
左：吸気，右：呼気
左：左肺野上葉に血管像を伴わない空気の領域がみられる．右：胸膜腔がより大きくなり，縮小した肺の虚脱が顕著である．

分説明を受けたうえで，X線撮影を行う．実施にあたっては，胎児の被曝防止のため，胎児に放射線が当たらないように，腹部をプロテクターで遮蔽して行う．

④患者に不安を与えないように，撮影自体は短時間で済むことや，撮影にあたり放射線が人体に与える影響はほとんどないことを伝える．

⑤金属製品（ネックレス，ブラジャー，ピアス，ボタン，貼付薬（湿布）カイロ，家庭用磁石入り絆創膏（商品名：エレキバン®）は，X線の透過が悪いため外す．

⑥心電図モニターの電極を貼付している場合，電極はX線透過性があるものかどうかを確認し，透過性がない電極の場合は外す．

❹ 検査手順

①放射線検査室に案内し，受付にて患者確認を行う．
②検査室では，検査の手順を説明し，必要であれば検査着に着替える．
③患者をX線発生装置の前に誘導し，放射線技師の誘導に合わせて体位調整の補助を行う（図3-5）．下記の場合などは，診療放射線技師に情報提供する．

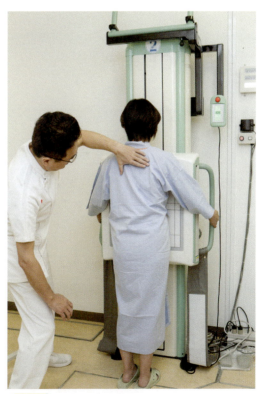

図3-5　X線検査の様子

・体内にチューブ類が留置されている．
・患者の状態で注意点や特別な介助が必要である．
・患者が妊娠している．

④看護師は，点滴や酸素投与，ドレーンなどが撮影の妨げにならないように整理する．
⑤患者には，体位調整時や撮影直前にもこまめに声をかけて安心させる．

❺ 終了後の注意事項

- 移送や撮影による体位調整などにより，呼吸状態や自覚症状，酸素化の状態などに変化はないかを観察する．
- 異常がないことを確認してから，衣類などの支度を整え帰室する．
- 輸液類やドレーン類は移動時や移送中に絡まったり，接続が外れないよう固定を確認する．
- 移送用酸素ボンベは，残量が十分にあるかを確認する．

2 胸部CT検査

❶ 胸部CT検査とは

CT検査の仕組みは，52頁の腹部CT検査を参照．

胸部CT検査は，肺や気管，気管支などの病変の発見・精査，肺癌のスクリーニング，胸膜・肺生検の際の病変部位の確認(CTガイド下生検)などに用いられている(図3-6，7)．

CTガイド下生検は，CT装置の寝台上で，実際に身体のCT画像を見ながら肺の病変部に生検針を刺し，病変組織を採取する検査である．肺・縦隔・胸膜などの病変の確定診断の1つとして行われる(図3-8)．

❷ 適応と禁忌

適応
- 単純X線写真で検出された異常影の評価．
- 臨床的に潜在性病変の疑いがある例．
- 肺癌のステージ分類および経過観察，肺転移．
- 血管異常，先天奇形，肺実質や気道病変の広がりおよび経過観察．
- 胸部外傷の精査．

禁忌
- 妊娠中あるいは妊娠の可能性のある女性．
- 造影CT検査の禁忌は，53頁を参照．

❸ 検査前の準備

単純CT
①医師から患者・家族に検査について説明する．

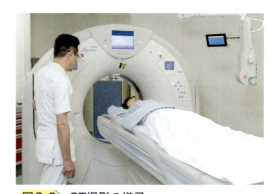

図3-6 CT撮影の様子

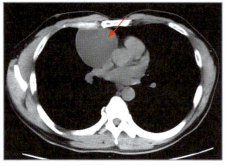
単純胸部CT画像

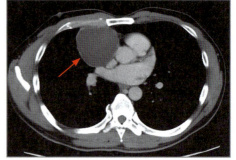
造影胸部CT画像

図3-7 胸部CT画像
縦隔に腫瘍が認められる．単純CTに比べ，造影CTでは造影効果が認められる．

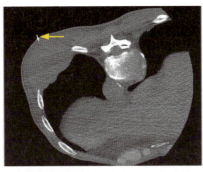
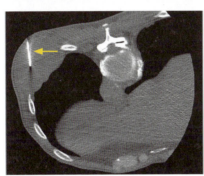
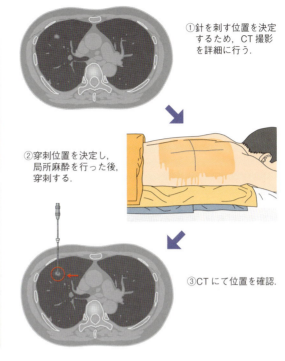

図3-8 CTガイド下生検のCT画像

CT画像を参照することで,正確に病変部に穿刺できる.
(右図:落合慈之監:呼吸器疾患ビジュアルブック.p.75,学研メディカル秀潤社,2011)

②検査説明用紙などを用いて,手順・注意事項を説明する.
③金属製品〔ネックレス,ブラジャー,ピアス,貼付薬(湿布)カイロ,家庭用磁石入り絆創膏〕を外す.
④女性患者の場合は,妊娠の有無について確認する.
⑤検査室移動前に,排尿を済ませる.

造影CT

①医師から患者・家族に造影剤アレルギーなどについて説明し,検査の同意を得る.造影剤アレルギーの有無について確認する.事前に腎機能を確認する.
②造影剤は母乳中にも排泄されるため,検査後48時間は授乳を中止する.
③基本的に検査6時間前には絶食にする(水分摂取は可能).
④ビグアナイド系糖尿病薬と造影剤との併用により腎障害を起こし,乳酸アシドーシスを起こすことがあるため,糖尿病薬の投与を一時中止する.原則検査日の前後2日間中止する

(54頁を参照).
⑤耐圧式の静脈注射用ルートを確保する.サーフロ針の接続部とスクリュー型の耐圧チューブの接続を確実に行う.造影剤は自動注入機で注入する(適切な量を正確なスピードで注入するため).接続部が緩んでいると,接続部から漏れてしまう.
⑥CVポートより造影剤を使用する場合は,パワーポートであることを確認し,パワーロック(安全機能付高耐圧ヒューバー針)を使用する.
⑦患者の状態に合わせた検査室移送手段を選択する.
⑧患者の状態に合わせてポータブルモニターや酸素ボンベなどを準備する.

アナフィラキシーに注意

造影剤による副作用のなかでも,アナフィラキシーは,特に重篤化し,生命の危険があるため,すみやかに急変対応ができるよう準備しておく.

❹ 検査手順

①検査室入室時，患者確認を行う(患者に名乗ってもらう).

②検査中は動かないようにし，呼吸の合図のアナウンスに合わせて深呼吸や息止めをするよう説明する.

③両手を上に挙げた姿勢で撮影するため，点滴ルートはCT機器の間を通し，点滴架台に下げる.

④造影CTの場合は，医師が造影剤を静脈注射後，撮影する.

※造影剤副作用(嘔気・嘔吐・呼吸困難・血圧低下・発疹など)出現時は，造影剤投与を中止し，すぐに意識状態，バイタルサインを確認し医師へ報告する.

⑤造影剤は，22G針で2mL/秒以下で注入する. 造影剤を注入してから，90秒程度経過してから撮影する.

⑥撮影範囲は，肺尖部上部から横隔膜下まで(病変等がある場合はすべて含める)とし，1呼吸で撮影する.

❺ 終了後の注意事項

・急に立ち上がると起立性低血圧が起こることがあるため，一度坐位姿勢をとり，めまいなどの症状がないことを確認してから，検査台を降りる.

・造影剤は主に尿より排出されるため，造影後は水分摂取を促す. 医師の指示により，時間尿量をチェックする.

・倦怠感，浮腫，湿疹，瘙痒感などの症状が出た場合は，すぐに報告するよう説明する.

3 胸部MRI検査

❶ 胸部MRI検査とは

　胸部MRI検査は，MRI装置(56頁を参照)を用いて，胸部にある臓器(肺・大動脈など)の微細構造を撮影する方法である.

　MRI検査は，撮像条件を変えることでコントラストを調節できる. MRIの信号強度は，縦緩和時間(T1)，横緩和時間(T2)，プロトン密度が規定しており，T1，T2をそれぞれ強調した画像をT1強調画像，T2強調画像という(表3-1).

　多くの病変は，T2強調画像で高信号となるが，造影剤はT1強調画像で明瞭になりやすいため，通常の造影MRI検査はT1強調画像が撮像されることが多い.

❷ 適応と禁忌

適応

・縦隔疾患，胸壁胸膜疾患，肺癌の進行期分類など.

・肺はほとんど空気で占められていること，心拍動や呼吸によるアーチファクトが発生することから，肺炎や肺癌などの肺疾患には用いられない.

禁忌

・強力な磁場が発生するので，磁気に影響する物の着用や金属類，体内の電子器械には注意が必要である(57頁を参照).

❸ 検査前の準備

①医師から患者・家族へ検査内容を説明し，検査の同意を得る. 同意書を確認する.

②造影剤を使用する場合は，造影剤によるアレルギーや腎機能障害の有無を確認する.

③糖尿病のある患者は，血糖降下薬の種類(メトホルミン塩酸塩錠)によっては休薬しなければならない場合もあるため，医師に確認する.

④閉所恐怖症のある患者は，医師に相談する(必

表3-1　画像の特徴

	T1強調画像	T2強調画像
特徴	解剖学的構造を表す	病変部の描出に適する
水	低信号(黒色)	高信号(白色)
脂肪	高信号(白色)	高信号(白色)
造影剤	高信号(白色)	低信号(黒色)

要あれば鎮静を考慮する). 検査は機械の狭い空間に30分ほど安静にしていなければならない. 連絡用ボタンや, 検査室の外と常に会話が可能であることを説明し, 不安の除去に努める.

⑤医師の指示を確認し, 内服薬, 点滴などについて患者に説明する. 検査前の飲水制限はない.

⑥検査室は強い磁気があるため, 磁石にひきつけられる金属類, 画像に影響するものは検査室内に持ち込まないよう, 入念に確認する(57, 58頁を参照).

※金属の持ち込みによる重大事故・火傷防止のための事前説明を十分に行う.

⑦検査時間が約30分かかり長時間動けないこと, 機械の大きな音がすることを説明し, 検査前の患者の不安を軽減できるよう, 患者の訴えには受容的に接していく.

⑧検査室の温度は, 検査中に身体が熱くなるため, 安全管理の基準温度になっている. 機能性保湿下着は, 金属が織り込まれていなくとも発熱の可能性があり, 火傷などの危険性があるため, 着替えの際に脱いでもらうよう説明する.

⑨検査着に着替えて, 検査移動前に排尿を済ませる.

⑩造影MRIの場合は, 点滴静脈注射ルート(造影用)を確保する.

⑪患者の状態に合わせた検査室移送手段を選択する. ストレッチャー・車椅子の場合は, MRI専用のものを使用する. 酸素ボンベ, 輸液ポンプ, シリンジポンプなども磁気性金属であるため, MRI室への持ち込みは禁忌である.

⑫医療スタッフは, 聴診器, ボールペン, 名札, はさみ等, 金属類を持ち込まないよう, MRIへ搬送する前に外しておく.

❹検査手順

①放射線検査室受付にて, 患者確認を行う.

②患者をMRI装置の前に誘導し, 診療放射線技師の誘導に合わせて体位調整の補助を行う.

騒音が気になる場合は耳栓を用意する. 患者が妊娠している場合や検査時に特別な介助が必要な場合は, 診療放射線技師に情報提供する. 看護師は, 点滴や酸素投与, ドレーンなどが撮影の妨げにならないように整理する.

③患者には, 体位調整時や撮影直前にもこまめに声をかけて安心させる.

④造影剤を使用している場合は, 副作用(瘙痒感, 発疹, 発赤, めまい, 悪心, しびれ, 呼吸困難など)の出現には十分留意する.

❺終了後の注意事項

- 急に立ち上がると起立性低血圧や磁場酔いが起こることがあるため, 一度坐位姿勢をとり, めまいなどの症状がないことを確認してから, 検査台を降りてもらう.
- 造影剤による副作用出現を軽減させるため, 水分摂取を促す.
- 造影剤の副作用がないかを観察する. 時間が経過してから出現する可能性もあるため, 倦怠感, 浮腫, 湿疹, 瘙痒感などの症状が出た場合は, すぐに報告するよう説明する.

4 呼吸機能検査: スパイロメトリー

❶スパイロメトリーとは

肺から出入りする空気の変化を時間記録した曲線をスパイログラム(図3-9, 10)という. スパイロメーターという測定装置を使って肺肺活量(VC)・努力肺活量(FVC)・1秒量(FEV_1)を調べる検査を, スパイロメトリーという.

❷適応と禁忌

適応

- 肺の疾患の診断と重症度および治療効果の判定.
- 気管支喘息の診断.
- 手術の際の麻酔方式の決定.

- 人工呼吸器の必要性の判断．
- その他肺疾患の推定．

禁忌
- 肺結核，麻疹，水痘など空気感染を起こす疾患．
- 活動性の肺気道出血や呼吸器感染症（インフルエンザなど）．
- 気管支喘息大発作．
- 気胸．

❸ 検査前の準備

①呼吸機能検査は，被験者の最大努力する必要があるため，患者の協力が不可欠である．検査の内容や方法を事前に説明して，患者の緊張をほぐし，安心して検査を，受けられるようにする．

②検査前の食事制限，飲水制限はない．ただし，食事直後は呼吸状態に影響が出る可能性や，嘔気を誘発する場合があるため，検査前1時間程度は食事を控えるよう説明する．

③測定を繰り返して行うこともあるので，検査に伴う疲労を考慮する．

④喘息の既往がある場合，事前に検査室へ知らせておく．

⑤下着やベルトで体をきつく締め付けている場合は，緩めてもらう．ただし医療用コルセットを使用している場合は，医師に確認する．

❹ 検査手順

①検査時の姿勢は，通常坐位で行い．ノーズクリップを使用して鼻呼吸による呼吸の漏れを防止し，隙間ができないようにマウスピースをくわえてもらう．マウスピースは汚染防止のため，フィルター付きのものを使用する．

②普通の呼吸を数回繰り返し，吸気と呼気が安定したところでゆっくりと，できるだけ息を吐く（最大呼気）．その後，ゆっくりと，できるだけ息を吸う（最大吸気）．さらに，できるだけ息を吐いた後，普通の安静呼吸を数回行

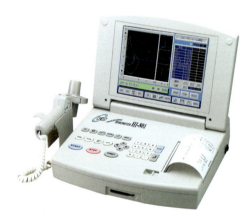

図3-9 スパイロメーター

（写真提供：チェスト株式会社）

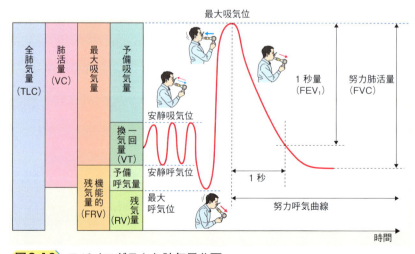

図3-10 スパイログラムと肺気量分画

（落合慈之監：呼吸器疾患ビジュアルブック．p.44, 学研メディカル秀潤社, 2011）

う(図3-11).
③肺活量(VC)と1回換気量(VT)の測定を行う．スパイロメーターで測定できる呼吸器量を表3-2に示す．

❺ 検査結果の評価

肺活量は，年齢・性別・身長によって標準値が決められおり，標準値の80％未満が正常範囲内となる．

代表的な予測値の計算方法は以下のとおりである(日本呼吸器学会2001年).

> 男性＝0.045×身長(cm)－0.023×年齢－2.258
> 女性＝0.032×身長(cm)－0.018×年齢－1.178

1秒率は性別，年齢，身長に関係はなく，70％が正常限界である．これらに基づいて換気状態は正常，拘束性換気障害，閉塞性換気障害，混合性換気障害に分類される(表3-3).

❻ 終了後の注意事項

- 呼吸状態の変化に注意する．

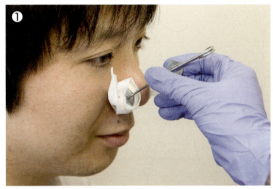

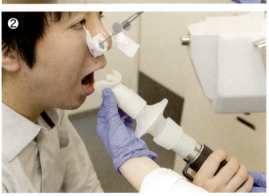

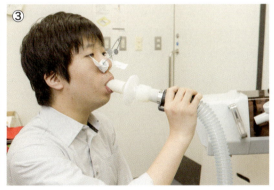

図3-11 検査手順

表3-2 スパイロメーターで測定できる呼吸器量

一回換気量 (tidal volume：VT)	毎回の呼吸で肺を出入りする空気の容積
予備吸気量 (inspiratory reserve)	安静時呼息の終了からさらに最大努力により追加吸入し得る空気の容積(2,000～2,500mL)
予備呼気量 (expiratory reserve)	安静時呼息の終了からさらに努力して呼出し得る最大量(1,000mL)
肺活量 (vital capacity：VC)	一回換気量＋予備吸気量＋予備呼気量 ・男性(4,000～4,500mL) ・女性(3,000～4,000mL)
時間肺活量 (timedvital capacity)	最大吸気位の状態から，努力してできるだけすばやく息を吐き出させ，1秒間で肺活量の何％を呼出できるかを示す．71％以上が基準値である

(近藤泰児監，畑田みゆき編：呼吸器ビジュアルナーシング．p.64，学研メディカル秀潤社，2016)

表3-3 換気障害の分類

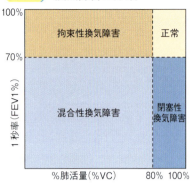

略語

◆肺活量
VC：vital capacity

◆努力性肺活量
FVC：forced vital capacity

◆1秒量
FEV1：forced expiratory volume in one second

◆1回換気量
V・T：tidal volume

5 呼吸機能検査：フローボリューム曲線

❶ フローボリューム曲線とは

　スパイログラムの努力呼気曲線は，縦軸に肺気量，横軸に時間を示し，時間における空気の流れを表している．フローボリューム曲線は，最大吸気位から最少呼気位までの各肺気量を連続的にプロットして得られる曲線である（図3-12）．

　フローボリューム曲線は，疾患によって特徴的なパターンを示すため，呼吸機能障害の分類が可能になる（図3-13）．

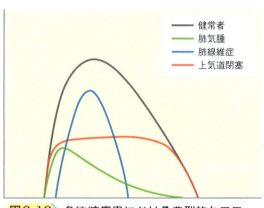

図3-13 各種肺疾患における典型的なフローボリューム曲線のパターン（点線は正常パターン）

（金井正光ほか：臨床検査法提要第34版，p.1711，金原出版，2015および日本呼吸器学会肺生理専門委員会編：臨床評価−異常値を呈する疾患の鑑別−，呼吸機能検査ガイドライン−スパイロメトリー，フローボリューム曲線，肺拡散能力−，p48，メディカルレビュー社，2004を参考に作成）

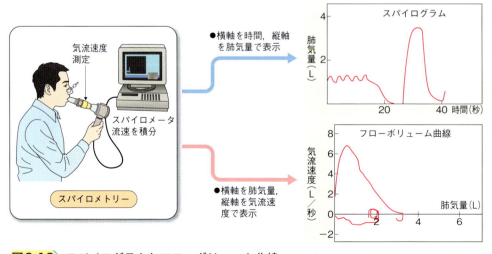

図3-12 スパイログラムとフローボリューム曲線

（落合慈之監：呼吸器疾患ビジュアルブック，p.46，学研メディカル秀潤社，2011）

❷ 検査の目的・実際・留意点

検査の適応・手順・注意事項は，スパイロメトリーとほぼ同じであるが，最大吸気位から一気に吐ききる必要がある．

6 呼吸機能検査：残気量，機能的残気量，拡散能

❶ 残気量，機能的残気量

残気量，機能的残気量とは

残気量（RV）は，最大呼気位でも肺の中に残っている気量を指す．そのため，スパイロメーターでは測定できないので，機能的残気量（安静呼気位で肺に残っている気量）をガス希釈法もしくは体プレチスモグラフ法で測定する．

機能的残気量（FRC）から予備呼気量（ERV）を差し引けば，残気量が求められる（96頁参照）．

一般的には閉鎖回路法によるヘリウムガス希釈法が汎用されているため，ここでは閉鎖回路法について説明する．

ヘリウムガス希釈法は，密閉回路内のヘリウムガスを繰り返し吸って，ヘリウムガスの希釈率より機能的残気量を求める．

適応と禁忌

1. 適応
- 肺気腫・気管支喘息・肺線維症などの診断．
- 手術後の肺切除後の評価など．

2. 禁忌
- スパイロメトリーに準ずる．

検査前の準備
- スパイロメトリーに準ずる．

検査手順

①機能的残気量の測定は，通常坐位で行う．
②ノーズクリップを使用して鼻呼吸による呼気の漏れを防止し，隙間ができないようにマウスピースをくわえる．マウスピースは汚染防止のため，フィルター付きのものを使用する．
③装置内には，肺に吸収されないヘリウムガスを約10％含む酸素と窒素の混合ガスを調整する．
④検査は，マウスピースをくわえて検査装置との閉鎖回路内で，7～10分程度安静呼吸を行うことを患者に伝える．
⑤安静換気を行って通常3分経過すると，肺に吸収されないヘリウムガスが，吸気と呼気で同じ濃度となる．そこで，最大吸気と最大呼気を行い，終了となる．
⑥検査中は，空気の漏れがあるとヘリウムガスが平衡に達しにくいため，注意が必要である．

検査結果の評価

残気量・機能的残気量は，年齢・性別・身長によって標準値が決められており，標準値の80～120％未満が正常範囲内となる．

機能的残気量は，肺の弾性収縮圧によって決まるため，拘束性換気障害（間質性肺炎など）では肺の弾性が高まるので低下し，閉塞性換気障害（COPDなど）では肺の弾性が低下するので上昇する．

終了後の注意事項

- 検査前後の呼吸状態に変化がないか，観察を行う．

❷ 拡散能

拡散能とは

肺拡散（D_{LCO}）は，肺胞に達した酸素がどの程度血液中に取り込めるかを示すもので，肺胞気と毛細血管血液の間の分圧の差として表せられるが，肺胞毛細血管内の平均酸素分圧を求めることは困難であるため，酸素の代わりに一酸化炭素（CO）を指示ガスとして用い，一酸化炭素に対する肺拡散能力（D_{LCO}）を測定する．

COはヘモグロビンとの結合力が高いので，COを低濃度で吸入して，呼気中に残存するCO濃度を測定することで拡散能を評価する．呼気中のCO濃度が低ければ，COが多く吸収されているため拡散能は高く，CO濃度が高ければ，COが少ししか吸収されていないため拡散能は低下していることになる．

検査方法は，1回呼吸法と恒常状態法がある

が，多くの施設では1回呼吸法が用いられているため，本項では1回呼吸法について述べる．

適応と禁忌

1. 適応

- 間質性肺炎，慢性閉塞性肺疾患(COPD)，肺高血圧症，サルコイドーシスなど拡散障害の評価．
- 薬剤性肺障害の評価．

2. 禁忌

- スパイロメトリーに準ずる．

検査前の準備

①検査前に，気管支拡張薬またはその他のタイプの吸入薬剤を使用していないかを確認する．

②検査前の食事制限，飲水制限はない．ただし，食事直後は呼吸状態に影響が出る可能性や，嘔気を誘発する場合があるため，検査前1時間程度は食事を控えるよう説明する．

検査手順

①装置内に，約0.3％の低濃度のCOと10％のヘリウムと21％のO_2を含む4種混合ガスを調整する．

②患者には，一気に呼気を行い10秒間息止めが必要なこと，および一気に呼気を行うことを説明する．

③検査は，マウスピースをくわえて検査装置との閉鎖回路内で安静呼吸してもらう．

④安静換気し最大呼気を行った後で，閉鎖回路内から最大吸気位まで一気に吸入して10秒間息を止めたら，最大呼気位まで一気に吐いてもらう．

⑤検査機器と患者の肺胞までの間の気量を死腔と呼び，その部分の呼気を捨ててその後の1Lをサンプリングして，COおよびヘリウムを測定する．

検査結果の評価

肺拡散能力は，年齢，性別，身長により予測値が決まるが，予測値の80～120％が正常範囲となる．

間質性肺炎や慢性閉塞性肺疾患(COPD)で低下し，特に肺気腫は顕著に低下する．

終了後の注意事項

- 検査前後の呼吸状態に変化がないか，観察を行う．
- COを使用するため，CO_2ナルコーシスやそれに準じた症状の出現がないか，経時的に観察を行う．

---

7 呼吸機能検査：動脈血液ガス分析

① 動脈血液ガス分析とは

動脈血液ガス分析は動脈血を採血し，動脈血酸素分圧(PaO_2)，動脈血二酸化炭素分圧($PaCO_2$)，pH（水素イオン指数），動脈血酸素飽和度(SaO_2)，重炭酸イオン(HCO_3^-)，塩基余剰(BE)，電解質濃度などを測定する．

動脈血採取部位は，橈骨動脈や上腕動脈，大腿動脈である．

動脈血液ガス分析の目的には，以下がある．

①PaO_2やSaO_2を測定し，肺から全身へ届ける酸素の量を評価する．

②$PaCO_2$を測定し，肺の換気状態を評価する．

③pHや$PaCO_2$，HCO_3^-，BEを測定し体内の酸塩基平衡を評価する．

④血液中の電解質濃度を迅速に把握できる．

📖 略語

◆残気量
RV：residual volume

◆機能的残気量
FRC：functional residual capacity

◆予備呼気量
ERV：expiratory reserve volume

◆一酸化炭素に対する肺拡散能力
D_{LCO}：diffusing capacity of the lung for carbon monoxide

◆慢性閉塞性肺疾患
COPD：chronic obstructive pulmonary disease

❷ 適応と禁忌

適応

- 呼吸ガスのpHや分圧測定.
- 血清値(乳酸など)の測定.
- 治療への反応や病状の評価.
- 静脈血が採取できないときの緊急時検体採取.

禁忌

- 凝固障害, 抗凝固薬や血栓溶解薬の使用.
- 穿刺部位の皮膚の異常.
- 穿刺部位, あるいはそれより近位側の血管手術の既往.
- 局所血液循環が不十分な場合.

❸ ガス交換, 酸塩基平衡の基礎知識

呼吸の生理機能

1. 換気の仕組み

空気中の酸素は, 呼吸運動によって大気から体内に取り込まれ, 気道を通り肺胞に達する.

肺胞にてガス交換が行われ, 血液中のヘモグロビンに酸素が結合する. そして心臓のポンプ機能によって血液が拍出されて, 全身に酸素が供給される.

全身に届いた酸素は, 各組織細胞内のミトコンドリアでATP(アデノシン三リン酸)を産生する. ATPは人間が生きていくために必要なエネルギーとなる.

化学反応後の代謝産物は, CO_2をはじめとする酸(H^+)が多い. CO_2が体にたまると血液が酸性(pHが下がる)になり, 生体機能を維持することが困難になる. これを回避するために生体は, 酸塩基平衡という機能を使って血液のpHの変化を少なくしようと働く. そして呼吸運動を行い, CO_2を体外に吐き出すのである. この空気の出入りを換気と呼ぶ(図3-14).

2. 呼吸と循環の仕組み

動脈血液ガス分析は, 呼吸の生理機能(ガス交換, 換気)の指標となり(表3-2), 呼吸不全の分類にも役立つ(表3-3).

呼吸不全

呼吸不全とは, 血液動脈血液ガス分析において, PaO_2が60Torr以下, $PaCO_2$が45Torr以上を伴う状態をいう. 呼吸不全にはⅠ型呼吸不全とⅡ型呼吸不全がある.

血液ガス分析でPaO_2, $PaCO_2$に異常値が見られるようであれば, 呼吸不全がⅠ型かⅡ型かを呼吸状態の観察とともにアセスメントする.

$PaCO_2$は肺胞換気量によって変化し, 酸塩基平衡による代償作用でも変化を伴う. このため医師に報告し, 病態に合わせた対応を行う必要がある.

酸塩基平衡

人間の血液は, 生体の細胞が活動するためのpHの範囲内(=7.40±0.05)で常に調節維持されている.

pHとは, 血液中の水素イオン濃度(H^+)を示し, 生体の反応を表すのに適している. 生体の細胞内で産生される有害代謝産物は, ほとんどが酸性である(CO_2や乳酸, ケトンなど)ため, 血液は常に酸性に傾きやすい.

そこで生体は体に蓄積した酸(H^+, CO_2, 乳酸, ケトンなど)を, 肺から呼吸運動によって排出し, 腎臓から尿中にH^+を排出して尿細管でHCO_3^-を産生し, 再吸収する. これにより酸と塩基のバランスが保持でき, pHを一定に保つ. つまり, pHを調節している臓器は, 肺と腎臓である. この働きを酸塩基平衡という(表3-4).

📖 略語

◆動脈血酸素分圧
PaO_2 : partial pressure of arterial oxygen

◆動脈血酸素飽和度
SaO_2 : arterial oxygen saturation

◆動脈血二酸化炭素分圧
$PaCO_2$: partial pressure of arterial carbon dioxide

◆塩基余剰
BE : base excess

◆集中治療室
ICU : intensive care unit

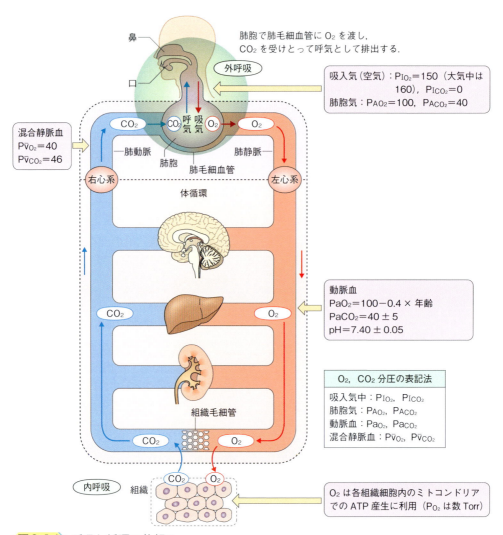

図3-14 呼吸と循環の仕組み

(落合慈之監:呼吸器疾患ビジュアルブック. p.18, 学研メディカル秀潤社, 2011)

表3-2 動脈血液ガスの基準値

項目	項目の内容	基準値	異常の判断	
動脈血酸素分圧 (PaO₂)	動脈血中のO₂が作り出す圧力	80〜100 mmHg	70mmHg以下は低酸素血症	★
動脈血酸素飽和度 (SaO₂)	動脈血中のヘモグロビンと結合している酸素の割合	94%以上	SaO₂93%以下はPaO₂が70mmHgにあたる	★
動脈血二酸化炭素分圧(PaCO₂)	動脈血中のCO₂が作り出す圧力	35〜45 mmHg	35Torr以下は低二酸化炭素血症 45Torr以上は高二酸化炭素血症	★ ●
水素イオン指数 (pH)	血液の水素イオン濃度(H+)の量	7.36〜7.44	7.35以下はアシドーシス	●
重炭酸イオン (HCO₃⁻)	血液中の重炭酸イオンの量	22〜26 mEq/L	26 mEq/L以上は代謝性アルカローシス 24 mEq/L以下は代謝性アシドーシス	●
塩基余剰(BE)	アシドーシスが呼吸性か代謝性かを見分けられる指標	−2〜+2 mEq/L	マイナスであれば代謝性アシドーシス プラスであれば代謝性アルカローシス	●

★ガス交換の指標　●酸・塩基平衡の指標
※分圧は量に比例する.つまり分圧が高いということは量も多いということである.

表3-3 機能による呼吸不全の分類

分類	検査結果	別名	病態	治療の目的
Ⅰ型呼吸不全	PaO_2が60mmHg以下	低酸素血症性呼吸不全	酸素の取り込み不足	酸素の取り込み不足の改善 ・酸素療法
Ⅱ型呼吸不全	PaO_2が60mmHg以下 $PaCO_2$が45mmHg以上	低換気性呼吸不全	肺胞低換気 酸素の取り込みと二酸化炭素の排出が不十分	肺胞低換気の改善 ・気道狭窄，閉塞の原因の除去 ・補助換気(器械的)

表3-4 酸塩基平衡の4つの基本型

	pH	$PaCO_2$	HCO_3
呼吸性アシドーシス	↓	上昇	代償性上昇
呼吸性アルカローシス	↑	下降	代償性下降
代謝性アシドーシス	↓	代償性下降	下降
代謝性アルカローシス	↑	代償性上昇	上昇

❹ 必要物品(図3-15)

①血液ガス分析用動脈採血キット．
②消毒用アルコール．
③手袋．
④処置シーツ(小)．
⑤携帯型針破棄容器．
⑥止血用の圧迫絆創膏．
⑦トレイ．

❺ 動脈血採取方法

①動脈は神経と平行して走行している．したがって穿刺は原則医師が行う．医師が，患者，家族に説明し同意を得る．
②看護師は必要物品を準備しておく．頻繁に検査を行う集中治療室(ICU)入室患者の場合は，動脈ラインを留置して採血する場合もある．
③正確な値を評価するため，採血の20〜30分前は不必要な酸素消費を減らすように安静を保持しておく．
④気管内吸引直後は酸素量が低下している可能

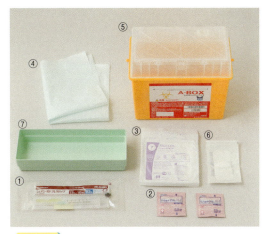

図3-15 必要物品

性があるため，採血は避ける．
⑤看護師は，患者を安楽な体位にし，採血部位を露出する．大腿動脈から採血する際は，患者の露出を最小限にとどめる(図3-16)．
⑥医師は採血する動脈の拍動を確認して，アルコール綿で消毒し，血液ガス分析用動脈採血キットで採血する．採血後は医師がそのまま5分間は圧迫止血を行う．キットの場合は針を廃棄しないため，ないほうがよい．
⑦注射器のなかに空気が混入していないかを確認して専用キャップをつける．両手で注射器を把持して転がし，凝固剤と撹拌させる(図3-17)．
⑧速やかに検査室へ提出するか，もしくは血液ガス分析器にセットして分析を行う．
※シリンジに空気が入ってしまうと血液内で代謝が進み酸素分圧が低下し，二酸化炭素分圧は上昇する．代謝を防ぐために，でき

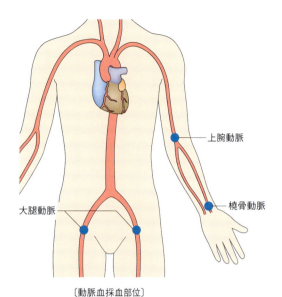

〔動脈血採血部位〕
図3-16 動脈血採血部位

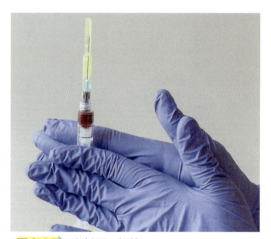

図3-17 注射器の撹拌

表3-5 動脈採血の合併症

①出血
②血腫
③疼痛
④神経損傷

るだけ迅速に検査室へ提出する．提出に時間を要する場合は，氷水につけて代謝を抑制する必要がある．
⑨圧迫解除後の止血状態や血腫の有無を確認する（表3-5）．

8 呼吸機能検査：パルスオキシメーター

❶ パルスオキシメーターとは

　パルスオキシメーターは，光を皮膚の外側から当てて反対側に透過してくる光の濃度から，動脈血液内の酸素化ヘモグロビンを測定する方法である．
　酸素飽和度（SO_2）とは，動脈血中のヘモグロビンが酸素とどれくらいの割合で結合しているかを示すもので，％で表す．
　動脈血酸素飽和度をSaO_2といい，経皮的酸素飽和度をSpO_2と表す．この2つの測定値は近似値であるが，測定条件によって誤差が生じることもある．
　経時的に酸素飽和度を測定することで，低酸素血症を早期に発見することが可能となる．

❷ パルスオキシメーターの仕組み

　酸素と結びついたヘモグロビン（酸素化ヘモグロビン）は赤い色をしているが，この赤色は光を当てたときに光を吸収せずに通過してしまう．つまり，赤い色の吸光度が低いといえる．吸光とは，物質が光を吸収する現象のことである．
　一方，酸素を離したヘモグロビン（還元ヘモグロビン）は，黒っぽい色となる．これは光をよく吸収するため，吸光度は高いといえる．
　パルスオキシメーターは，これらの吸光の特性を生かし，赤色光と赤外光を発光部から発光して，吸収されずに透過してきた光を受光部で受け取り，酸素化ヘモグロビンの割合を識別してSpO_2（経皮的酸素飽和度）として測定する．
　しかし，これらの光は，静脈血や組織にも吸収されるため，動脈血の脈動（脈が打つこと）を感知して動脈血の飽和度のみを識別している．このためパルスオキシメーターは，脈拍も同時に測定することができる（図3-18）．

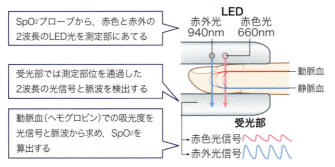

図3-18 パルスオキシメーターの仕組み

(道又元裕監：見てできる臨床図鑑ICUビジュアルナーシング，p.73，学研メディカル秀潤社，2014)

❸ 測定部位とその特徴

SpO₂センサーの装着部位(表3-6)には，前額・耳朶・手・足がある．乳幼児に対しては足背・手の甲なども装着部位となる．それぞれの特徴を理解し，患者の病態や状態に適したセンサーを選択することにより，正確なモニタリングが可能となる．

❹ 装着時の注意点

①マニキュアが発光を吸収してしまうため，正確な測定値が検出されない．除光液などでマニキュアを除去しておく．
②発光部と受光部のセンサーは直線上に位置するように装着する(図3-19)．
③センサーから発光するLEDは熱を発するため，接着直下の温度が2〜3℃上昇する．そのため長時間の同一部位の装着は，皮膚に熱傷を生じる危険がある．30分から4時間以内の定期的な観察と装着部位の変更が必要である．
④装着時の過度な圧迫による血流障害が原因で，皮膚の壊死やテープによるかぶれなどの皮膚障害を生じるため，粘着テープ型プローブは，皮膚に沿わせるように貼付する．
⑤末梢が冷たく測定値が出ない場合は，装着部位を変更するか，末梢を保温し末梢の循環を改善させる．

❺ 酸素飽和度と酸素分圧との関係

SpO₂の測定値から低酸素血症を発見するために参考となる指標として，標準酸素解離曲線がある．酸素解離曲線(図3-20)とは，酸素とヘモグロビンとの親和性(ある物質が他の物質と容易に結合する性質や傾向のこと)を表したものである．

SO₂とPO₂は相関関係(2つのものが密接にかかわり合い，一方が変化すれば他方も変化するような関係)にあるため，パルスオキシメーターの数値を参考にして，SO₂値からPO₂の値を予測し，低酸素血症の早期発見につなげることが可能となる．

通常，動脈血の中には酸素とヘモグロビンが結合しPaO₂100mmHg程度の酸素分圧が存在する．酸素分圧が60mmHg未満になると酸素がヘモグロビンに結合することが難しくなるため，十分に酸素を運ぶことができなくなる．

動脈血中の酸素分圧が60mmHg未満になることを呼吸不全という．二酸化炭素の増加を伴わない場合をⅠ型呼吸不全，伴うものをⅡ型呼吸不全という．

酸素とヘモグロビンの親和性は，pHや体温，CO₂, 2, 3-DPGの影響を受け変化するため，酸素解離曲線も左右に移動する(図3-21)．

炎症や発熱など代謝が亢進している状況になると体温が上昇し酸素が消費され，二酸化炭素が増えるため，親和性が低下しヘモグロビンは

表3-6 SpO₂センサーの装着部位

装着部位		特徴	注意点
前額		・眼窩上動脈を感知するため末梢血管の影響を受けにくい	・専用のセンサーが必要である ・耳朶，手，足用のプローブは使用しない
耳朶		・両手，両足を自由に動かすことができる	・耳朶で検出される脈動は小さいため，手や足を優先する ・末梢血管収縮時や低灌流状態時に有効である
手指		・一般的に最も多く使用されている ・手足に装着時は，動脈血の脈動を感知しやすい爪の生え際に装着する	・プローブは通常6～18mm厚の部位に組織を挟み込むように装着する(第2～5指が望ましい)
足指		・その他の測定部位と比較し測定値の反応時間が最大	・手指と同様
その他　足背・手の甲など		・主に乳幼児に対して装着する	・皮膚が脆弱であり，皮膚障害を生じる可能性があるため短時間での装着位置の変更を考慮する

(道又元裕監：見てできる臨床図鑑ICUビジュアルナーシング，p.75，学研メディカル秀潤社，2014を改変)

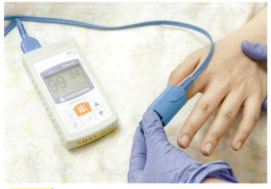 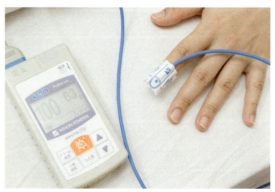

図3-19 センサーの正しい装着
左：クリップタイプ，右：粘着タイプ

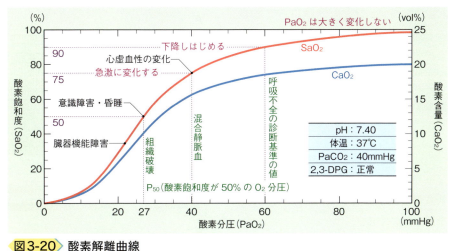

図3-20 酸素解離曲線
(道又元裕監:見てできる臨床図鑑ICUビジュアルナーシング.p.74, 学研メディカル秀潤社, 2014)

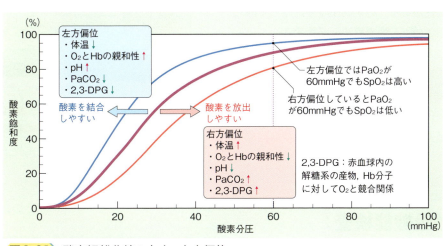

図3-21 酸素解離曲線の左方・右方偏位
(道又元裕監:見てできる臨床図鑑ICUビジュアルナーシング.p.74, 学研メディカル秀潤社, 2014)

酸素を遊離しやすくなる．これを右方偏位という．

反対に過換気や低体温時には，二酸化炭素が減り，細胞における酸素の消費は減りpHは上昇する．これにより親和性が増加してヘモグロビンは酸素と結合しやすくなる．これを左方偏位という．

6 SpO_2値を生かしたケア

PaO_2が60mmHg以下になるとSpO_2は90％を示し，これを境に数値が急激に低下していく．患者は呼吸不全の可能性が高く，酸素療法の適応が考えられる．

①呼吸困難の有無や呼吸状態の観察を行う．
②気道の確保を行う．気道内の痰や分泌物を除去する．
③バイタルサイン，精神症状(判断力の低下，不安感，錯乱，意識消失など)を確認する．
④患者に声かけを行って落ち着かせ，寝衣による圧迫を除去し，深呼吸を促す．
⑤患者にとって安楽な姿勢を調整する(起坐位，ファウラー位など)．
⑥体温,室温を調節し，過剰な会話を避け，ADL(日常生活動作)の介助を行い，安静を保持す

略語
◆動脈血酸素飽和度
SaO₂：arterial oxygen saturation

◆経皮的酸素飽和度
SpO₂：saturation of percutaneous oxygen

◆慢性閉塞性肺疾患
COPD：chronic obstructive pulmonary disease

る．
※酸素消費の増加を防ぐため，エネルギーの消耗を最小限にする．
⑦酸素療法の準備をする．
※慢性呼吸器疾患（COPDなど）がある場合，過剰な酸素投与はCO_2ナルコーシスを起こす可能性がある．必ず既往歴を確認して医師の指示のもと酸素療法を開始する．
⑧適正な酸素の投与を行う．
※SpO_2は97～98％であれば，PaO_2は100mmHgに達し，それ以上は曲線のカーブは変化しないため，SpO_2は100％を維持する必要はない．不必要な酸素投与は避ける．

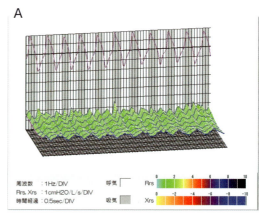

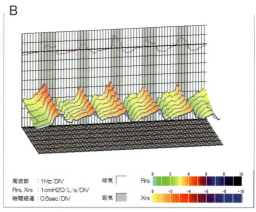

図3-22 呼吸抵抗の変化
A）健常者 B）気管支喘息患者の一例
（写真提供：チェスト株式会社）

9 呼吸機能検査：呼吸抵抗

❶ 呼吸抵抗とは

呼吸抵抗は，全呼吸器（気道，肺組織，胸郭）の粘性抵抗，弾性抵抗，慣性抵抗を合わせたもので，呼吸のしにくさを示す．粘性抵抗は，気道を空気が通る際の摩擦による抵抗，弾性抵抗は，肺胞・胸郭の縮まろうとする抵抗であり，慣性抵抗は，空気が流れる速度により生じる抵抗である（図3-22）．

呼吸抵抗は，呼吸抵抗測定装置を用いて，安静呼吸中に口側から一定周波数の正弦波を加え，それによって生じる振動圧と気流速度から呼吸抵抗を測定する（図3-23）．

スパイロメトリーと異なり，努力呼吸が不要なため，患者の負荷が少なく，呼吸器疾患の診断や，治療効果の判定に有用であるとされている．

❷ 適応と禁忌

適応
- 気管支喘息，COPD（慢性閉塞性肺疾患），間質性肺炎などの呼吸器疾患の診断．
- 呼吸器疾患の治療効果の判定，経過観察．

禁忌
- 特になし．

❸ 検査前の準備

- 検査前の食事制限，飲水制限はない．ただし，食事直後は呼吸状態に影響が出る可能性や，嘔気を誘発する場合があるため，検査前1時

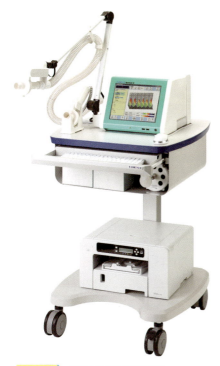

図3-23 呼吸抵抗測定装置
（写真提供：チェスト株式会社）

間程度は食事を控えるよう説明する．

❹ 検査手順

①検査時の姿勢は，通常坐位で行う．
②ノーズクリップを使用して，鼻呼吸による呼吸の漏れを防止し，マウスピースを隙間があかないようにくわえる．
③安静呼吸を数回繰り返して，吸気と呼気が安定したところで，呼吸抵抗装置から正弦波を加える．呼吸抵抗値が安定したところが測定値となる．
④気管支喘息，COPD，肺線維症などの閉塞性肺疾患で異常高値を示す．

❺ 終了後の注意事項

・特になし．

10 超音波気管支鏡，超音波気管支鏡ガイド下針生検

❶ 超音波気管支鏡とは

超音波気管支鏡（EBUS：図3-24）は，内視鏡の先端に超音波の端子を組み込み，気管支から超音波によって，縦隔リンパ節あるいは肺門リンパ節を観察する方法である．先端に穿刺針があり，肺の組織を採取し，病理学的に診断を行うことができる．これを超音波気管支鏡ガイド下針生検（EBUS-TBNA）という．

❷ 適応と禁忌，合併症

適応
・気管支鏡検査に準ずる（114頁参照）．

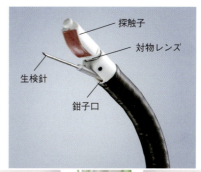

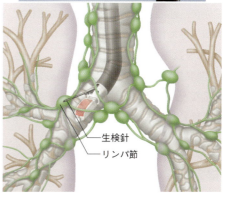

図3-24 コンベックス型気管支腔内超音波（超音波気管支鏡）と縦隔リンパ節生検

超音波気管支鏡先端部の探触子と観察部で，穿刺生検針を押し出している．
〔落合慈之監：呼吸器疾患ビジュアルブック．p.85，学研メディカル秀潤社，2011〕
〔写真提供：オリンパス株式会社〕

禁忌

・気管支鏡検査に準ずる(114頁参照).

合併症

・頻度の高い合併症は出血,縦隔炎,呼吸不全,肺炎,気胸などである.

・大血管を誤って穿刺した場合,縦隔血腫や気道内出血を起こすことがある.

・気管分泌物が針に付着し,穿刺の際に縦隔に持ち込まれて縦隔炎を起こすことがある.

・まれに間質性肺炎が急速に進行することがある.

❸ 検査前の準備

①医師が患者,家族に対して,検査の目的,検査方法,合併症のリスクなどを説明している.同意書の有無を確認する.

②医師の説明に加え,患者・家族に検査の流れや注意事項,必要物品の説明を行う(当日の絶食や内服の調整,時間,検査後の安静など).

❹ 検査当日の準備

①検査前4〜6時間は絶飲食とする.

②上半身の下着,金属類などの装飾品や義歯,眼鏡を除去し,検査着に着替える.補聴器は必要時使用できるように持参する.

③排尿を済ませるように説明する.

④排尿後,輸液を準備して静脈路を確保する.

⑤車椅子等に移乗し,前投薬(アトロピン硫酸塩など)を投与する.

⑥必要物品(同意書,アレルギー問診票,必要な薬剤など)を持参し,酸素ボンベ付き車椅子などで移動する.

⑦内視鏡室にて患者確認を行う.

❺ 検査手順

・気管支鏡検査に準ずる(115頁参照).

❻ 終了後の注意事項

・気管支鏡検査に準ずる(116頁参照)

📖 **略語**

◆**超音波気管支鏡**
EBUS:endobronchial ultrasound

◆**超音波気管支鏡ガイド下針生検**
EBUS-TBNA:endobronchial ultrasound-guided transbronchial needle aspiration

---

11 胸水検査:胸腔穿刺

❶ 胸腔穿刺とは

胸腔穿刺には,胸水の病因を判定する目的で行う診断的胸腔穿刺と,閉塞性ショック状態や呼吸困難などを軽減させる目的で行う治療的胸腔穿刺がある.

胸郭の内側には肺があり,肺は胸膜で覆われている.胸郭の内側を壁側胸膜,肺の外側を臓側胸膜という.壁側胸膜と臓側胸膜の間には5〜10mLほどの胸水があり,肺が呼吸運動を行う際に起こる摩擦を防ぐ潤滑油の役割を果たしている(図3-25).

何らかの原因で呼吸状態が悪化した場合に,胸膜腔に異常な胸水や空気が貯留する.

❷ 胸水の評価

異常な胸水には漏出性と滲出性の2種類があり,発生する原因が異なる(表3-7).

①漏出性:肺の血管内の圧が何らかの原因で上昇し,胸水がしみ出てくる.

②滲出性:胸膜,もしくは肺の病変が原因で,胸水を異常産生する.

❸ 適応と禁忌

適応

・胸水,自然気胸,緊張性血気胸,外傷性血気胸,膿胸,乳び胸.

禁忌

胸腔穿刺の絶対的禁忌はない.

①胸水の位置が不明確である,②胸壁の解剖学的変化,③抗凝固薬を服用している,④出血

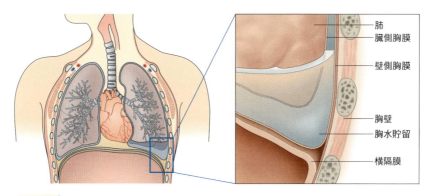

図3-25 左肺底部の胸水貯留

(落合慈之監:呼吸器疾患ビジュアルブック, p.59, 学研メディカル秀潤社, 2011)

表3-7 胸水の評価:漏出性と滲出性の鑑別

	漏出性	滲出性
機序	静水圧上昇 膠質浸透圧上昇	毛細血管透過性上昇
主な原因疾患	心不全,肝硬変,飢餓	肺炎,胸膜炎,悪性腫瘍
外観	淡黄色,透明	淡黄色,混濁,血性
比重	1.015以下	1.018以上
タンパク量	2.5g/dL以下	4.0g/dL以上
Lightの基準 (漏出液,滲出液の区別の式)	右の①~③をいずれも満たさない	①胸水総タンパク/血清総タンパク>0.5 ②胸水LDH/血清LDH>0.6 ③胸水LDH>血清LDH正常上限の2/3 上記①~③のいずれかを満たす
細胞数	少ない	多い

胸水が膿性であれば膿胸,血液であれば血胸,乳び液(乳白色のリンパ液)であれば乳び胸と呼ばれる

傾向がある,⑤胸膜の癒着が予想される,⑥難治性咳嗽がある,⑦坐位もしくは起坐位の体勢を保持できない,⑧合併症により生命が脅かされる可能性がある,などの場合,相対的禁忌となる.

❹ 必要物品(図3-26)

①消毒(消毒液,綿球,鑷子,膿盆).
②穿刺針(16G~21Gサーフロー針).
③注射針(18G,23G):穿刺部の麻酔用.
④局所麻酔薬.
⑤シリンジ(10mL,20mL,50mL):麻酔用,吸引用.
⑥延長チューブ.
⑦三方活栓.
⑧滅菌廃液バッグ.
⑨滅菌ガウン,滅菌手袋,マスク,ディスポキャップ(医師用).
⑩滅菌穴あき覆布,滅菌処置用シーツ.
⑪検体採取用滅菌スピッツ.
⑫固定用のテープ,パッド付きフィルム.
⑬超音波装置.
⑭パルスオキシメーター.
⑮その他,オーバーテーブル(起坐位で穿刺する場合).

❺ 検査前の準備

①医師から患者・家族へ,検査の目的・実施内容・合併症のリスクなどを説明し,同意を得る.

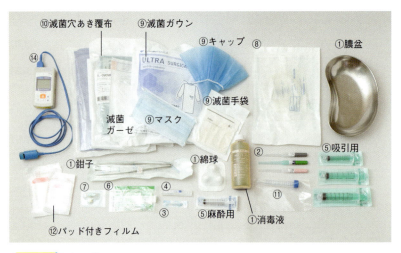

図3-26 必要物品

②医師の説明に加え，患者・家族に検査の流れや注意事項の説明を行う．
③必要物品を準備し，寒くないように室温の調整をする．
④検査直前に排尿を済ませたら，パルスオキシメーターを装着し，バイタルサインの確認を行う．
⑤上半身の寝衣を脱ぎ，体位の調節を行う（坐位，ファウラー位，仰臥位など．図3-27）．

⑥ 検査手順

①医師が超音波装置で，穿刺部位を確認する．
②穿刺部位をマーキングし，皮膚消毒の介助を行う（図3-28）．
③医師が穿刺部位周辺に局所麻酔を行う．感染予防のため，清潔操作で行えるよう介助する．患者には局所麻酔をかけるため，最初の注射は痛みが生じるが，その後は麻酔が効いていくことを説明する．
　※穿刺時は，迷走神経反射によるショックを起こす可能性がある．穿刺による痛みが強いようであれば，局所麻酔薬の追加を検討する．
④患者に穿刺時，一時的に呼吸を止めるように説明する．
⑤医師が穿刺を行う．穿刺部位は，目的によって異なる．
・胸水の場合：第4～第8肋間後腋窩線上を穿刺．
・脱気の場合：第二肋間鎖骨中線を穿刺．
⑥胸腔穿刺後は，患者に気分不快がないかを確認し，バイタルサインに変化がないか，確認する．
⑦胸腔内の貯留液を注射器で吸引する．採取された検体を清潔操作で滅菌スピッツに入れ，直ちに検査室へ提出する．穿刺後は細胞成分が変形しやすい．
⑧穿刺によって廃液された量や性状を確認し，記録する．
⑨穿刺終了後，抜針し穿刺部を再度消毒し，パッド付きフィルムを貼付する．継続してドレナージする場合は，固定テープ，滅菌廃液バッグを準備する．
⑩穿刺が終了したことを患者に伝え，気分不快や呼吸困難がないか確認する．

⑦ 終了後の注意事項

・衣類を整え，1時間程度は安静が必要であることを説明する．穿刺後24時間は呼吸状態や血圧・脈拍の変動，血痰，痛みの程度，穿刺部周辺の滲出液の状態に注意して観察する．
・刺入部の発赤・腫脹・疼痛，発熱など感染徴候

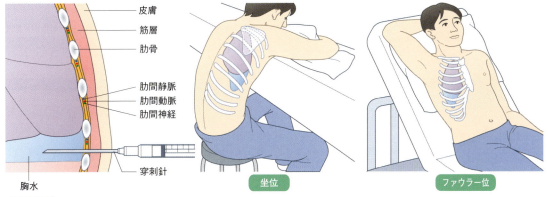

図3-27 穿刺時の体位
基本的に坐位で，局所麻酔をして行う．肋骨下縁を走行する肋間静脈・肋間動脈・肋間神経を避けて，上縁に穿刺する．

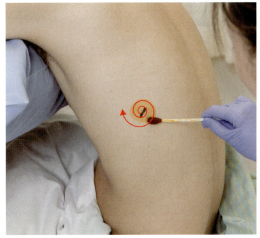

図3-28 穿刺部位の消毒
写真は薬液入り綿棒使用

にも注意し，継時的な観察を行う．

12 気管支鏡検査

❶ 気管支鏡検査とは

気管支鏡検査は，ファイバースコープ（気管支鏡）と呼ばれる，柔らかいビニール管の先端に非常に小さいカメラを組み込んだ電子内視鏡を用いる検査である．

ファイバースコープを口または鼻から挿入して，気管や気管支を直接観察し，必要時には組織の一部や分泌物を採取して，疾患の診断に用いる（図3-29, 30）．

気管支鏡の先端には鉗子の出口があり，さまざまな処置を行うことができる．

- 経気管支肺生検（TBLB）：鉗子を用いた組織の採取．
- 擦過細胞診：ブラシを用いた細胞診．
- 気管支肺胞洗浄（BAL）：病変部に滅菌した生理食塩液を注入して回収し，回収した液（洗浄液）を解析する．

このほか，喀痰吸引やステントの挿入などの際に用いられる．

❷ 適応と禁忌，合併症

適応
- 胸部X線検査や胸部CT，喀痰細胞診などの検査結果から，気管支の閉塞や腫瘍を疑われる場合．
- 血痰，喀血の出血部位の同定．
- 咳嗽，呼吸困難などの原因検索．

禁忌
- 制御困難な不整脈や重症の心不全．
- 検査中に酸素濃度が維持できない患者．
- 高度の気管過敏性．
- 気管支鏡の視野が得られないほどの多量喀血．
- 大動脈瘤などの血管系疾患．
- 出血傾向を有する患者．

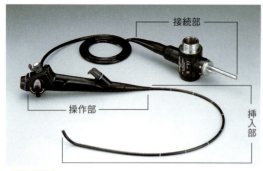

図3-29 気管支鏡

(写真提供：オリンパス株式会社)

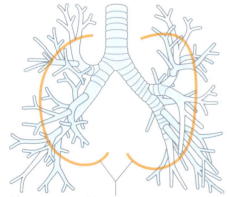

線で囲った範囲が気管支鏡により観察可能な領域

図3-30 気管支鏡の観察領域

(落合慈之監：呼吸器疾患ビジュアルブック，p.78，学研メディカル秀潤社，2011)

合併症

　気管支鏡検査は気道に細長い異物を挿入するため，動脈血酸素分圧の低下が起こりうる．また，持続吸引によって動脈血酸素分圧はいっそう低下するので，気管支鏡検査中の重要な合併症として低酸素血症，それに基づく不整脈などの循環器合併症の発生，また，各種生検による出血の危険性がある．

　TBLB（経気管支肺生検）では，胸膜を穿刺し，気胸・血胸を起こすことがある．

❸ 検査前日の準備

①医師が患者，家族に対して検査の目的，検査方法，合併症のリスクなどを説明している．同意書の有無を確認する．

②医師の説明に加え，患者・家族に検査の流れや注意事項，必要物品の説明を行う（当日の絶食や内服の調整，時間，検査後の安静など）．

③問診票などを用いて次の確認を行う．
- 薬剤アレルギーの有無（局所麻酔薬リドカインによりショックを起こす可能性がある）．
- 出血傾向：肝疾患，血液疾患，抗凝固剤，抗血小板薬の内服の有無．
- 感染症の有無．
- 既往歴：高血圧，心疾患，気管支喘息，前立腺肥大の既往，感染症の有無．
- 内服薬の内容（上記疾患の既往などは合併症を起こす可能性がある）．
- 義歯の有無．

④検査データの確認：肺機能検査，動脈血液ガス分析，血液凝固能，貧血の有無，心電図．

抗凝固薬の内服の確認

　この検査はその他の内視鏡検査と比べて，患者の侵襲は決して軽微ではないため，問診票などでの確認する内容が重要となる．

　特に抗凝固薬の内服の有無は重要である．

❹ 検査当日の準備

①検査前4～6時間は絶飲食．

②上半身の下着，金属類などの装飾品や義歯，眼鏡を除去し，検査着に着替える．補聴器は必要時使用できるよう持参する．

③検査には約1時間を要するため，排尿を済ませるよう説明する．

④排尿後，輸液を準備して静脈路を確保する．

⑤車椅子などに移乗し，前投薬（アトロピン硫酸塩など）を投与する．投与前後には気分不快の有無やバイタルサインを測定し，全身状態の観察を行う．投与後にふらつきが生じることがあるため，必ず車椅子などに移乗後に実施する．

⑥必要物品（同意書，アレルギー問診票，必要な薬剤など）を持参し，酸素ボンベ付き車椅子などで移動する．

⑦内視鏡室にて患者に名前を名乗ってもらい，

リストバンドでバーコード認証を行い，患者確認を行う．

⑧内視鏡検査室の看護師に申し送りを行う(同意書，アレルギーの有無，既往歴，感染症の有無患者の状態，補聴器の有無)．

前投薬の目的

- 咳嗽反射の抑制．
- 気道粘液分泌(痰)の抑制．
- 迷走神経反射の予防．

❺ 検査手順

必要物品

検査室での必要物品を用意しておく．

①アトロピン硫酸塩．
②鎮静薬(ミダゾラム，塩酸ペンタゾシンなど)．
③局所麻酔薬(2％または4％のリドカイン)．
④マウスピース．
⑤心電図モニター．
⑥自動血圧計．
⑦パルスオキシメーター．
⑧酸素カニューラ．
⑨酸素用アウトレット．
⑩直流除細動器．
⑪救急カート．

検査手順

①咽頭麻酔を行う．麻酔後は口腔内に貯留した唾液等は喀出するよう説明する．
②検査台に移動し，仰臥位になるよう介助する．
③患者の準備，患者への説明を行う．
- 心電図モニター，自動血圧計，パルスオキシメーターを装着し，バイタルサインが常に観察できる状態にする．
- 医師の指示により酸素投与を行う．
- マウスピースを装着し，薬液などが目に入らないよう目をガーゼで覆う．
- 検査中に苦しい時は，手で合図(手を挙げるなど)するように説明する．
④医師は，呼吸の吸気時に合わせてファイバースコープを挿入していく．
⑤患者の状態をモニタリングし，患者からの合図の有無を観察する．呼吸状態の変化，心電

図の異常，急激な血圧低下などが生じた際はただちに医師に報告する．

⑥肺生検を行う場合は，X線透視下で生検部位を確認しながら実施する．

⑦検査終了時，鎮静薬に対する拮抗薬を静注するため，覚醒を促す．

⑧上体をゆっくりと起こし，覚醒状態を確認する．患者の状態に問題がなければ，モニター類を除去し，患者に検査が終了したことを伝え，ねぎらう．

⑨搬送してきた車椅子もしくはストレッチャーに移動する．

❻ 終了後の注意事項

- 検査室の看護師より申し送りを受ける．
- 帰室後，バイタルサインを観察する．特に呼吸状態について，呼吸音や呼吸困難の有無，SpO_2に異常がないかを観察する．
- 血痰の有無を確認する．組織を採取した場合は出血の可能性がある．
- 患者に検査後の安静について説明する(検査後2時間は床上安静，絶飲食となる)．また，検査後に酸素投与の必要があるかを医師に確認する．
- 検査時の麻酔，鎮静薬の影響でふらつく可能性があるため，身体を動かしたいときや何か体調に変化を感じたときは，ナースコールを押すように説明する(ナースコールの位置も確認する)．
- 検査後2時間が経ったら含嗽と飲水を実施して，嚥下状態に問題なく咳嗽などがなければ食事を開始して，安静解除とする．
- 医師の指示により，検査後1～3時間後に，胸部X線撮影を行う(検査後の合併症の有無を確認するため)．
- 検査後数日間は，喉の違和感が生じる可能性があることを説明する．

13 胸腔鏡検査

❶ 胸腔鏡検査とは

胸部を2〜3cmほど切開し,そこから胸腔内に胸腔鏡を挿入して内部を観察したり,組織採取を行う検査である(図3-31).

気管支鏡検査や経皮肺生検で十分な組織が採取できなかった場合や,胸水がたまっている場合などに行うことがある.また,胸腔鏡検査の最中に治療も同時に行うことがあり,胸腔鏡補助下手術(VATS)と呼ぶ(図3-32).

❷ 適応と禁忌,合併症

適応
- 胸水貯留や,種々の胸膜病変および肺病変の評価.

禁忌
- 禁忌は胸腔穿刺の場合と同様であるが(111頁参照),癒着により胸腔が閉塞している場合は絶対的禁忌となる.

❸ 検査前日の準備

①医師が患者,家族に対して検査の目的,検査方法,合併症のリスクなどを説明している.同意書の有無を確認する.
②医師の説明に加え,患者・家族に検査の流れや注意事項,必要物品の説明を行う(当日の絶食や内服の調整,時間,検査後の安静など).
③問診票などを用いて次の確認を行う.
- 薬剤アレルギーの有無(局所麻酔薬リドカインによりショックを起こす可能性がある).
- 出血傾向:肝疾患,血液疾患,抗凝固剤,抗血小板薬の内服の有無.
- 感染症の有無.
- 既往歴:高血圧,心疾患,気管支喘息,前立腺肥大の既往,感染症の有無.
- 内服薬の内容(上記疾患の既往などは合併症を起こす可能性がある).
- 義歯の有無.

④検査データの確認:肺機能検査,動脈血液ガス分析,血液凝固能,貧血の有無,心電図.

❹ 検査当日の準備

①上半身の下着,金属類などの装飾品や義歯,眼鏡を除去し,検査着に着替える.補聴器は必要時使用できるよう持参する.
②検査には約1時間を要するため,排尿を済ませるよう説明する.
③排尿後,輸液を準備して静脈路を確保する.
④車椅子などに移乗し,前投薬(硫酸アトロピンなど)を投与する.投与前後には気分不快の有無やバイタルサインを測定し,全身状態の観察を行う.投与後にふらつきが生じることがあるため,必ず車椅子などに移乗後に実施する.
⑤必要物品(同意書,アレルギー問診票,必要な薬剤など)を持参し,酸素ボンベ付き車椅子等で移動する.
⑥内視鏡室にて患者に名前を名乗ってもらい,リストバンドでバーコード認証を行い,患者確認を行う.
⑦内視鏡検査室の看護師に申し送りを行う(同意書,アレルギーの有無,既往歴,感染症の有無患者の状態,補聴器の有無).

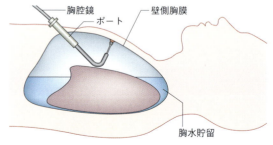

図3-31 意識下鎮静(局所麻酔)で行われる胸腔鏡検査

(落合慈之監:呼吸器疾患ビジュアルブック,p.81,学研メディカル秀潤社,2011)

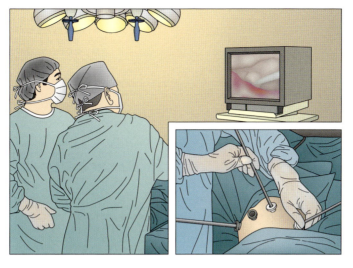

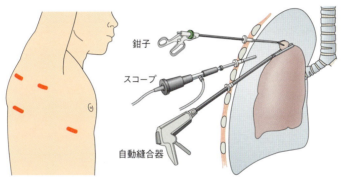

図3-32 胸腔鏡補助下手術(VATS)体位とポート挿入部位

・体位は健側を下にした側臥位で行う．
・ポート挿入部位は通常，胸腔鏡挿入用，術野確保用，術操作用2か所の計4ポートで行うが，目標とする病変の部位，大きさ，触診の必要性の有無などにより症例ごとに違う．

(落合慈之監：呼吸器疾患ビジュアルブック，p.81，学研メディカル秀潤社，2011)

⑤検査手順

必要物品

検査室での必要物品を用意しておく．
①局所麻酔薬(2％または4％のリドカイン)．
②止血薬(カルバゾクロム，トラネキサム酸など)．
③心電図モニター．
④自動血圧計．
⑤パルスオキシメーター．
⑥酸素用アウトレット．
⑦救急カート．
⑧必要時に胸腔ドレーン，低圧持続吸引器．

検査手順

①検査台に移動し，仰臥位になるよう介助する．
②患者の準備，患者への説明を行う．
　・心電図モニター，自動血圧計，パルスオキシメーターを装着し，バイタルサインが常に観察できる状態にする．
　・医師の指示により酸素投与を行う．
　・終了後，胸腔ドレーンを挿入し，持続吸引を行う場合がある．
③検査終了時，上体をゆっくりと起こし，患者の状態に問題がなければモニター類を除去し，患者に検査が終了したことを伝え，ねぎらう．

📖 略語

◆胸腔鏡補助下手術
VATS：video-assisted thoracic surgery

④搬送してきた車椅子もしくはストレッチャーに移動する．
⑤検査室の看護師より申し送りを受ける．

❻ 終了後の注意事項

- 帰室後，バイタルサインを観察する．特に呼吸状態は呼吸音や呼吸困難の有無，SpO_2に異常がないかを観察する．
- 患者に検査後の安静について説明する（検査後2時間は床上安静，絶飲食となる）．また，検査後に酸素投与の必要があるかを，医師に確認する．
- 検査時の麻酔，鎮静薬の影響でふらつく可能性があるため，身体を動かしたいときや何か体調に変化を感じたときはナースコールを押すように説明する（ナースコールの位置も確認する）．
- 検査2時間後，含嗽と飲水を実施して，嚥下状態に問題なく咳嗽などがなければ食事を開始して，安静解除とする．
- 医師の指示により検査後1〜3時間後に，胸部X線撮影を行う（検査後の合併症の有無を確認するため）．

引用・参考文献

1. 胸部X線検査
1) 高木　康：看護に生かす検査マニュアル．第2版，p104，サイオ出版，2015
2) 櫛橋民生ほか編著：やさしくわかる看護ケアに役立つ画像の見かた．p28-32，ナツメ社，2012

2. 胸部CT検査
1) 足立満ほか監：図説・臨床看護医学デジタル版．1呼吸器，DMP-ヘルスバンク，2012
2) 櫛橋民生ほか編著：やさしくわかる　看護ケアに役立つ画像の見かた．ナツメ社，2012
3) 石井靖人：呼吸器ビジュアルナーシング（畑田みゆき編）．p90-91，学研メディカル秀潤社，2016

3. 胸部MRI検査
1) 足立満ほか監：図説・臨床看護医学デジタル版．1呼吸器，DMP-ヘルスバンク，2012
2) 櫛橋民生ほか編著：やさしくわかる看護ケアに役立つ画像の見かた．ナツメ社，2012

4. 呼吸機能検査：スパイロメトリー
1) 谷口信行編：標準臨床検査学　生理検査学・画像検査学．p128-131，医学書院，2012

2) 金井正光監，奥村伸生ほか編：臨床検査法提要．第34版，p1707-1709，金原出版，2015
3) 畑田みゆき編：見てできる臨床ケア図鑑呼吸器ビジュアルナーシング．p63-65，学研メディカル秀潤社，2016
4) 山本五十年編：検査データの取り方・読み方・使い方　呼吸機能検査．エマージェンシーケア 2009年夏季増刊：165-168，2009
5) 医療情報科学研究所編集：病気がみえる　vol.4　呼吸器．第2版，p146，メディックメディア，2013

5. 呼吸機能検査：フローボリューム曲線
1) 谷口信行編：標準臨床検査学　生理検査学・画像検査学．p132-134，医学書院，2012
2) 金井正光監，奥村伸生ほか編：臨床検査法提要．第34版，p1710-1712，金原出版，2015
3) 畑田みゆき編：見てできる臨床ケア図鑑呼吸器ビジュアルナーシング．p66，学研メディカル秀潤社，2016
4) 山本五十年編：検査データの取り方・読み方・使い方　呼吸機能検査．エマージェンシーケア 2009年夏季増刊：165-168，2009
5) 医療情報科学研究所編集：病気がみえる　vol.4　呼吸器．第2版，メディックメディア，2013

6. 呼吸機能検査：残気量，機能的残気量，拡散能
1) 谷口信行編：標準臨床検査学　生理検査学・画像検査学．p140-143，p149-150，医学書院，2012
2) 金井正光監，奥村伸生ほか編：臨床検査法提要．第34版，p1714-1717，p1722-1724，金原出版，2015
3) 大久保善郎ほか：臨床検査学講座　生理機能検査学．第3版，p237，p257-261，医歯薬出版，2010
4) 日本臨床衛生検査技師会監：呼吸機能検査　技術教本．じほう，2016
http://www.jiho.co.jp/Portals/0/ec/product/ebooks/book/48667/48667.pdfより2017年3月24日検索

7. 呼吸機能検査：動脈血液ガス分析
1) 大塚将秀：呼吸管理の知識と実際．第1版，p32-38，メディカ出版，2009
2) 野中廣志：看護に役立つ検査事典．第2版，p12-15，照林社，2015
3) 高木　康：看護に生かす検査マニュアル．第2版，p158，サイオ出版，2015
4) 浅野嘉延：看護のための臨床検査．p88-90，南山堂，2015

8. 呼吸機能検査：パルスオキシメーター
1) 植木伸之介：呼吸器ビジュアルナーシング（畑田みゆき編）．p74-75，学研メディカル秀潤社，2016
2) 宮田結花：見てできる臨床ケア図鑑ICUビジュアルナーシング（道又元裕監）．p73-76，学研メディカル秀潤社，2014
3) 卯野木健：決定版　人工呼吸ケアのポイント300．呼吸器ケア2012年冬季増刊：37-39，2012
4) 野中廣志：看護に役立つ検査事典．第2版，p14-16，照林社，2015
5) 浅野嘉延：看護のための臨床検査．第1版，p8-9，南山堂，2015

9. 呼吸機能検査：呼吸抵抗
1) 谷口信行編：標準臨床検査学　生理検査学・画像検査学．p145-147，医学書院，2012
2) 金井正光監，奥村伸生ほか編：臨床検査法提要．第34版，p1719-1720，金原出版，2015
3) 大久保善郎ほか：臨床検査学講座　生理機能検査学．第3版，p248-249，医歯薬出版，2010

11. 胸水検査：胸腔穿刺
1) 高木　康：看護に生かす検査マニュアル．第2版，p153-154，サイオ出版，2015
2) 野中廣志：看護に役立つ検査事典．第2版，p149-151，照林社，2015
3) 浅野嘉延：看護のための臨床検査．p93，南山堂，2015
4) 長尾大志：素朴なQにカンペキA！長尾先生のやさしイイ気胸・胸水・胸腔ドレナージ．呼吸器ケア 14 (10)：15-18，2016
5) 太田祥一ほか：手技：胸腔穿刺およびドレナージ．日本内科学会雑誌 102：1243-1247，2013
https://www.jstage.jst.go.jp/article/naika/102/5/102_1243/_pdfより2017年2月5日検索

12. 気管支鏡検査
1) 原れい子ほか：呼吸器ビジュアルナーシング（畑田みゆき編）．p87-89，学研メディカル秀潤社，2016
2) 浅野嘉延：看護のための臨床検査．p119，南山堂，2015

3) 高木　康：看護に生かす検査マニュアル．第2版，p152，サイオ出版，2015
4) 日本呼吸器内視鏡学会安全対策委員会編：手引き書―呼吸器内視鏡診療を安全に行うために―（Ver. 3.0）．2013 http://www.jsre.org/medical/1304_tebiki.pdf より2017年2月11日検索

13. 胸腔鏡検査
1) 原れい子：呼吸器ビジュアルナーシング（畑田みゆき編）．p90-91，学研メディカル秀潤社，2016
2) 高木　康：看護に生かす検査マニュアル．第2版，p159，サイオ出版，2015
3) 道又元裕監：ICUビジュアルナーシング．p271，学研メディカル秀潤社，2014

4 腎・泌尿器系検査

1 X線検査

❶ X線検査

腎・泌尿器系のX線検査では腎・尿路系の大きさ，位置，形態，尿路結石の有無，石灰化，骨の変化，尿路通過障害などを観察できる．腎・泌尿器系におけるX線検査には，表4-1に示すような種類がある．

X線検査の撮影方法は腹部立位正面撮影，腹部仰臥位正面撮影（図4-1），腹部側臥位正面撮影がある．

❷ 適応と禁忌

尿路結石，排尿障害，尿路腫瘍，先天性異常，そのほか泌尿器系疾患が疑われる場合に適応となる．

妊婦と小児においては，放射線被曝の影響があるため，緊急時以外は避ける．

❸ 検査前の準備

①患者を確認し，検査について説明する．医師から検査の目的や内容が説明されているか，

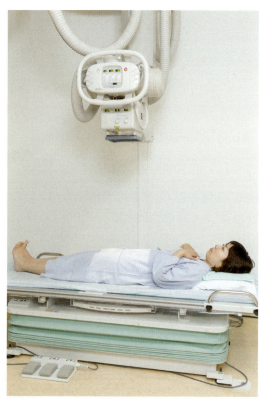

図4-1 腹部仰臥位正面撮影

表4-1 腎泌尿器系におけるX線検査の種類

種類	目的・方法
腎臓・尿管・膀胱単純X線撮影（KUB）	横隔膜から骨盤までの腎臓・尿管・膀胱を含んだ領域の撮影で，仰臥位で行う基本的な検査
静脈性腎盂造影（IVP）	造影剤を静脈内投与し，それが腎から腎杯，腎盂，尿管を経て膀胱に貯留する状態を観察する．
点滴静注腎盂造影（DIP）	IVPより造影力を強化するために造影剤を静注して行い，観察する．
逆行性腎盂造影（RP）	尿管カテーテルを腎盂内に挿入し，腎杯，腎盂，尿管を造影して観察する方法．IVPがヨード過敏症により施行できない場合や，DIPで画像が不鮮明な場合に行う．
膀胱造影（CG）	膀胱留置カテーテルなどで造影剤を膀胱内に注入し，膀胱に充満させて撮影する．
チェーン膀胱造影（チェーンCG）	膀胱造影時に外尿道から膀胱内にチェーンを留置し，尿道の走行を撮影する．
排尿時膀胱造影（VCG）	膀胱造影と同様に造影剤を膀胱内に注入し，排尿時の膀胱と尿道を撮影する．

理解が十分かを確認し，必要に応じて追加で説明を行う．
② 女性では妊娠の有無を確認し，アレルギーや既往歴，感染症の有無を確認する．妊娠中でも撮影が必要な場合は十分に説明し，胎児の被曝防止のためのプロテクターを装着する．この際，患者に不安を与えないように，撮影時間は短時間で放射線が人体に与える影響は少ないことを伝える．
③ 検査着に着替えてもらい，X線の透過が悪いため，金属製品(ネックレス，ブラジャー，ピアス，ボタン)，貼付薬(カイロやシップ類)，体に貼るタイプの磁気治療器などを外す．

❹ 検査手順

① 検査室に案内し，検査の手順と撮影体位を説明する．
② 患者を機器の前に誘導し，診療放射線技師の誘導にあわせて，体位の調整を補助する．体内にチューブが留置されている場合，患者の状態に注意や特別な介助が必要な場合，患者が妊娠している場合などの情報提供を，技師に提供する．看護師は点滴，酸素投与，ドレーンなどが撮影の妨げにならないように整理する．
③ 検査中は体を動かさないように説明する．検査中の呼吸については，技師の指示に従うように説明する．また，必要に応じて体位の介助を行う．造影剤の投与や局所麻酔使用時は，アレルギー症状に注意する．
④ 検査を行うときに検査着，バスタオルなどを活用し，不必要な露出がないようにする．

❺ 終了後の注意事項

- 体位や姿勢の変化により，患者の呼吸状態や自覚症状の変化が起こることがあるので注意する．
- 衣類などの身支度を整え，検査前に外したものを返却し忘れないようにする．

2 CT検査(腹部・骨盤部)

❶ 腹部・骨盤部CT検査とは

CT検査の仕組みは，52頁を参照．

腹部・骨盤部CT検査は，X線を使って腹部・肝臓・腎臓などの実質臓器，後腹膜腔や骨盤内臓器(膀胱・前立腺・子宮・卵巣)の断層写真を撮影する検査方法である(図4-2)．

腎臓疾患(腎癌，水腎症など)および副腎腫瘍，腹部大動脈瘤など，骨盤部では，男性なら前立腺癌・前立腺肥大・膀胱腫瘍，女性なら子宮筋腫・子宮癌・卵巣癌・膀胱腫瘍などの発見・診断に用いる(図4-3)．

検査方法には，造影剤を使わない単純CTと造影剤を使う造影CTがある．

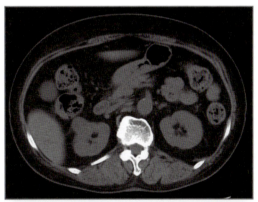

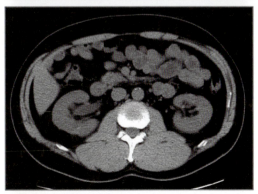

図4-2 腹部・骨盤部のCT所見
上は腎臓，下は泌尿器に焦点をあてている

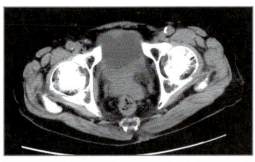
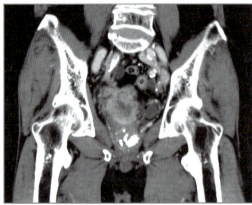

図4-3 膀胱癌のCT画像
上は横断面，下は矢状断

❷ 適応と禁忌

適応
- 単純X線写真で検出された異常影の評価．
- 臨床的に潜在性病変の疑いがある例．
- 腹部および骨盤内臓器の腫瘍の精査．
- ダイナミックCTによる腫瘍などの血流の評価．

禁忌
- 妊娠中あるいは妊娠の可能性のある女性．
- 造影CT検査の原則禁忌は，53頁を参照．

❸ 検査前の準備

単純CT
①医師から，患者・家族に検査について説明する．
②検査説明用紙などを用いて，手順・注意事項を説明する．
③金属製品〔ネックレス，ブラジャー，ピアス，貼付薬(湿布)，カイロ，家庭用磁石入り絆創膏〕を外す．
④女性患者の場合は，妊娠の有無について確認する．必要時，妊娠反応検査を行う．
⑤尿が溜まった状態で検査する場合もあるため，排尿はしない．

造影CT
①医師が患者・家族に造影剤アレルギーなどについて説明し，同意を得る．造影剤アレルギーの有無について確認する．事前に腎機能を確認する(同意書の確認)．
②造影剤は母乳中にも排泄されるため，検査後48時間は授乳を中止する．
③基本的に検査6時間前は絶食にする(水分摂取は可能)．
④ビグアナイド系糖尿病薬と造影剤との併用により腎障害を生じ，乳酸アシドーシスを起こすことがあるため，糖尿病薬の投与を一時中止する．原則検査日の前後2日間中止する(54頁を参照)．
⑤耐圧式の静脈注射用ルートを確保する．サーフロ針の接続部とスクリュー型の耐圧チューブの接続を確実に行う．造影剤は自動注入機で注入する(適切な量を正確なスピードで注入するため)．接続部が緩んでいると接続部が漏れてしまう．
⑥CVポートより造影剤を使用する場合は，パワーポートであることを確認し，パワーロック(安全機能付高耐圧ヒューバー針)を使用する．
⑦患者の状態に合わせた検査室移送手段を選択する．
⑧患者の状態に合わせてポータブルモニターや酸素ボンベなどを準備する．

アナフィラキシーに注意
　造影剤による副作用のなかでも，アナフィラキシーは，特に重篤化し，生命の危険があるため，すみやかに急変対応ができるよう準備しておく．

❹ 検査手順
①検査室入室時，患者確認を行う(患者に名乗ってもらう)．

②検査中は動かないようにし，呼吸の合図のアナウンスに合わせて深呼吸や息止めをするよう説明する．
③両手を上にあげた姿勢で撮影するため，点滴ルートはCT機器の間を通し，点滴架台に下げる．
④造影CTの場合は，医師が造影剤を静脈注射後，撮影する．
　※造影剤副作用（嘔気・嘔吐，呼吸困難，血圧低下，発疹など）出現時は，造影剤投与を中止し，すぐに意識状態，バイタルサインを確認し，医師へ報告する．
⑤造影剤の漏出に注意する．

通常の造影CT

- 造影剤の注入速度：2mL/秒以下で，22G針を使用する．
- 撮影範囲：横隔膜上から坐骨下位まで（病変等がある場合はすべて含める）とし，1呼吸で撮影する．癌の転移検索をする場合には，胸部を含めて撮影することがある．
- 撮影：造影剤注入後，90秒程度経過してから撮影する．尿路系の精査時は，4分後に腎臓から膀胱までの撮影を行う（図4-4）．

ダイナミックCT（図4-5）

- 造影剤の注入速度：3mL/秒以上で，20G針を使用する．
- 撮影範囲：特定の臓器（腎臓など）について，異なる時相（皮髄相・腎実質相・排泄相）で，同じ部位を数回撮影する．単純撮影も含めて，毎回同じ呼吸方法（息を吸う量の調節）により呼吸を停止して撮影する．

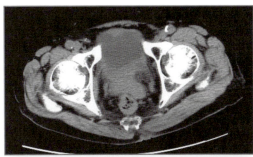
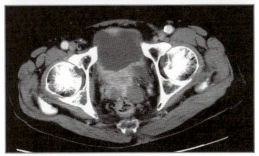

図4-4　造影CT所見
上は図4-3のCT像，下は膀胱癌の造影像

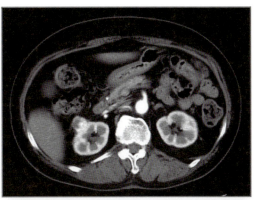
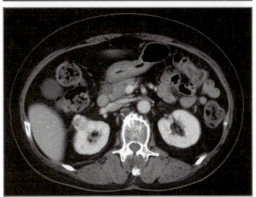
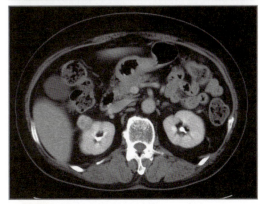

図4-5　ダイナミックCT
上から皮髄相，腎実質相，排泄相

❺ 終了後の注意事項

- 急に立ち上がると起立性低血圧が起こることがあるため，一度坐位姿勢をとり，めまいなどの症状がないことを確認してから，検査台を降りる．
- 造影剤は主に尿より排出されるため，水分制限が必要な患者を除き，水分摂取を促す．医師の指示により，時間尿量をチェックする．
- 倦怠感，浮腫，湿疹，瘙痒感などの症状が出た場合は，すぐに報告するよう説明する．また，遅発性アレルギーについて説明しておく．

3 腎・泌尿器系MRI検査

❶ 腎・泌尿器系MRI検査とは

腎・泌尿器系MRI検査は，MRI装置(56頁参照)を用いて，泌尿器科領域の臓器(副腎，腎臓，膀胱，精嚢，尿管，前立腺など)の微細な断層写真を撮る方法である．

❷ 適応と禁忌，合併症

適応

- 腎臓や膀胱，尿管の形状，癌や結石などの撮影．

禁忌

- 強力な磁場が発生するので，磁気に影響する衣類や金属類の着用，および体内の電子機器には注意が必要である(57頁を参照)．

合併症

- 造影剤によるアレルギー症状出現の可能性(嘔気・嘔吐・呼吸困難・血圧低下・発疹など)．

❸ 検査前の準備

① 医師が患者・家族に検査内容の説明を行い，同意を得る．同意書を確認する．
② 造影剤を使用する場合は，造影剤によるアレルギーの有無や腎機能障害の有無を確認する．
③ 糖尿病のある患者は，血糖降下薬の種類(メトホルミン塩酸塩錠)によっては休薬しなければならないものもあるため，医師に確認する．
④ 閉所恐怖症のある患者は，医師に相談する(必要があれば鎮静を考慮する)．検査は機械の狭い空間に30分ほど安静にしていなければならない．連絡用ボタンや，検査室の外と常に会話が可能であることを説明し，不安の除去に努める．
⑤ 医師の指示を確認し，内服薬，点滴などについて患者に説明する．検査前の飲水制限はない．
⑥ 検査室は強い磁気があるため，磁石に引きつけられる金属類，画像に影響するものは検査室内に持ち込まないよう入念に確認する．
　※金属の持ち込みによる重大事故・火傷防止のための事前説明を十分に行う
⑦ 検査時間は約30分かかり長時間動けないこと，機械が作動する大きな音がすることを説明し，検査前の患者の不安を軽減できるよう，患者の訴えには受容的に接していく．
⑧ 検査中は，顔色や全身状態の観察を行うため，化粧は控えてもらう．また，化粧品は発熱の可能性があるため控えてもらう．
⑨ 検査室の室温は，検査中の患者の体温上昇による発汗を押さえる目的で，室温が低くなっている．保温目的での保温下着類は金属性の物質が織り込まれているものもあり，火傷などの危険性があるため，着替える際は脱いでもらうよう説明する．
⑩ 輸液ポンプ・呼吸器などの医療機器を使用している場合は，事前に検査室へ連絡する．
⑪ 検査着に着替えて，検査移動前に排尿を済ませる．
⑫ 患者の状態に合わせた検査室移送手段を選択する．ストレッチャー・車椅子の場合は，MRI専用のものを使用する．酸素ボンベ，輸液ポンプ，シリンジポンプなども磁気性金属であるため，MRI室への持ち込みは禁忌である．
⑬ 医療スタッフは，聴診器，ボールペン，名札，はさみなどの金属類を持ち込まないよう，

MRIへ搬送する前に外しておく.

❹ 検査手順

①放射線検査室受付にて,患者確認を行う.
②患者をMRI装置の前に誘導し,診療放射線技師の誘導に合わせて体位調整の補助を行う.騒音が気になる場合は耳栓を用意する.患者が妊娠している場合や検査時に特別な介助が必要な場合は,診療放射線技師に情報提供する.看護師は,点滴や酸素投与,ドレーンなどが撮影の妨げにならないように整理する.
③患者には,体位調整時や撮影直前にもこまめに声をかけて安心させる.
④造影剤を使用している場合は,副作用(瘙痒感,発疹,発赤,めまい,悪心,しびれ,呼吸困難など)の出現には十分留意する.

❺ 終了後の注意事項

・急に立ち上がると起立性低血圧が起こることがあるため,一度座位姿勢をとり,めまいなどの症状がないことを確認してから,検査台を降りてもらう.
・造影剤による副作用出現を軽減させるため,水分摂取を促す.
・造影剤の副作用がないかを観察する.時間が経過してから出現する可能性もあるため,倦怠感,浮腫,湿疹,瘙痒感などの症状が出た場合は,すぐに報告するよう説明する.
・医師の指示により,時間尿量をチェックする(造影剤は主に尿より排出される).

4 エコー検査(腹部・骨盤部)

❶ 腹部・骨盤部のエコー検査とは

泌尿器科領域では,エコー検査により腎臓の大きさ・形状や実質の変化,腫瘍病変の有無,膀胱壁の変化や隆起性病変,前立腺の大きさなどの観察が行われる(図4-6, 7).必要に応じて経直腸超音波を行うこともある.

❷ 適応と禁忌

適応

・腎臓の大きさ・形態からの腎機能障害の程度の評価.
・腎臓・尿管・膀胱内の結石の有無の確認.
・腎臓・膀胱・前立腺の腫瘍性病変の有無の確認.
・腎盂や尿管の拡張の有無の確認.
・膀胱壁の肥厚や膀胱内の尿の状態から感染症の有無の確認.
・前立腺の大きさを計測することによる前立腺腫大の有無の確認.

禁忌

・特になし.

❸ 検査前の準備

①エコー検査は,ガスの影響を受けやすいため,検査部位,検査時間により飲食の注意事項が異なる.
　・腹部:午前に検査の場合は朝食禁とする.午後に検査の場合は朝食可,昼食禁止.
　・膀胱・前立腺:膀胱に尿をためる必要がある.食事摂取可.
　・子宮・卵巣等婦人科:膀胱に尿をためる必要がある.食事摂取可.
②検査時は,検査用ベッドに仰臥位となってもらい,腹部を広めに露出してもらう.着衣にゼリーが付着しないようにタオルを当てるなどの配慮をする.
③検査前に,息を吸ったり吐いたりすることや,息を止めてもらうことがあることを伝える.

❹ 検査手順

①超音波プローブは,腎・泌尿器科領域の場合,3.5～5MHZのコンベックスプローブを使用する(図4-8).
②プローブと体表の間に空気が入らないように超音波用ゼリーを塗布する.ゼリーはあらかじめ温めておく.
③患者の体型によって観察深度が異なるため,

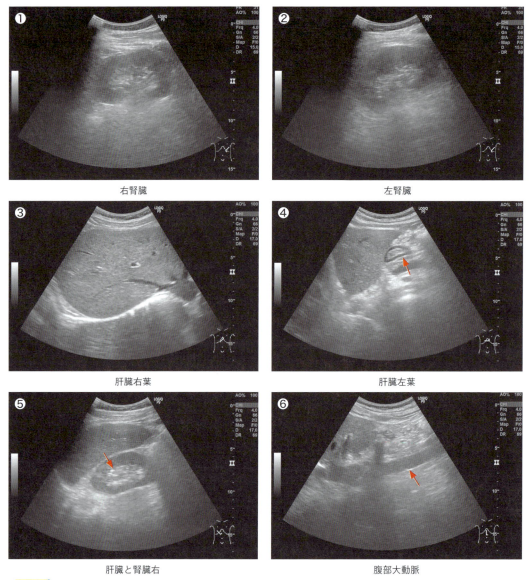

図4-6 腹部の正常エコー像

①,②腎実質は低エコーに描写される.③肝の実質と肝静脈.④肝臓の左葉の背面に胃壁が描写される.
⑤右の腎臓は肝臓の右葉背面に描写される.⑥大動脈は背面に前面が描写される.

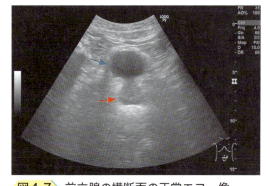

図4-7 前立腺の横断面の正常エコー像
青矢印は膀胱,赤矢印は膀胱の背面に描写される前立腺.

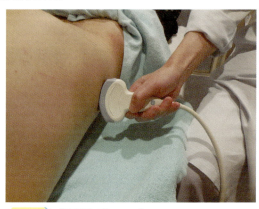

図4-8 超音波プローブ

観察深度などの調節を行いながら検査を行う.

❺ 検査結果の評価

①成人の腎臓の大きさは，長径100mm・短径50mm程度で，右腎に比べて左腎のほうがやや大きい.
- 腎腫大：急性腎盂腎炎，ネフローゼ症候群，片方摘出による代償性腫大など.
- 腎萎縮：慢性腎不全，腎梗塞など.

②前立腺の大きさは，加齢とともに大きくなるが，おおよそ横径40mm・縦径30mm・上下径30mm以下で，それを超えると前立腺腫大である.

③腎，尿管，膀胱内の結石は，超音波画像では白いstrong echoとして描写される.

④腎，膀胱，前立腺内の良性腫瘍では，嚢胞が多くみられる.

⑤腎，膀胱，前立腺内の悪性腫瘍は，低エコー腫瘍，高エコー腫瘍，混合性腫瘍などさまざまな性状を示す.

⑥膀胱に炎症が見られるときには，壁の肥厚が見られる.

❻ 終了後の注意事項

- 膀胱を充満していた場合は排尿を促す.
- 検査終了後，腹部に塗布したゼリーを温めたディスポタオルでふき取る.

5 核医学検査：腎動態シンチグラフィ，ガリウムシングラフィ，副腎シンチグラフィ

❶ 核医学検査とは

核医学検査（アイソトープ検査，RI検査）は，微量の放射線を出す放射性医薬品を体内に投与し，身体の状態を画像や数値でとらえる画像診断の1つである．核医学検査の特徴およ放射性医薬品については，78頁心筋シンチグラフィを参照.

腎・泌尿器系の核医学検査には，腎動態シンチグラフィ，ガリウムシングラフィ，副腎シンチグラフィがある.

放射性医薬品として，腎動態シンチグラフィではテクネチウム-99m（^{99m}Tc），ガリウムシングラフィではガリウム-67（^{67}Ga），副腎シンチグラフィではヨウ素-131（^{131}I）が用いられる.

❷ 適応と禁忌

適応

1. 腎動態シンチグラフィ
- 腎機能評価や治療後の経過観察.
- 移植腎の機能評価.
- 尿の通過障害の原因鑑別.

2. ガリウムシングラフィ
- 腫瘍や炎症（間質性腎炎，薬剤性腎炎，尿細管壊死，腎盂腎炎など），発熱の原因検索.

3. 副腎皮質シンチグラフィ
- クッシング症候群・クッシング病の検出.
- 原発性アルドステロン症の検出.
- 副腎皮質癌の検出.
- 副腎皮質の形態的変化・機能評価.

4. 副腎髄質シンチグラフィ
- 褐色細胞腫の検出.
- 神経芽細胞腫の検出.

禁忌

- 本検査に用いるテクネチウム-99m（^{99m}Tc），ガリウム-67（^{67}Ga），ヨウ素-131（^{131}I）に過敏症の既往のある患者.
- 妊婦または妊娠している可能性のある女性.

❸ 検査前の準備

①医師が患者・家族に検査の目的，方法などを十分説明する.

②説明後，不明・疑問・不安なことがあるかを確認し，必要時は追加説明を行い，同意を得てから実施する.

③日程や注意事項（食事，飲水量，排泄，内服薬，安静度，点滴など）を説明する.

④検査中はトイレに行けないため，事前に排尿・排便を済ませる.

⑤検査時は金属類を外した楽な服装で行う．
⑥検査によって撮影開始時間・前処置などが異なるため，確認する．
⑦放射性医薬品の使用はその性質上，検査当日に限る．高額であるため検査が中止になる場合は，検査日の前日までに，核医学検査室に連絡することが必要である．

❹ 検査手順

腎動態シンチグラフィ（レノグラム）

腎動態シンチグラフィは，アイソトープを静脈注射しながら約20分連続して撮像する．アイソトープが腎臓に集積し，腎盂→尿管→膀胱へと排泄される様子を，時間を追って画像でとらえることができる．

また，腎臓の放射能の変化をレノグラムに描写することができ，レノグラムのパターンから腎臓の機能評価や，薬剤の腎摂取率や腎クリアランスから有効腎血漿流量の計算などを行うことができる（図4-9）．

アイソトープは^{99m}Tc-DTPA（過テクネチウム酸ナトリウム），^{99m}Tc-MAG3（テクネシウム99m標識マグスリー）が用いられる．半減期6時間である．

^{99m}Tc-DTPAは糸球濾過でのみ排泄される糸球濾過物質で，糸球濾過率，糸球濾過量（GFR）の評価に用いられる．^{99m}Tc-MAG3は腎血漿流量（ERPF）の評価に用いられる．

薬剤負荷試験を行う場合もあり，負荷薬には，ループ利尿薬，ACE阻害薬などがある．ループ利尿薬は，尿うっ滞や尿管狭窄など尿の通過障害の原因鑑別，ACE阻害薬は，腎血管性高血圧症の診断に用いられる．

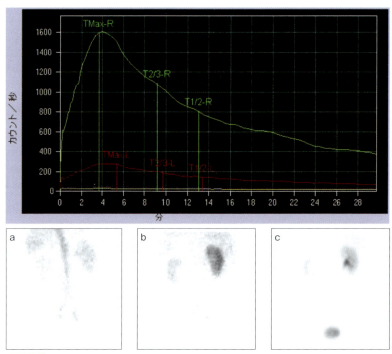

図4-9　腎動態シンチグラフィ血管相・実質相・排泄相・レノグラム

腎動態シンチグラフィ．薬剤静注後に経時的に腹部のプラナー画像が撮像されている．血管相(a)・実質相(b)・排泄相(c)ではそれぞれ，腹部大動脈・腎実質・尿路がよく描出されている．レノグラムでは左右それぞれの腎臓における集積の程度がグラフ化されている（この例では緑の曲線が右腎，赤い曲線が左腎の値を示している）．縦軸が集積の程度，横軸が時間を表している．この症例では，左腎の集積が弱く，機能が低下していることがわかる．

（落合慈之監：腎・泌尿器疾患ビジュアルブック第2版．p.97，学研メディカル秀潤社，2017）

1. 前処置
・検査の30分前に利尿を促すため，水300mLを飲水．検査直前に排尿する．

2. 検査手順
①検査中は撮影しているため，体を動かないように説明する．
②仰臥位で寝た患者の背面に検出器を合わせて，薬剤静注直後から約20分間程度の連続撮像をする．
③薬剤負荷検査を行う際，ACE阻害薬負荷の場合は，コントロール検査と2回に分けて薬剤投与し，ループ利尿薬負荷の場合は，検査の途中で利尿薬を投与する．
④負荷検査時，急変が起こる可能性があることを考慮しておく．
⑤^{99m}Tc-MAG3は投与後90分で，90%以上が尿中に排泄される．
⑥^{99m}Tc-DTPAは血中消失は遅く，尿中排泄も低い．

ガリウムシンチグラフィ
(腫瘍，炎症シンチグラフィ)
　ガリウムシンチグラフィは，臓器やリンパ節などの腫瘍や炎症，発熱の原因検索を目的として行われる．

　腎・尿路系では，間質性腎炎，薬剤性腎炎，尿細管壊死，腎盂腎炎，骨盤部膿瘍などが適応となる．

　アイソトープは，^{67}Ga（クエン酸ガリウム）が用いられる．半減期約78時間である．

　^{67}Gaは，腫瘍や炎症に集積する性質をもっているが，その集積機序ははっきりとは解明されていない．

　^{67}Gaは，24時間までに投与量の10%程度が尿中に排泄される．

1. 前処置
・撮像の前日に下剤を投与する．

2. 検査の流れ，注意事項
・^{67}Gaを静注して2〜3日後に撮像をする．
・仰臥位をとった患者の前後方向に検出器もしくはベッドを移動させて，20分程度の撮像をする．SPECT収集をして断層像を得る場合に

は，さらに15分〜25分程度を要する．

副腎シンチグラフィ
　副腎皮質シンチグラフィは，RI標識したコレステロール（^{131}I-アドステロール）が副腎皮質に集積することを利用した検査法である．クッシング症候群や原発性アルドステロン症などの診断に用いられる．

　副腎髄質シンチグラフィは，メタヨウ化ベンジルグアニジンの^{131}I標識物（^{131}I-MIBG）の交感神経終末細胞中のクロム親和性細胞への集積を利用した検査法である．褐色細胞腫や神経芽細胞腫の診断に用いられる．

1. 前処置
・甲状腺被曝防止のため，静脈注射2日前から7日後まで毎日ルゴール液を飲んでもらう（ヨードブロック）．

2. 副腎皮質シンチ
①検査中は撮影しているため，体を動かないように説明する．
②^{131}I-アドステロールを生理食塩液か注射用蒸留水で2倍に希釈したものを，背臥位にて30秒以上かけてゆっくりと静脈注射する．
③エタノールを含んでいるため，飲酒に対して強い反応を示す患者では，血管迷走神経反応系の副作用が現れやすいので，注意が必要である．
④静脈注射後7日目に，10分間撮像を行う．

3. 副腎髄質シンチ
①^{131}I-MIBGを30秒以上かけてゆっくり静脈注射する．
②静脈注射後24時間目，48時間目に撮像する．

❺ 終了後の注意事項
・放射性医薬品は尿・便に排泄される．排泄まで一定期間を必要とするので，尿・便，血液の取り扱いは手袋などを用いて慎重に行う．
・腎機能に問題のない限り，飲水と排尿を促す．排尿を促し，放射性医薬品を速やかに体外に排出することで，被曝を最小限にする．
・放射性核種の物理的半減期を考慮して尿，オムツなどの取り扱いには注意する．

> **略語**
> ◆糸球濾過量
> GFR：glomerular filtration rate
> ◆腎血漿流量
> ERPF：effective renal plasma flow

- 特に注意事項のない場合，通常の生活でよい旨を説明する．
- 授乳制限のある場合は，患者に説明する．
- 男性は，放射線医薬品が含まれる尿の飛沫が周囲を汚染することを防ぐため，便座に座って排尿するよう説明する．

6 尿検査

❶ 尿検査とは

尿検査は患者への負担が少なく，血液成分もある程度反映することから，腎・尿路系疾患のみならず，糖尿病などの代謝性疾患，肝・胆道疾患の早期発見，および病態理解に重要な意義をもつ検査である．

尿検査には，尿量，尿の色・混濁度，尿比重，尿浸透圧の評価，尿沈査，尿培養，尿細胞診が含まれる．

試験紙で判定が可能な異常尿にはタンパク尿，血尿，ビリルビン尿，ケトン尿，ウロビリノゲン尿などがある．

採尿方法は，自然排尿（中間尿・全尿・初尿），カテーテル尿，また採尿時間により早朝尿，随時尿，蓄尿などがある．

尿検査の目的は，①尿中の各種細胞やタンパク・糖などを調べることによって，身体の諸器官の機能を知ること，②手術前検査や脱水などの水分電解質の検査データを得ることである．

❷ 必要物品

検査の目的により採尿時間と採尿方法が異なるため，目的に合った物品を用意する（図4-10）．

①採尿物品：採尿カップ，尿器，便器，蓄尿袋，滅菌カップなど，カテーテル．
②検体容器．
③手袋．

❸ 採取方法

自然排尿

1. 中間尿

排泄の始めと終わりの尿を採らずに，排泄途中の尿を用いる．

女性の外陰部や腟からの細菌や細胞成分などの混入を避けるには，中間尿が望ましい．

2. 全尿

24時間尿（蓄尿）ともいう．蓄尿方法は，まず排尿し，これを捨てる．この時間から24時間内に排出した尿をすべて，蓄尿容器に貯めておく．

24時間後には尿意がなくても採取し，これを含めて24時間尿とする．

3. 初尿

排尿の出始めの約10mLを採取する．消毒綿による外尿道口の清拭は行わない．男性の淋菌やクラミジア・トラコマティスなどによる尿道炎の検査に用いる．

カテーテル尿

自然排尿が困難な場合や微生物学的検査を目的として用いられる．女性においては尿路感染症の原因菌を特定する場合に，外尿道周囲の細菌混入を防ぐ目的で用いる．

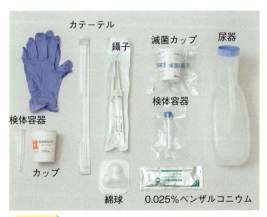

図4-10 必要物品

❹ 採尿時間

早朝尿
就寝前に排尿し，起床時に第1尿を採取する．これは体動，運動，または体位によるタンパク尿を除外するためである．また，早朝尿は濃縮尿であるため，感度よくタンパクを検出できる．

随時尿
任意の時間に採取した尿である(早期起床時以外の時間)．

早朝尿と比べると希釈されている場合が多く，尿中成分はそれだけ少ないものになるが，患者には時間制限がなく，新鮮な尿を検査できる．

尿沈査，尿培養，尿細胞診は，随時尿を用いるのが原則である．

蓄尿
24時間の全量を採尿した尿である．よく撹拌し，蓄尿の一部を提出する．1日タンパク排泄量，クレアチニンクリアランス(Ccr)の算出などに用いる．

尿の量を測定するとともに排尿回数や尿の色，臭い，浮遊物，沈殿物なども細かくチェックする．

検査前は，利尿作用の強いアルコールやコーヒーの飲みすぎは控える．基準値は1日500～2,000mLが目安となる．

＊Ccr検体提出時は蓄尿の一部，血清，および所定用紙に尿量・身長・体重を記載して提出する．

❺ 尿細胞診検査

尿中に出現している細胞を顕微鏡で観察し，悪性腫瘍や炎症疾患の検索を行う検査である．

自然尿の場合は，中間尿を提出する．検体容器にラベルを貼付し，伝票とともに提出する．

❻ 尿細菌検査(尿培養)

尿を培養し，腎，尿管・尿道など感染症を起こしている場合に，原因となる細菌を確定する検査である．

自然排尿の場合は，尿道口を0.025%ベンザルコニウム塩化物液浸漬綿球で消毒後，中間尿を滅菌カップに採取し，その一部を滅菌検体容器にあけ，提出する．

❼ 異常尿

タンパク尿
糸球体障害や尿細管障害，尿路感染症がタンパク尿の原因となる．

血尿
腎・泌尿器科系疾患の診断・治療において，重要な徴候である．

血尿は本人が気づく肉眼的血尿，および尿潜血反応または顕微鏡的血尿に大別される(図4-11)．

尿糖
通常は陰性である．陽性の場合は糖尿病，高血糖や糖代謝異常を合併するクッシング症候群や褐色細胞腫などの内分泌疾患などが考えられる．

ビリルビン尿
尿が黄色みを帯びる，または尿の色が濃い場合に確認する．

陽性の場合は，血液検査で肝機能の検査を行う．

24時間尿の異常
400mL以下の乏尿であれば，腎機能低下や脱水症状，2,500mL以上の多尿の場合は，尿崩症，糖尿病，腎不全，心因性多尿などを疑う．

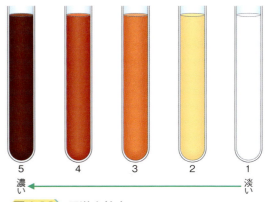

図4-11 尿潜血検査

尿が出ない無尿の場合は，前立腺肥大症や尿路腫瘍などを疑う．

❽ 検査手順

第3章2項「検体採取」の項254頁参照．
①患者確認を行う．
②患者に採尿方法の説明を行う．
③排尿介助での採取は，カーテンを閉めプライバシーの保護をする．
④標準予防策に基づいた手指衛生を行う．
⑤手袋を着用し，患者の状態に合った排尿介助を行う．
⑥採尿一部を検体容器にあける．
⑦検体容器のラベル・氏名を確認し，検査科へ提出する．
⑧使用した採尿物品は感染性廃棄物容器(オレンジハザード)に捨て，手指衛生を行う．

❾ 採尿時の注意事項

・女性の場合は事前に月経の有無を確認する(血液混入があるため)．
・尿量測定の際は目の高さで正確に行う．
・新生児や乳幼児で採尿が困難な場合は，専用の尿パットを使用し採取する．

7 排尿機能検査

❶ 排尿機能検査とは

排尿機能検査とは，蓄尿機能と排尿機能の状態を評価する検査で，膀胱や尿道などの下部尿路の働きが確認できる．

排尿機能検査には，尿流量測定，残尿測定，膀胱内圧測定，尿道圧測定などが含まれる．

📖 略語

◆クレアチニンクリアランス
Ccr：creatinine clearance

❷ 尿流量測定

尿流量測定とは

測定装置が付いたトイレに排尿し，尿の勢い・排尿量・排尿時間などを測定する．ウロフロメトリーともいう(図4-12)．1秒あたりの排出される尿量を測定し，排尿量，最大尿流率，平均尿流率，排尿時間を求める．

通常の青・壮年では150mL以上の排尿量で，男性の場合は最大尿流率15mL/秒，女性の場合は20mL/秒以上を正常とすることが多い．

尿流曲線は，正常はきれいな山形で，前立腺肥大症などの下部尿路閉塞では低い台形となる．

適応と禁忌

1. 適応
・下部尿路機能のスクリーニング．
・治療の効果の判定．
2. 禁忌
・特になし．

検査前の準備

①膀胱に尿をためた状態で行う．
②尿意を感じる状態で測定を行う．

検査手順

①患者確認を行う．
②ウロフロメトリーの電源をオンにする．オレンジ色から緑色に点滅(点滅から点灯に変わる)したら，集尿ロートに向かって排尿する．女性の場合は，ポータブルトイレにセットする．
③排尿が終了したら残尿測定を行う．
④しばらくすると，ウロフロメトリーから検査結果がプリントされる(図4-13)．そのプリント用紙に残尿・ID・患者名を記載する．

❸ 膀胱内尿量測定装置による残尿測定

残尿測定とは，排尿後直後に膀胱内にどれくらい尿が残っているかを調べる検査である．10mL以下が正常である．

残尿が多いと残尿感を感じるだけでなく，機能的な膀胱容量が減少し，すぐに尿がたまり，

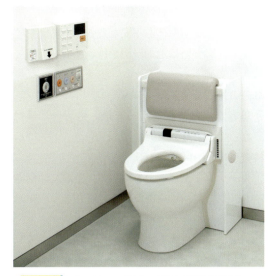

図4-12 トイレ一体型の尿流量測定装置
フロースカイ　　　　　　　　　（写真提供：TOTO株式会社）

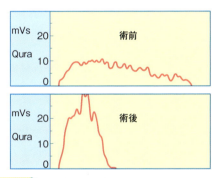

図4-13 尿流量測定結果
縦軸が尿勢，横軸が排尿時間．経尿道的前立腺切除術を行った患者の手術前後の尿流量曲線である．
上は術前であり，尿流量は10mL/秒を超えず，排尿時間は延長している．下は術後であり，尿流量の著明な改善および排尿時間の短縮を認める．
（東間　紘ほか監［近藤恒徳］：腎・泌尿器疾患．Nursing Selection 8，p.242，学習研究社，2003を改変）

頻尿になりやすくなる．また尿の停滞により，細菌感染による膀胱炎になりやすくなる．
　残量測定には，超音波検査（膀胱内尿量測定装置）による方法と，導尿による方法がある．

膀胱内尿量測定装置
　膀胱内尿量測定装置は，膀胱へ超音波パルスを当て，膀胱内の断層画像を撮影する膀胱用超音波画像診断装置である．導尿と異なり，非侵襲的に残尿の測定ができる．これにより得られた膀胱の形状や膀胱内の画像は3次元イメージで表示され，膀胱内の尿量を測定できる（図4-14）．

適応と禁忌
1. 適応
- 前立腺肥大症，神経因性膀胱または過活動膀胱．
2. 禁忌
- 腹水症の患者，恥骨部位に皮膚開口または創傷がある患者，小柄な患者（体重27kg未満および身長122cm未満），妊婦．

必要物品
①膀胱用超音波画像診断装置（ブラッダースキャンシステム）．
②専用ジェル．
③ティッシュペーパー．

検査前の準備
①患者・家族に検査内容・測定方法について説明する．羞恥心に配慮し，自尊心を傷つけないようにする．
②患者が自然排尿を行う．
③専用ジェルは37℃程度に温める．専用ジェルは熱すぎないように注意する．
④患者を処置台に案内し，坐位になり，下腹部を露出し，タオルで覆う．

検査手順
①ブラッダースキャンシステムの上部のボタン

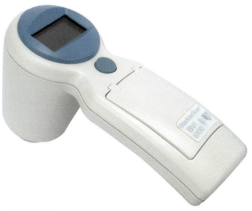

図4-14 膀胱用超音波画像診断装置　ブラッダースキャンシステム BVI6100
（写真提供：シスメックス株式会社）

で男女を選択する.

②専用ジェルを恥骨上約5cmの部分に塗布する.

③スキャンヘッドをジェル部分に当て,装置下部のスキャンボタンを押す.結果は「mL」で表示される.

④3か所測定する(例:10mL−20mL−10mL).

終了後の注意事項

①終了後,専用ジェルをティッシュペーパーで拭き取る.

②患者に検査が終了したことを伝え,寝衣を整える.

❹ カテーテル導尿による残尿測定

導尿による残尿測定とは

導尿による残尿測定は,ネラトンカテーテルを用いて残尿を導尿し,その量を測定するものである.正確な量を測定できるが,侵襲的な方法であり,カテーテル挿入による感染のリスクがある.

適応と禁忌

1.適応

・前立腺肥大症,神経因性膀胱または過活動膀胱.

2.禁忌

・尿道損傷.

・重症の急性前立腺炎,高度の急性尿道炎,高度の尿道狭窄.

必要物品

①ネラトンカテーテル(16 〜 18Fr).

②大綿球.

③鑷子.

④潤滑剤.

⑤ディスポ手袋.

⑥マスク.

⑦排尿コップ.

⑧尿器.

⑨ビニールエプロン.

⑩ディスポシーツ.

検査前の準備

①医師が患者・家族に導尿の目的を十分説明す

る(診察前の場合は看護師が説明を行う).

②説明後,不明・疑問・不安なことがあるかを確認し,必要時は追加説明を行い,同意を得てから実施する.

③患者確認をする.

④患者が自然排尿を行った後,処置台に横になってもらう.

検査手順(図4-15,16)

①カーテンまたはドアを閉めて,羞恥心に配慮し,プライバシーを保護する.

②手指衛生を行い,標準予防策を実施する.

③患者の下着を外して,仰臥位に臥床してもらい,殿部の下にディスポシーツを敷く.バスタオルなどを使用して露出を最小限にする.

④患者の膝を立て,大腿部をわずかに外転させる.

⑤消毒する際は,患者にこれから消毒することについて説明する.鑷子を用いて綿球で消毒を行う.

・男性の場合:亀頭部を露出させ外尿道口を開き,円を描くように中心から外に陰茎全体を2〜3回消毒する.

・女性の場合:左手で大・小陰唇を左右に開き,尿道口から腟に向かって消毒する.

⑥次にカテーテルが入ることを患者に説明し,男性はカテーテルの先端17 〜 18cm,女性は5〜6cmの部分を持ち,先端に潤滑剤を塗布する.

⑦患者に深呼吸を促し,ゆっくりカテーテルを挿入する.

・男性の場合:外尿道括約筋を通過する際に抵抗を感じる.陰茎を少し引き上げるように持ち,カテーテルを15cmほど挿入する.尿の流出を確認したら,カテーテルを陰茎の自然な位置に下げて尿を流れやすくし,尿が出なくなるまで待つ.

・女性の場合:拇指と示指で小陰唇を開いたままカテーテルを3〜4cm尿道口に挿入する.尿の流出を確認したら,さらに1〜2cm挿入し,尿が出なくなるまで待つ.

⑧下腹部を恥骨結合に向かって軽く圧迫し,残

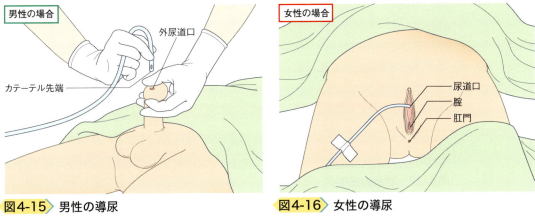

図4-15 男性の導尿　　図4-16 女性の導尿

(左右とも宮嶋正子監：はじめてでもやさしいストーマ・排泄ケア，p.132，学研メディカル秀潤社，2018)

尿の有無を確認する．

終了後の注意事項
- 患者にカテーテルを抜くことを説明し，ゆっくりと回しながら1cmほど抜き，尿の流出のないことを確認し，すべてのカテーテルをゆっくりと抜く．
- 尿器を取り除き，陰部をトイレットペーパーで拭き取り，バスタオルで下半身を覆い，ディスポシーツを取り除く．患者に処置が終了したことを伝える．
- 下着をつけて寝衣を整えるように声かけする（または，介助する）．

ケアのポイント
- 男性の場合：外尿道括約筋を通過する際に抵抗を感じる．外尿道括約筋付近まで挿入したら，患者に大きな呼吸をしてリラックスしてもらうと，括約筋の過度の緊張が取れ，挿入が容易となる．
- 女性の場合：カテーテルを10cm挿入しても尿が流出しない場合は，腟に挿入した可能性があるため，カテーテルを交換して再消毒し，挿入し直す．
- 尿道や陰部に触れる羞恥心などに配慮する．

❺ 膀胱内圧測定

膀胱内圧測定とは
　膀胱内圧測定は，生理食塩液または二酸化炭素をカテーテルで膀胱内に注入し，圧トランスジューサーを用いて膀胱内圧を経時的に測定する検査で，膀胱機能(尿をためる力，尿を出す力)を調べる検査である(図4-17)．
　排尿に何らかの異常のある場合(遺尿症，頻尿，尿閉など)で，精密検査が必要な場合に行われる．
　検査所要時間は15〜30分程度である．

適応と禁忌，合併症
1. 適応
- 前立腺肥大症など，下部尿路閉塞のある患者．
- 神経因性膀胱患者(脳血管障害，多発性硬化症，脊髄損傷，パーキンソン病など)，末消神経障害(糖尿病，直腸癌，子宮全摘など)．
- 尿失禁の術前・術後の評価．

2. 禁忌
- 膀胱感染症および尿道狭窄患者．

3. 合併症
- カテーテル挿入による感染のリスク．

検査前の準備
①医師が患者・家族に導尿の目的を十分説明する(診察前の場合は看護師が説明を行う)．
②説明後，不明・疑問・不安なことがあるかを確認し，必要時は追加説明を行い，同意を得てから実施する．

検査手順
①患者確認をする．
②患者が自然排尿を行い，膀胱を空にした後に処置台で仰臥位になる．

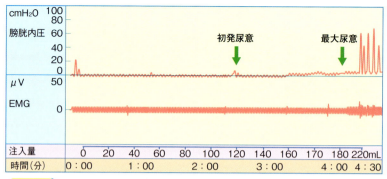

図4-17 膀胱内圧測定

横軸が注入時間(注入量),縦軸が膀胱内圧.初発尿意は注入量120mLで出現している.最大尿意は220mLとやや少なめだが,膀胱内圧は10cmH₂O以内の低圧に保たれている.圧パターンとしては正常例と考えられるが,最大尿意に達したのち,排尿させると膀胱内圧は上昇する.

括約筋筋電図(EMG)は,蓄尿量の増加に伴い振幅が増大し,排尿と同時に減少する.

(落合慈之監:腎・泌尿器疾患ビジュアルブック第2版,p.104,学研メディカル秀潤社,2017)

③外尿道を消毒し,経尿道的に10Frネラトンカテーテルを挿入し,残尿測定をする(前項134頁参照).
④膀胱内圧測定には,注入用ルートと圧測定用ルートが必要であり,尿道口を消毒し,尿道口から内圧測定器を付けたカテーテルを膀胱内に挿入後,生理食塩液を注入して,膀胱の内圧を計測する.
⑤肛門からは直腸内圧(腹腔内圧)を計測するためのカテーテルを挿入する.尿を出す膀胱の力を排尿筋圧といい,「膀胱内圧－腹腔内圧」の式によって計測できる.
⑥膀胱がいっぱいになるまで,生理食塩液を注入した後,患者に膀胱がいっぱいになったという感じ,圧力,痛み,または尿意があるかを尋ねる(検査中に膀胱が少し漏れている可能性があるが,これは正常である).
⑦患者が排尿したい衝動を感じ始めたら報告してもらい,排尿してもらう.この時の尿流の圧力が記録される.
⑧検査中は腹圧をかけると正確な測定値が得られないため,咳をしたり,体を動かしたりしないように説明する.
⑨膀胱に残っている液体を排出し,カテーテルを抜く.

終了後の注意事項
・2〜3日間,排尿時に刺激痛を感じる場合があることを伝える.
・感染予防のために抗生物質が処方された場合は,指示どおりに内服するよう説明する.

ケアのポイント
・検査中は胸に手を乗せ,手を動かしたり,身体を動かしたりしないよう説明する.
・検査中に痛みや気分不快があった場合は,すぐに知らせるように説明する.

⑥ 尿道内圧測定

尿道内圧測定とは

尿道内圧とは,閉鎖している尿道を開くためにちょうど必要な圧を意味する.尿道内圧測定は,尿道内腔を押し広げる圧力に対する抵抗値を,連続的に測定する検査である.

尿道から膀胱へとカテーテルを挿入して,その後ゆっくりと引き抜いていくことで,尿道の圧力を測定する.

尿道の圧力を調べることで尿道を締める力を測定し,失禁の原因が腹圧性によるものかどうか,男性の場合は前立腺肥大がないかなどを判断する.前立腺肥大症の患者は健康人より尿道内圧が高めになり,この圧力を調べることで前立腺の大きさを調べることができる(図4-18).

適応と禁忌，合併症
1. 適応
- 前立腺肥大症など，下部尿路閉塞のある患者．
- 神経因性膀胱患者（脳血管障害，多発性硬化症，脊髄損傷，パーキンソン病など），末梢神経障害（糖尿病，直腸癌，子宮全摘など）．
- 尿失禁の術前・術後の評価．

2. 禁忌
- 膀胱感染症および尿道狭窄患者．

3. 合併症
- カテーテル挿入による感染のリスク．

検査前の準備
①医師が患者・家族に導尿の目的を十分説明する（診察前の場合は看護師が説明を行う）．
②説明後，不明・疑問・不安なことがあるかを確認し，必要時は追加説明を行い，同意を得てから実施する．

検査手順
①患者が自然排尿を行い，膀胱を空にした後，処置台で仰臥位になる．
②外尿道を消毒し，経尿道的に10Frネラトンカテーテルを挿入し，残尿測定をする（前項134頁参照）．
③カテーテルの先端を膀胱頸部に置いてゼロポジションを設定し，注入用ルートから生理食塩液を注入していく．
④注入率は20〜50mL/分が望ましい．カテーテルを一定速度で引き抜くことで，内尿道口寄りのおおよその距離が推測できる．
⑤外尿道口よりカテーテルを抜去し，検査を終了する．

終了後の注意事項
- 2〜3日間，排尿時に刺激痛を感じる場合があることを伝える．
- 感染予防のために抗菌薬が処方された場合は，指示どおりに内服するよう説明する．

8 膀胱鏡検査

❶ 膀胱鏡検査とは

膀胱鏡検査とは，直径6mm，長さ30cm程度の金属製の筒を，尿道口から挿入して，尿道と膀胱を観察する検査である（図4-19）．柔らかく比較的刺激の少ない軟性尿道膀胱鏡と，より視野が広い硬性尿道膀胱鏡がある．

腫瘍が疑われる場合は，その部分から組織を採取して生検を行う．

膀胱鏡の特徴

硬性尿道膀胱鏡は，金属製外管，およびレンズや光を伝達する光学視管からなっている．軟性鏡と比較して硬性鏡は解像力に優れ，滅菌が容易で耐久性もよく，さらに排水機構も外管だけを残して，膀胱内腔の灌流液の排出・入れ替

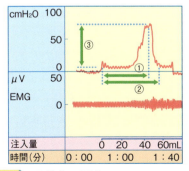

図4-18 尿道内圧測定
①の長さを前立腺部尿道長，②を機能的尿道長といい，前立腺肥大症の場合に延長する．③を最大尿道閉鎖圧といい，前立腺肥大症などの下部尿道通過障害のあるときに増加する．
（落合慈之監：腎・泌尿器疾患ビジュアルブック第2版，p.104，学研メディカル秀潤社，2017）

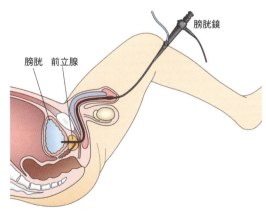

図4-19 膀胱鏡の様子
（落合慈之監：腎・泌尿器疾患ビジュアルブック第2版，p.99，学研メディカル秀潤社，2017）

えができる．肉眼的血尿がみられる場合には，灌流液を入れ替えながら観察できる．

さらに硬性尿道膀胱鏡は，観察部位の位置や関係を容易に把握できる利点がある．

欠点として軟性鏡と比べ，疼痛を伴い，また診察体位として載石位をとらなければならないため，患者に身体的・精神的な負担を与える．

❷ 適応と禁忌，合併症

適応
・内視鏡による尿道・膀胱粘膜の変化に関する直接観察．
・癌の存在部位，数，形態などの確認．
・癌の悪性度，粘膜下や筋層への浸潤の可能性の診断．

禁忌
・急性炎症(急性の膀胱炎，尿道炎，前立腺炎，精巣上体炎など)の存在．
・高度の尿道狭窄．

合併症
・膀胱炎症状(頻尿，排尿痛)．
・出血．
・発熱．

❸ 必要物品

①尿道膀胱鏡(軟性または硬性鏡)．
②生理食塩液500mL（37℃前後に加温）．
③輸液セット．
④粘滑・表面麻酔剤ゼリー．
⑤消毒液．
⑥注射器50mL．

❹ 検査前の準備

①医師から患者・家族へ，検査の目的・実施内容・合併症のリスクなどを説明し，同意を得る．
②医師の説明に加え，患者・家族に検査の流れや注意事項の説明を行う．
③必要物品を準備し，寒くないように室温の調整をする．
④検査直前に排尿を済ませるよう説明する．

❺ 検査直前の準備

①排尿を済ませたら処置室に案内し，下半身の下着を脱ぎ検診台に座ってもらう．保温のため，バスタオルなどを患者の上半身に掛ける．検査台への昇降時は，転落しないよう注意を促し，適宜介助する．
②背もたれに頭をつけ，力を抜くように声かけを行う．検診台が回転するので動かないように説明する．
③検査開始時に検診台を回転・上昇させて，両脚を開脚してもらう．患者に合わせて開脚角度を調節し，載石位をとる．載石位をとる際，高齢者の場合は骨折や脱臼に注意しながら，十分間脚できるよう介助する．
④羞恥心を伴う検査であるため，不必要な露出を避け，プライバシー保護に留意する．

❻ 検査手順

①医師は，尿道口を消毒液で消毒する．
②看護師は，尿道膀胱鏡に粘滑・表面麻酔剤ゼリーを塗布する介助を行う．医師が尿道口から膀胱内に尿道膀胱鏡を挿入し，生理食塩液を100mL膀胱内に注入し，膀胱内を観察・検査する．膀胱鏡TVセットのモニターに膀胱内の様子が映し出される．
③硬性鏡の場合は，外套管を挿入したら内筒を外し，内視鏡レンズを挿入後，光源を接続し膀胱内を観察・検査する．
④尿道膀胱鏡挿入時は，腹圧を加えないよう軽く口で呼吸してもらう．
⑤挿入した生理食塩液を注射器で引き，細胞診検査に検体を提出する．または，検査終了後の排尿を，細胞診検査へ提出する．
⑥看護師は検査中，患者のそばに立ち，適宜声かけを行いながら，患者の顔色・表情などから痛みや不快感の有無を観察する．

❼ 終了後の注意事項

・検査終了後,医師が尿道膀胱鏡を抜去したら，局部を清拭する(バスタオルを軽く当てて,患

者本人で清拭してもらうとよい).
- 検診台が元の位置に戻ったら,患者を検診台から下ろし,衣服を着用する.
- 検診台への昇降時,転倒・転落しないよう介助する.
- 衣服を整えたら,トイレでの排尿を促す.
- 検査の説明書などを用いて,以下を説明する.
  - 排尿時にしみることがある.
  - 尿道痛,下腹部不快感,排尿痛,少量の出血がみられる場合もあるが,半日くらいで消失する.
  - 尿道粘膜刺激,感染を予防するために水分を多めに摂取する.またアルコール,刺激物はとらない.
  - 検査後24時間は,できる限り安静とし保温に留意する(当日は入浴禁,シャワー浴は可).
  - 発熱,排尿時の痛みなどが強い場合は,泌尿器科外来または救急外来に連絡する.

9 膀胱生検

❶ 膀胱生検とは

膀胱の細胞や組織を採取して調べる検査である.膀胱癌を疑う場合の確定診断のために行う.

腫瘍が存在した場合は,経尿道的膀胱腫瘍切除術(TUR-Bt)の治療を兼ねることができる.

内視鏡的に上皮内癌を疑うときや多中心性発育を示す膀胱癌を疑うときは,内視鏡で正常粘膜と思われる部位から無作為にコールドパンチ生検を行う[1].

経尿道的膀胱腫瘍切除術(TUR-Bt)

膀胱癌に対し,尿道から内視鏡を挿入して,電気メスで腫瘍を切除する方法である.

腫瘍切除以外にも,粘膜生検にも用いられる.開腹手術に比べて侵襲性が低く,手術時間も短い.

- 表在性癌(筋層への浸潤がない):TUR-Btによる根治が可能である.

- 浸潤癌:TUR-Btは治療としては不十分だが,癌の深達度の診断ができる.

❷ 適応と禁忌,合併症

適応
- 膀胱癌の確定診断.
- 癌の進行度,病期の診断.

禁忌
- 急性炎症(急性の膀胱炎,尿道炎,前立腺炎,精巣上体炎など)の存在.
- 高度の尿道狭窄.

合併症
- 膀胱炎症状(頻尿,排尿痛).
- 出血.
- 発熱.

❸ 必要物品

①膀胱鏡(軟性または硬性鏡).
②生検鉗子.
③生理食塩液500mL(37℃前後に加温).
④輸液セット.
⑤粘滑・表面麻酔剤ゼリー.
⑥消毒液.
⑦注射器50mL.

❹ 検査前の準備

①医師から患者・家族へ,検査の目的・実施内容・合併症のリスクなどを説明し,同意を得る.
②医師の説明に加え,患者・家族に検査の流れや注意事項の説明を行う.
③必要物品を準備し,寒くないように室温の調整をする.
④検査直前に排尿を済ませるよう説明する.

❺ 検査直前の準備

①排尿を済ませたら処置室に案内し,下半身の下着を脱ぎ検診台に座ってもらう.保温のため,バスタオルなどを患者の上半身に掛ける.検査台への昇降時は転落しないよう注意を促し,適宜介助する.

第2章 系統別臨床検査と看護

139

②背もたれに頭をつけ，力を抜くように声かけを行う．検診台が回転するので動かないように説明する．
③検査開始時に検診台を回転・上昇させて，両脚を開脚してもらう．患者に合わせて開脚角度を調節し，載石位とする．載石位をとる際，高齢者の場合は骨折や脱臼に注意しながら，十分開脚できるよう介助する．
④羞恥心を伴う検査のため，不必要な露出を避けプライバシー保護に留意する．

❻ 検査手順

①医師は，尿道口を消毒液で消毒する．
②看護師は，膀胱鏡に粘滑・表面麻酔剤ゼリー塗布の介助を行う．医師が尿道口から膀胱内に膀胱鏡を挿入し，生理食塩液を100mL膀胱内に注入し，膀胱壁を広げる．膀胱が膨らみ広がったところで，膀胱壁の状態を調べる．
③生検鉗子を膀胱鏡の鉗子チャンネルから挿入し，検体を採取する．
④看護師は検査中患者のそばに立ち，適宜声かけを行いながら，患者の顔色・表情などから痛みや不快感の有無を観察する．

❼ 終了後の注意事項

・検査終了後，医師が膀胱鏡を抜去したら，局部を清拭する（バスタオルを軽く当てて，患者本人で清拭してもらうとよい）．
・検診台が元の位置に戻ったら，患者を検診台から下ろし，衣服を着用する．
・衣服を整えたら，トイレでの排尿を促す．
・検査の説明書などを用いて，検査後の注意事項を説明する．
　・排尿時にしみることがある．
　・尿道痛，下腹部不快感，排尿痛，少量の出血がみられる場合もあるが，半日くらいで消失する．
　・尿道粘膜刺激，感染を予防するために水分を多めに摂取する．またアルコール，刺激物はとらない．
　・検査後24時間は，できる限り安静とし保温

📖 **略語**
◆経尿道的膀胱腫瘍切除術
TUR-Bt：transurethral resection of the bladder tumor

に留意する（当日は入浴禁，シャワー浴は可）．
・排尿をがまんしない．
・検査後24時間は，重い荷物を持たない．激しい運動は避ける．
・膀胱生検後2週間は，性行為をしない．
・発熱，排尿時の痛みなどが強い場合は，泌尿器科外来または救急外来に連絡する．検査後2日経過しても血尿（血の塊が混入），排尿時痛，尿が濁るなどの症状がある場合は，受診するよう勧める．

10 腎生検

❶ 腎生検とは

　腎生検とは，うつ伏せの姿勢になり超音波で腎臓を映し出しながら，背中から穿刺針を腎臓まで刺して，腎臓の組織を採取して，顕微鏡で調べる検査である．左右の腎臓のどちらか一方の腎臓から採取する．

　背中に多少強めの衝撃と圧迫感を感じるが，局所麻酔を行うため，痛みはある程度抑えられる．

　腎疾患の確定診断・治療方針の確立，腎疾患の病態の正確な把握，治療効果の判定や予後の推定を目的とする．

❷ 適応と禁忌，合併症

適応
・血尿が持続し，糸球体腎炎が疑われる場合．
・1日タンパク量が0.3〜0.5g/日以上の場合．
・急性腎不全，ネフローゼ症候群．
・原因不明の腎機能低下で，腎臓の形態が正常である場合．

禁忌

- 片腎(機能的片腎も含む).
- 管理困難な出血傾向.
- 囊胞腎(大きな単囊胞, 多発性囊胞腎).
- 水腎症.
- 管理困難な全身性合併症(重症高血圧, 敗血症).
- 腎実質内感染症(腎盂腎炎, 腎周囲膿瘍, 膿腎症).
- 腎動脈瘤.
- 末期腎(高度の萎縮腎).
- 体動などで安静の保持が困難.

合併症

- 血尿.
- 穿刺部からの出血.
- 他臓器穿刺.
- 感染(発赤, 腫脹, 疼痛).

❸ 必要物品

①穴あきドレープ1枚.
②四角巾1枚.
②クーパー1本.
③滅菌シャーレ.
④生理食塩液20mL3本.
⑤23Gカテラン針.
⑥注射器10mL.
⑦18G注射針.
⑧輸液セット.
⑨バイオプシーニードル16G.
⑩局所麻酔薬.
⑪消毒液.
⑫滅菌手袋.
⑬滅菌はさみ.
⑭滅菌エコーカバー.
⑮砂囊500g.
⑯心電図モニター.

❹ 入院前検査オリエンテーション

①医師から患者・家族へ, 検査の目的・必要性・実施内容・合併症のリスクなどを説明し, 同意を得る.

②医師の説明に加え, 検査の流れや注意事項の説明を行う. 背中から針を刺すことに関する恐怖や, 痛みに関する不安を抱きやすいため, 患者が心配していることや不安に思っていることが十分に表出できるよう, オリエンテーションを行うことが大切である.

❺ 検査前日の準備

①入院後, 検査についての患者の理解の程度や不明・疑問・不安などについて確認し, 必要時追加説明を行う.

②検査同意書, 麻酔同意書, アレルギー問診票などの必要書類を確認する.

③食事, 内服, 安静についての説明を行う.
- 検査が午前の場合:朝から禁飲食. 内服は少量の水で内服する.
- 検査が午後の場合:昼から禁飲食. 内服は少量の水で内服する.

④検査後の食事は, 翌朝まで臥床したまま食べることになるため, 少しでも食べやすくするよう, おにぎり食などに変更する.

⑤医師の指示により(体毛の濃い患者など), 検査前日に背部から腰部の除毛を行い, 入浴または清拭を行う.

❻ 検査手順

①検査前に検査着に着替える. 医師の指示により弾性ストッキングを着用する.

②検査は病室のベッドにて腹臥位で行う(検査終了後, そのまま安静臥床がとれるため).

③検査前に排尿を済ませる(尿道カテーテルを留置する場合もある).

④検査終了後はベッド上安静, 床上排泄になることを再度説明する.

⑤輸液ルートを確保する.

⑥バイタルサインを測定する.

⑦検査の介助を行う.
- 心電図モニターを装着し, モニタリングを開始する.
- 看護師は介助前には必ず標準予防策に基づいた手指衛生を行う.

第2章 系統別臨床検査と看護

- 患者の体位を固定する．
  * 腰部を露出させ腹臥位とする．
  * 腹部にバスタオルを丸めて入れ，腎を背部に押し上げる体勢をとる場合もある．
- 清潔区域を作り消毒・麻酔の介助を行い，器械出しをする．
⑧ 医師が超音波プローブを当てながら，バイオプシーニードルにて穿刺し，腎組織の採取を行う（穿刺のタイミングは息を吸ったところで呼吸を止めてもらい，その間に腎組織を採取する）（図4-20）．その間，看護師は患者の状態（バイタルサイン，顔色，表情など）に注意する．
⑨ 医師は検体を採取し，生理食塩液を入れた滅菌シャーレに入れる．
⑩ 穿刺部を消毒した後，ガーゼを当て圧迫し，その上に砂嚢500gを乗せて絆創膏で固定する（図4-21）．
⑪ 患者を静かに仰臥位にして，そのまま翌日まで絶対安静となる．翌日まで絶対安静にする必要があることを再度説明する（翌朝までは寝返りやヘッドアップも不可，床上排泄できない場合は，状況に応じて尿道カテーテルを留置する場合もある）．

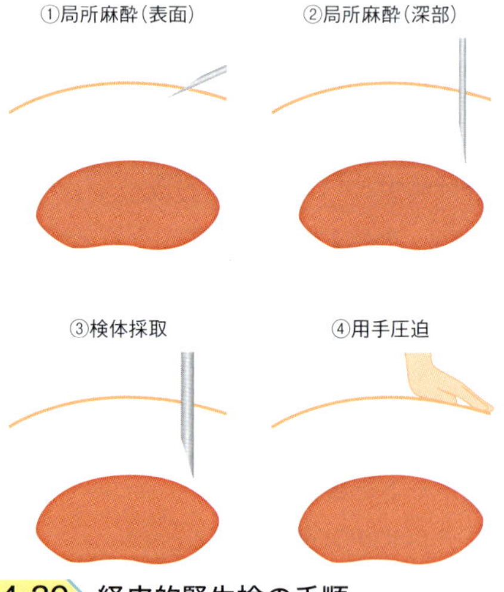

❼ 終了後の注意事項

- 検査後は，合併症の予防と早期発見に努める．バイタルサイン測定や顔色，痛みの程度など，一般状態の観察を行うことが重要である．
- バイタルサイン測定は検査終了直後・30分後・1時間後に測定し，検査終了後6時間は1時間毎の測定を行う．患者の状態によっては，その後も測定を続ける．
- 一般状態の観察は，穿刺部からの出血，血腫の有無を確認する．出血や発熱等異常の徴候が現れたら，すぐに医師に報告する．
- 砂嚢圧迫は，医師の指示で除去する（おおむね2時間後）．
- 初尿は尿検査試験紙で潜血の有無を確認し，それ以降は排尿ごとに肉眼的血尿の有無を確認する（血尿があってもほとんど2〜3日で消失する）．
- 食事は，検査実施時間により昼または夕より再開となる．
- 翌朝，血液検査（血算）と検尿を提出する（至急対応）．
- エコーでの穿刺周囲の確認と血液・尿検査データにより，臥床安静解除となる（トイレ，洗面のみ歩行可能）検査後3日間は，再出血を防止するため，安静を保つよう説明する．

図4-20 経皮的腎生検の手順

表面に局所麻酔を施行したのち，エコーガイド下で深部に麻酔を行い，本穿刺針で検体を採取する．検体採取後は用手的に，体重をかけて体表から圧迫する．すべての検体が採取し終わった後は，仰臥位で絶対安静とし，止血を図る．
（落合慈之監：腎・泌尿器疾患ビジュアルブック第2版，p.100, 学研メディカル秀潤社，2017）

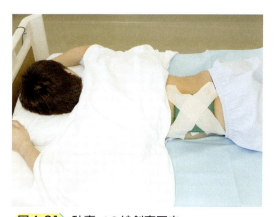

図4-21 砂嚢での絆創膏固定

・初回の歩行は，長時間の床上安静後であるため肺血栓塞栓症に注意し，看護師が付き添う．

❽ ケアのポイント

　腎生検後の最も多い合併症は，生検部位からの出血と感染である．

・出血は血腫や血尿として現れる．安静第一とする．

・血腫は直径数cm以上になると，腰背部痛や発熱が起こることがある．

・血尿は血液が尿の通路に流れ込んで起こるため，出血量が多い場合は止血処置が必要となる．バイタルサインと合わせて判断する．

　感染は，腎生検の針を腎臓へ穿刺する時に常在菌が入る場合や，腎生検後に穿刺部が不潔になり生じることがある．

　発熱があれば，全身状態を確認して報告する．

　腰痛は，検査後に長時間の安静のために出現する場合と，血腫が大きくなった場合があるため，患者の訴えを傾聴するとともに，穿刺部位の観察が大切である．

　安静の必要性の理解と協力とともに，安楽枕やバスタオルなどを使用し，体位の工夫をしながら，苦痛の軽減を図る．

11 前立腺生検

❶ 前立腺生検検査とは

　直腸または会陰部から生検用穿刺針を用いて組織を採取し，組織を染色して癌細胞を調べ，前立腺癌の確定診断を行う検査法である．

　直腸に超音波プローブを挿入する経直腸超音波装置を用いた，経直腸前立腺生検が一般的に行われる．超音波画像を見ながら，前立腺癌が疑われる組織を穿刺したり，系統的に前立腺全体の数か所を穿刺する．

❷ 適応と禁忌，合併症

適応

・排尿障害，膀胱刺激症状，尿漏れ，血尿などがあり，PSA高値10.1ng/mL以上．

・前立腺癌の確定診断，悪性度の判定．
　＊PSAは前立腺のみで生産されるタンパクで，前立腺炎，尿閉などでも上昇する．

禁忌

・活動性の前立腺炎．

合併症

・直腸出血(便に血が混じる)．

・血精液症(精液に血が混じる)．

・血尿など．

・感染(急性前立腺炎)．

・排尿困難，尿閉．

❸ 必要物品

①生検セット：金属製コップ2個，消毒鉗子2本，エコーアタッチメント1本，ろ紙1枚．

②生検針(バードモノプティ18G，200mm)．

③消毒液，綿球．

④シリンジ，針．

⑤仙骨麻酔薬．

⑥滅菌手袋，ガーゼ．

⑦粘滑・表面麻酔剤．

⑧輸液セット．

⑨ホルマリン容器12本．

⑩検体用簡易ラベル12枚．

❹ 検査前の準備

①医師から患者・家族に検査の必要性・実施内容・方法・合併症のリスクなどを説明し，同意を得る．

②医師の説明に加え，患者・家族に検査の流れや注意事項の説明を行う．医師からの説明後，看護師からも説明内容の理解状況を確認し，患者が不安や疑問点などを表出できるよう，オリエンテーションを行うことが大切である．

③入院診療計画書などを使用して，患者に検査

の流れを説明する．検査についての患者の理解や疑問・不安を確認する．
- 検査前に手術着に着替える．
- 検査前は排尿せずにためておく．
- 検査前に麻酔を行うので痛みがない状態で検査ができる．
- 検査は処置室の中のベッドに左側臥位で行う．
- 検査時間は30〜40分程度．
- 検査後の初尿は流さずに看護師が確認する．
- 食事：検査前禁食の確認．検査終了2時間後から飲水・食事を開始する．
- 安静：検査後2時間はベッド上安静，床上排泄．その後は病棟内歩行可能となる．

④必要書類を確認する(検査同意書，麻酔同意書，アレルギー問診票)．

❺ 検査直前の準備

①患者確認を行う．
②処置室のレイアウト(図4-22)を参考に，室内と帰室用ストレッチャーの準備をする．
- ベッドにはディスポの防水シーツを敷く．
- 必要物品を準備・セッティングする．
- 処置室の室温を調整する．
- 患者に手術着に着替えてもらい，処置室へ案内する．
- 血管確保の介助を行う．

③モニターを装着しモニタリングを開始し，患者に検査開始の声かけを行う．
④検査介助の前には，必ず標準予防策に基づいた手指衛生を行う．
⑤清潔区域を作り消毒・麻酔の介助を行い，麻酔の種類に応じた体位を整える．
- 粘膜麻酔：載石位．
- 仙骨麻酔：腹臥位(枕を腹の下に挿入し，仙骨裂孔を広げる)．
- 脊椎麻酔：端座位(足台に足を置いたうえで前かがみになる)．

⑥器械出しを行う．
- 前立腺生検用のワゴンの上段を清潔野として生検セットを開く．
- トレイ内に綿球，5枚入りガーゼ，20mLシリンジ，23G針を清潔操作で出す．
- 消毒用コップに消毒液を30mL程度(カップ8分目)入れる．

⑦医師が滅菌手袋を装着する．
⑧患者の体位を左側臥位とし，仙骨裂孔が開く

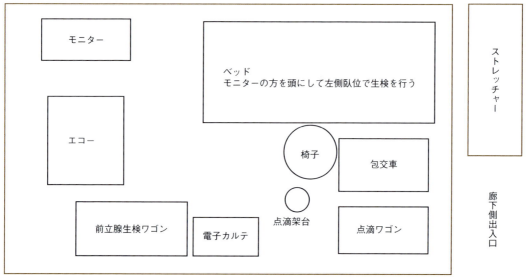

図4-22 処置室のレイアウト例

ように背中を丸めた姿勢とする.
⑨麻酔部分を消毒する.消毒薬の乾燥を待つ間に,医師が麻酔薬をシリンジで吸い上げる.
⑩仙骨麻酔を行い,肛門診で痛みの範囲を確認する.痛みを感じなくなるまでに5分程度かかる.その間に,検体を付けるろ紙を12枚程度にカットし,番号を振る.
⑪血圧を測定し,一般状態の観察を記録する.

❻ 検査手順

①清潔区域に生検針(バードモノプティ)を準備する.医師がエコーの準備をする(プローブの先端にエコーカバーを付け,アタッチメントを装着する).
②左側臥位をとったまま,生検を行う.
③プローブを肛門に挿入し,エコーで前立腺の位置を確認し,大きさを測定する.以下では経直腸的生検(プローブを肛門から挿入)について説明するが,前立腺癌が強く疑われるものの経直腸的に癌組織が採取できない場合などでは,経会陰的に生検が行われることがある(図4-28).
④プローブを外し,肛門内の消毒を介助する.
⑤生検を行う際,針の操作による衝撃音が出ることを患者に説明する.
⑥医師は肛門から超音波プローブを挿入し,画像を確認しながら,エアアタッチメントの外筒に生検針を挿入する.画像を見ながら穿刺・生検を行い,検体を採取する.
⑦医師は採取した検体を番号順にろ紙に付ける.看護師は鑷子を用いてろ紙を,同番号のホルマリンケースに入れる.
⑧検体が採取できたら,医師に何個採取したかの最終確認を行い,終了する(おおむね12個).
⑨検査終了後のバイタルサイン,一般状態を観察する.

❼ 終了後の注意事項

- 検査が終了したら,殿部の消毒液をディスポタオルで清拭して,寝衣を整える.

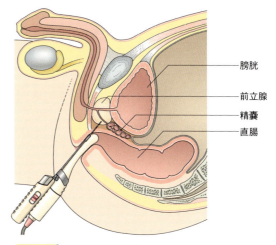

図4-28 経直腸的生検

膀胱
前立腺
精嚢
直腸

- 患者を静かに仰臥位とし,バイタル測定を行い,記録する.
- ストレッチャーで自室に戻り,2時間はベッド上安静とし,初尿は看護師が確認する.血便になることもあるため,排尿があった時は流さずに看護師に連絡するよう説明し,尿器を準備する.
- 検査後,以下の観察を行う.
  - 血圧,バイタルサイン.
  - 血尿・肛門部の出血,疼痛,血便の有無.
- 患者に以下の注意事項を説明をする.
  - 安静時間,水分・食事開始の時間.
  - 検査後,500〜1,000mLの水分を摂取する.
  - 出血・疼痛などの異常が出現した場合は,すぐに連絡する.
  - 検査当日の入浴は行わない.
  - 力まないようにする.

12 精巣生検

❶ 精巣生検とは

精巣生検は,精巣から組織を採取して病理組織学的に造精機能を評価する検査である.不妊

の診断・治療法の決定・予後測定を目的としていたが，生殖補助医療（ART）による不妊治療の精子採取という目的が主流になりつつあり，精巣生検単独で行うケースはまれである．

経皮針生検と切開生検の2つの方法がある．

❷ 適応と禁忌，合併症

適応

- 無精子症：閉塞性無精子症，非閉塞性無精子症（突発性造精機能障害），高度乏精子症．

禁忌

- 精巣腫瘍．
- ヘルニア．
- 動静脈瘤，動静脈瘻．
- 出血傾向．
- 息止めのできない患者．

合併症

- 血腫形成：数か所の生検で，精巣実質内の小動脈を損傷し，血腫を形成する．
- 精巣萎縮：精巣実質内の血腫の形成で，精巣が萎縮する．
- 精巣上体損傷．
- 検査後出血や感染症．

❸ 必要物品（経皮針生検）

①生検針．
②消毒液．
③注射針
④シリンジ．
⑤局所麻酔薬．
⑥ガーゼ．
⑦ホルマリン容器．
⑧検体用ラベル．

❹ 経皮針生検

経皮針生検とは

陰嚢に細い生検針を刺して行う．生検針の根元には，吸引した精巣の組織を納めるシリンジが取り付けられている．この方法は，穿刺吸引生検ともいう．

検査時間はおおよそ15分～20分である．

検査前の準備

①医師から患者・家族に検査の目的・方法・合併症のリスクなどを十分説明し，同意を得る．
②医師の説明に加え，患者・家族に不明・疑問・不安なことがあるかを確認し，必要時は追加説明を行う．また，看護師が理解状況を確認し，患者の不安を十分に表出させることが大切である．

検査手順

①排尿を済ませ，診察台に仰臥位に臥床する．保温のため，バスタオルなどを患者の上半身に掛ける．羞恥心を伴う検査のため，不用意な露出を避けプライバシー保護に留意する．
②陰嚢を消毒して，局所麻酔を行う．麻酔薬を注射する際は，多少の痛みを伴うことを説明してから行う．
③痛みの範囲を確認し，麻酔の効果が現れたら，声かけをしながら生検を行う．バネを使って組織を切り取るコア針生検の場合，組織を採取する瞬間にカチッと大きな音がすることを説明する．
④両方の精巣に対して，同じ手技を行う．

❺ 切開生検

切開生検とは

腰椎麻酔下，または局所麻酔下で陰嚢の皮膚を切開して行う生検である．検査が決まったら，抗凝固薬の服用の有無を確認する．服用の場合は医師から休薬の指示を受ける．

検査前の準備

- 前項に準ずる．

検査手順

①精管の周りに走っている神経をブロックする麻酔を行い，続いて切開する陰嚢の皮膚の上に局所麻酔を行う．
②陰嚢の皮膚を0.5cm程度切開する．
③精巣から，小さな豆粒程度の量の組織を切り取る．
④圧迫感や不安感を予測して，声かけを行いながら，組織を採取する．
⑤採取した精巣組織は，精子培養液と固定液（ブ

アン液)の中に分けて入れる.

⑥精子培養液に入れた組織をはさみで細かく切り，2枚のスライドガラスでこすってすりつぶし，顕微鏡で精子の存在を確認する.

⑦精子が確認できる場合は終了する.確認できない場合はもう一方の精巣の組織採取も行う.

⑧生体に吸収される縫合糸で，精巣の傷と陰嚢の傷を1針ずつ縫合して閉じる.

❻ 終了後の注意事項

- 血圧，バイタルサイン，一般状態と陰嚢の皮膚の状態を観察する.
- 以下の注意事項などを患者に説明する.
  - 検査後出血を促すアスピリンは服用しない.
  - 抗菌薬と鎮痛薬は，医師の指示を守って服用する.
  - 検査後2週間程度は性行為を控える.
  - 検査後ファウルカップを数日程度，着用する.
  - 切開部や生検針を刺した部位は，数日間は洗わずともよいことを説明する.
  - 検査後，腫れ，皮膚の変色，不快感，少量の出血が生じる.
  - 勃起や生殖の能力に検査は影響しない.
- 以下の場合はすぐに医師に連絡するよう指導する.
  - 生検後に出血が続いている.
  - 血腫，陰嚢に痛み，腫れがある場合.発熱や悪寒などの症状がある場合.

13 性腺機能検査

❶ 性腺機能検査とは

性腺機能低下症の原因となる性腺(精巣，卵巣)の機能を調べる検査である.

性腺機能低下症は，性腺自体に原因があるもの(高ゴナドトロピン性性腺機能低下症)と，脳

📖 **略語**

◆生殖補助医療
ART：assisted reproduction technologies

下垂体からの性腺刺激ホルモン(ゴナドトロピン)の不足によるもの(低ゴナドトロピン性性腺機能低下症)に大別される.高ゴナドトロピン性の原因はターナー症候群やクラインフェルター症候群などの先天異常，低ゴナドトロピン性の原因はカルマン症候群や脳腫瘍など下垂体からの性腺刺激ホルモンの不足による.

男性の性腺機能低下症は，二次性徴が現れないこと(または消失)，および精子無形成がみられる.

女性の性腺機能低下症は，二次性徴の不全と無月経がみられる.

❷ 適応と禁忌

適応

- 性腺機能低下の原因の診断.

禁忌

- 特になし.

❸ 検査手順

血液検査，性腺刺激ホルモンの測定，染色体検査，頭部MRI検査，下垂体ホルモン検査などを行う.

男性の場合

①血中テストステロン，性腺刺激ホルモン(黄体形成ホルモンおよび卵胞刺激ホルモン)を測定し，高値ならば高ゴナドトロピン性と診断できる.

②染色体検査で「47, XXY」ならば，クラインフェルター症候群である.

③低ゴナドトロピン性の場合は頭部MRI検査と下垂体ホルモン検査を行い，異常があれば，原因を検索する.他のホルモン系統に異常がない場合は，ゴナドトロピン単独欠損症と診断される.

女性の場合

①血中エストラジオール,性腺刺激ホルモン(黄体形成ホルモンおよび卵胞刺激ホルモン)を測定し,高値ならば高ゴナドトロピン性と診断できる.

②染色体検査で「45, X」ならば,ターナー症候群である.

③低ゴナドトロピン性の場合は頭部MRI検査と下垂体ホルモン検査を行い,異常があれば,原因を検索する.他のホルモン系統に異常がない場合は,ゴナドトロピン単独欠損症と診断される.

引用・参考文献

1. X線検査
1) 石井靖人:呼吸器ビジュアルナーシング,p50-53,学研メディカル秀潤社,2016

2. CT検査(腹部・骨盤部)
1) 日本医学放射線学会医療事故防止委員会:ヨード造影剤(尿路血管用)とビグアナイド系糖尿病薬との併用注意について,2009
2) 石井靖人:呼吸器ビジュアルナーシング(畑田みゆき編),p90-91,学研メディカル秀潤社,2016

4. 腹部・骨盤部エコー検査
1) 金井正光監,奥村伸生ほか編:臨床検査法提要,第34版,p1521-1523,金原出版,2015
2) 高梨 昇:腎・泌尿器アトラス,第I版,p32,36,52,184,220,ベクトル・コア,2012
3) 谷口信行編:標準臨床検査学 生理検査学・画像検査学,p226-227,259-264,医学書院,2012
4) 井澤幸子:見てできる臨床ケア図鑑呼吸器ビジュアルナーシング(畑田みゆき編),p80-82,学研メディカル秀潤社,2016

5. 核医学検査:腎動態シンチグラフィ,ガリウムシングラフィ,副腎シンチグラフィ
1) 小西淳二編:核医学ハンドブック,金芳堂,1996
2) 横野重喜ほか編:超実践マニュアルRI,医療科学社,2006
3) 絹谷清剛編:核医学テキスト,中外医学社,2013
4) 對間博之ほか編:超実践マニュアル核医学,医療科学社,2016
5) 核医学検査のご案内:日本メジフィジックス医療関係者専用情報,腎動態シンチグラフィ(レノグラム)
http://www.nmp.co.jp/member/kakuigaku/inspect/05.html
より2018年2月24日検索
6) 核医学検査のご案内:日本メジフィジックス医療関係者専用情報,ガリウムシンチグラフィ
http://www.nmp.co.jp/member/kakuigaku/inspect/08.html
より2018年2月24日検索

6. 尿検査
1) 泌尿器科検査のここがポイント,臨床泌尿器科64増刊:2010
2) ここが聞きたい泌尿器科検査ベストプラクティス,臨床泌尿器科60増刊:2006

7. 排尿機能検査
1) 泌尿器科検査のここがポイント,臨床泌尿器科64増刊:2010
2) ここが聞きたい泌尿器科検査ベストプラクティス,臨床泌尿器科60増刊:2006

8. 膀胱鏡検査
1) 泌尿器科検査のここがポイント,臨床泌尿器科64増刊:2010
2) ここが聞きたい泌尿器科検査ベストプラクティス,臨床泌尿器科60増刊:2006

9. 膀胱生検
1) 泌尿器科検査のここがポイント,臨床泌尿器科64増刊:2010
2) ここが聞きたい泌尿器科検査ベストプラクティス,臨床泌尿器科60増刊:2006

10. 腎生検
1) 平方秀樹:腎生検ガイドブック第1章腎生検の適応と禁忌,日本腎臓学会誌47(2):73-75,2005
https://www.jstage.jst.go.jp/article/jpnjnephrol1959/47/2/47_2_73/_pdfより2018年2月24日検索

12. 精巣生検
1) 泌尿器科検査のここがポイント,臨床泌尿器科64増刊:2010
2) ここが聞きたい泌尿器科検査ベストプラクティス,臨床泌尿器科60増刊:2006

5 産科・婦人科系検査

1 産科系・婦人科エコー検査

❶ 産科系・婦人科エコー検査とは

産科・婦人科領域のエコー検査には，経腹法（図5-1）と経腟法（図5-2）がある．子宮・卵巣の大きさ・形状や実質の変化，腫瘍病変の有無の確認，妊娠の確認，および妊娠時には胎児が主な観察対象となる．

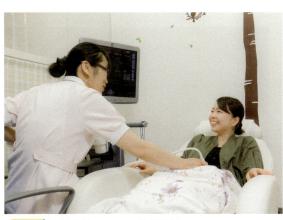

図5-1 超音波エコー（経腹法）
（畑田みゆき編：周産期ビジュアルナーシング．p.22，学研メディカル秀潤社，2017）

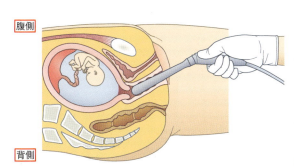

図5-2 超音波エコー（経腟法）
（畑田みゆき編：周産期ビジュアルナーシング．p.22，学研メディカル秀潤社，2017）

❷ 適応と禁忌

適応
- 子宮や卵巣の大きさや形状，位置の確認．
- 子宮筋腫，子宮内の腫瘍性病変，子宮内膜の異常，卵巣腫瘍の有無や診断．
- 妊娠の有無の確認．
- 妊娠中は胎児確認，胎盤位置，胎児発育，頸管長の観察．

禁忌
- 除細動器との併用．

❸ 検査前の準備

① 骨盤内の検査は，膀胱が尿で充満されると観察しやすい．そのため，通常は検査の2〜3時間前から排尿をがまんしてもらう．
② 検査時は，検査台に仰臥位となってもらい，腹部を腸骨ぐらいまで露出してもらう．不必要な露出を避け，検査前までタオルで覆い，着衣にゼリーが付着しないようにタオルを当てる．
③ 検査前に，息を吸ったり吐いたりすることや，息を止めてもらうことがあることを伝える．

❹ 検査手順

経腹法
① 超音波プローブは，婦人科・産科領域の場合，3.5〜5MHZのコンベックスプローブを使用する．
② プローブと体表の間に空気が入らないように，超音波用ゼリーを塗布する．ゼリーはあらかじめ適温に温めておく．
③ 患者の体型によって観察深度が異なるため，調節を行いながら検査を行う．

経腟法
① 患者に検査方法を説明し，排尿をすませ内診台へ案内する．

②下着を脱いでもらい，内診台にあがってもらうように説明する．上半身の服は脱がなくていいことを説明する．
③内診台の高さを調整し，医師が経腟プローブを腟に挿入する．患者には体の力を抜いて，ゆっくり深呼吸してもらうようにする．
④医師から患者に画像について説明する．
⑤診察終了後，陰部周囲のゼリー，出血や分泌物があれば拭き取る．内診台を下げ，着替えをするように説明する．

❺ 検査結果の評価

①子宮の大きさは子宮長軸径70〜80mmで，100mmを超えることは少ない(図5-3)．
②子宮の良性の腫瘍性病変で多いのは子宮筋腫であり，低エコーの円形腫瘤として描出されることが多いが，石灰化を伴って囊胞状に観察されることもある(図5-4)．
③子宮体癌は，子宮内膜の肥厚として観察される．
④経腹超音波では子宮体癌は比較的観察しやすいが，子宮頸癌は観察困難なため，経腟超音波で観察する必要がある．
⑤卵巣は左右対称性に存在し，20〜40mmの楕円形である．
⑥卵巣囊腫は，囊胞性病変として描写され，充実性成分は描写されない(図5-5)．
⑦卵巣癌は，多房性囊胞性腫瘍を形成し，囊胞壁に充実性成分が描写される．
⑧妊娠初期は，胎囊の存在で確認する．内部に胎芽の心拍数を確認できる．
⑨妊娠初期の胎児の計測には，頭殿長(CRL)が

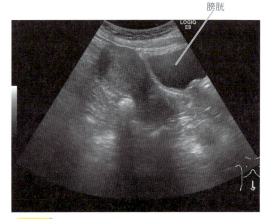

図5-3 子宮の正常エコー所見
膀胱の背面に子宮が描写される．

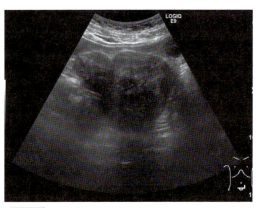

図5-4 子宮筋腫
10cm以上の巨大な子宮筋腫が低エコーとして描写されている．

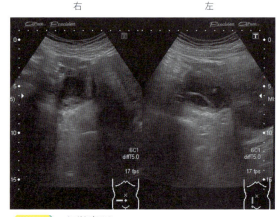

図5-5 卵巣囊腫
右卵巣囊腫は隔壁のある低エコーとして描写されている．

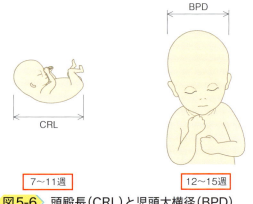

図5-6 頭殿長(CRL)と児頭大横径(BPD)
(畑田みゆき編：周産期ビジュアルナーシング．p.24，学研メディカル秀潤社，2017)

略語

◆頭殿長
CRL：crown rump length

◆児頭大横径
BPD：biparietal diamerter

◆児頭前後径
OFD：occipital-frontal diameter

◆体幹周囲長
AC：abdominal circumference

◆体幹前後径
APTD：anterior-posterior trunk diameter

◆体幹横径
TTD：transverse trunk diameter

◆大腿骨長
FL：femoral length

用いられ，必要に応じて児頭大横径(BPD)の計測も併用する(図5-6).

⑩妊娠中期以降は，児頭大横径(BPD)，体幹周囲長(AC)，体幹前後径(APTD)，体幹横径(TTD)，大腿骨長(FL)の計測が行われる.

❻ 終了後の注意事項

・検査が終了したら，腹部に塗布したゼリーを温めたディスポタオルでふき取る.

2 産科・婦人科系 腹部CT検査

❶ 産科・婦人科系腹部CT検査とは

CT検査の仕組みは，52頁腹部CT検査参照.

産科・婦人科系腹部CT検査は，X線を使って骨盤内臓器(子宮・卵巣)の断層写真を撮影する検査方法である(図5-7①，②).

子宮や卵巣疾患などの発見・診断に用いる.婦人科悪性腫瘍では，上腹部や胸部も含む転移検索，治療効果の判定，術後のフォローアップに用いられる.

検査方法には，造影剤を使わない単純CTと造影剤を使う造影CTがある.

❷ 適応と禁忌

適応

・子宮体癌，子宮頸癌，卵巣癌の診断.
・卵巣類皮囊胞腫，卵巣囊胞腺腫の診断.

適応外

・基本的に適応とならない疾患：子宮筋腫，子宮腺筋症，双角子宮，内膜症性囊胞，卵巣線維腫.
・妊娠のため適応とならない疾患：胎児奇形，母体の腫瘤性病変，前置胎盤のうち超音波診断では確診できないもので，かつ第2三半期(second trimester)以降の場合.

禁忌

・妊娠中あるいは妊娠の可能性のある場合.
・造影CT検査の原則禁忌は，53頁を参照.

❸ 検査前の準備

消化器系検査の腹部CT検査(52頁)，および腎・泌尿器系検査のCT検査(腹部・骨盤部)(122頁)に準ずる.

❹ 検査手順

①検査室入室時,患者確認を行う(患者に名乗ってもらう).
②検査中は動かないようにし，呼吸の合図のアナウンスに合わせて深呼吸や息止めをするよう説明する.
③両手を上に挙げた姿勢で撮影するため，点滴ルートはCT機器の間を通し，点滴架台に下げる.
④造影CTの場合は，医師が造影剤を静脈注射後，撮影する.
　※造影剤副作用(嘔気・嘔吐，呼吸困難，血圧低下，発疹など)出現時は，造影剤投与を中止し，すぐに意識状態，バイタルサインを確認し，医師へ報告する.
⑤造影剤の漏出に注意する.

通常の造影CT

・造影剤の注入速度：2mL/秒以下で，22G針を使用する.

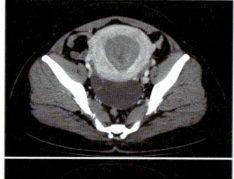
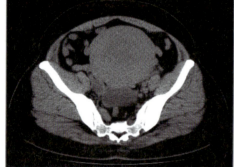
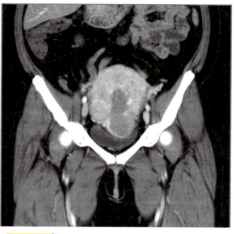

図5-7①　子宮体癌のCT画像
造影CTでは，筋層が強く造影されており，子宮体癌の広がりが明瞭化する．

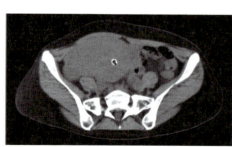
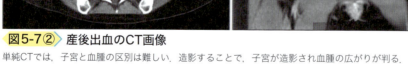

図5-7②　産後出血のCT画像
単純CTでは，子宮と血腫の区別は難しい．造影することで，子宮が造影され血腫の広がりが判る．

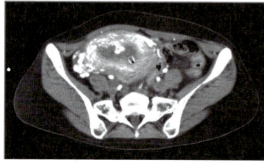
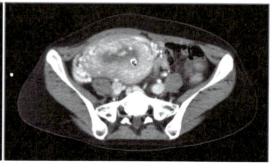

産後（動脈相）　　　　　　　　　　　　　　　産後（平衡相）

図5-8　動脈相・平衡相の画像
2相を撮影することで，出血が動脈性か静脈性かが判る．

- 撮影範囲：横隔膜上から腟下位まで（病変等がある場合はすべて含める）とし，一呼吸で撮影する．癌の転移検索をする場合には，胸部を含めて撮影することがある．
- 撮影：造影剤注入後，90秒程度経過してから撮影する．

産後出血のCT検査

- 造影剤の注入速度：3mL/秒くらいで注入するため，針のゲージは20Gが望ましい．
- 撮影範囲：横隔膜上から坐骨下位までの範囲を2相（動脈相・平衡相）撮影する（図5-8）．

❺ 終了後の注意事項

- 検査台から急に立ち上がると，起立性低血圧が起こることがある．坐位になり，めまいなどが起きないことを確認してから，検査台を降りてもらう．
- 造影剤は主に尿より排出されるため，造影後は水分摂取を促す．医師の指示により，時間尿量をチェックする．
- 倦怠感，浮腫，湿疹，瘙痒感などの症状が出た場合は，すぐに連絡するよう説明する．

3 産科・婦人科系MRI検査

❶ 産科・婦人科系MRI検査とは

産科・婦人科系MRI検査では，MRI装置（56頁腹部MRI検査参照）を用いて，腹部・骨盤部にある臓器の微細な断層写真を撮影する．

特に子宮や卵巣などの骨盤内臓器は，心拍動や呼吸運動の影響を受けにくいので，婦人科疾患の診断に適している．さらにX線を使わないため，放射線の被曝がない（表5-1）．

❷ 適応と禁忌

適応（図5-9）

- 子宮筋層と子宮内膜の識別．
- 子宮筋腫および子宮腺筋症の診断．
- 卵巣腫瘍の良性・悪性の鑑別，多嚢胞性卵巣，黄体出血，卵巣捻転．
- 子宮体癌や子宮頸癌の臨床進行期の分類．
- 悪性腺腫や子宮奇形など形態的異常．
- 卵管膿瘍，卵管妊娠の診断．
- 婦人科関連の腹膜疾患（腹膜炎）など．

禁忌

- 強力な磁場が発生するので，磁気に影響する物の着用や金属類，体内の電子器械は注意が必要である（56頁MRI検査の禁忌参照）．

表5-1 MRIの特徴

長所および優れた点	欠点および弱点
①X線被曝がない	①CTよりも長い検査時間
②高い軟部組織コントラスト分解能	②検査時の騒音
③豊富な撮影方向のバリエーション	③高い検査費用
④多い撮影法	④閉所恐怖症の人は検査不可
⑤骨，空気のアーチファクトが少ない	⑤検査禁忌の患者を有す
⑥患者が理解しやすい	⑥胎児への影響は不確定
⑦子宮筋腫および子宮腺筋症の診断に有用	⑦リンパ節転移・遠隔転移の同時検索に不適
⑧子宮体がんおよび頸がんのstagingに有用	⑧急性腹症の診断に不適
⑨良性卵巣腫瘍の診断および卵巣がんとの鑑別に有用	⑨石灰化の検出が困難
⑩内診困難な小児・若年女性の内性器検索に有用	⑩子宮筋腫と子宮平滑筋肉腫との鑑別は困難
	⑪子宮頸がん・体がん，卵巣がんの初期病変の診断と鑑別は困難

（日本産科婦人科学会：産婦人科研修の必修知識2016-2018，p.517，日本産科婦人科学会，2016）

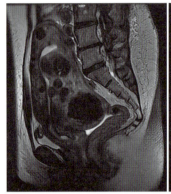
子宮筋腫T2

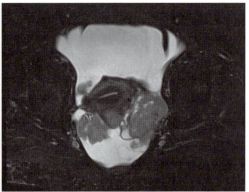
卵巣癌T2脂肪抑制

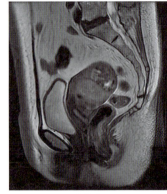
子宮体癌T2

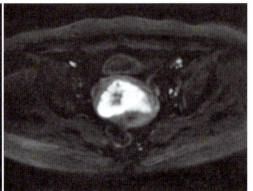
子宮体癌DWI

図5-9 MRI画像（子宮筋腫，卵巣癌，子宮体癌）
子宮筋腫はT2強調画像で黒く写ることが多い．子宮体癌がDWIで高信号に映っている．

❸ 検査前の準備

①医師が患者・家族へ検査内容を説明し，同意を得る．同意書を確認する．
②造影剤を使用する場合は，造影剤によるアレルギーの有無や腎機能障害の有無，また胎児への影響が不確定であるため，妊娠の有無も確認する．
③糖尿病のある患者は，血糖降下薬の種類（メトホルミン塩酸塩錠）によっては休薬しなければならないものもあるため，医師に確認する．
④閉所恐怖症のある患者は，医師に相談する（必要あれば鎮静を考慮する）．検査は機械の狭い空間に30分ほど安静にしていなければならない．連絡用ボタンや，検査室の外と常に会話が可能であることを説明し，不安の除去に努める．
⑤医師の指示を確認し，食事や内服薬，点滴などについて患者に説明する．造影剤を使用する場合は，検査直前の食事は禁食となる．
⑥検査室は強い磁気があるため，磁石にひきつけられる金属類，画像に影響するものは検査室内に持ち込まないよう入念に確認する（57頁を参照）．
※金属の持ち込みによる重大事故・火傷防止のための事前説明を十分に行う．
⑦検査時間が約30分かかり長時間動けないこと，機械が大きな音を出すことを説明する．
⑧造影MRIの場合は，静脈注射ルート（造影用）を確保する．
⑨検査着に着替えて，検査移動前に排尿を済ませる．
⑩患者の状態に合わせた検査室移送手段を選択する．ストレッチャー・車椅子の場合は，MRI専用のものを使用する．
⑪医療スタッフは，聴診器，ボールペン，名札，

はさみなどの金属類を持ち込まないよう，MRIへ搬送する前に外しておく．

❹ 検査手順

①検査室入室時，患者確認を行う．
②検査中は動かないようにし，アナウンスに合わせて深呼吸や息止めをするよう説明する．
③造影剤を使用している場合は，副作用(瘙痒感，発疹，発赤，めまい，悪心，しびれ，呼吸困難など)の出現には十分留意する．

❺ 終了後の注意事項

- 急に立ち上がると起立性低血圧が起こることがあるため，一度坐位姿勢をとり，めまいなどの症状がないことを確認してから，検査台を降りてもらう．
- 造影剤による副作用出現を軽減させるため，水分摂取を促す．
- 造影剤の副作用がないかを観察する．時間が経過してから出現する可能性もあるため，倦怠感，浮腫，湿疹，瘙痒感などの症状が出た場合は，すぐに報告するよう説明する．
- 医師の指示により，時間尿量をチェックする(造影剤は主に尿より排出される)．

4 細胞診(子宮頸部・体部)

❶ 子宮頸部・体部細胞診とは

細胞診とは，病変が疑われる部位を綿棒やブラシ，ヘラでこすり，直接細胞を採取し，採取された細胞をスライドガラスに塗って，それを顕微鏡で観察して，細胞の中に異常な形をした細胞がないかを調べる検査である．

子宮頸部細胞診は，子宮頸部(＝子宮下部の入り口部分)から細胞を採取し，異型細胞の有無や感染症(トリコモナス原虫，ヘルペス，カンジダ等)を検査する．主に子宮頸癌の検診に用いられる(図5-10)．

子宮体部細胞診は，子宮体部(＝子宮の奥の部分)の内膜から細胞を採取し行う．不正出血を有する者のスクリーニング検査として位置づけられ，子宮体癌の診断に用いられる(図5-11)．

❷ 適応と禁忌

適応
- 子宮頸部細胞診：子宮頸癌の疑診．
- 子宮体部細胞診：不正出血がある場合の子宮体癌の疑診．

禁忌
- 特になし．

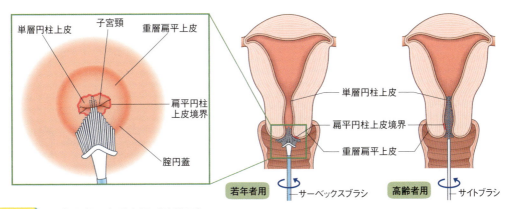

図5-10 子宮頸部の細胞採取(腟鏡下)
頸管の単相円柱上皮と腟部の重層扁平上皮が接する扁平円柱上皮境界(SCJ)は細胞分裂が活発なため，この部分を中心に擦過する．SCJはエストロゲンの影響を受け，年齢により位置が変わるため，摂取器具も使い分ける．
(落合慈之監：婦人科・乳腺外科疾患ビジュアルブック第2版，p.43, 学研メディカル秀潤社, 2017)

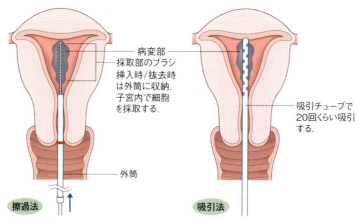

図5-11 子宮内膜の細胞採取（腟鏡下）

（落合慈之監：婦人科・乳腺外科疾患ビジュアルブック第2版，p.46，学研メディカル秀潤社，2017）

❸ 検査手順

標本の作成方法には，直接塗抹方法と液状検体細胞診があり，それにより検査手順に若干の違いがある．

細胞採取

1. 直接塗抹法（図5-12）

①目的を説明し，同意を得る．
②ガラスのスライドグラス立てに必要量の細胞診固定液を満たす．
③フロスト部分（スライドグラス端の曇り部分）の右上端部分に検査部位を記入し，下段に妊婦または患者氏名を記入する．
④医師が子宮腟部や子宮頸部などの細胞を小綿棒で採取したものを受け取る．その後，フロスト側に均一に塗抹後，速やかに95％アルコールで素早く固定する．塗抹面が乾燥すると細胞膨化が起こり，細胞の詳細な所見が得られないため，決して乾燥させてはならない．
⑤検査が終了したことを患者に説明する．
⑥検体保存は，室温で塗抹面を乾燥させないように95％アルコールに漬ける．

2. 液状処理細胞診（LBC）

直接塗抹法では医師が細胞採取後，スライドガラスへ細胞を塗抹・固定するまでを行い，その後検査室で染色から検鏡，診断が行われるのに対し，LBC法では医師は細胞を採取後，液状の検体を専用の保存液バイアルへ細胞を入れるまでを行い，その後，バイアルは検査室で専用の機器を用いて塗抹・固定され，染色，鏡検，診断までが行われる．

LBC法により標本の作製が均一化・標準化さ

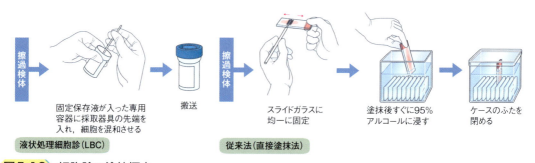

図5-12 細胞診の塗抹標本

（落合慈之監：婦人科・乳腺外科疾患ビジュアルブック第2版，p.43，学研メディカル秀潤社，2017）

表5-2 扁平上皮細胞の分類

結果	ベセスダ分類	内容	指針	日母分類
陰性	NILM	非腫瘍性所見，炎症	次回，定期健診	I〜II
意義不明な異型扁平上皮細胞	ASC-US	軽度扁平上皮内病変疑い	要精密検査 HPV検査または細胞診(6か月)	IIb
軽度異型扁平上皮内病変	LSIL	HPV感染 軽度異形成	要精密検査(コルポ，生検)	IIIa
HSILを除外できない異型扁平上皮細胞	ASC-H	高度扁平上皮内病変疑い	同上	III
高度異型扁平上皮内病変	HSIL	中等度異形成 高度異形成 上皮内癌	同上	IIIa〜IV
扁平上皮癌	SCC	扁平上皮癌	同上	V

表5-3 腺細胞の分類

結果	ベセスダ分類	内容	指針	日母分類
異型腺細胞	AGC	腺異型または腺癌疑い	要精密検査	III
上皮内腺癌	AIS	上皮内腺癌	コルポ，生検，頸管および内膜細胞診または組織診	IV
腺癌	adenocarcinoma	腺癌	同上	V
その他の悪性腫瘍	other malig.	その他の悪性腫瘍	要精密検査(病変検索)	V

略語

◆液状化検体細胞診
LBC：liquid based cytology

◆NILM：
negative for intraepithelial lesion or malignancy（上皮内病変や悪性腫瘍を否定できる）

◆ASC-US：
atypical squamous cells of undetermined significance（異形成と言い切れないが異型の扁平上皮細胞がある）

◆LSIL： low-grade squamous intraepithelial lesion（軽度の扁平上皮病変がある）

◆ASC-H： atypical squamous cells, cannot exclude a high-grade lesion（異型扁平上皮細胞があり，高度の病変を除外できない）

◆HSIL： high-grade squamous intraepithelial lesion（高度の扁平上皮病変がある）

◆SCC： squamous cell cancer（扁平上皮細胞癌）

◆AGC： atypical glandular cells（腺性の異形がある）

◆AIS： adenocarcinoma in situ（上皮内腺癌）

れ，不適正標本の減少が図れるが，コストがかかり専用機器が必要となるという欠点もある．

染色・診断

子宮頸部・体部塗抹標本は，3種類の染色溶液でパパニコロウ染色を行い，細胞検査士が鏡検し，異型細胞の同定を行う．

細胞診の分類

子宮頸部細胞診の結果は，日母分類のクラス分類でIからVで判定していたが，現在はベセスダシステムを用いた分類になっている(表5-2，3)．

子宮体部細胞診の分類はクラス分類のほか，陰性，疑陽性，陽性を判定し，推定組織型を記載するものになっている．ここでは詳細を略す．

❹終了後の注意事項

- 膣内に残った洗浄液が流出することがあるため，膣洗浄後は必ずナプキンを当てるよう説明する．
- 出血する場合もあることを説明する．

5 組織診（子宮頸部・体部）

❶ 子宮の解剖

子宮の肉眼的な解剖（図5-13）

子宮は骨盤の中心部，やや後ろ側に位置する生殖にかかわる臓器であり，前方に膀胱，後方には直腸がある．

この子宮自体は中心に内腔をもつ，洋梨のような形の臓器である．子宮は大きく体部と頸部に分けられ，その2つの部分の移行部は峡部と呼ばれる．

子宮は骨盤の中に逆三角形の形で位置しているが，これを牛の顔に見立てると，左右の角にあたる部分を子宮角と呼び，ここから卵管に移行する．左右の卵巣はこの左右の卵管の先端付近にそれぞれ位置する．

また子宮頸部の先端部は，腟内にドーム状に突出しており，これを子宮腟部と呼んでいる．

正常な子宮頸部の組織像（図5-14）

子宮頸部から組織を取って，プレパラートを作製し観察すると，そこには腟壁から連続している重層扁平上皮（扁平な細胞が重なって層を成して形成する上皮）と，子宮内腔側より連続する円柱上皮（円柱の細胞が密集して並ぶことで形成されている上皮）の2種類の上皮がそれぞれの領域に分布していることがわかる．

この2種類の上皮は子宮腟部において，移行部をもって接する．この移行部を扁平上皮─円柱上皮境界と呼んでいる．また子宮頸部の子宮内腔側を頸管と呼ぶことがあるが，この頸管の内腔面を覆っているのは円柱上皮である．この円柱上皮はところどころで深部方向に陥入し，腺のように見えるので，これを便宜的に頸管腺と呼んでいる．

正常な子宮体部の組織像

子宮体部は腔状の構造となっており，内側は子宮内膜という粘膜に覆われ，外側は子宮筋層という筋肉でできた層から成る．

子宮内膜は月経により剝がれる層（機能層と呼ぶ）と剝がれない層（基底層と呼ぶ）から成る．機能層については，多数の腺組織とそれらの間を埋める間質と呼ばれる部分から成る．

機能層は月経周期によって，その厚さや構造が変化することが最大の特徴である．例えばエストロゲンが作用して，内膜を構成する腺組織が増殖する時期（増殖期と呼ばれる）は，この層は厚くなる．また卵巣から排卵が起きると，エストロゲンに加えて卵巣から分泌されるプロゲステロンの影響を受け，増殖した子宮内膜の腺から粘液の分泌が起こるようになる（この時期を分泌期と呼ぶ）．この時期には間質はむくんでくる（この状態を水腫状あるいは浮腫状と呼ぶことがある）．その後，これらのホルモンが減少すると，その影響で内膜の中にある動脈から出血を起こす．これが月経となるが，この時に機能層は薄くなる．

子宮筋層は平滑筋という筋組織が厚く折り重なってできた層であり，子宮の外側を覆っている．正常な状態では子宮筋層は子宮内膜と明確に分けられており，例えば子宮内膜の成分が筋層内に孤立して入っているような状態は起こらない．

❷ 子宮頸部の代表的な疾患とその組織診断

子宮頸部には多くの良性疾患と悪性疾患がある．良性疾患とは経過観察，あるいは病変のみの切除などの比較的簡単な治療で治癒するものを指す．また悪性疾患とは，病変のある臓器全体を切除したり，化学療法や放射線治療を加えないと根治しない可能性のある病気の総称であるが，ここで問題となるもののほとんどは，いわゆる“悪性のできもの”であり，やや専門的な言い方では「悪性腫瘍」と呼ばれるものである．これらは，それぞれ病理学的な所見をもつが，ここでは頻度の高い代表的かつ重要な疾患のみについて簡単に記載する．

子宮頸管炎（図5-15）

子宮頸管炎は，原因により2種類に分けられている．すなわち，各種の細菌，ウイルス，ア

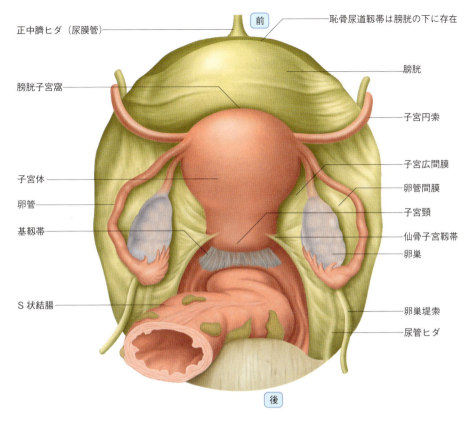

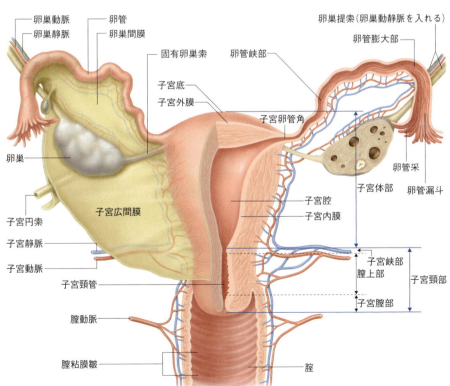

図5-13 子宮，卵管，卵巣の肉眼的解剖

（落合慈之監：婦人科・乳腺外科疾患ビジュアルブック第2版，p.7，学研メディカル秀潤社，2017）

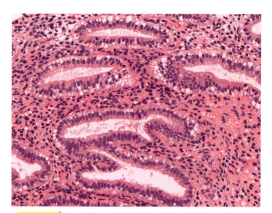
図5-14 正常な子宮頸部の組織像

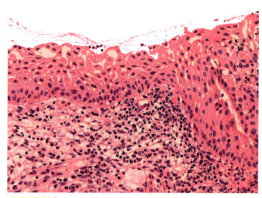
図5-15 子宮頸管炎

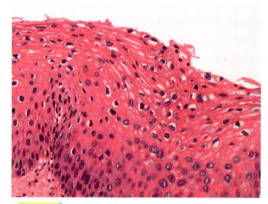
図5-16 ヒトパピローマウイルス

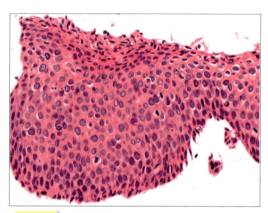
図5-17 異形成（displasia）

メーバ，クラミジアなどによるものを感染性子宮頸管炎と呼び，タンポンあるいは避妊具などの異物による刺激や，婦人科での生検，放射線治療による障害に起因するものを非感染性子宮頸管炎と呼ぶ．

また，頸管炎になった子宮頸部から生検した組織標本を見ると，大きく2種類に分けられる．すなわち好中球と呼ばれる炎症細胞の浸潤が目立つものを急性子宮頸管炎，リンパ球や形質細胞と呼ばれる炎症細胞浸潤が多いものを慢性子宮頸管炎と分けて診断する．これらの疾患は炎症の原因となるものを除去，あるいは細菌を抗菌薬などで死滅させることで治癒する．

ヒトパピローマウイルス（HPV）感染（図5-16）

HPVの子宮頸部組織への感染は，尖圭コンジローマや子宮頸部の異形成，扁平上皮癌，腺癌の原因となることが知られている．

HPVは現在85種類ほどの型があることが知られており，その約半分が子宮頸部に感染するといわれている．これらのHPVは子宮頸部のヒトのDNAに組み込まれ，その場で病変を形成する．

子宮頸部の組織において，このHPVの感染の有無を調べることは，上記の子宮頸部の悪性腫瘍（扁平上皮癌，腺癌）の原因となるという理由から，臨床的に重要である．

病変から細胞や組織を採取し，そこから抽出したDNAを種々の方法（サザンブロット法，PCR法，あるいはウイルスの組織上での局在がわかる*in situ* hybridizationなど）で調べることが行われている．

異形成（図5-17）

子宮頸部には腟壁から連続する重層扁平上皮と，子宮内腔側より連続する円柱上皮の2種類

の上皮が同居し，この2つが子宮膣部で移行部をもって接していること，そして，この移行部を扁平上皮－円柱上皮境界と呼ぶことはすでに述べた．

この移行部になんらかの刺激が加わると，円柱上皮のすぐ下にある細胞が増殖し，新たな重層扁平上皮となることがあり，それを扁平上皮化生（化生上皮）と呼ぶ．さらに，この扁平上皮化生が起こる過程に異常があると，異形成（dysplasia）と呼ばれる病変となる．これは悪性腫瘍である扁平上皮癌の前段階にあたる病変と考えられている．

この異形成が，子宮頸部の重層扁平上皮の厚みのどれくらいを占めているかによって3段階に分類される．すなわち上皮の下層3分の1を占めるものを軽度異形成，上皮の下層3分の2を占めるものを中等度異形成，上皮の全層を占めるものを高度異形成と呼ぶ．これらは子宮頸部細胞診断，生検による組織診断により可能な限り区別され，臨床側に報告される．

また，これらの病変はヒトパピローマウイルス（HPV）感染と関連があることが知られている．そのため，HPV感染に特徴的な所見であるコイロサイトーシス（組織標本で見ると，子宮頸部の重層扁平上皮の表層の細胞において，濃厚な色調の核の腫大の所見と，核の周囲の細胞質が明るく抜けたようになる所見の両方が認められる状態）が子宮頸部生検検体に認められた場合は，異形成の初期段階にあるものと考え，軽度異形成と診断することになっている．

扁平上皮癌（図5-18）

扁平上皮癌とは，上記の異形成が，扁平上皮の癌へと変化した悪性の腫瘍である．ここでいう癌とは上皮が化生，異形成を経る過程で，その核内の遺伝子に変化をきたし，無限の増殖能を得ることで周囲の組織を破壊して浸潤する，あるいは他の臓器へ転移する可能性をもつようになった腫瘍を指す．

子宮頸部の扁平上皮癌は，その上皮の直下の結合組織への浸潤を欠くもの，浸潤はあるが微小なもの，そして微小ではない高度な浸潤を示すものと，大きく3つに分類される．

これらはそれぞれ，上皮内扁平上皮癌，微小浸潤扁平上皮癌，扁平上皮癌と呼ばれ，治療が異なる（最後の扁平上皮癌は高度な浸潤のある癌を指すが，これは高度浸潤性扁平上皮癌とはいわず，単に扁平上皮癌と呼んでいる）．

なお，先に述べた高度異形成と上皮内扁平上皮癌が病理所見上では鑑別しにくいため，これら2つを一緒にして子宮頸部上皮内腫瘍（CIN）とすることも多い．

腺癌（図5-19）

子宮頸部の頸管腺からは腺癌と呼ばれる癌が発生する．これは頸管腺を作る腺上皮細胞が，その内部の遺伝子の変化により，周囲の組織への浸潤，他臓器へ転移する能力をもつようになってできた悪性の腫瘍である．

これも浸潤の度合いや有無により，扁平上皮

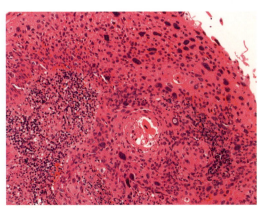

図5-18 扁平上皮癌

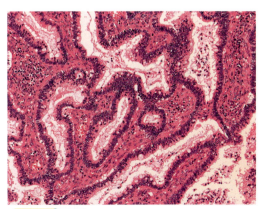

図5-19 腺癌

癌と同じく，上皮内腺癌，微小浸潤腺癌(早期浸潤腺癌とも呼ばれる)，腺癌(高度な浸潤のある癌を指す)の3種に分類され，それぞれ治療が異なる．

❸ 子宮体部(子宮内膜)の代表的な疾患とその病理所見

子宮体部(子宮内膜)にも多くの良性，悪性の疾患があり，それぞれ病理学的に特徴的な所見をもつが，ここでは頻度の高い代表的なもののみについて簡単に記載する．

子宮留膿症(図5-20)

子宮留膿症とは子宮内腔に膿が貯留した状態である．高齢者に多い．

閉経により子宮内膜が萎縮し，感染にかかりやすくなり，子宮口も狭くなっていることから，子宮内膜炎後できた膿の排出が十分になされずに起こることが多い．

生検組織標本上では，高度な好中球中心の炎症細胞浸潤や壊死が認められる．

子宮内膜症

子宮内膜症は良性の疾患であり，子宮の内膜以外の場所に子宮内膜と同じ組織が存在する状態である．このようなあるべき場所以外の場所に存在する組織を一般に"異所性の"組織と呼んでいる．

この異所性の子宮内膜組織のある場所が子宮筋層内であるとき，それを子宮腺筋症と呼ぶ(なお，それ以外の臓器にある場合は外性子宮内膜症とする)．

子宮腺筋症のある子宮を肉眼で見ると，子宮筋層の肥厚が目立ち，筋層内に点状の出血を伴うこともある．月経困難症，月経過多を認める．

子宮内膜増殖症(図5-21)

子宮内膜は，卵巣などからのホルモンの分泌により制御される月経周期によって，その厚さや構造が変化することはすでに述べたが，このホルモンの分泌に異常があると，子宮内膜を構成する子宮内膜腺あるいは間質の異常な増殖につながる場合がある．このようなホルモンの異常分泌によりできる病変を，子宮内膜増殖症と呼んでいる．

また，さらにこれらを2つに分けて，細胞の所見に異常のない腺組織の拡張や増生から成るものを定型的子宮内膜増殖症，腺上皮の核の異常所見のあるものを子宮内膜異型増殖症と呼ぶことがある．後者の子宮内膜異型増殖症は，次に述べる子宮内膜癌の成分を含む可能性のある病変であり注意が必要である．

子宮内膜腺癌(図5-22)

子宮内膜から発生する悪性腫瘍の代表は，正常な子宮内膜の腺に類似した形を取る類内膜腺癌である．

肉眼でこれらの病変を見ると，多くの場合，子宮内膜は不整に厚くなっており，壊死や出血を見ることもある．

病変の組織標本を見ると，子宮内膜を構成する腺組織に似た形の腺癌組織が増殖している．

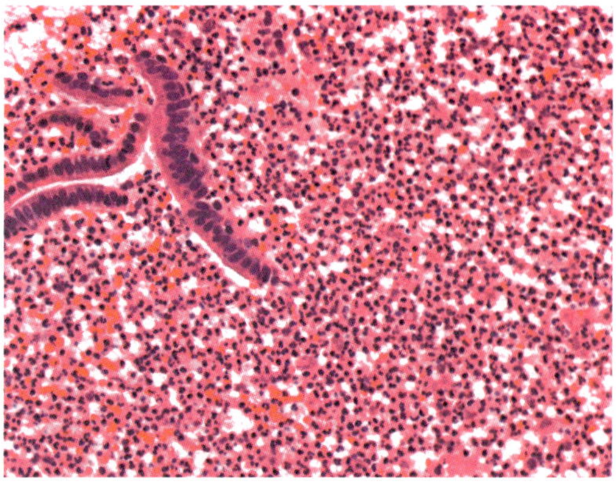

図5-20 子宮留膿症

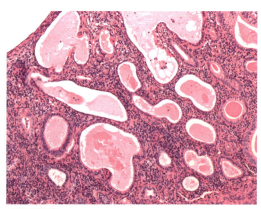

図5-21 子宮内膜増殖症

この腫瘍の中にある異常な腺管構造は互いに癒合したり、篩状になったりしながら、子宮筋層や脈管内に浸潤し、転移をきたす場合もある。

子宮平滑筋腫（図5-23）

子宮筋層からは平滑筋の良性の腫瘍である子宮平滑筋腫が発生する。単発あるいは多発するこの腫瘍は通常は、球形の充実性の腫瘍であり、内膜のすぐ下に発生した場合は不正出血の原因となる。

病変の組織標本を見ると、種々の密度の平滑筋の増生からなる腫瘍であるとわかる。これは良性の腫瘍であり、明らかな浸潤や転移を見ない。

子宮平滑筋肉腫（図5-24）

子宮平滑筋肉腫は、子宮筋層の平滑筋由来の悪性腫瘍であり、多くは単発で子宮筋層の内部に生じる。

> **略語**
> ◆ヒトパピローマウイルス
> HPV : human papilloma virus
> ◆ポリメラーゼ連鎖反応
> PCR : polymerase chain reaction
> ◆子宮頸部上皮内腫瘍
> CIN : cervical intraepthelial neoplasia

病変の組織標本の所見では、腫大した核を備えた異常な平滑筋細胞の高密度な増殖からなる腫瘍であり、壊死を伴う場合がある。周囲への浸潤や他の臓器への転移をきたすことがある。

6 コルポスコピー検査・組織診

❶ コルポスコピー検査・組織診とは

コルポスコピーは、子宮頸部を、コルポスコープ（子宮腟部拡大鏡、図5-25）を用いて拡大、観察することにより、肉眼では見逃しやすい子宮頸部病変の程度と広がりを把握し、また最も強い病変などの生検を行い、癌を発見するための検査である。

❷ 適応と禁忌

適応
・子宮頸部細胞診で子宮頸部異形成や癌を示

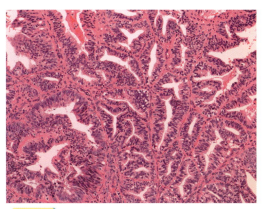

図5-22 子宮内膜腺癌

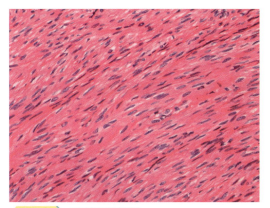

図5-23 子宮平滑筋腫

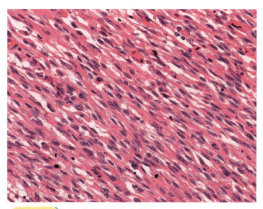

図5-24 子宮平滑筋肉腫

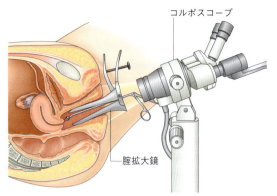

図5-25 コルポスコープ

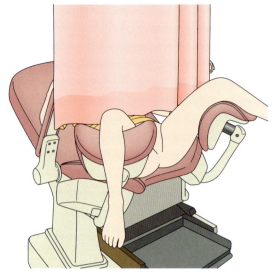

図5-26 検査時の体位

す.
- 子宮頸部細胞診で異型腺系細胞がある.
- 子宮頸部細胞診での所見にかかわらず,不正性器出血,特に性交後出血がある.
- ハイリスクHPV陽性患者で異常な子宮頸部細胞診がある.
- 視診や触診により子宮頸部の病変が疑われる.
- 治療後やハイリスク患者の検査・フォローアップ.

禁忌
- 特になし.

❸ 検査前の準備

①検査のタイミング:月経周期のある女性の場合,頸管粘液が透明で粘稠度の低い月経周期8〜12日頃が最適であるが,基本的には月経中の出血量の多い日以外は,いつでも検査は可能である.
②医師が患者に検査の目的・方法について説明を行い,理解・同意を得る.

❹ 検査手順

①患者に排尿後診察台で載石位を取ってもらう.下半身をバスタオルで覆い,羞恥心・プライバシーへの配慮を行う(図5-26).
②腟鏡の装着と粘液除去:医師は櫻井腟鏡またはクスコ腟鏡を用いて,子宮腟部を展開する.子宮頸部細胞診を行う場合はこの時点で行う.続いて頸管粘液を,生理食塩液を含ませた綿球やシリンジで除去する.
③単純コルポスコピー検査:子宮腟部の形状,炎症の有無などの観察を行う.
④酢酸加工診:酢酸を浸した綿球で酢酸を塗布し,上皮の変化を観察する.異常所見があればそこが白くなり,鮮明に見ることができる.
⑤組織採取:コルポスコープで観察しながら組織を採取する.止血はアルギン酸ナトリウムを塗布し,ガーゼで圧迫する.
⑥検査が終了したことを患者に説明する.

❺ 終了後の注意事項

- 腟内に残った洗浄液が流出することがあるため,腟洗浄後は必ずナプキンを当てるよう説明する.
- 出血する場合があることを説明する.

7 羊水検査

❶ 羊水検査とは

羊水検査は,羊水穿刺による侵襲的な確定診断法である.

羊水検査の目的は遺伝病の診断，子宮内感染の診断，胎児奇形の診断，胎児成熟度の判定，羊水分析（胎児溶血性疾患の判断）などである．実施にあたっては妊婦が適応や意義を理解し，自主的に検査を希望することが重要である．

遺伝学的検査の確定診断としての羊水検査の場合，日本医学会のガイドラインおよび日本産科婦人科学会の見解を遵守し，妊婦および夫（パートナー）などにも検査の特性，得られる情報の診断的評価，さらに，遺伝医学的診断意義などについて検査前によく説明し，適切な遺伝カウンセリングを行ったうえで，自律的な同意を得て実施する必要がある．

検査の限界とリスク

- 母体年齢に関係なく，先天性疾患は常に3～5%存在し，その原因の多くは染色体異常とは無関係である．「羊水検査ですべての先天性異常がわかるのではない」ことを妊婦および夫（パートナー）などが理解できることが重要となる．
- 侵襲的な検査であり，切迫流産，出血，破水，流産などのリスクを伴う．
- 検査結果によっては，妊婦は妊娠継続の可否の決断を迫られる．人工妊娠中絶は中期中絶以降，入院管理が必須であり，死産届の対象となる．

❷ 適応と禁忌

適応
- 染色体異常あるいは遺伝子異常に対する出生前診断．
- 妊娠後半期の胎児機能の評価．
- 妊娠15～16週以降．

禁忌
- 検査を拒否する場合．
- 検査中断の申し出がある場合．
- 検査結果の開示拒否がある場合．
- 遺伝カウンセリングを実施できない場合．

❸ 検査前の準備

① 事前に検査内容を確認し，検査ラベルや羊水染色体検査用採取容器を用意する．
② 実施前は，胎児心音，腹部膨満・下腹痛の有無，性器出血，バイタルサインを確認する．
③ 羊膜炎などの診断検査である場合は，陽性であれば緊急手術の可能性があるため，術前に準備できる書類などは確認しておく．

❹ 検査手順

① 医師から妊婦および夫（パートナー）等への説明の後，同意が得られていること，および検査の同意書の記入が済んでいることを確認する．
② 妊婦は術衣に着替え，トイレへ誘導後に分娩台（防水シートをセッティング）に仰臥位になり，腹部を露出する．
③ 医師が超音波検査実施後，穿刺部位を消毒して清潔野を作る．
④ 医師が超音波のプローブカバーなどをセッティングする．妊婦の腹部に滅菌穴あき四角布をかけ，局所麻酔を行い，羊水穿刺を開始する（図5-27）．
⑤ 医師が超音波で胎児・胎盤の位置を確認しながら，腹壁から穿刺し，羊水を注射器で20mL程度吸引する．
⑥ 抗菌薬や子宮収縮薬の投与指示，児心音聴取やモニタリング指示の有無を確認し，実施する．

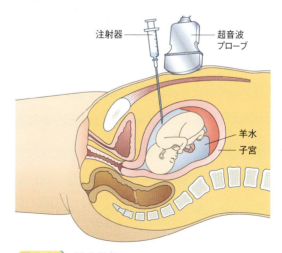

図5-27 羊水検査

（畑田みゆき編：周産期ビジュアルナーシング．p.42, 学研メディカル秀潤社，2017）

⑦穿刺開始後，シリンジで羊水を引き，血液の混入がないことを確認し，別のシリンジで検査に必要な量を採取する．穿刺終了後，穿刺部位を消毒し絆創膏を貼る．
⑧腹部を清拭し，分娩監視装置で子宮収縮と胎児心拍を確認する（週数によっては超音波で確認する）．
⑨検査後，30分程度安静を保ち，再度超音波で確認して終了する．
⑩検査中は適宜，妊婦に声をかけ，気分不快および一般状態，腹部膨満，下腹痛の有無などを確認する．
⑪不必要な露出を避け，妊婦と異性の職員が対応する場合は十分な配慮をする．

❺ 終了後の注意事項

- 羊水穿刺により胎児の損傷，子宮内感染，子宮収縮，性器出血，破水などをきたし，流・早産を引き起こす可能性があるため，それらの症状に注意して観察を行う．
- 異常があれば，ただちに医師に報告する．

8 胎児心拍数モニタリング

❶ 胎児心拍数モニタリングとは

胎児心拍数モニタリングとは，母体腹壁に分娩監視装置を装着し，胎児の状態を評価する検査で，胎児心拍数陣痛図（CTG）が得られる．胎児の心拍数そのものの状態と，胎動や母体の子宮収縮に対して胎児の心拍数がどのように変化するかとをあわせてチェックし，胎児の状態を総合的に評価する．

胎児心拍数モニタリングには，その観察する条件により，コントラクションストレス試験（CST），ノンストレステスト（NST），胎児心拍数陣痛図（CTG）がある（図5-28）．

ノンストレステスト

ノンストレステスト（NST）とは，胎児へ子宮収縮を加えない状態で胎児心拍をモニタリングして，得られたCTGを判読し胎児の状態（胎児機能不全）を評価する方法である．

コントラクションストレステスト

コントラクションストレステスト（CST）とは，子宮収縮薬を投与し，人工的に子宮収縮を起こして分娩陣痛を再現し，胎児心拍数を観察して出産時に耐えられるかどうかを評価するテストである．NSTよりも感度が高く，NSTで胎児の状態が良好か否か不明の場合に，CSTが実施される．

胎児心拍数陣痛図

胎児心拍数陣痛図（CTG）は，子宮収縮と心拍数を経時的に観察・評価し，対応を決定する手段であり，主として分娩中のモニタリングを指す．

❷ 適応と禁忌

ノンストレステスト

1. 適応
- 妊娠34週から36週頃．
2. 禁忌
- 特になし．

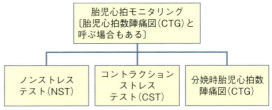

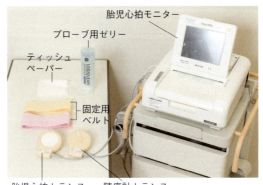

図5-28 胎児心拍数モニタリング

コントラクションストレステスト

1. 適応
- 妊娠26週以降.
- 妊娠高血圧症候群,子宮内発育遅延,糖尿病合併妊娠,過期妊娠など胎盤機能不全の疑われる症例で,NSTがnon-reactiveと判断された場合.

2. 禁忌
- 切迫早産,前期破水,頸管無力症,多胎,羊水過多,古典的帝王切開既往例,子宮筋腫核出術後例(内膜に及ぶ子宮筋の手術創),前置胎盤,前置血管など.

❸ 検査前の準備
①検査の目的・実施方法を説明し,同意を得る.
②検査前に排泄を済ませておくように説明する.
③血圧を測定する.

❹ 検査手順

ノンストレステスト
①妊産婦本人であることを確認する.
②半坐位またはセミファウラー位で,腹部を露出する.
③実施者は手指消毒を行う.
④分娩監視装置の電源を入れ,超音波ドップラーの音量を調節しておく
⑤レオポルド触診法を行い,胎児の向きを確認する(図5-29).
⑥胎児心拍計(超音波ドップラー)の心音聴取面にゼリーを塗布し,心音が最も明瞭に聞こえる部位にベルトで固定する(図5-30).児心音が聴取しづらい場合は,ドップラー聴診器で胎児心拍の音が最も歯切れのよい音で聞こえる位置を確認する.
⑦陣痛計(トランスデューサー)を腹壁の最も突出した部位に当て,ベルトで固定する(図5-30).
⑧胎動マーカーを患者に手渡し,胎動自覚時に押すよう説明をする(図5-31)(分娩中の場合は適宜マーカーを使用).
⑨記録用紙に日付,妊婦名を記入する.
⑩40分間実施する.分娩中の場合は,持続的モニタリングがどの程度必要かは決められていないが,正常な場合は,一定時間(6時間以内)

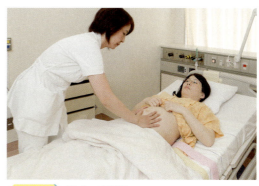

図5-29 胎向の確認
レオポルド触診法を行い胎児の向きを確認

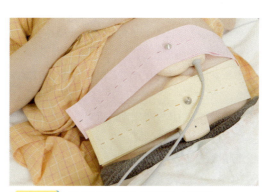

図5-30 胎児心拍計と陣痛計の装着
胎児心拍計の心音聴取面にゼリーを塗布し,心音が最も明瞭に聞こえる部位にベルトで固定する.陣痛計を腹壁の最も突出した部位にあて,ベルトで固定する

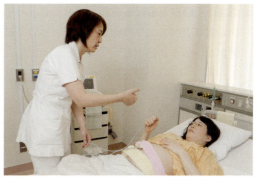

図5-31 胎動マーカー
胎動マーカーを患者に手渡し,胎動自覚時に押すよう説明をする
(図5-28〜30,畑田みゆき編:周産期ビジュアルナーシング.p.36〜38,学研メディカル秀潤社,2017)

は間欠的児心音聴取（15〜90分ごと）で行う．

⑪助産師や看護師がその場を離れる場合には，ナースコールを妊婦の手元に置き，強い腹部緊満，疼痛や胎動により胎児の位置がずれてモニターで胎児心音を拾えなくなった場合は，連絡するよう伝え，記録を開始する．

⑫胎児が睡眠周期にあるような場合には，用手的に腹壁を揺り動かして胎児の覚醒を促す．施設の方針に準じて，音響振動刺激テストを行う．

⑬触診による胎動を観察する．

⑭終了したら，胎児心拍計と陣痛計を外し，腹部に付着したゼリーをふき取る．

コントラクションストレステスト

①NSTに準ずる．

②40秒以上持続する子宮収縮が10分間に3回認められるようになるまでオキシトシンまたは乳頭刺激を加える．

③オキシトシンは20分ごとに投与量を倍増する．

④子宮収縮が10分間に3回認められるようになった時点で判定する．

検査時の注意点

・10〜20分ごとに，記録の状態と異常所見の有無をチェックする．

・分娩時モニタリングは3cm/分で記録する．

・異常時は速やかに医師へ報告する．

・妊婦が起き上がる際は，腹部の圧迫や仰臥位低血圧症候群を避けるため，側臥位をとってから起き上がるよう声をかけ，ふらつきや転倒がないよう介助する．

❺ 検査結果の評価

胎児心拍数基線

CTGで，一過性頻脈や一過性徐脈などの一過性の変動を除いた部分の平均的な胎児心拍数（FHR）を，胎児心拍数基線という．

・正常脈：110〜160bpm．

・徐脈：110bpm未満．

・頻脈：160bpmを越えるもの．

胎児心拍数基線細変動

胎児心拍数基線の細かくランダムな変動を胎児心拍数基線細変動という．

正常な胎児では，妊娠後期に6〜25bpm程度の細変動がみられる．

胎児は20〜40分ごとに睡眠と覚醒を繰り返しており，睡眠中はCTG上での細変動が減少する．

一過性頻脈

胎動や陣痛に伴って胎児心拍数が急峻に立ち上がって，最頂点が15bpm以上，15秒以上続く持続するものを一過性頻脈という．

胎児機能不全の評価

胎児心拍数モニタリングにより，胎児機能不全の状態かどうかを判定する（表5-4）．

NSTで判定困難な場合のバックアップテストとして，CSTが行われる．陣痛を模した10分間に3回程度の子宮収縮下における一過性徐脈の出現頻度により，negative（陰性），positive（陽性）などと判断する．

Negativeとは，適切な子宮収縮（10分間に3回）または過剰な子宮収縮の状態で遅発一過性徐脈または変動一過性徐脈がみられない場合で，胎児状態は良好である．

Positiveとは，適切かまたは不十分な子宮収縮の状態で，遅発一過性徐脈が過半数の子宮収縮に伴ってみられる場合で，胎児状態は不良である．

表5-4 胎児心拍数（FHR）の判断

胎児機能不全 non-reassuring fetal statusのパターン

①頻発する遅発一過性徐脈（子宮収縮の50％以上に出現）
②高度変動一過性徐脈
③頻発する遷延一過性徐脈
④持続する徐脈
⑤洞様パターン（胎児心拍数基線が正弦波様に規則的になったパターン）

胎児が元気な状態 reassuring statusのパターン

①心拍数基線：110〜160bpm
②心拍数基線細変動：6〜25bpm
③一過性頻脈を認める
④一過性徐脈あるいは遷延性徐脈を認めない

適切な子宮収縮が得られないか，または良好なCTGが得られない状態をunsatisfactoryといい，CSTが不成功または判定不能である．

引用・参考文献

1. 婦人科・産科エコー検査
1) 谷口信行編：標準臨床検査学　生理検査学・画像検査学．p262, p265-268, 医学書院, 2012
2) 大久保善郎ほか：臨床検査学講座　生理機能検査学．第3版, p442-449, 医歯薬出版, 2010
3) 岩崎昭宏ほか編：超音波エキスパート　12　胎児エコー．p24-30, 医師薬出版, 2012

2. 産科・婦人科系腹部CT検査
1) 早坂　直：8．婦人科疾患のCT診断．日本産科婦人科学会誌 59 (5)：N106-112, 2007
http://www.jsog.or.jp/PDF/59/5905-106.pdf より 2018 年 1 月 31 日検索
2) 髙橋健太郎：9．婦人科疾患のMRI診断．日本産科婦人科学会誌 59 (5)：N113-124, 2007
http://www.jsog.or.jp/PDF/59/5905-113.pdf より 2018 年 1 月 31 日検索
3) 医療情報科学研究所編：病気がみえる　vol.1　消化器．第4版, p182-249, メディックメディア, 2010

3. 産科・婦人科系MRI検査
1) 髙橋健太郎：9．婦人科疾患のMRI診断．日本産科婦人科学会誌 59 (5)：N113-124, 2007
http://www.jsog.or.jp/PDF/59/5905-113.pdf より 2018 年 1 月 31 日検索
2) 医療情報科学研究所編：病気がみえる　vol.1　消化器．第4版, p182, メディックメディア, 2010

4. 細胞診(子宮頸部・体部)
1) 田畑務：細胞診・子宮体がん検診．プロメテウス婦人科がん最新治療 62 (12)：1753-1755, 2013

6. コルポスコピー検査・組織診
1) 小田瑞恵ほか：子宮頸部病変の診断　コルポスコピーの見方，考え方．プロメテウス婦人科がん最新治療：1644-1653, 2016

7. 羊水検査
1) 福島明宗：羊水検査と検査前カウンセリング．周産期医学必修知識　第8版．周産期医学 46 増刊：83-84, 2016
2) 日本医学会編：医療における遺伝学的検査・診断に関するガイドライン．2011
3) 日本産婦人科学会編：出生前に行なわれる検査および診断に関する見解．2011

8. 胎児心拍数モニタリング
1) 日本産科婦人科学会，日本産婦人科医会：産婦人科診療ガイドライン―産科編2014．p245-251, 日本産婦人科学会, 2014
2) 経塚標：③NST，CST（VAS test含む）．周産期医学必修知識．第8版．周産期医学46増刊：101-104, 2016

略語

◆ノンストレステスト
NST：non-stress test

◆コントラクションストレステスト
CST：contraction stress test

◆胎児心拍数陣痛図
CTG：cardiotocogram

◆胎児心拍数
FHR：fetal heart rate

第2章　系統別臨床検査と看護

6 乳腺外科系検査

1 マンモグラフィ

　乳癌はわが国において，女性の癌の第1位で，2017年のがん統計予測では，乳癌は約9万人が罹患と予測され，現在，11人に一人が乳癌にかかるといわれている．年齢別の罹患率では，30歳代後半から増え始め，40歳代後半にピークがあり，70歳を過ぎてもそれほど減らない[1]．

　乳癌の増加により，早期発見の重要性が指摘され，自己検診(セルフチェク)や乳癌検診の普及が図られ，平成16年4月厚生労働省通達により，40歳以上を対象としたマンモグラフィ併用検診が本格的に導入された．

　問診と視触診による検診異常や何らかの症状がみられた場合，マンモグラフィを行い，所見から，癌が疑われるかの指標として，カテゴリー判定が行われる(表6-1)．

　カテゴリー3以上を要精査とし，生検やCT検査などの検査が進められる．

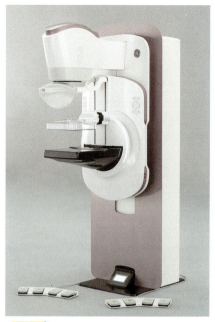

図6-1 乳房専用X線撮影装置
Senographe Pristina™
(写真提供：GEヘルスケア・ジャパン株式会社)

❶ マンモグラフィとは

　マンモグラフィとは，乳房専用X線撮影装置を使用し，透明の圧迫板で乳房を挟み，薄く伸ばして，上下左右からX線撮影する検査方法である(図6-1)．

　マンモグラフィは，コントラストのよい画像を作るため，エネルギーの低いX線を使用する．少ない放射線で，短時間に微細な画質の画像を撮影する必要があるため，乳房を圧迫して乳房の厚さを極力薄くして，乳腺の重なりを防ぎ，X線の被ばく線量が少なくなる撮影方法がとられている(図6-2)．

　乳房圧迫には痛みを伴うが，最近の機器は短い圧迫時間での撮影が可能で，痛みの軽減が図られている．また，乳腺X線検査もデジタル化が進み，トモシンセシス(乳房3D撮影，DBT)機能を搭載した装置や，ステレオガイド下吸引式組織生検対応の装置などがあり，乳房検査の多様化が進んでいる．

❷ 適応と禁忌(マンモグラフィ検診)

適応
・40歳以上．

表6-1 カテゴリー分類

カテゴリー1	異常なし
カテゴリー2	良性
カテゴリー3	良性，しかし悪性を否定できず
カテゴリー4	悪性の疑い
カテゴリー5	悪性

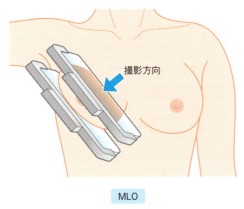
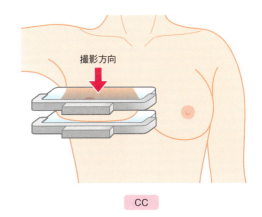

図6-2 右乳房のMLOとCC

禁忌
- 心臓ペースメーカー，CVポート，V-Pシャントなどの医療機器が前胸部に入っている．
- 豊胸術を受けたことがある．
- 乳房手術後1年以内である．
- 妊娠している．
- 妊娠の可能性がある．
- 授乳中である．
- 断乳後6か月未満である．

❸ 検査前の準備

①患者誤認防止のためバーコードリーダーなどを活用し，患者情報を登録する．患者本人に名前を名乗ってもらい，患者確認をする．
②乳房を圧迫する必要性やそれに伴う痛みについて説明し，患者の協力を得る．
③撮影時間は5～10分，撮影回数は1方向(2枚)撮影と2方向(4枚)撮影があることを説明する．待ち時間に説明リーフレットや検査ビデオなどを活用するとよい．

❹ 検査手順

①上半身裸になってもらい，装置の前に立ち，乳房を左右片方ずつ撮影台に載せる．
②乳房は圧迫板で挟んで圧迫し，薄く延ばして撮影する．
③撮影方向は，MLO（内外斜位方向）とCC（頭尾方向）がある（図6-2）．1方向(2枚)撮影は，MLO（内外斜位方向）撮影を行う．MLOは斜め横から乳房を挟んだ撮影で，乳腺全体を広く画像にすることができる．
④2方向撮影は，MLO撮影とCC（頭尾方向）撮影を行う．CCは上から乳房を挟んだ撮影で，MLO撮影では画像にしづらい乳腺の内側を描出することができる．
⑤通常，乳癌検診では，40～49歳は片側2枚ずつの計4枚，50歳以上は片側1枚の計2枚撮影が多い．

❺ 読影・診断

乳房は軟らかい組織でできており，脂肪や乳

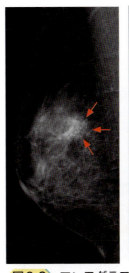
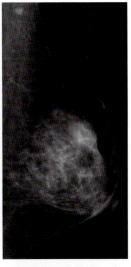

図6-3 マンモグラフィ画像（左：右乳房，右：左乳房）

右乳房の矢印部に石灰化を伴うスピキュラ腫瘤影がみえる（カテゴリー5）．

腺の正常組織と乳癌による腫瘤や石灰化の病変を鑑別することが，読影では要求される．マンモグラフィ所見では，腫瘤・石灰化・その他の所見があるかどうかを観察する（図6-3）．

腫瘤（図6-4）は，形状，境界と辺縁，濃度を観察し，図6-5のフローチャートに基づいてカテゴリー分類を行う．

石灰化（図6-6）は，明らかな良性石灰化はカテゴリー1あるいは2とし，良悪性の鑑別を要す石灰化は，図6-7の判断樹に基づいてカテゴリー分類を行う．

その他の所見として，乳腺実質，皮膚，リンパ節の所見を判断して，カテゴリー判定を行う．

デンスブレスト（高濃度乳腺）

脂肪や乳腺，癌はマンモグラフィでは白く写るため，鑑別が困難な場合があり，近年，デンスブレスト（高濃度乳腺）が注目されている．乳腺には個人差があり，その濃度によって，①脂肪性，②乳腺散在，③不均一高濃度，④高濃度の4つのタイプに分類され，乳腺の濃度が高い③と④をあわせてデンスブレストと呼ぶ（図6-8）．

乳腺が高濃度の場合，マンモグラフィでは全体が白く写るため，癌が見つけにくくなる．一般にアジア人は，欧米人と比べて乳腺濃度が高いためにデンスブレストの比率が高いといわれており，マンモグラフィ検診だけでは精度の高

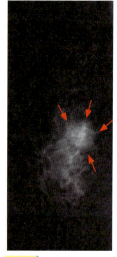

図6-4 腫瘤のマンモグラム
微細鋸歯状腫瘤（カテゴリー4）

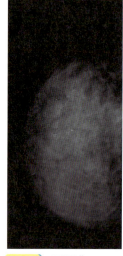

図6-6 石灰化のマンモグラム
微細円形びまん性石灰化（カテゴリー2）

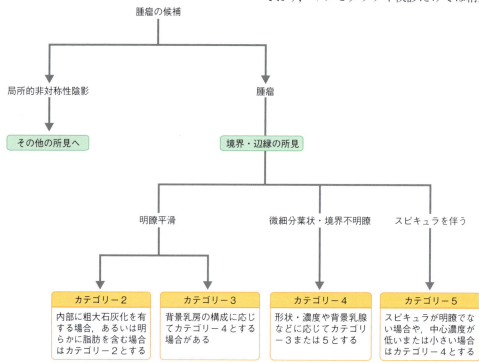

図6-5 腫瘤の診断フローチャート
（日本医学放射線学会，日本放射線技術学会編：マンモグラフィガイドライン，第3版増補版，p.69，医学書院，2014を改変）

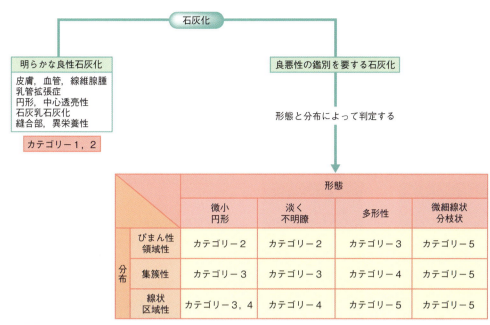

図6-7 石灰化のカテゴリーの判断樹
（日本医学放射線学会，日本放射線技術学会編：マンモグラフィガイドライン．第3版増補版，p.72，医学書院，2014を改変）

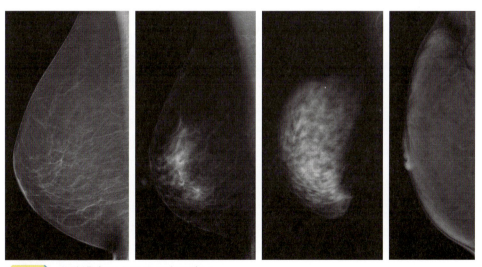

図6-8 乳腺濃度による見え方の違い
左から脂肪性，乳腺散在，不均一高濃度，高濃度

い検診となりにくいことが指摘されている．デンスブレストの場合には，乳腺の影響を受けづらい超音波検査の感度が病変検出率の点で有利であるといわれている．

乳腺トモシンセシス検査（DBT）

　従来のマンモグラフィでは描出困難なデンスブレストに対して臨床的有用性が報告されている，新しい画像診断法が乳腺トモシンセシス検査（DBT）である．トモシンセシスとは，断層写真を合成する意味で，1回の断層撮影で任意の高さの裁断面を3D画像に再構成して観察することによって，これまで困難であった乳腺の重なりを解消し，より精度の高い情報を得ることを可能とする撮影方法である（図6-9）．

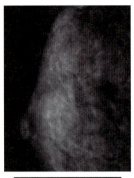
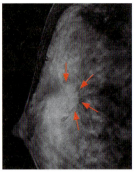
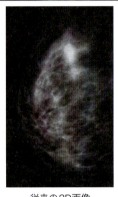
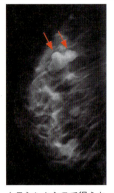

従来の2D画像　　トモシンセシスで得られる3D画像

図6-9 2Dと3Dマンモグラフィの画像の違い

マンモグラムの読影

　以上のようにマンモグラフィで得られた乳腺画像であるマンモグラムの読影は，独特の技術が要求されるため，訓練を受けた医師が行う必要があり，また撮影の際も訓練を受けた技師でなければ難しい．そのため，各国でマンモグラフィの撮影，診断にかかわる技師や医師への専門教育訓練や資格制度，装置や設備についての公的基準が設けられている．

　わが国では，NPO法人日本乳がん検診精度管理中央機構（通称，精中機構）がこのような教育・資格認定・基準策定などを行っている．

2　細胞診・針生検

❶ 細胞診・針生検とは

　細胞診・針生検とは，吸引式の針生検装置を用いて組織を吸引採取して行う乳腺組織検査である．マンモグラフィや超音波検査で乳癌と疑わしい病変が，細胞診や他の検査で診断がつかない場合，良性か悪性かを診断する目的で行う．

　細胞診・針生検は局所麻酔下で行われ，生検のための小さな傷（約4mm）が1つ付くだけで，縫合は不要であり，傷跡は1～2か月くらいでほとんど目立たなくなる．細胞診や針生検（CNB）よりも採取する組織量が多く，より確実な診断をすることができる（図6-10）．

　ステレオ撮影が可能なマンモグラフィ装置を

略語
◆内外斜位方向
MLO：mediolateral-oblique
◆頭尾方向
CC：cranio-caudal
◆乳腺トモシンセシス検査
DBT：digital breast tomosynthesis

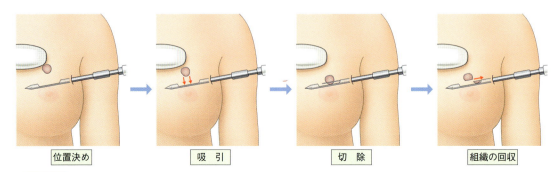

位置決め　　吸引　　切除　　組織の回収

図6-10 針生検の流れ

用いて，病変を確認して行うステレオガイド下吸引式組織生検と，超音波検査装置を用いるエコーガイド下吸引式組織生検がある．

ステレオガイド下吸引式組織生検は，石灰化を伴う非触知乳癌(しこりがわからない乳癌)が疑われる病変が対象となる．検査時間は30分〜1時間程度で，腹臥位または側臥位で行うタイプと，坐位で行うタイプがある．

エコーガイド下吸引式組織生検は，主に腫瘤性病変が対象となる．仰臥位で，病変の確認を超音波で行う以外は，ステレオガイド下吸引式針生検と同様である．

ここでは，ステレオガイド下吸引式組織生検について述べる．

❷ 適応と禁忌，合併症

適応
- 良性と考えられるが組織診断を必要とする石灰化(カテゴリー3)．
- 悪性の可能性のある石灰化(カテゴリー4など)．
- 明らかに悪性と考えられるが組織診断を必要とする石灰化(カテゴリー5)．
- 石灰化以外の悪性を疑う病変(超音波で描出できない腫瘤や構築の乱れなど)で，組織診断を必要とする場合．
  *カテゴリーは，172頁乳腺疾患の診断アルゴリズム参照

禁忌
- 特になし．

合併症
- 気分不良．
- 腫脹．
- 出血，血腫，内出血．
- 細菌感染．

❸ 検査前の準備

① 検査の方法について説明する．
② 食事制限はない．
③ 検査所要時間は，30分〜約1時間であることを説明する．

④ 服装は，着脱のしやすいもので，検査後の圧迫固定のテープが見える場合があるため襟ぐりが大きく開いたものは避けたほうがよい．

❹ 検査手順

① バイタルサイン測定を行う．
② 検査台に腹臥位または側臥位もしくは坐位になり，マンモグラフィで病変部を撮影する．
③ 病変の位置を確認し組織を採取する場所が決まったら，局所麻酔を実施する．
④ マンモグラフィ画像を見ながら直径約4mmの針で，腫瘍組織を吸引しながら採取する．
⑤ 組織を採取した位置(生検部位)にマーカー(約2mmのステンレス製のクリップ)を付ける場合がある．この際，金属アレルギーの有無を確認する．マーカーは生体反応が低いステンレス製で，MRI検査が可能である．
⑥ 刺入部の圧迫止血後，出血がないことを確認する．後出血の予防のため，刺入部をガーゼとテープなどで検査後1日程度，圧迫固定する．テープかぶれがある場合は，粘着力の弱いテープを用いて，弾性包帯などで圧迫固定するなどの対応を行う．
⑦ バイタルサイン測定を行う．

❺ 終了後の注意事項

- 検査当日：入浴，スポーツ，飲酒を避ける．
- 出血，穿刺部の腫れ，呼吸が苦しいなどの症状が出現時は，受診を勧める．
- 検査翌日：穿刺部周囲に内出血がみられても心配はない．

📖 **略語**

◆針生検
CNB：core needle biopsy

3 エコー検査

❶ 乳腺エコー検査とは

　エコー検査は，人間の可聴音である20Hz〜20KHzより周波数が高い1〜20MHz程度の周波数の超音波を体内に送信して，反射してきた周波数の変化を画像化して診断する検査である．

　特に，水などの液体を含んだ臓器や組織の検査に最適であり，逆に骨や空気などには弱いという特徴がある．肝臓や膵臓，腎臓と同様，骨や空気を含まない乳房も，エコー検査に向いている臓器である．

　乳腺エコー検査は，乳房にしこりの有無の診断に有効である．特に40歳未満の女性の場合，マンモグラフィでは，日本人女性に多いといわれる高濃度乳腺(乳腺の密度が濃い状態で，マンモグラフィーでみるといわゆる白い部分の多い乳房)になり，しこりの有無がわかりにくい場合がある．そのような場合でもエコー検査では，しこりの診断をすることができる．さらに，しこりの形や境目部分の性状などで，良性なのか悪性なのかを判断することが，ある程度可能である．しかし，マンモグラフィと超音波のどちらかでしか発見できない乳癌もあるため，精密検査においては両方の検査を行うことが通常となっている．

❷ 適応と禁忌

適応
・腫瘍性病変の有無の確認．
・腫瘍性病変のサイズ，性状の確認．
・びまん性疾患の有無の確認．
・乳管疾患の有無の確認．

禁忌
・特になし．

❸ 検査前の準備

①検査時は，検査用ベッドに仰臥位となってもらい，腹部を広めに露出してもらう．着衣にゼリーが付着しないようにタオルを当てるなどの配慮をする．

②検査前に，息を吸ったり吐いたりすることや息を止めてもらうことがあることを伝える．

❹ 検査手順

①超音波プローブは7.5〜12MHzのリニアプローブを使用する．

②腹部超音波検査で使用している複合機に，リニアプローブを接続して検査する場合が多いため，プリセットを乳腺用に設定する必要がある．

③プローブと体表の間に空気が入らないように，超音波用ゼリーを塗布する(腹部用のゼリーよりやや硬めのゼリーが使いやすい)．超音波ゼリーはあらかじめ温めておく．

④検査体位は仰臥位で，検査する側の下に枕を入れ軽い斜位にして，乳房が胸郭の上に均等のるようにする．また乳房の大きさが手のひらを超えるような場合は，上腕を頭上まで挙上させると乳房が均等になりやすい．

⑤プローブはなるべく下部を把握すると安定する．プローブは皮膚に垂直に当て，必要以上に乳房へ圧迫を加えない．プローブケーブルは被検者の顔などに当たらないように，腕や肩にかけるなど工夫する．

⑥乳房エコー検査は，病変を見落とすことがないように乳房をくまなく走査することが重要である．見逃しなく十分に走査できるように，プローブを動かすスピードを速めないように注意する．検査時間はスクリーニングの場合，両側乳房で5〜10分程度である．

❺ 乳腺の解剖と特徴的な超音波画像

乳腺の解剖
　乳腺の解剖を図6-11に示す．

正常の乳腺像
　白く見えるところが乳腺，黒く見えるところが脂肪である(図6-12)．

　加齢により乳腺が退縮すると脂肪組織に置き

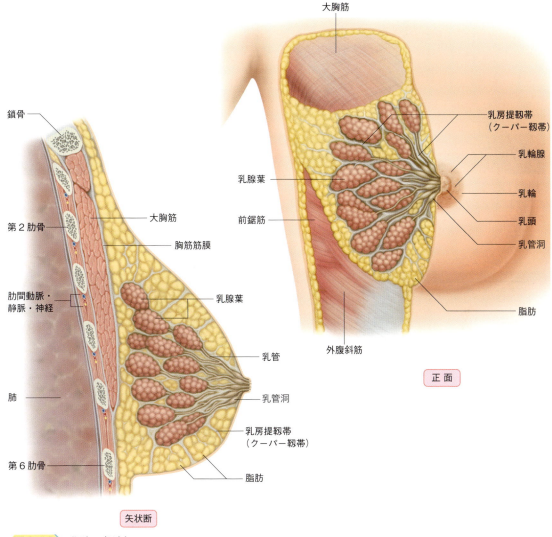

図6-11 乳腺の解剖

換わり，画像に黒い部分（脂肪）が混ざって見える．加齢が進むと乳腺は薄くなり，白い線状になる．

良性の疾患

1. 乳腺症

30〜40代に多くみられる．女性ホルモンの影響により，乳腺が多彩な変化を起こした状態で，乳腺は白い部位と黒い部分が混ざり合って，豹柄のように見える．不整な腫瘤像を形成することもあり，乳癌との判別が重要となる（図6-13）．

2. 囊胞

内部に液体のたまった袋状のものである．黒く描出され，乳腺との境界ははっきりしている．病的な意義はないが，囊胞の中に腫瘤像（白い部分）がある場合は精密検査が必要である（図6-14）．

線維腺腫

20代〜40代に多くみられる．境界がはっきりした，灰色の腫瘤像が認められる．扁平な形をしていることが多い（図6-15）．

乳癌

乳腺の中に黒っぽく写る腫瘤像がある．乳腺との境界は，良性の腫瘤像が明瞭で平滑であるのに対し，乳癌の場合は境界が不明瞭で不整な場合が多い（図6-16）．

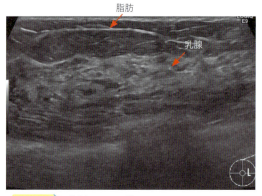

図6-12 乳腺エコー像
皮下の脂肪組織が前面は描写され，その下に高エコーに乳腺が描写される．

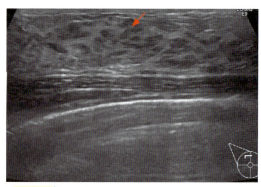

図6-13 乳腺症
乳腺内に低エコーが散在している（矢印）．

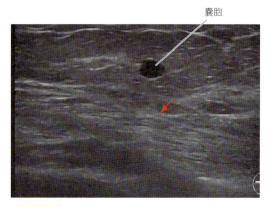

図6-14 嚢胞
円形の低エコーとして描写され，後方にエコーの増像がみられている（矢印）．

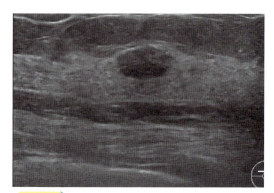

図6-15 線維腺腫
扁平な楕円形で内部エコーはほぼ均一に描写さえれている．

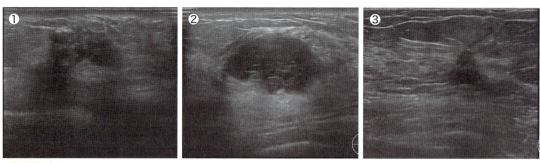

図6-16 乳癌
①表面不整な低エコー腫瘤として描写される．②楕円形であるが，内部にはエコージェニックスポットが多数みられる腫瘤として描写される．③表面不整で縦長な腫瘤として描写される．

4 超音波ガイド下穿刺吸引細胞診・針生検

❶ 穿刺吸引細胞診検査とは

　穿刺細胞診検査や針生検は，乳房のしこりや分泌物などの原因がどのような病気によるものかを判断するために行う．

　乳房のしこりや分泌物などの原因を判断するためには，多くの場合，症状の原因を思われる部位の細胞や組織を取って詳しく調べる必要がある．組織とは，たくさんのさまざまな種類の細胞の集まりである．細胞を取って染色し顕微鏡で観察することを「細胞診」，組織を取って染色し顕微鏡で観察することを「組織診」という．

　乳房の細胞診には穿刺吸引細胞診，乳頭からの分泌物の細胞診などがある．また症状の原因を調べるための組織診を「生検」と呼び，乳房の生検には，針を使って組織を採取する針生検と，小さな手術で組織を採取する外科的生検がある．

　超音波ガイド下穿刺細胞診検査・針生検とは，超音波検査プローブを当てながらしこりに針を刺し，細胞や組織を採取する検査である（図6-17）．

❷ 適応と禁忌

適応
- しこり（腫瘍，非腫瘍性病変）の良性・悪性の鑑別．
- 手術前，薬物療法前の腫瘍組織の採取．
- 特殊染色・免疫染色・DNA診断による治療方針の決定．

禁忌
- 活動性の化膿性感染症がみられる．
- 抗凝固療法を受けている．
- 極度の免疫不全がある．

❸ 検査前の準備

①検査前後の十分な説明を行う．

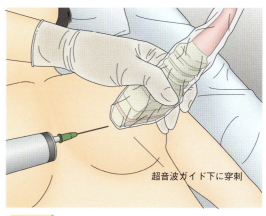
超音波ガイド下に穿刺

図6-17 超音波ガイド下生検

②緊張をほぐす声かけなど，検査にあたるスタッフ全員が被検者の立場に立った配慮を心がける．
③抗凝固薬使用の有無や，麻酔薬に対するアレルギーなどを確認する．

❹ 検査手順

①超音波プローブは10MHz以上のものを使用する．
②超音波プローブは，材質や装置の違いによって使用可能な消毒法が異なる．血液を介した感染のリスクや消毒液によるプローブの劣化を防ぐために，直接消毒せずにラップフィルム（キッチン用ラップ）で被覆して用いることもある．
③検査体位は通常の超音波検査と同様であるが，病変が最高位になるように枕を背中に当てる，また，上腕を挙上するなどの工夫をする．

超音波ガイド下穿刺吸引細胞診

①21〜23Gの注射針または同径のカテラン針を使用し，耐圧式チューブおよび注射シリンジを接続して行う．
②穿刺部位をアルコールなどで消毒し，超音波プローブを当て，画像を見ながら穿刺し，細胞を吸引採取する．
③採取した細胞はスライドガラスに吹き付け，固定液（95%エタノールなど）に漬ける．検査

時間は10分程度である.

④終了後,穿刺部に速やかにガーゼを当て5分ほど圧迫し,止血を確認する.帰宅後,特に日常生活に制限はない.入浴も可能である.

超音波ガイド下穿刺吸引細胞診の特徴は,以下のとおりである.

①針が細いので麻酔は不要.

②刺した部分に血腫ができることがある.

③被検者の体への負担が少ない.

④診断を確定するのが難しいことがある.

超音波ガイド下針生検

①本体リユーザブルのものと針一体型のディスポーザブルがある.自動カッティング針(14〜16G)を使用する.

②穿刺部位をポビドンヨードやアルコールで消毒する.

③超音波プローブを当て,穿刺角度,腫瘤,胸壁との距離を確認しながら,5〜10mL程度の局所麻酔薬を用いて,穿刺部皮膚,乳腺後壁,穿刺経路に局所麻酔を行う.

④メスを用いて穿刺部皮膚を切開し,画像を確認しながら穿刺針刺入し,組織を採取する.通常3〜4回繰り返す.採取時,被検者にスプリング音(「バチン」)が鳴ることを説明しておく.

⑤採取切片は伸展させ,固定液に保存する.

⑥採取後,速やかにガーゼを当て,5分程度圧迫止血・固定を行う.検査時間は20分程度である.

⑦帰宅後,日常生活に制限はない.入浴も可能であるが,局所が青くアザになる場合があることを説明する(数日で消える).

超音波ガイド下針生検の特徴は,以下のとおりである.

①針が細いので麻酔は不要である.

②刺した部分に血腫ができることがある.

③被検者の体への負担は,穿刺吸引細胞診より大きい.

超音波ガイド下吸引式組織生検

①吸引式組織生検用機械には,マンモトーム・バコラなどがある.14〜16G専用針を使用

する.

②穿刺部位をポビドンヨードやアルコールで消毒する.

③超音波プローブを当て,穿刺角度,腫瘤,胸壁との距離を確認しながら,10mL程度の局所麻酔薬を用いて,穿刺部皮膚,乳腺後壁,穿刺経路に局所麻酔を行う.

④メスを用いて穿刺部皮膚を切開し,超音波画像で穿刺部位に太い血管がないかをリアルタイムで十分に確認しながら穿刺針刺入し,組織を採取する.その時,吸引する音(「ウィーン」)がすることを説明しておく.

⑤採取後に出血の有無を確認する.通常3〜4回繰り返す.

⑥採取後,採取部や刺入経路に血腫がないことを確認し,生検針を抜去する.速やかに約10分間用手圧迫し,圧迫固定する.検査時間は30分程度である.

⑦帰宅後日常生活に制限はない.入浴も可能であるが,局所が青くアザになる場合があることを説明する(数日で消える).

超音波ガイド下吸引式組織生検の特徴は,以下のとおりである.

①局所麻酔が必要.

②刺した部分に血腫ができることがある.

③患者の体への負担は,穿刺吸引細胞診に比較するとやや大きい.

④入院の必要はない.

⑤穿刺吸引細胞診に比べて,より正確な診断が可能である.

❺ 穿刺吸引細胞診や針生検の問題点

穿刺吸引細胞診や針生検によって,多くの場合,異常な部分の診断がつく.しかし,まれに診断がつかない場合がある.

外科的生検では病変全体の組織像を観察できる.針生検でも組織像は観察できるが,病変の一部しか観察はできず,一部分から病変全体を推測して診断する必要がある.穿刺吸引細胞診では,生検でみられる組織像とはまったく違う細胞像を観察して診断する.

患者の体への負担の大きさは，外科的生検＞針生検＞穿刺吸引細胞診の順であるが，診断の正確性も外科的生検＞針生検＞穿刺吸引細胞診の順である．穿刺吸引細胞診や針生検で診断が確定できなかった場合には，その検査を再び行う，あるいは外科的生検などの他の方法を試みることになる．

また，穿刺吸引細胞診や針生検の検査時に針を刺すことにより，癌細胞が周囲に広がったり，勢いが増さないかを心配される患者もいる．たとえ針が通過した部分に癌細胞が残ったとしても，通常，その細胞は自然に消えていくと考えられていることを，十分に説明する．

5 乳腺外科系CT検査

❶ 乳腺外科系CT検査とは

CT検査の仕組みは，52頁腹部CT検査参照．乳腺外科領域のCTでは手術体位と同じ体位での撮影が可能であり，画像上の広がりが捉えやすい．乳房内の悪性腫瘍の大きさ・広がりなどの病変の進行を評価できる．

検査方法には，造影剤を使わない単純CTと造影剤を使う造影CTがある（図6-18）．

❷ 適応と禁忌

適応
・乳房内の悪性腫瘍の広がりの診断．
・リンパ節転移や遠隔転移（主に肺と肝臓）の有無の検索．

禁忌
・妊娠中あるいは妊娠の可能性のある女性．
・造影CT検査の原則禁忌は，53頁を参照．

❸ 検査前の準備

単純CT
①医師から，患者・家族に検査について説明する．
②検査説明用紙などを用いて，手順・注意事項を説明する．

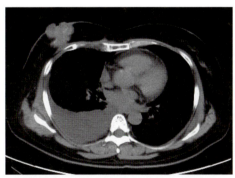
乳腺（−）

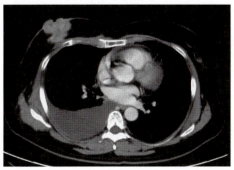
乳腺（＋）

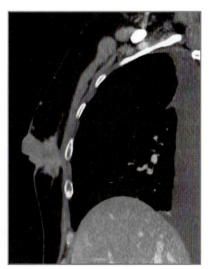
乳腺冠状断

図6-18 乳腺のCT所見
右乳房に腫瘤が認められる．単純CTに比べて造影CTでは造影効果が認められる．

③金属製品(ネックレス，ブラジャー，ピアス，貼付薬，カイロ，家庭用磁石入り絆創膏)を外す．

④女性患者の場合は，妊娠の有無について確認する．必要時，妊娠反応検査を行う．

⑤検査室移動前に，排尿を済ませる．

造影CT

①～⑤は前項参照．

⑥医師が患者・家族に造影剤アレルギーなどについて説明し，同意を得る．造影剤アレルギーの有無について確認する．事前に腎機能を確認する．

⑦造影剤は母乳中にも排泄されるため，検査後48時間は授乳を中止する．

⑧基本的に検査6時間前は絶食にする(水分摂取は可能)．

⑨ビグアナイド系糖尿病薬と造影剤との併用による腎障害にて，乳酸アシドーシスを起こすことがあるため，糖尿病薬の投与は一時中止する．原則検査日の前後2日間中止する(54頁を参照)．

⑩耐圧式の静脈注射用ルートを確保する．サーフロ針の接続部とスクリュー型の耐圧チューブの接続を確実に行う．造影剤は自動注入機で注入する(適切な量を正確なスピードで注入するため)．接続部が緩んでいると接続部から漏れることがある．

⑪CVポートより造影剤を使用する場合は，パワーポートであることを確認し，パワーロック(安全機能付高耐圧ヒューバー針)を使用する．

❹ 検査手順

①検査室入室時，患者確認を行う．造影CTの場合は同意書を確認する．

②検査中は動かないようにし，呼吸の合図のアナウンスに合わせて深呼吸や息止めをするよう説明する．

③造影CTの場合は，輸液ルートを20Gで確保し，医師が造影剤を静注直後に撮影する．造影剤副作用(嘔気・嘔吐，呼吸困難，血圧低下，

発疹など)の出現時は，造影剤投与を中止し，すぐに意識状態，バイタルサインを確認し，医師へ報告する．

④乳腺手術後患者の場合は，手術をしていないほうの腕から耐圧式の静脈注射用ルートを確保し，造影剤を2mL/秒以下で注入する．針のゲージは22Gで可能である．

⑤鼻根部から坐骨下位まで(病変等がある場合はすべて含める)を撮影範囲とし，一呼吸で撮影する．

⑥造影剤注入後，90秒程度経過してから撮影する．

アナフィラキシーに注意

造影剤による副作用のなかでも，アナフィラキシーは特に重篤化し生命の危険があるため，すみやかに急変対応ができるよう準備しておく．

❺ 終了後の注意事項

・急に立ち上がると起立性低血圧が起こることがあるため，一度坐位姿勢をとり，めまいなどの症状がないことを確認してから，検査台を降りる．

・造影剤は主に尿より排出されるため，水分制限が必要な患者を除き，水分摂取を促す．医師の指示により，時間尿量をチェックする．

・倦怠感，浮腫，湿疹，瘙痒感などの症状が出た場合は，すぐに報告するよう説明する．また，遅発性アレルギーについて説明しておく．

6 乳腺外科系MRI検査

❶ 乳腺外科系MRI検査とは

乳腺外科系MRI検査は，MRI装置(56頁を参照)を用いて，胸部の微細な断層写真を撮る検査である．

乳腺外科領域のMRIは，他の画像検査よりも感度が優れており，術前の乳癌の広がり診断に有用であるといわれている(図6-19)．

❷ 適応と禁忌

適応
- 乳房内の悪性腫瘍の広がりの診断．
- 乳房内病変の診療方針の決定．

禁忌
- 強力な磁場が発生するので磁気に影響する物の着用や金属類，体内の電子機器は注意が必要である（57頁を参照）．

❸ 検査前の準備

①医師が患者・家族へ，検査内容の説明を行い，同意を得る．同意書を確認する．
②造影剤を使用する場合は，造影剤によるアレルギーの有無や腎機能障害の有無を確認する．
③閉所恐怖症のある患者は，医師に相談する（必要あれば鎮静を考慮する）．検査は機械の狭い空間に30分ほど安静にしていなければならない．連絡用ボタンや，検査室の外と常に会話が可能であることを説明し不安の除去に努める．
④医師の指示を確認し，食事や内服薬，点滴などについて患者に説明する．造影剤を使用する場合は，検査直前の食事は禁食となる．
⑤検査室は強い磁気があるため，磁石にひきつけられる金属類，画像に影響するものは検査室内に持ち込まないよう入念に確認する．金属の持込による重大事故・火傷防止のための事前説明を十分に行う．
⑥検査時間が約30分かかり長時間動けないこと，機械の大きな音がすることを説明し，検査前の患者の不安を軽減できるよう患者の訴えには受容的に接していく．
⑦検査中は，顔色や全身状態の観察を行うため，化粧は控えてもらう．検査室は機械保護のため温度が低くなっているため，保温には十分気をつける．ただし，保温下着類は金属性の物質が織り込まれているものもあり，火傷などの危険性があるため，着替える際は脱いでもらうよう説明する．
⑧検査着に着替えて，検査移動前に排尿を済ませる．
⑨造影MRIの場合は，点滴静脈注射ルート（造影用）を確保する．
⑩患者の状態に合わせた検査室移送手段を選択する．トレッチャー・車椅子の場合は，MRI専用のものを使用する．
⑪医療スタッフは，聴診器，ボールペン，名札，はさみ等，金属類を持ち込まないよう，MRIへ搬送する前に外しておく．

❹ 検査手順

①放射線検査室受付にて，患者確認を行う．
②患者をMRI装置の前に誘導し，診療放射線技師の誘導に合わせて体位調整の補助を行う．

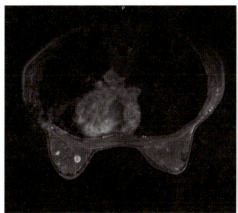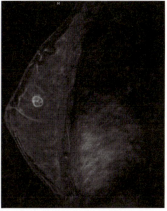

図6-19　乳腺のMRI所見画像
造影剤投与後で腫瘍が高診号に描出されている．

騒音が気になる場合はヘッドフォンを用意する．患者が妊娠している場合や検査時に特別な介助が必要な場合は，診療放射線技師に情報提供する．看護師は，点滴や酸素投与，ドレーンなど管類が撮影の妨げにならないように整理する．

③患者には，体位調整時や撮影直前にもこまめに声をかけて安心させる．

④造影剤を使用している場合は，副作用(瘙痒感，発疹，発赤，眩暈，悪心，しびれ，呼吸困難など)などの出現には十分留意する．

❺ 終了後の注意事項

・急に立ち上がると起立性低血圧が起こることがあるため，一度坐位姿勢をとりめまいなどの症状がないことを確認してから，検査台を降りてもらう．

・造影剤による副作用出現を軽減させるため，水分摂取を促す．

・造影剤の副作用がないか観察し，時間が経過してから出現する可能性もあるため，倦怠感，浮腫，湿疹，瘙痒感などの症状が出た場合は，すぐに報告するよう説明する．

・医師の指示により，時間尿量をチェックする(造影剤は主に尿より排出される)．

引用・参考文献

1. マンモグラフィ
1) 国立がん研究センターがん情報サービス：がん登録・統計
http://ganjoho.jp/reg_stat/statistics/stat/summary.html より2018年2月24日検索
2) 鎌田正晴：乳がん検診．日本産科婦人科学会雑誌 54 (8)：N41-47，2006
http://www.jsog.or.jp/PDF/58/5804-041.pdf より2018年2月24日検索
3) 日本乳癌学会：患者さんのための乳癌診療ガイドライン
http://jbcs.gr.jp/guideline/p2016/より2018年2月24日検索
4) 日本乳癌学会：Web版乳癌診療ガイドライン
http://jbcs.gr.jp/guideline/より2018年2月24日検索
5) 乳がん画像診断ネットワーク：乳がん画像診断検査について
http://bcin.jp/content1 より2018年2月24日検索
6) 乳がん検診info 検診から確定診断まで
http://www.devicormedicaljapan.jp/mmt/exam/mmt.html より2018年2月24日検索

2. 細胞診・針生検
1) 日本乳癌学会：患者さんのための乳癌診療ガイドライン
http://jbcs.gr.jp/guideline/p2016/より2018年2月24日検索
2) 日本乳癌学会：Web版乳癌診療ガイドライン
http://jbcs.gr.jp/guideline/より2018年2月24日検索
3) 乳がん画像診断ネットワーク：乳がん画像診断検査について
http://bcin.jp/content1 より2018年2月24日検索
4) 乳がん検診info 検診から確定診断まで
http://www.devicormedicaljapan.jp/mmt/exam/mmt.html より2018年2月24日検索

3. 乳腺エコー検査
1) 佐久間浩：コンパクト超音波αシリーズ　乳房アトラス．三訂版，ベクトル・コア，2015
2) 日本乳腺甲状腺超音波学会編：乳房超音波診断ガイドライン．改訂第3版，南江堂，2014
3) 植野　映：実践乳房超音波診断―基本操作，読影，最新テクニック．中山書店，2007
4) 医療情報科学研究所編：病気がみえる　vol.9　婦人科・乳腺外科．第3版，メディックメディア，2013
5) 日本乳癌学会：患者さんのための乳癌診断ガイドライン．2016
http://jbcs.gr.jp/guideline/p2016/より2018年1月30日検索

4. 超音波ガイド下穿刺吸引細胞診・針生検
1) 佐久間浩：乳房アトラス(コンパクト超音波αシリーズ)．三訂版，ベクトル・コア，2015
2) 日本乳腺甲状腺超音波学会：乳房超音波診断ガイドライン．改訂第3版，南江堂，2014
3) 植野　映：実践乳房超音波診断－基礎操作，読影，最新テクニック．中山書店，2007
4) 医療情報科学研究所：病気がみえる　vol9　婦人科・乳腺外科．第3版，メディックメディア，2013
5) 日本乳癌学会：患者さんのための乳癌診断ガイドライン．2016
http://jbcs.gr.jp/guideline/p2016/より2017年7月25日検索

5. 乳腺外科系CT検査
1) 日本医学放射学会・日本放射線医会合同造影安全性委員会医療事故防止委員会：ヨード造影剤(尿路・血管用)とビグアナイド系糖尿病薬との併用注意について(第2報)．2012
2) 日本乳癌学会：乳癌診療ガイドライン
http://jbcs.gr.jp/guideline/より2018年2月21日検索
3) 田中順平：当院における乳がん術前CT検査
http://www.kyoaikai.com/pdf/kyoritsu/rt2011aug.pdf より2018年2月21日検索

6. 乳腺外科系MRI検査
1) 日本医学放射学会・日本放射線医会合同造影安全性委員会医療事故防止委員会：ヨード造影剤(尿路・血管用)とビグアナイド系糖尿病薬との併用注意について(第2報)．2012
2) 日本乳癌学会：乳癌診療ガイドライン
http://jbcs.gr.jp/guideline/より2018年2月21日検索

7 脳神経系検査

1 脳脊髄液検査

❶ 脳脊髄液検査とは

脳脊髄液検査は，腰椎に針を刺し(腰椎穿刺：ルンバール)，くも膜下腔から脊髄液を採取して調べることによって，脳や脊髄，髄膜に関係する疾患を診断する検査である．

腰椎穿刺には，以下の目的がある．
①くも膜下腔からの髄液採取：くも膜下出血や髄膜炎の診断，悪性腫瘍の腫瘍マーカーの測定．
②くも膜下腔への薬液注入：髄膜炎，悪性腫瘍に対する治療．
③頭蓋内圧測定．
④減圧：髄液の排除(腰椎ドレナージ)．

❷ 脳脊髄液の特徴(図7-1)

脳と脊髄は，外側から皮膚，骨(頭蓋骨，脊椎)脊髄液で覆われ，さらに髄膜に包まれている．

髄膜は，外側から(硬膜，くも膜，軟膜)3層構造になっている．くも膜と軟膜の間にはくも

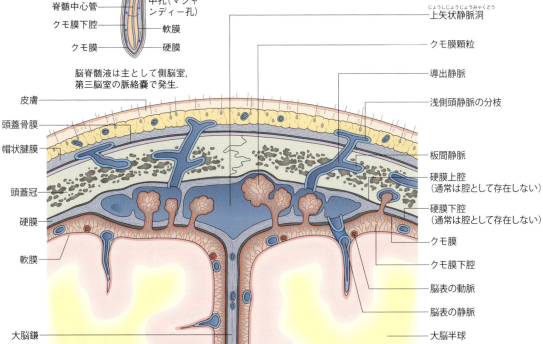

図7-1 脳脊髄液の産生と循環

膜下腔があり，くも膜下腔を脳脊髄液が循環している．

脳や脊髄は脳脊髄液の中に浮かんでいるような状態にあり，衝撃や外部の環境から脳や脊髄を保護している．

脳脊髄液は，1日に約500mLが脈絡叢から産生され，ほぼ同量がくも膜顆粒から静脈洞へ吸収される．脳脊髄液は脳室とくも膜下腔を循環し，1日に3〜4回入れ替わる．

❸ 適応と禁忌

適応

・髄膜炎などの炎症性疾患，腫瘍，脳・くも膜下出血の診断（表7-1）．

禁忌

・頭蓋内圧亢進が著しい場合：脳ヘルニア（大後頭孔ヘルニア）をきたすような頭蓋内圧亢進がある．
・脳膿瘍や穿刺部位に感染徴候がある場合：髄膜炎や脳炎を発症する危険がある．
・出血傾向や凝固異常がある場合：穿刺によって血腫ができ，脊髄を圧迫する危険がある．
・呼吸，循環不全がある場合：体位によって状態が悪化する危険がある．

❹ 必要物品

①消毒液（綿球，鑷子，膿盆）．
②滅菌ガーゼ．
③滅菌ガウン，滅菌手袋，マスク，ディスポキャップ．
④滅菌穴あき覆布，滅菌処置用シーツ（穿刺部の清潔保持）．
⑤滅菌スピッツ（検体採取用）．
⑥ルンバールセット：三方活栓付スパイナル針（21G〜23G），検圧管（ハードマノメーターまたはソフトマノメーター）．
⑦局所麻酔薬，5，10mLシリンジ，23G注射針．
⑧パッド付きフィルム（穿刺後の創部保護用）．

❺ 検査前の準備

①検査前までに，患者に医師から検査についての説明が済んでいることを確認する．
②検査の流れを説明する：検査時間は約30分，検査時の体位，検査後の安静についてなど．
　※腰部に針を刺すため，事前に局所麻酔薬を使用することや，看護師がそばに付き添い，体位を保持することを説明して，不安の軽減に努める．
③検査時の体位や髄液採取により，低髄液圧症候群（頭痛や吐き気）を生じる可能性があるため，事前に検査が決定している場合には検査2時間前の禁飲食とする．
④排尿を済ませ，バイタルサイン測定を行う．

表7-1　脳脊髄液の基準値

	基準値	異常
脳脊髄圧（液圧）	60〜150mmH$_2$O	上昇：髄膜炎，脳腫瘍，頭蓋内出血など頭蓋内圧亢進 低下：外傷性髄液漏出，脳脊髄液減少症
外観	水様透明	混濁，黄色調：細菌性髄膜炎 血性：くも膜下出血（新しい出血），脳室穿破 黄色：くも膜下出血（古い出血）
細胞数	5以下	好中球増加：細菌性髄膜炎 リンパ球増加：ウイルス性，結核性，真菌性髄膜炎 異常細胞：腫瘍細胞の浸潤
タンパク	45mg/dL以下	増加：化膿性，結核性髄膜炎，脳出血，くも膜下出血，ギラン・バレー症候群
ブドウ糖	50〜80mg/dL	増加：てんかん，脳腫瘍 低下：細菌性，結核性，真菌性髄膜炎，くも膜下出血，腫瘍細胞の浸潤

❻ 検査手順

①必要物品の確認を行い，医師が検査しやすい配置を整える．
②患者に体位の取り方について説明する(図7-2)．
③検査時の体位を保持する．
④医師に消毒液を渡す．
⑤医師は，滅菌ガウン，滅菌手袋，マスク，ディスポキャップを装着し，患者の穿刺部位に滅菌穴あき覆布をかける．
⑥医師に注射器を渡し，局所麻酔を無菌的に行えるように介助する．
⑦局所麻酔を行う際は，患者に対して，針を刺すので痛みが生じることを説明する(患者は腰部で処置しているので見えず，不安が強い．そのつど説明する)．
⑧くも膜下部位に穿刺する．穿刺部位(第3～4腰椎の間，または第4～5腰椎の間)．
　※脊髄は，第1～2腰椎の高さで馬尾に変わるため，これ以下の部位であれば脊髄損傷の危険が減る．
⑨患者に痛みや下肢のしびれ，意識レベルの確認を行いながら，顔色，脈拍，呼吸の変化，頭痛，吐き気の有無を観察する．
⑩穿刺がくも膜下腔まで達したら，針に検圧管を接続して液圧(初圧)を測定し，クエッケンステット試験，髄液採取を行う．
⑪検査終了後，穿刺部を圧迫止血し，パッド付きフィルムを貼付する．

初圧

一般に液圧(髄液圧)とは初圧のことを指す．初圧は60～150mmH$_2$Oで，終圧は1mL髄液採取で10mmH$_2$O下がる．

クエッケンステット試験

クエッケンステット試験は，くも膜下腔の狭窄の有無を調べる試験である．

- 試験陰性(正常であれば100～300mmH$_2$O程度の上昇)：くも膜下腔が正常に交通している場合，左右の頸静脈を軽く圧迫すると，髄液圧は速やかに上昇する．
- 試験陽性(50mmH$_2$O以下)：くも膜下腔の狭窄がある場合，圧上昇がないか，またはあっても少しずつ上昇する．

❼ 終了後の注意事項

- バイタルサインを測定し，意識レベル，瞳孔所見，頭痛，吐き気，めまいの有無を観察する．

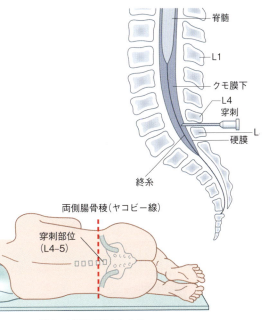

1 ベッドの端に寄り，側臥位なる
2 顎を胸につけるか，臍を見て丸くなる
3 看護師は，患者が膝を抱え込むような体位が保持できるように支える．

図7-2▶ 腰椎穿刺の体位と穿刺場所

第3．4腰椎の間もしくは
第4．5腰椎の間を穿刺する

- 頭部は高くせず，枕を外した状態で仰臥位とし，1～2時間安静，絶飲食とする．ナースコールを患者近くに配置し，何か変化があれば呼ぶように説明する．
- 安静終了となったら，バイタルサインを測定し，穿刺部位の状態（痛み，出血，発赤，腫脹の有無），頭痛，吐き気，めまい，下肢のしびれの有無も観察する．
- 検査当日は入浴禁止とする．翌日に穿刺部位を観察・消毒し，異常がなければ絆創膏貼付し入浴は可能とする．

2 頭部CT検査

❶ 頭部CT検査とは

頭部の周囲にX線を扇状に当て，その透過の程度を電気信号に変え，コンピュータ処理して頭部の断面図を描き出す検査である．脳の器質的な障害を直接目で見ることができる．

脳室は黒く，骨は白く写る．白黒の違いはX線の吸収量の違いであり，灰白質と白質を比べた場合，白質のほうが脂肪を多く含むのでやや黒く見える（図7-3）．

単純CTと，造影剤を使用する造影CTがある（図7-4～10）．

❷ 適応と禁忌

適応
① 脳梗塞，くも膜下出血，脳出血，脳腫瘍などの診断．
② 疾患の経過観察．

禁忌
- 妊娠中あるいは妊娠の可能性のある女性．
- 造影CT検査の原則禁忌は53頁を参照．

❸ 検査前の準備

単純CT
① 医師が患者・家族に，検査について説明する．
② 検査説明用紙などを用いて，手順・注意事項を説明する．
③ 金属製品（ネックレス，ブラジャー，ピアス，貼付薬，カイロ，家庭用磁石入り絆創膏）を外す．
④ 女性患者の場合は，妊娠の有無について確認する．必要時，妊娠反応検査を行う．

造影CT
① 医師が患者・家族に造影剤アレルギーなどについて説明し，同意を得る．造影剤アレルギーの有無について確認する．事前に腎機能を確認する．
② 造影剤は母乳中にも排泄されるため，検査後48時間は授乳を中止する．

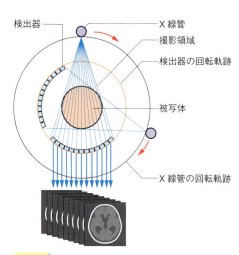

図7-3　CT装置とCT画像の濃淡

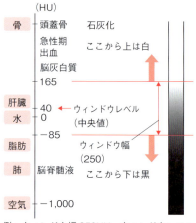

例：ウィンドウ幅250HU，ウィンドウレベル40HUの場合

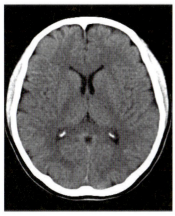
図7-4 正常な頭部CT画像

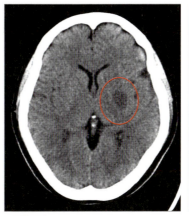
図7-5 脳梗塞CT画像
脳梗塞は，頭部CTでは急性期は変化がない場合が多い．これは，脳実質の虚血により浮腫性変化(水分：低吸収)が起きないと脳梗塞を描出できないためである．

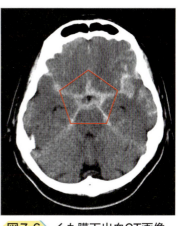
図7-6 くも膜下出血CT画像
脳底部に5角形(ペンタゴン)に写るのが特徴的である．

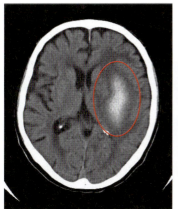
図7-7 脳出血CT画像

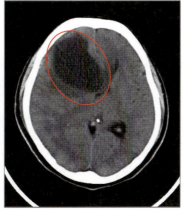
図7-8 脳腫瘍CT画像

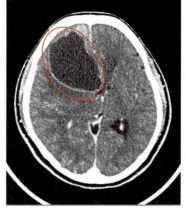
図7-9 造影CT画像(脳腫瘍)

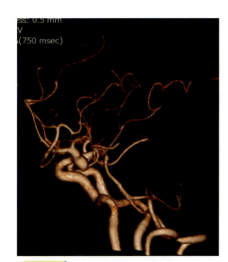
図7-10 血管造影CT画像

③基本的に検査6時間前は絶食にする(水分摂取は可能)．

④ビグアナイド系糖尿病薬と造影剤との併用による腎障害にて，乳酸アシドーシスを起こすことがあるため，糖尿病薬の投与は一時中止する．原則として検査日の前後2日間は中止する(54頁を参照)．

⑤耐圧式の静脈注射用ルートを確保する．サーフロ針の接続部とスクリュー型の耐圧チューブの接続を確実に行う．造影剤は自動注入機で注入する(適切な量を正確なスピードで注入するため)．接続部が緩んでいると，接続部から漏れる可能性がある．

⑥患者の状態に合わせた検査室移送手段を選択

する.

⑦患者の状態に合わせてポータブルモニターや酸素ボンベなどを準備する.

アナフィラキシーに注意

造影剤による副作用のなかでも,アナフィラキシーは,特に重篤化し,生命の危険があるため,すみやかに急変対応ができるよう準備しておく.

❹ 検査手順

①検査室入室時,患者確認を行う(患者に名乗ってもらう).

②検査中は動かないようにし,呼吸の合図のアナウンスに合わせて深呼吸や息止めをするよう説明する.

③点滴ルートが引っ張られないように調整する.

④造影CTの場合は,医師が造影剤を静脈注射後,撮影する.

※造影剤副作用(嘔気・嘔吐・呼吸困難・血圧低下・発疹など)出現時は,造影剤投与を中止し,すぐに意識状態,バイタルサインを確認し,医師へ報告する.

通常の造影CT

・造影剤の注入速度:2mL/秒以下で,22G針を使用する.

・撮影範囲:頭蓋底部から頭頂部まで(病変などがある場合はすべてを含める)とし,造影剤注入後,4分程度経過してから撮影する.

血管造影CT

・造影剤の注入速度:3mL/秒くらいで注入するため,針のゲージは20Gが望ましい.

・撮影範囲:頭蓋底部から頭頂部までの範囲を,単純CTと造影(動脈相)で撮影する.

❺ 終了後の注意事項

・急に立ち上がると起立性低血圧が起こることがあるため,一度坐位姿勢をとり,めまいなどの症状がないことを確認してから,検査台を降りる.

・造影剤は主に尿より排出されるため,造影後

は水分摂取を促す.

・造影剤の副作用がないかを観察する.時間が経過してから出現する可能性もあるため,患者に必ず知らせてもらうように説明する.

3 脳血管造影

❶ 脳血管造影とは

脳血管造影では,デジタルサブトラクション血管造影(DSA)が広く行われている.上腕動脈や大腿動脈からカテーテルを挿入し(図7-11),頸動脈や椎骨動脈まで到達させて造影剤を注入し,X線透視下で脳血管(図7-12)を撮影して,脳神経外科に関連する疾患を診断する方法である.

動脈瘤,動静脈瘤,脳腫瘍などの血管性病変の診断や手術適応の評価を目的とする.

❷ 適応と禁忌

適応

・脳動脈瘤,脳・硬膜動静脈奇形,内頸動脈海綿静脈洞瘻,閉塞性血管障害など,脳血管性病変の診断.

・髄膜腫,悪性神経膠腫,転移性脳腫瘍など,脳腫瘍の診断.

・術前および術後評価,経過観察.

❸ 検査前の準備

①医師が患者・家族へ検査内容を説明し,同意を得る.同意書の有無を確認する.

②検査の目的,方法を説明する.クリニカルパスを導入している施設は,そのスケジュール表を用いて検査前,中,後の流れを説明する.検査は血管造影室で行い,所要時間はおよそ2時間である.針を刺して行うが,局所麻酔薬を使用するため鎮痛されることを説明し,不安の除去に努める.

③造影検査に関する確認を行う.

・造影剤によるアレルギーの有無.

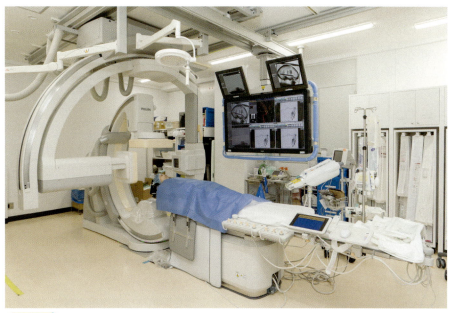

図7-11 血管造影の様子

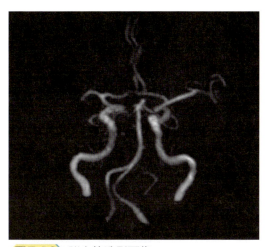

図7-12 脳血管造影画像

- 血液検査データ(貧血の有無,腎機能).
- 妊娠の有無(X線による被曝のため).

④穿刺部位(上腕動脈,大腿動脈)周辺を除毛する(検査後テープ固定による止血のため).

⑤穿刺動脈部位の末梢動脈のマーキングを行う(橈骨動脈,足背動脈).

⑥常用薬を確認する(ワルファリン,インスリンなど).糖尿病のある患者は,血糖降下薬の種類(ビグアナイド系薬物)によっては検査前後48時間休薬しなければならないものもあるため,医師に確認する.

❹ 検査当日の準備

①検査直前の食事は禁食となる.
②排尿を済ませ,検査着に着替える.
③義歯を除去する.補聴器を使用している場合は持参する.
④金属製品:ネックレス,ブラジャー,ピアス,ボタン,貼付薬,カイロ,家庭用磁石入り絆創膏(商品名:エレキバン®)はX線の透過が悪く,画像診断の妨げになるため除去する.
⑤化粧やマニュキュアは控える:検査中に顔色や全身状態の観察を行うため.
⑥穿刺部位の反対側に点滴静脈注射ルートを確保する(輸液管理や緊急時の処置のため).
⑦医師の指示により,前投薬を実施する.

❺ 検査手順

①患者確認を行う.
②病棟看護師は検査台に誘導し,検査室の看護師に患者情報や必要物品を渡し,申し送りを行う(図7-13).感染症の有無やアレルギーの有無は必ず申し送る.補聴器についても申し送る.

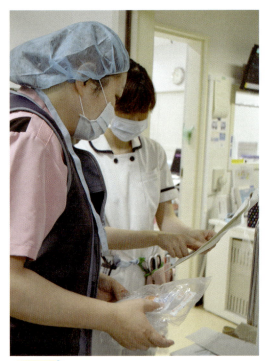

図7-13 申し送りの様子

③必要物品を確認する．
- 消毒(イソジン液，綿球，鑷子，膿盆，ハイポアルコール)．
- 滅菌ガウン，滅菌手袋，マスク，ディスポキャップ(医師用)．
- 滅菌穴あき覆布，滅菌処置用シーツ．
- 三方活栓，延長チューブ，ロック式ディスポ注射器，輸液セット．
- 注射針(21，23G)．
- 滅菌ガーゼ．
- 局所麻酔用(局所麻酔薬，シリンジ，23G注射針)．
- 造影剤セット．
- ヘパリンナトリウム5,000単位．
- 生理食塩液500mL(閉鎖式ボトル，点滴用)．
- カテーテル，ガイドワイヤー，シース．
- 防水シーツ，バスタオル．
- 止血用アンギオロール(圧迫用枕：ガーゼなどの素材を堅く丸めてロール状にしたもの)，絆創膏(幅広で伸縮性があるもの)．
※検査室では，緊急の場合に備え，救急カートは常備しておく．

④膀胱留置カテーテルを挿入する．
⑤検査前に，バイタルサイン測定を行い，心電図モニターを装着する．穿刺する部位の動脈(両橈骨動脈，両足背動脈)の触知を確認する(検査後に動脈の閉塞がないかを確認するため)．
⑥穿刺部位の消毒，ガウンテクニックの介助をする．
⑦プロテクターを着け，アンギオセットを開き，必要物品をセットの中に清潔操作で入れる．
⑧医師に局所麻酔薬，カテーテル，ガイドワイヤー，その他指示の物品を清潔に渡す．
⑨検査中は適時，患者に声をかけ不安の軽減に努める．
⑩造影開始後は副作用の有無に注意する．
⑪終了後，医師がカテーテルを抜去し，圧迫止血を行う．
⑫止血確認後，消毒を行い，圧迫ガーゼを当て，テープできつめに固定する．
⑬バイタルサインを測定し，一般状態の観察を行う．
⑭両足背・両橈骨動脈(穿刺部位による)の触知を確認する．
⑮ストレッチャーにシーツ，術衣，T字帯を準備し，患者を移す．
⑯検査の内容，使用薬剤，観察項目は経時的に検査報告書に記載し，申し送りをする．

❻ 終了後の注意事項

①病棟看護師は検査室の看護師から申し送りを受ける．
- 検査の内容．
- バイタルサインの変化の有無．
- 胸部症状の有無．
- 穿刺部位の止血状態，止血用圧迫帯の除去時間，および安静解除時間．
- 造影剤の使用量など．

②帰室後バイタルサイン測定を行い，胸部症状やアレルギー反応がないかを観察する(表7-2～4)．
③穿刺部位の動脈の触知を行う．また止血部分

表7-2 ▶ 造影剤の副作用：蕁麻疹

軽度	中等度	重度
悪心, 軽度嘔吐 蕁麻疹 掻痒感	嘔吐 著明な蕁麻疹 気管支痙攣 顔面/喉頭浮腫 血管迷走神経 発作	低血圧ショック 呼吸停止 心停止 痙攣

ESUR 造影剤ガイドライン version8.0（ESUR:欧州泌尿生殖器放射線学会
http://www.esur.org/guidelines/jp/index.php#aを引用

表7-3 ▶ 検査後の観察項目

- バイタルサイン, 意識レベル
- 胸部不快感, 嘔気, 嘔吐, 頭痛の有無
- 穿刺部位の出血, 血腫
- 圧迫固定部位の状態
- チアノーゼ, 末梢動脈の触知・末梢の冷感
- 水分のIN・OUTバランス
- 心電図モニター

表7-4 ▶ 主な合併症

- カテーテル挿入部位の動脈の合併症（動脈塞栓症, 閉塞, 内膜剥離, 出血, 仮性動脈瘤）
- 血栓形成による脳梗塞, TIA（一過性脳虚血発作）肺梗塞
- 造影剤注入による合併症
- 感染

の出血や血腫の有無を観察し, しびれや痛みがないかを患者に確認する.

④穿刺部の圧迫止血を行う（止血圧迫対応時間は施設によって異なる）.

⑤橈骨動脈穿刺の場合：検査終了3時間後に止血用圧迫帯を医師が除去し, 圧迫ガーゼ, 伸縮布絆創膏で圧迫止血し, 翌朝まで穿刺側の手は安静となる.

⑥上腕動脈穿刺の場合：検査室でシース抜去後に圧迫ガーゼ, 伸縮布絆創膏で圧迫止血し, 肘関節が屈曲しないように上肢用シーネ, 弾性包帯で固定する. 検査終了4時間後に出血の有無を確認し, シーネは除去する. 翌朝まで穿刺側の手は安静とする.

⑦大腿動脈穿刺の場合：圧迫用枕（ガーゼなどの素材を堅く丸めてロール状にしたもの）と白

📖 略語
◆デジタルサブトラクション血管造影
DSA : digital subtraction angiography

布絆創膏で圧迫止血する. 医師の指示があるまでは（4〜5時間程度）, ベッド挙上, 穿刺側下肢の屈曲は禁止となる.

⑧安静による腰痛や関節痛が生じるため, 体位変換, マッサージなど行う. 歩行可能となったら膀胱留置カテーテルを抜去する.

⑨飲水制限がある患者を除き, 水分摂取を促して（およそ1L以上）, 医師の指示のもと, 輸液管理を行う（体内の造影剤の蓄積を防ぐため）.

⑩検査翌日に止血終了となったら, 伸縮布絆創膏での圧迫止血を除去する. 除去後, 橈骨動脈, 上腕動脈穿刺部には絆創膏, 大腿動脈穿刺部にはパッド付きドレッシング剤を貼付する. テープ痕, 消毒液をふき取り, 清拭する（検査翌日の入浴は禁止とする）.

⑪胸部不快やアレルギー症状, 止血部位のしびれ, 痛みや出血, 血腫が出現するようであれば, ただちに看護師に申し出るように説明する.

⑫侵襲を伴う検査を終えた患者に, ねぎらいの言葉をかける.

4 脳MRI検査

❶ 脳MRI検査とは

脳の3方向の断層面や3次元の画像が得られる検査である（水平断, 矢状断, 冠状断）. MRIの原理は, 55頁を参照.

画像にはT1（縦緩和時間）画像, T2（横緩和時間）画像がある（図7-14）. 白は高信号域, 黒は低信号域を示している.

水はT1では黒く, T2では白く見え, 一方, 脂肪はT1, T2とも白く見える. 画像の色を見な

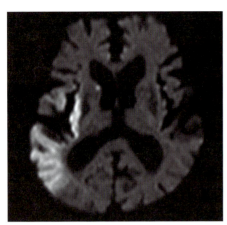

図7-14 T1強調画像DWI（脳梗塞）

がら，正常部分と病変部分とを探していく．病変部分は炎症を起こしており，滲出液などがあるため，T1では黒く，T2では白く写ることが多い．

　MRI検査は，CTでは描出できない発症直後の脳梗塞や微小な病変も画像化でき，疾患や障害の有無，程度を診断して，治療方針を決定する．

❷ 適応と禁忌

適応
- 脳梗塞，脳炎，脳腫瘍，アルツハイマー病など，変性疾患の診断．
- 動脈瘤や動静脈奇形の存在診断など．

禁忌
- 強力な磁場が発生するので磁気に影響する物の着用や金属類，体内の電子機器は注意が必要である（57頁を参照）．

❸ 検査前の準備

①医師から患者・家族への検査内容の説明を行い，同意を得る．同意書を確認する．
②造影剤を使用する場合は，造影剤によるアレルギーの有無や腎機能障害の有無を確認する．
③閉所恐怖症のある患者は，医師に相談する（必要があれば鎮静を考慮する）．検査中は，機械の狭い空間に30分ほど安静にしていなければならない．連絡用ボタンや，検査室の外と常に会話が可能であることを説明し，不安の除去に努める．
④医師の指示を確認し，食事や内服薬，点滴などについて患者に説明する．造影剤を使用する場合は，検査直前の食事は禁食となる．
⑤検査室は強い磁気があるため，磁石にひきつけられる金属類，画像に影響するものは検査室内に持ち込まないよう入念に確認する．
　※金属の持ち込みによる重大事故・火傷防止のための事前説明を十分に行う．
⑥検査時間が約30分かかり長時間動けないこと，機械が大きな音を出すことを説明し，検査前の患者の不安を軽減できるよう，患者の訴えには受容的に接していく．
⑦検査中は，顔色や全身状態の観察を行うため，化粧は控えてもらう．検査室は機械保護のため温度が低くなっていることから，保温には十分気をつける．ただし，保温下着類には金属性の物質が織り込まれているものもあり，火傷などの危険性があるため，脱いでもらうよう説明する．
⑧検査着に着替えて，検査移動前に排尿を済ませる．
⑨造影MRIの場合は，静脈注射ルート（造影用）を確保する．
⑩患者の状態に合わせた検査室移送手段を選択する．ストレッチャー・車椅子の場合は，MRI専用のものを使用する．
⑪医療スタッフは，聴診器，ボールペン，名札，はさみなど，金属類を持ち込まないよう，MRIへ搬送する前に外しておく．

❹ 検査手順

①放射線検査室受付にて，患者確認を行う．
②患者をMRI装置の前に誘導し，診療放射線技師の誘導に合わせて体位調整の補助を行う．騒音が気になる場合は耳栓を用意する．患者が妊娠している場合や，検査時に特別な介助が必要な場合は，診療放射線技師に情報提供する．看護師は，点滴や酸素投与，ドレーンなどが撮影の妨げにならないように整理す

る.
③患者には，体位調整時や撮影直前にもこまめに声をかけて安心させる.
④造影剤を使用している場合は，副作用（掻痒感，発疹，発赤，めまい，悪心，しびれ，呼吸困難など）などの出現には十分留意する.

❺ 終了後の注意事項

- 造影剤による副作用出現を軽減させるため，水分摂取を促す.
- 造影剤の副作用がないかを観察する．時間が経過してから出現する可能性もあるため，倦怠感，浮腫，湿疹，瘙痒感などの症状が出た場合は，すぐに報告するよう説明する.
- 医師の指示により，時間尿量をチェックする（造影剤は主に尿より排出される）.

5 PET

❶ PETとは

陽電子放出断層撮影（PET）とは，核医学検査の一種で，陽電子（ポジトロン）を放出する検査薬（ブドウ糖代謝の指標となるフルオロデオキシグルコース：^{18}F-FDG）を静脈注射し，これが体内の陰電子と結合して発生する放射線（γ線）を検出器で測定し，コンピュータ処理で断層画像化するものである（図7-15）.

癌細胞はブドウ糖を栄養にしているため，癌細胞に集積したFDGが発するγ線を検出して，癌細胞のある部位を発見することができ，癌検診に用いられる．甲状腺癌，肺癌，食道癌，肝臓への転移癌，子宮癌，卵巣癌，悪性リンパ腫などの発見に有用とされる.

同様に，脳の栄養はブドウ糖であることから，脳内のブドウ糖やアミノ酸と結びついたFDGが発するγ線を検出して，脳の血流量と，酸素・ブドウ糖の消費量の変化を調べることにより，①脳機能の障害部位，脳血流や代謝機能の評価，②脳腫瘍の診断，③てんかんやアルツハイマー

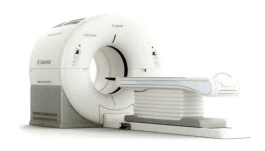

図7-15 PET装置
（写真提供：キヤノンメディカルシステムズ株式会社）

病の病態解明，などが期待されている（図7-16）.

❷ 適応と禁忌

適応
- 画像診断を含む他の検査により病期診断，転移・再発の診断が確定できない悪性腫瘍.
- 難治性部分てんかんで外科切除が必要とされる患者.
- 虚血性心疾患による心不全患者における心筋組織のバイアビリティー診断（他の検査で判断がつかない場合に限る）または心サルコイドーシスの診断.

禁忌
- 妊娠している，あるいはその疑いがある女性.
- 14歳以下の小児.

❸ 検査前の準備

①担当医師が患者・家族に，検査の必要性・方法・合併症などを十分説明する.
- 糖尿病患者：血糖降下薬またはインスリン注射は検査終了まで中止とする.
- 点滴中：糖分が混入されていないかを確認する.
- 血糖がコントロールできていない場合は，正しい検査結果は得られない．直前に血糖が高い場合は，医師に確認する.
- 妊娠または授乳中：胎児および乳児への影響があるため，医師に確認する.

②説明後，不明・疑問・不安なことがないかを確

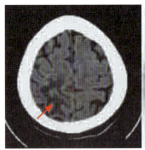
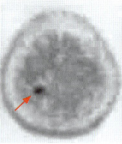
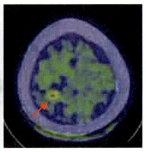

図7-16 ▶ PET：右頭頂葉転移性脳腫瘍
メチオニンの集積を認め，腫瘍の活動性が高いことを示している（脳腫瘍では，アミノ酸の一種である^{11}Cメチオニンという放射性薬品を用いた検査が有用である）

（落合慈之監：脳神経疾患ビジュアルブック，p.25，学研メディカル秀潤社，2009）

認し，必要時は追加説明を行う．
- 入室〜退室までは約2時間程度を要する．
- 前日まで，激しい運動は控える（筋肉への薬剤の集積を抑えるため）．
- 検査時の痛みはほとんどないが，患者の不安を軽減できるように患者の訴えには受容的に接する．
- 閉所恐怖症のある患者は，医師に相談する（必要あれば鎮静を考慮する）．

③検査の5〜6時間前から禁飲食となる．水分は摂取可能だが，糖分を含むものは禁止．
④検査中は安静臥床で行うため，トイレは済ませておく．
⑤検査着に着替える．
⑥金属製品（ネックレス，ブラジャー，ピアス，ボタン，貼付薬（湿布）カイロ，家庭用磁石入り絆創膏）は必ず除去する．
⑦検査中に，顔色や全身状態の観察を行うため，化粧は控える．
⑧核医学検査室は機器の冷却ために室温が低く設定されている．そのため，患者の保温には十分気をつける．特に高齢者は上着だけなく，靴下の着用など保温保持に努める．

❹ 検査手順

①PETは，核医学検査室で行う．
②核医学検査室受付にて，患者確認を行う．
③^{18}F-FDGを静脈注射後，薬剤が体内に行き渡るまで約1時間程度安静にする（その間，体を

📖 **略語**
◆陽電子放出断層撮影
PET：positron emission tomography
◆フルオロデオキシグルコース
FDG：fluorodeoxyglucose

動かすと筋肉に薬剤が集積してしまうため）．
④全身像を約15〜30分撮影する．場合によっては，その1時間後にも再度撮影をすることがある．

❺ 終了後の注意事項

①FDGを注射した後の尿は，放射性物質を含む尿である．患者本人の手や衣服に付着しないよう注意が必要であることを説明する．
②撮影終了後は，放射線量が下がるまで休憩してもらう．その後は通常通りの生活ができるか，検査後2時間は小さな子どもとの接触を避けてもらい，授乳中の人は24時間授乳はしない．

6 SPECT

❶ SPECTとは

単一光子放射型コンピュータ断層撮影

(SPECT)は，微量の放射性同位元素（RI）を静脈注射し，これが放出する放射線（γ線）の分布を断層画像として表示する核医学検査である（図7-17）（核医学検査の特徴および放射性医薬品については，78頁を参照）．従来のCTでは捉えられなかった血流量や代謝機能の情報が得られるため，脳血管障害や心疾患の診断で威力を発揮する．

脳神経系では，放射性医薬品として，ヨード-123（^{123}I）やテクネチウム-99m（^{99m}Tc）標識製剤を用い（図7-18），①脳血管障害における脳血流の異常検出，脳血管反応性の評価，②認知症の病態の解明，③てんかん患者の焦点の特定，④脳腫瘍における脳血流異常検出，⑤疾患の診断，進行程度の把握などが行われる（図7-19）．

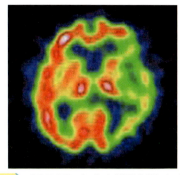

図7-19 SPECT：左中大脳動脈狭窄症
左中大脳動脈の寒流域の血流低下を認める．
（落合慈之監：脳神経疾患ビジュアルブック．p.25，学研メディカル秀潤社，2009）

シンチカメラで撮影するため，脳血流シンチグラフィとも呼ばれる．

❷ 適応と禁忌

適応
- 脳梗塞やその他の脳血管障害，一過性脳虚血発作，完全回復性脳卒中，てんかん，アルツハイマー病，パーキンソン病，脳腫瘍などの診断．

禁忌
- 妊婦．
- SPECTまたはSPECT/CT，脳イメージングへの不同意の患者．
- コカインなどの興奮性賦活物質に対する既知の過敏性がある患者．

❸ 検査前の準備

①事前に医師から検査の説明を受けて，同意しているかを確認する．
　※妊娠あるいは授乳中の場合は，胎児への影響および乳児への影響がある．
②患者が検査の目的，方法について不明なことがあれば，追加説明を行う．検査時間は数十分である．
③検査中は安静臥床のため，トイレは済ませておく．
④検査着に着替える．
⑤検査中は，顔色や全身状態の観察を行うため，

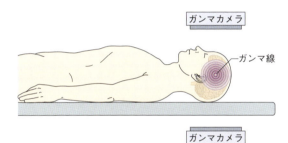

図7-17 核医学検査

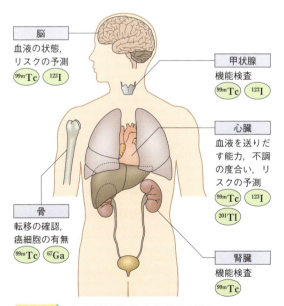

図7-18 主な核医学検査と使用核種
（上下とも田口芳雄監：脳・神経ビジュアルナーシング．p.152，学研メディカル秀潤社，2014）

📖 **略語**

◆単一光子放射型コンピュータ断層撮影
SPECT : single photon emission computed tomography

化粧は控えてもらう.

❹ 検査手順

①SPECTは，核医学検査室で行う.
②検査室受付にて，患者確認を行う.
③患者をSPECT装置に誘導し，仰向けに寝てもらう．脳血流検査の場合は，安静閉眼のため，アイマスク等を利用する．RIを静脈注射する．^{99m}Tc-ECDを使用した脳血流シンチグラフィはRI投与後，直後に撮影を行う.
④RIから放出されるガンマ線を映すシンチカメラが，患者の周りを回転しながら撮影する.

❺ 終了後の注意事項

・気分不快はないかを確認する．異常が見られる場合はすぐに申し出るように説明する.

7 神経生理学検査：脳波

❶ 脳波とは

脳波検査は主に大脳の活動状態を頭の上から記録するもので，脳神経細胞の活動電位を記録する．実際の脳波記録は，正弦波類似の波の連続として記録される．脳波を構成する波の周波数，振幅，位相，分布，出現様式，波形などにより，脳の活動状態や脳の障害について推測することができる.

脳波を構成する波の周波数は0.5～30Hz程度であるが，これらは周波数によって次のように分類されている.

・δ（デルタ）波：4Hz未満
・θ（シータ）波：4Hz～8Hz未満
・α（アルファ）波：8Hz～13Hz未満
・β（ベータ）波：13Hz以上
周波数とは1秒間の波の数で，δ波とθ波を

徐波，β波を速波と呼ぶ.

リラックスした状態ではα波主体，緊張状態や考えごとをしている状態はβ波（速波）主体，脳の活動が弱い場合や睡眠時ではδ波やθ波のような徐波が主体となる.

覚醒時脳波

健康成人の覚醒時安静閉眼時には，脳波は，両側後頭部優位に高振幅なα波が中心となり，低振幅なβ波が混じり，明らかなθ波やδ波は出現しない.

この際のα波は多くの場合，周波数9～11Hzで，振幅50～100μVを示す．左右対称部位の振幅は，原則的に差はなく，開眼により，α波の振幅は急激に減少し，低電圧速波を背景とする脳波パターンとなる（図7-20）.

睡眠時脳波

睡眠深度によって，特有な波形が出現する．漣波，瘤波，瘤錘混合，紡錘波，丘波の順に出現する.

・睡眠Stage 1　入眠期（抑制相，漣波相）：低振幅，種々の周波数の波が混在しα波は50%以下．後半期には瘤波の混入をみることがある.
・睡眠Stage 2　軽睡眠期（瘤波相，瘤錘混合相，紡錘相）：瘤波，紡錘波，K複合波出現.
・睡眠Stage 3　中等度睡眠期（錘・丘混合相）（図7-21）：2Hz以下75μV以上の徐波20～50%，紡錘波は周波数が遅くなり，より広範囲に出現する.
・睡眠Stage 4　深睡眠期（丘波期）：2Hz以下75μV以上の徐波50%以上，紡錘波（±）.
・睡眠Stage REM（REM睡眠期）：急速眼球運動と明らかな筋緊張低下，脳波はStage 1と同様だが瘤波はない.

脳波は脳の機能的診断の検査である．すなわち，脳波はその時々の総合的な脳の機能的状態を，脳波の変化として表している．てんかんの評価，代謝性や炎症性の脳障害，睡眠障害では不可欠の検査であり，脳血管疾患や腫瘍，外傷の場合にも，その時の機能評価を行ううえで，重要な役割を占めている（図7-22）.

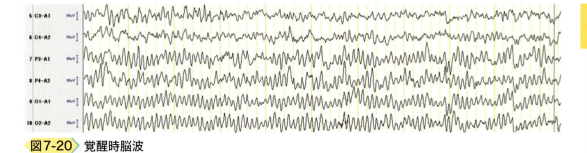

図7-20 覚醒時脳波

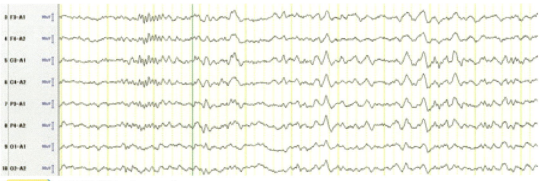

図7-21 睡眠時脳波：Stage 3

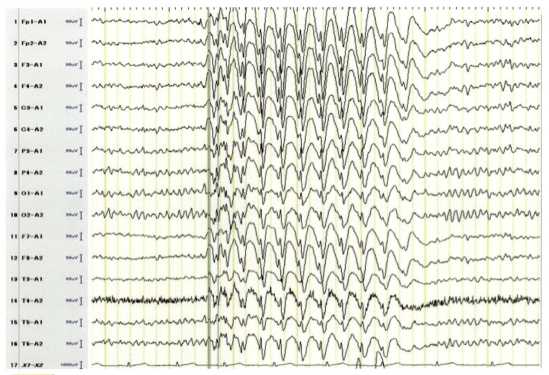

図7-22 てんかん脳波（欠神発作）

❷ 適応と禁忌

適応

- 中枢神経系の機能障害による意識障害の診断．
- てんかんの診断，鑑別診断，予後，治療効果の判定．
- 脳病変の確認．
- 脳死の判定

禁忌

- 特になし．

❸ 必要物品

① 脳波計．
② 電極，電極糊．
③ 消毒用アルコール綿．
④ 滅菌ガーゼ．
⑤ 支持器．

❹ 検査前の準備

① 頭に電極をつけて脳の機能の状態を調べる検査で，痛みはなく危険性もないことを説明する．緊張や不安を軽減に努める
② 検査前日には可能な限り洗髪し，整髪料などはつけないことが好ましい．頭皮に電極を装着するため，皮脂や汚れにより接触抵抗が高くなり，ノイズが混入してしまう．
③ 検査には1時間ほど要するため，トイレは済ませておく．
④ 乳幼児への検査で薬剤による鎮静化が必要な場合は，検査前30分前に投薬する必要がある．

❺ 検査手順

① 検査室にて，患者確認を行う．
② 頭皮や皮膚をアルコール綿や研磨剤で擦り（図7-23），接触抵抗を下げ，ペーストを用いて電極を装着する（図7-24）．電極は脳波用に頭皮上に20個，左右耳朶に2個を装着する．アーチファクト鑑別用に心電図2個，筋電図2個，眼球運動2個を装着する（図7-25, 26）．
③ 安静時の脳波記録を閉眼状態で数分間行う．
④ 開閉眼を行い，開眼眼テストを行う．通常は開眼によってα波が抑制される．
⑤ 光刺激試験を行う．
⑥ 過呼吸試験を行う．3分間早い深呼吸を行い，突発波が誘発されるかを記録する．過呼吸後も3分間の記録を行う．
⑦ 睡眠脳波の記録を行う．患者をリラックスさせ睡眠脳波を記録する．軽睡眠期に異常波が出現することが多い．
⑧ 検査終了，電極を外し，ペーストを拭き取る．

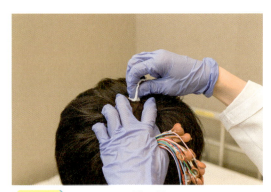

図7-23 アルコール綿で擦る

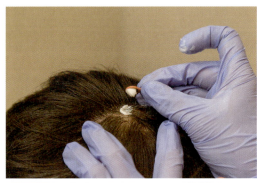

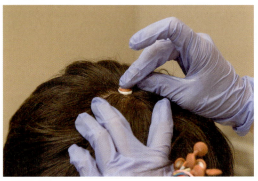

図7-24 電極の装着

⑥ 終了後の注意事項

- 電極貼付時に付着したペーストは洗髪で取り除く．洗髪できない場合は蒸しタオルなどを用いて取り除く．
- 薬剤賦活法を行った場合，けいれん発作が起こりやすいため，抗けいれん薬の投与が行われる．検査後数時間から翌日までは，経過に注意して観察を行う．
- 睡眠薬を内服して検査した場合，ベッドからの転落や歩行時の転倒に注意する．

8 神経生理学検査：筋電図

❶ 筋電図検査とは

筋電図検査とは，筋線維が興奮する際に現れる電位変化（活動電位）を記録するものである．

骨格筋の活動状態を調べる針筋電図と，筋および末梢神経の機能や神経筋接合部を調べる誘発筋電図とに大別される．

針筋電図は，針電極を筋肉に刺入し，オシロスコープやスピーカーを用いて，活動電位を聴取，記録し，病変の性質や部位を検索するものである．

誘発筋電図は，手や足に電極を付けて，体表より神経に電気刺激を行い，神経の伝導速度を記録するものである．

筋電図検査により，筋の病態が主に，筋自身に由来（筋原性）するか，下位運動ニューロンに由来（神経原性）するかを鑑別することができる（図7-27，28）．また，異常所見の分布が特定の筋または神経支配領域に限られている限局性か，広範囲に及ぶものかの診断，回復傾向か増悪傾向かの診断にも用いられる．

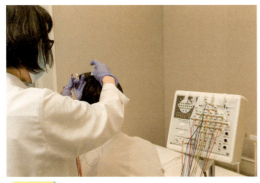

図7-25 電極装着

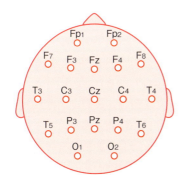
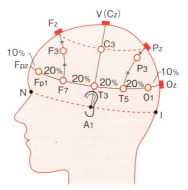

Fz：正中前頭部
Cz：正中中央部
Pz：正中頭頂部
Oz：正中後頭部
（図中の％はFpzからOzまでの距離に対する割合を示す）

Fp1：左前頭極部
Fp2：右前頭極部
F3：左前頭部
F4：右前頭部
C3：左中心部
C4：右中心部

P3：左頭頂部
P4：右頭頂部
O1：左後頭部
O2：右後頭部
A1：左耳朶
A2：右耳朶

F7：左側頭前部
F8：右側頭前部
T3：左側頭中央部
T4：右側頭中央部
T5：左側頭後部
T6：右側頭後部

Fpz：前頭極部中央
V（Cz）：頭頂中心部
N：鼻根
I：後頭結節

図7-26 電極の位置（国際10-20電極配置法）

（甲田英一ほか編：Super Select Nursing脳・神経疾患—疾患の理解と看護計画，p108，学研メディカル秀潤社，2011）

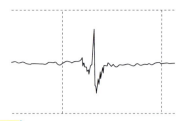

図7-27 正常筋電図
波形は通常は3相からなり，振幅は0.4〜1.0mV，潜時は4〜15msec程度．症例は40歳代男性（1目盛1mV，10msec）

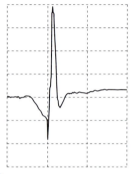

図7-28 異常筋電図（神経原性）
脱神経に伴い残存する神経筋単位から再支配が起こるため，1つの神経筋単位における筋線維数が増大し，高振幅・長潜時の波形となる．症例は筋萎縮性側索硬化症の60歳男性（1目盛1mV，10msec）
（上下とも落合慈之監：脳神経疾患ビジュアルブック．p.28，学研メディカル秀潤社，2009）

❷ 適応と禁忌

適応

- 筋自身の障害（筋原性）：進行性筋ジストロフィー症（デュシェンヌ型，肢体型，顔面肩甲上腕型），筋緊張性ジストロフィー症，下行性・遠位型・先天性・ミトコンドリアミオパチー，多発性筋炎・皮膚筋炎，代謝性障害に伴うミオパチー（甲状腺中毒症，サルコイドーシス，癌など），ステロイドミオパチー，周期性四肢麻痺，低カリウム性ミオパチー．
- 神経筋複合部の障害：重症筋無力症，イートン・ランバート症候群．
- 下位運動ニューロンの障害．
  - 末梢神経の障害：単発神経炎，多発神経炎．
  - 神経叢の障害：上腕・腰仙骨神経叢障害，神経痛性筋萎縮症．
- 神経根の障害：変形性脊椎症，椎間板ヘルニア，髄外腫瘍，外傷，炎症多発神経根炎．
- 脊髄前角細胞の障害：筋萎縮性側索硬化症，脊髄性進行性筋萎縮症，脊髄腫瘍，脊髄空洞症，多発性硬化症，クーゲルベルク・ウェランダー病，ウェルドニッヒ・ホフマン病，ポリオ，肩甲腓骨症候群．
- その他の障害：テタニー，ミオキミア，筋繊維束性れん縮，スパスム，有痛性けいれん．
- 上位ニューロンの障害：運動麻痺，筋緊張亢進，不随意運動．

禁忌

- 特になし．

❸ 針筋電図

検査前の準備

①患者・家族に検査の目的，内容，注意点などを説明する．
- 微量の電気刺激を与えるため，軽い痛みを伴う場合があること．
- 麻酔を行うと正確な筋肉の動きがわからない可能性があるため，使用しないこと．
- 電極針を刺すがとても細い針であり，痛みは少ないこと．

②検査前の飲水制限や前処置はない．
③検査前に排尿を済ませるよう説明する．

検査手順

①検査台に仰臥位（上肢の検査の場合は坐位で行う場合もある）になる．
②アースを付け，皮膚を消毒し，滅菌した電極針を筋肉内に刺入する．
③最初は安静時の筋活動を記録し，次に徐々に随意収縮を目的とする筋に加え，神経単位電位をオシロスコープで観察し，同時にスピーカーからサウンドモニタを行う．
④感度は，安静時には100μV/DIV（オシロスコープの1目盛，普通1cm）か，50μV/DIVとし，掃引速度は10ms/DIVとする．随意収縮時は運動単位活動電位が記録できるよう

に，必要に応じて感度と掃引速度を調整するが，通常は1mV/DIV，10ms/DIVとする．

⑤所見を記録する．

⑥検査が終了したら，電極針を抜き，刺したところを絆創膏で止めて終了する．検査時間は20〜30分程度である．

終了後の注意事項

・検査部位からの出血が見られることがある．筋肉内注射と同じ扱いをする．

・易出血性疾患の患者や抗凝固薬などを内服中の場合は，注意して観察を行う．

④ 誘発筋電図

神経伝導検査(誘発筋電図)(205頁)参照．

9 神経生理学検査：誘発電位

❶ 誘発電位とは

ヒトがもっている5つの感覚に刺激を与えることによって，神経や大脳に生じる電位を，誘発電位という．主に視覚・聴覚・体性感覚誘発電位が，臨床応用されている．

眼や耳・手足からの感覚情報は電気信号に変換され，神経を経由して脳に伝達される．そこで，脳や神経路に沿って電極を貼り付け，脳細胞の活動や神経を伝わっていく電気信号を記録する．

検査の種類に，聴性脳幹反応(ABR)，体性感覚誘発電位(SEP)，視覚誘発電位(VEP)，運動誘発電位(MEP)がある．

❷ 検査の種類と目的

聴性脳幹反応(ABR)

内耳から脳幹部を経由し大脳皮質聴覚野に至る聴神経路と，その周辺組織の機能を調べることができる．

①聴力の評価：新生児や乳児における聴力の発達．

②聴神経機能の評価：脱髄や神経症の評価．

③脳幹機能の評価：脳幹の成長や限局性病変における脳幹機能の把握や病変部位の検索．

④意識障害患者の評価：脳死判定．

⑤手術中のモニタリング：脳幹の機能監視．顔面けいれんや三叉神経痛に対する神経血管減圧術で最も起こりやすい合併症である聴力障害を予防する目的で行う．

体性感覚誘発電位(SEP)

①末梢神経，頸椎病変の評価：しびれなどの感覚異常の程度およびその原因となっている場所の同定．

②脊髄機能の評価：潜在性，限局性病変の検出．

③脳幹部機能の評価：意識障害患者の予後推定．

④手術中のモニタリング：大脳半球の病変手術の際に運動野を同定．

視覚誘発電位(VEP)

①視力の評価：新生児や乳児における視力の発達や成人の心因性病変の鑑別．

②視神経機能の評価：視神経炎，視神経症などの検索．

③大脳機能の評価：高度脳幹病変における大脳機能の把握．

④手術中のモニタリング：視神経や視覚領域に影響を受ける手術の際に行う．

運動誘発電位(MEP)

①手術中のモニタリング：術後の麻痺を予防する目的で脳腫瘍や脳血管手術の際には必須の検査である．脊髄・脊椎の手術にも用いられる．

❸ 検査手順

聴性脳幹反応(ABR)(図7-29)

ヘッドホンを装着し，音刺激により聴覚に関する神経系から誘発される電位を測定する．

ヘッドホンやスピーカーを用いクリック音による刺激を行うと，潜時10msecの間に6〜7つのピークをもった誘発反応が，頭頂部を＋，同側耳朶を－とした導出により得られる．

ピークは出現順にI，II，III，IV，V，VI，VII波と呼ばれる．この波は脳幹〜中脳までを起源

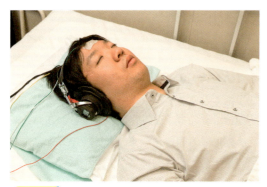

図7-29 ABR測定

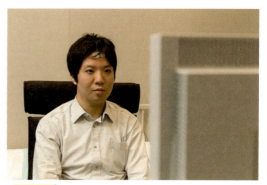

図7-31 VEP測定

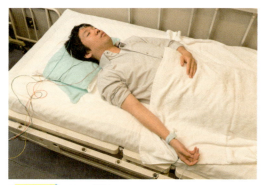

図7-30 SEP測定

とした誘発反応で聴性脳幹反応(ABR)という.

ABRは振幅0.5μV程度の微弱な誘発反応ではあるが,再現性,安定性がきわめてよく,覚醒レベルや麻酔などの影響を受けない.測定されたそれぞれのピークの起源は,ほぼ明らかになっている.

体性感覚誘発電位(SEP)(図7-30)

手首の正中神経や足のくるぶし後方の後脛骨神経などの感覚神経を刺激して,頭皮上や,脳表の感覚中枢で,知覚神経系から誘発される電位を測定する.

上肢刺激のSEP測定では,一般的に正中神経を3～5Hzの頻度で電気刺激し,潜時30msecまでの短潜時の成分を測定する.

電極を所定の位置に置き,末梢から体性感覚野までの電位を測定し,各レベルでの機能を評価する.主に潜時と潜時差の評価を行う.振幅については,左右差に着目して評価する.潜時は陰性の波をN,陽性の波をPと表現し,後ろに

おおよその潜時を数字として付け加える.

視覚誘発電位(VEP)(図7-31)

光の点滅やモニター画面の変化を見てもらい,視覚に関する神経系から誘発される電位を測定する.

TVモニターなどで白黒の市松模様を反転させ刺激すると,後頭部の視覚野より陰性-陽性-陰性の三相からなる電位が測定される.この波をパターンリバーサルVEPと呼ぶ.

人間の目は,パターンリバーサルのようなコントラストの変化に敏感に反応する.またパターンリバーサルでは網膜の一領域が刺激されるため,再現性のよい波形を得ることができる.

得られた三相性の波はそれぞれN75,P100,N145という頂点をもち,このうちN75,P100は視覚野を起源とする波形と考えられる.潜時約100msecに出現するP100は安定した波であり,視覚誘発電位を評価するうえで最も注目する頂点である.

パターンリバーサルVEPでは,各頂点の潜時や振幅を計測し評価する.それぞれの導出波形に対し,75msec前後に出現する陰性波の頂点にN75,次の陽性頂点にP100,その次の陰性頂点にN145というマークをつけ潜時を測定する.

振幅は,N75-P100間で計測・評価し,とくに安定して出現するP100に注目し評価する.

VEPの潜時は,加齢とともに遅れる.また検査時の覚醒レベルの変化により再現性が得られなくなるため,注意が必要である.

運動誘発電位（MEP）

脳の運動中枢を直接刺激して，手足の筋肉の筋電図を測定し運動機能を調べる．

術後の麻痺を予防する目的で，脳腫瘍や脳血管手術の際には必須の検査である．

末梢の筋肉を収縮させる錐体路（運動路）の機能を評価するため，大脳の運動野を刺激して目的の筋肉から表面筋電図を記録する方法である．

❹ 検査時の注意事項

- SEPの場合は，電気刺激を用いるため，ペースメーカーを装着している患者，てんかんの既往がある場合は主治医へ確認する．
- 検査前の飲水制限や前処置は不要であるが，検査前に排泄は済ませるよう説明する．
- アーチファクトをなくすために，体を動かさず，力が入らない体勢をとってもらう．

> **略語**
> ◆聴性脳幹反応
> ABR：auditory brainstem response
> ◆体性感覚誘発電位
> SEP：somatosensory evoked potential
> ◆視覚誘発電位
> VEP：visual evoked potentials
> ◆運動誘発電位
> MEP：motor evoked potential

10 神経生理学検査：神経伝導検査（誘発筋電図）

❶ 神経伝導検査とは

手や足などの末梢神経に電気刺激を加え，目的とする神経線維を興奮させることによって，神経や筋から誘発される活動電位を測定する検査である．得られた電位波形の潜時，振幅，持続時間などのパラメーターを計測し，末梢神経障害の有無，病態の鑑別（脱髄，軸索変性，病変の分布状態の把握，重症度と機能予後の推定）を目的とする検査である．

運動神経を経皮的に刺激し，誘発される波形を検査する運動神経伝導検査と，感覚神経を経皮的に刺激し，感覚神経自体の電位の波形を検査する感覚神経伝導検査とに大別される．

❷ 運動神経伝導検査

検査の仕組み

末梢神経に電気刺激を加えると，図7-32のように複合筋活動電位（CMAP）が発生する．

末梢に向かった活動電位はその支配する筋肉を収縮させ，CMAPを発生させる．筋肉上に電極を装着し筋電計で測定すると，誘発筋電図を得ることができる．

刺激ポイントを図のように何か所か変えて誘発筋電図の測定を行えば，神経の異常が局在のものか，汎発性のものかを検査することができる．また，異常があった場合，その異常が脱髄

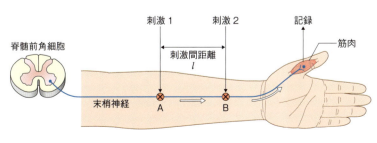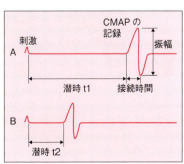

図7-32 運動神経刺激部位と波形

主体か軸索変性が主体なのかも検査できる．このように運動神経伝導検査は，末梢の運動神経の機能を客観的に評価することができる．

検査手順

① 電極を装着する部位の皮膚をアルコール綿で拭き，皮脂や汚れを除去する（図7-33①）．
② 2つの皿電極にペーストを付け，1つは記録電極として，神経刺激によって興奮する筋腹中央に，もう1つは基準電極として，腱上に固定する（図7-33②）．また，接地電極を刺激電極と記録電極の間に設置し，刺激電極のアーチファクトを軽減する（図7-33③）．
③ 刺激電極の陰極を神経の遠位方向に置き，手で保持する．
④ 刺激電流を0mAから徐々に上げていき，最大上刺激にてCMAPを導出する（図7-33④）．
⑤ 刺激部位を変えて，同様にCMAPを導出する．得られた波形から各パラメーターを計測する．

❸ 感覚神経伝導検査

検査の仕組み

末梢神経に電気刺激を加えると，活動電位が発生する．図7-34のように指先に電極を装着し筋電計で測定すると，感覚神経の感覚神経活動電位（SNAP）を測定することができる．この場合，活動電位の進む方向が感覚の伝達方向と逆になるため，逆行法と呼ばれる．

刺激ポイントを何か所か変えて測定を行えば，神経の異常が局在性のものか汎発性のものかを検査することができる．このように感覚神経伝導検査は，末梢の感覚神経の機能を客観的に評価することができる．

検査手順

電極を装着する部位の皮膚をアルコール綿で拭き，皮脂や汚れを除去する．

対象とする神経幹上で指などの感覚神経に，主としてリング電極を，近位に陰極，遠位に陽極として装着する．接地電極を，記録電極と刺

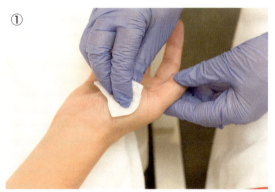
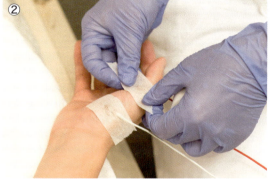
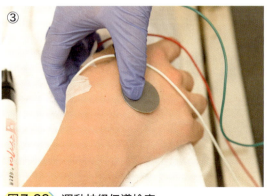
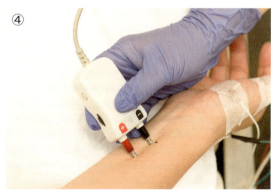

図7-33 運動神経伝導検査

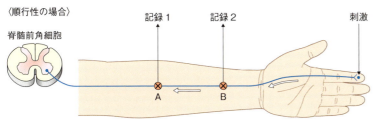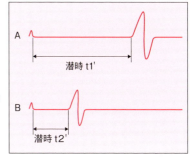

図7-34 感覚神経刺激部位と波形

激電極の間に設置する．

　刺激電極を0mAより徐々に上げて，SNAPを導出する．

　刺激部位を変えて同様にSNAPを導出する．得られた波形から各パラメーターを算出する．

❹ 波形の解釈と計算（図7-35）

　パラメーターである潜時(latency)，振幅(amplitude)，伝導速度(MCV)，持続時間(duration)の計算と解釈を行う．

潜時(latency)

　刺激点から波形の立ち上がりまでの時間を潜時と呼び，一番速い神経の伝導時間を表す．伝導時間は体温の影響を受け，温度が低いと遅くなるため，注意が必要である．潜時の延長は脱髄を反映する場合が多い．

振幅(amplitude)

　波形の基線から陽性頂点までの大きさを振幅と呼ぶ．振幅の低下は軸索変性の一般的な特徴である．また，波形の陰性部分を面積として評価する場合もある．

伝導速度(MCV)

　刺激点（陰極）間の距離を遠位と近位の波形の潜時差で割ると，伝導速度を求めることができる．神経伝導を客観的に評価することができる．伝導速度の低下は脱髄を反映する場合が多い．

持続時間(duration)

　波形の立ち上がりから波形が陰性から陽性にかわるポイントまでの時間を，持続時間と呼ぶ．立ち上がりから波形の終点までを持続時間とする場合もある．

❺ 検査時の注意事項

- 室温：測定部の皮膚温の下限は30〜32℃．一般的に1℃低下するごとに伝導速度は約2m/秒低下するため，室温を25〜26℃に保ち，皮膚温の違いによる伝導速度の変化を最小限にとどめる．
- 年齢：神経伝導速度の基準値は年齢によって変動がある．6歳までは年齢ごとの基準値を用いる．高齢者も年齢ごとの基準値を用いることが望ましい．
- 皮膚：電極を装着する部位の皮膚をアルコール綿で拭き，皮脂や汚れを除去する．

❻ 検査によってわかる主な疾患

　末梢神経の病変（変性，脱髄，絞扼など）を判定することができる．

手根管症候群

　正中神経で最も頻度が高い絞扼性ニューロパチーであり，特発性で女性に多く，中高年者に発症する．

　症状の多くは第1指〜4指のしびれ，および正中神経領域の感覚の低下である．

運動神経伝達速度(MCV) = $l \div (t1 - t2)$ (m/sec)
感覚神経伝達速度(SCV) = $l \div (t1' - t2')$ (m/sec)

図7-35 波形の計算

肘部管症候群

尺骨神経の肘部での絞扼性ニューロパチーであり，頻度は手根管症候群について高い．原因は肘部管での絞扼のほか，変形性肘関節症，ガングリオン，内・外反肘，破格筋などによる神経の圧迫や微小な外傷がある．

症状は第4指尺側と第5指のしびれ，疼痛，握力低下で，肘や尺側前腕の疼痛を伴う場合もある．

ギオン管症候群

尺骨神経の手根部での絞扼性ニューロパチーである．ギオン管は尺骨神経の手根部でのトンネルのことで，原因はガングリオンや外傷である．

症状は肘部管症候群と重なるが，ギオン管付近のどこで神経が障害されるかにより，出現する症状が異なる．

糖尿病性ニューロパチー

高血糖による代謝異常と，血流低下などの血管因子の複合により生じる末梢神経障害である．

症状として四肢の遠位優位の異常感覚，感覚低下，痛みを生じる．また単神経障害として，動眼神経麻痺などの脳神経障害，手根管症候群や肘部尺骨神経などの生理的絞扼部位での障害をきたす．

シャルコー・マリー・トゥース病

遺伝性ニューロパチーで最も頻度が高い．20歳以前に発症する例が多く，ゆっくり進行する．運動神経と感覚神経がいずれも障害される．脱髄型のⅠ型と軸索型であるⅡ型に大別される．

症状として，足先が上がらずつまずきやすい，階段が昇りにくいなどの歩行障害や，手指に力が入りにくく細かな作業がしにくい，などがある．特徴は鶏歩，凹足．

ギラン・バレー症候群

末梢神経構成成分に対する自己免疫機序により発症する免疫性多発ニューロパチーで，急性に発症する．発症から4週以内で極期に達し，一般に単相性の経過で回復に向かう．脱髄型と

> **📖 略語**
>
> ◆複合筋活動電位
> CMAP：compound muscle action potential
>
> ◆感覚神経活動電位
> SNAP：sensory nerve action potential
>
> ◆伝導速度
> MCV：motor conduction verocity

軸索型の2大病型がある．

症状は手足に力が入らない，眼や口がうまく閉じない，発音がはっきりしない，うまく飲み込めない，物が2重に見える，手足がしびれるなどである．

神経破格

神経走行の異常，Martin-Gluber吻合や副深腓骨神経がある．伝導障害様やCAMP振幅に変化がみられるが，異常症状はなく問題はない．

重症筋無力症

アセチルコリンの放出量は正常だが，アセチルコリンレセプターの一部が抗体により機能しなくなっており，そのため，終板電位形成にかかわるレセプターの総数が減じ，結果的に終板電位が小さくなる．

症状として，腕や足の力が弱くなる，瞼が垂れて下がる（眼瞼下垂），物が二重に見える（複視）などが現れる．

ランバート・イートン症候群

カルシウムイオンチャンネル障害により，前シナプス部に流入するカルシウムイオンの絶対数が減少する．このため，筋の強収縮後に筋力改善がみられる．

症状は体幹，四肢筋，特に下腿の筋力低下で発症し，歩行障害が生じる．眼球運動障害と眼瞼下垂の頻度は低く，重症筋無力症のように眼症状のみが出現することはほとんどない．口渇，散瞳，膀胱直腸障害などの自律神経障害や小脳失調も認められる．

11 神経生理学検査：睡眠ポリグラフ検査

❶ 睡眠ポリグラフ検査とは

夜間の睡眠中に電極を装着して，睡眠障害や睡眠呼吸障害などの確定診断を行う検査である．

脳波，眼球運動，筋電図から，睡眠の深さや質，中途覚醒の有無を判定することで，呼吸障害の程度や有無を確認する．

睡眠時無呼吸症候群(SAS)の診断には睡眠ポリグラフ検査(PSG)が必須で，その方法は簡易PSGと精密PSGがある．

❷ PSGの方法

簡易PSG（図7-36）

PSGには，特殊な装置と人手が必要で，しかも患者は1泊入院が必要となる．このため，一般的な検査でではなく，在宅で患者が自ら装着して検査を行う簡易法が，スクリーニングとして行われている．

簡易型の小型測定器を用いて，患者が測定機器を自宅に持ち帰り，自分で呼吸センサーと動脈血酸素飽和度(SpO_2)測定のための指センサーを取りつけ就寝する．翌日起床後に装置を

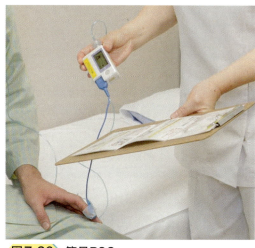

図7-36 簡易PSG

取り外し，病院に持参する．技師が解析を行い，解析結果によってさらに詳細な検査(PSG)を行うか，治療を開始するかを決定する．

精密PSG（図7-37）

終夜睡眠ポリグラフ検査ともいう．1泊入院して就寝前に脳波，筋電図，呼吸センサー，眼球運動センサー，SpO_2センサー，などを装着し，睡眠時のポリグラフを測定し，解析を行う．

❸ 検査結果の判定

SASの定義

SASの定義は1晩(7時間)の睡眠中に30回以上の無呼吸(10秒以上の呼吸気流停止)があり，

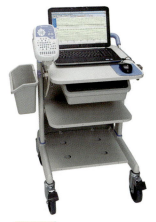
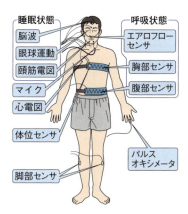

図7-37 精密PSG

そのいくつかがnon-REM期に出現するもの，である．

1時間あたりの無呼吸回数である無呼吸指数(AI)が5回以上で，SASとみなされる．

実際にはPSGで得られた1晩の睡眠中の無呼吸回数と低呼吸回数から無呼吸低呼吸指数(AHI)を算出して，SASを診断する．低呼吸とは，SpO_2が3〜4%以上低下した状態であり，睡眠1時間あたりの無呼吸と低呼吸の合計回数が，無呼吸低呼吸指数(AHI)である．

AHIが1時間当たり5回以上で，いびき，睡眠の途中で目が覚めてしまうことや，日中の眠気，起床時の頭痛などの症状がある場合に，SASと診断される．

AHIが5〜15回は軽症，15〜30回は中等症，30回以上は重症とされる．

SASの分類

SASは無呼吸状態によって3つに分類される．

①中枢型SAS（CSAS）：呼吸運動そのものが消失する．
②閉塞型SAS（OSAS）：呼吸運動は認められるが，無呼吸が出現する．
③混合性SAS（MSAS）両者が混在する．

実際にはCSASの頻度は低く，臨床的に問題となるのはほとんどがOSASである．

OSASの治療には，生活習慣の改善や，鼻から常に空気を取り込むことで気道が閉塞することを防ぐ経鼻的持続陽圧呼吸法(CPAP)（図7-38，図7-39），気道を広げるために下顎を前方に突き出させる口腔内装具などがある（図7-40）．

CPAPは中等症以上（AHIが20回以上）のSASで保険適用（表7-5）となる．

❹ 検査時の注意事項

- センサーを取り付ける皮膚の汚れ・脂肪分を取り除き，接触抵抗を下げる．

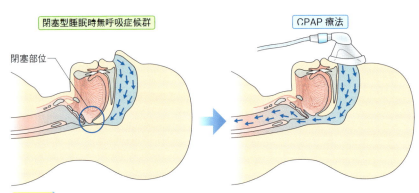

図7-38 CPAP（シーパップ）の原理

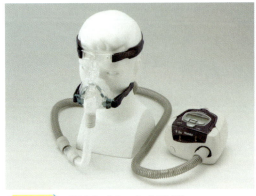

図7-39 CPAP（オートCPAP）

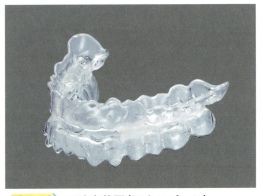

図7-40 口腔内装置（マウスピース）

表7-5 CPAPの保険適用

AHI	CPAP適応可否	適応条件
AHI＜20	不可	なし
20≦AHI＜40	可(終夜睡眠ポリグラフィ必須)	日中の傾眠，起床時の頭痛など自覚症状が強く，日常生活に支障をきたしている症例
40≦AHI	可	

・最低8時間以上の測定が必要となるため，電極・センサー類の装着・固定に注意する．

・終夜睡眠PSGの場合，センサー装着の前に夕食やトイレを済ませておくよう患者に説明する．

・センサー類は多いが，心配せずに朝までぐっすり休めるよう患者を安心させる．

略語

◆睡眠時無呼吸症候群
SAS：sleep apnea syndrome

◆睡眠ポリグラフ検査
PSG：polysomnography

◆無呼吸指数
AI：apnea index

◆無呼吸低呼吸指数
AHI：apnea hypopnea index

◆中枢型睡眠時無呼吸症候群
CSAS：central sleep apnea syndrome

◆閉塞型睡眠時無呼吸症候群
OSAS：obstructive sleep apnea syndrome

◆混合性睡眠時無呼吸症候群
MSAS：mixed sleep apnea syndrome

◆持続陽圧呼吸法
CPAP：continuous positive airway pressure

引用・参考文献

1. 脳脊髄液検査
1) 野中廣志：看護に役立つ検査事典．第2版．p144-148，照林社，2016
2) 高木　康：看護に生かす検査マニュアル．第2版．p121-123，サイオ出版，2015
3) 医療情報科学研究所編：病気がみえる vol.7　脳・神経．p7，p148-149，メディックメディア，2011
4) 浅野嘉延：看護のための臨床検査．第1版．p91-92，南山堂，2015

2. 頭部CT検査
1) 高木　康：看護に生かす検査マニュアル．第2版．p112-113，サイオ出版，2015
2) 医療情報科学研究所編：病気がみえる vol.7　脳・神経．p469-471，メディックメディア，2011
3) 野中廣志：看護に役立つ検査事典．第2版．p63，照林社，2015

3. 脳血管造影
1) 医療情報科学研究所編：病気がみえる vol.7　脳・神経．p114，メディックメディア，2011
2) 高木　康：看護に生かす検査マニュアル．第2版．p116-117，サイオ出版，2015
3) ESUR：欧州泌尿生殖器放射線学会：ESUR 造影剤ガイドライン version 8.0
http://www.esur.org/guidelines/jp/index.php#aより2018年2月22日検索

4. 脳MRI検査
1) 医療情報科学研究所編：病気がみえる vol.7　脳・神経．p469-471，メディックメディア，2011
2) 高木　康：看護に生かす検査マニュアル．第2版．p114-115，サイオ出版，2015
3) 野中廣志：看護に役立つ検査事典．第2版．p64-65，照林社，2015

5. PET
1) 服部光男：全部見える脳・神経疾患．p113-114，成美堂出版，2014
2) 医療情報科学研究所編：病気がみえる vol.7　脳・神経．p473，メディックメディア，2011
3) 野中廣志：看護に役立つ検査事典．第2版．p66，照林社，2015
4) PET検査ネット：がんと生活習慣病の早期発見サイト
http://www.pet-net.jpより2018年2月24日検索

6. SPECT
1) 服部光男：全部見える脳・神経疾患．p113-114，成美堂出版，2014
2) 医療情報科学研究所編：病気がみえる vol.7　脳・神経．p473，メディックメディア，2011
3) 野中廣志：看護に役立つ検査事典．第2版．p67，照林社，2015
4) 核医学検査のご案内　日本メジフィジックス医療関係者専用情報　脳血流シンチグラフィ
5) http://www.nmp.co.jp/member/kakuigaku/inspect/01.htmlより2018年2月24日検索

7. 神経生理学検査：脳波
1) 田村綾子監：脳神経疾患　必ず役立つ看護技術．ブレインナーシング2000年夏季増刊，2001
2) 山本五十年編：検査データの取り方・読み方・使い方．エマージェンシーケア 2009年夏季増刊，2009
3) 落合慈之監：脳神経疾患　ビジュアルブック，学研メディカル秀潤社，2010

8. 神経生理学検査：筋電図
1) 牧野恵子：筋電図検査．検査を受ける患者の病棟看護ガイド(JNNスペシャル)(柏木育子ほか編)，p108，医学書院，1998
2) 松前光紀ほか監：図説・臨床看護医学アカデミック版　10脳神経．DMP-ヘルスバンク，2012

9. 神経生理学検査：誘発電位
1) 松前光紀ほか監：図説・臨床看護医学デジタル版　10脳神経．DMP-ヘルスバンク，2012
2) 落合慈之監：脳神経疾患ビジュアルブック，学研メディカル秀潤社，2010

10. 神経生理学検査：神経伝導検査(誘発筋電図)
1) 松前光紀ほか監：図説・臨床看護医学デジタル版　10脳神経．DMP-ヘルスバンク，2012

8 整形外科系検査

1 整形外科系X線検査

❶ 整形外科領域のX線検査とは

　X線撮影は，X線を目的の部位に照射し，透過したX線を検出器で可視化することで，内部の様子を知る画像検査である．密度が低いところ（空気）は黒く映り，密度が高いところ（筋肉・骨・心臓・血管など）は白く映る．

　整形外科領域での撮影は，骨折，骨・関節の変形，脱臼，骨密度などの状態の評価，骨病変の診断を行うため，正面や側面などいろいろな方向や体位で撮影を行う（図8-1〜6）．

❷ 検査前の準備

①医師が患者・家族に，検査について説明する．
②女性の場合は，妊娠の有無を確認する．妊娠中でもX線撮影が必要な場合は，医師から十分説明を受けたうえで，X線撮影を行う．実施にあたっては，胎児の被曝防止のため，胎児に放射線が当たらないように，腹部をプロ

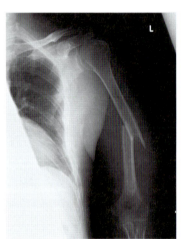
図8-1　上腕骨骨幹部骨折（正面）

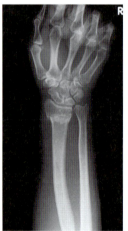
図8-2　手の中手骨骨折（正面）

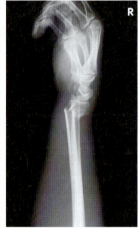
図8-3　橈骨遠位端骨折（側面）

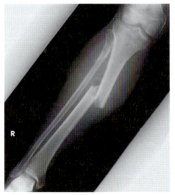
図8-4　下腿骨幹部骨折（正面）

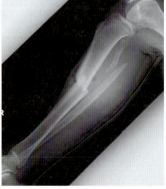
図8-5　下腿骨幹部骨折（側面）

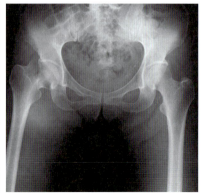
図8-6　大腿骨頚部骨折

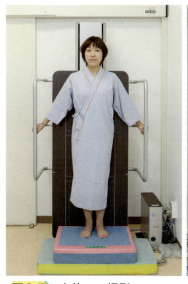
図8-7 立位での撮影

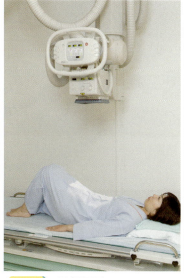
図8-8 骨盤撮影

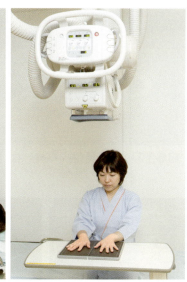
図8-9 手の撮影

テクターで遮蔽して行う．
③患者に不安を与えないように，撮影自体は短時間で済むことや，放射線が人体に与える影響はほとんどないことを伝える．
④金属製品(ネックレス，ブラジャー，ピアス，ボタン，貼付薬，カイロ，家庭用磁石入り絆創膏)は，X線の透過が悪いため外す．
⑤心電図モニターの電極を貼付している場合，電極はX線透過性があるものかどうかを確認し，透過性がない電極の場合は外す．

❸ 検査手順

①放射線検査室に案内し，受付にて患者確認を行う．
②検査室では，検査の手順を説明し，必要であれば検査着に着替える．
③患者をX線撮影装置の前に誘導し，放射線技師の誘導に合わせて体位調整の補助を行う(図8-7～9)．下記の場合などは，放射線技師に情報提供する．
・体内にチューブ類が留置されている．
・患者の状態で注意点や特別な介助が必要．
④患者には，体位調整時や撮影直前にもこまめに声をかけて安心させる．

❹ 検査時の注意事項

・病室で撮影を行う場合は，同室者への説明と対応を行う．
・輸液類やドレーン類を挿入している場合は，移動時や移送中に絡まったり，接続が外れたりしないよう固定を確認する．
・移送用酸素ボンベは，残量が十分にあるかを確認する．

2 整形外科系CT検査

❶ 整形外科系CT検査とは

CT検査の仕組みは，52頁を参照．
整形外科でのCT検査は，全身の骨全体を撮影対象とし，通常のX線撮影では，写りにくい骨の微細な骨折や，数方向から撮影してもわかりにくい病変などを，1回の撮影で画像化できる検査である．
造影検査を追加すると，病変のコントラストがつくため，視覚化しやすくなり，また，腫瘍の血流評価も可能になる(図8-10)．
3D処理により立体視することが可能で，手術

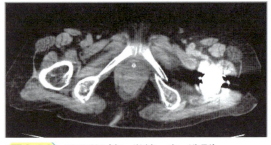

図8-10 CT所見(左：単純，右：造影)

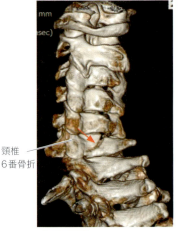
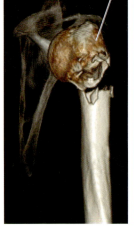
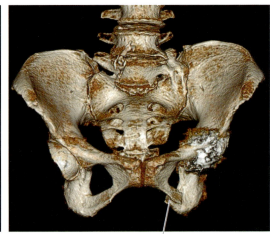

図8-11 3D-CT（左から頸椎，上腕骨，骨盤）

頸椎6番骨折
上腕骨骨折
恥骨骨折

方法・治療計画に活用されている．さらに多断面画像再構成(MPR)を行うことにより，さまざまな方向からの画像再構築が可能となる(図8-11)．

❷ 適応と禁忌

適応
・骨折の精査．
・手術適応の判定．
・手術支援画像の作成．

禁忌
・妊娠中あるいは妊娠の可能性のある女性．
・造影CT検査の原則禁忌は57頁参照．

❸ 検査前の準備

単純CT
①医師が患者・家族に，検査について説明する．
②検査説明用紙などを用いて，手順・注意事項を説明する．
③金属製品(ネックレス，ブラジャー，ピアス，貼付薬，カイロ，家庭用磁石入り絆創膏)を外す．
④女性患者の場合は，妊娠の有無について確認する．必要時，妊娠反応検査を行う．
⑤検査室移動前に，排尿を済ませる．

造影CT
①〜⑤前項参照．
⑥医師が患者・家族に造影剤アレルギーなどについて説明し，同意を得る．造影剤アレルギーの有無について確認する．事前に腎機能を確認する．
⑦造影剤は母乳中にも排泄されるため，検査後48時間は授乳を中止する．
⑧基本的に検査6時間前は絶食にする(水分摂取は可能)．
⑨ビグアナイド系糖尿病薬と造影剤との併用に

より，腎障害により乳酸アシドーシスを起こすことがあるため，糖尿病薬の投与を一時中止する．原則として，検査日の前後2日間中止する(54頁を参照)．

⑩耐圧式の静脈注射用ルートを確保する．サーフロ針の接続部とスクリュー型の耐圧チューブの接続を確実に行う．造影剤は自動注入機で注入する(適切な量を正確なスピードで注入するため)．接続部が緩んでいると，接続部から漏れる可能性がある．

⑪CVポートより造影剤を使用する場合は，パワーポートであることを確認し，パワーロック(安全機能付高耐圧ヒューバー針)を使用する．

④ 検査手順

①検査室入室時，患者確認を行う(患者に名乗ってもらう)．

②検査中は動かないようにし，呼吸の合図のアナウンスに合わせて深呼吸や息止めをするよう説明する．

③造影CTの場合は，医師が造影剤を静脈注射後，撮影する．造影剤副作用(嘔気・嘔吐，呼吸困難，血圧低下，発疹など)の出現時は，造影剤投与を中止し，すぐに意識状態，バイタルサインを確認し，医師へ報告する．

アナフィラキシーに注意

造影剤による副作用のなかでも，アナフィラキシーは特に重篤化し生命の危険があるため，すみやかに急変対応ができるよう準備しておく．

⑤ 終了後の注意事項

・急に立ち上がると起立性低血圧が起こることがあるため，一度座位姿勢をとり，めまいなどの症状がないことを確認してから，検査台を降りる．

・造影剤は主に尿より排出されるため，水分制限が必要な患者を除き，水分摂取を促す．医師の指示により，時間尿量をチェックする．

・倦怠感，浮腫，湿疹，掻痒感などの症状が出

略語
◆多断面再構成
MPR：multi planar reformation

た場合は，すぐに報告するよう説明する．また，遅発性アレルギーについて説明しておく．

3 整形外科系MRI検査

❶ 整形外科系MRI検査とは

整形外科MRI検査は，MRI装置(56頁を参照)を用いて，骨・関節・靱帯・脊椎などの微細な断層写真を撮る検査である．

撮影法にはT1強調画像，T2強調画像，水抑制画像(FLAIR)画像，拡散強調画像，ガドリニウム化合物を用いた造影剤増強像などがある(図8-12〜15)．

T1強調画像では水は黒く低信号で描出されるので，骨髄液は黒く，骨髄や筋肉は白い画像となる．T2強調画像では水は白く高信号で描出されるので，骨髄液は白く，骨髄や筋肉は黒い画像となる．FLAIR画像は，水の信号を抑制したT2強調画像に似た画像である．

CTとは異なり放射線を使わないため，放射線被曝がない．

❷ 適応と禁忌

適応

・頸椎・胸椎・腰椎の椎間板ヘルニア，脊髄腫瘍，転移性腫瘍，骨軟部腫瘍，肩・脚・手足など諸関節の病変(特に靱帯断裂，半月版損傷)などの診断．

禁忌

・強力な磁場が発生するので，磁気に影響する物の着用や金属類，体内の電子器械は注意が必要である(57頁を参照)．

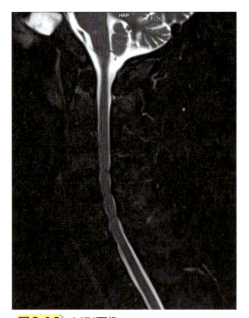

図8-12 MRI画像
凹凸があるのは椎間板が脊髄を圧迫しているため（椎間板ヘルニア）

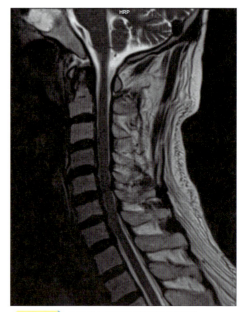

図8-13 MRI T2強調画像（頸椎）

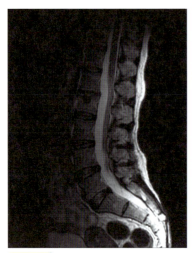

図8-14 MRI T2強調画像（腰椎）

❸ 検査前の準備

①医師が患者・家族へ検査内容の説明を行い，同意を得る．同意書を確認する．
②造影剤を使用する場合は，造影剤によるアレルギーの有無や腎機能障害の有無，胎児への影響が不確定であるため，妊娠の有無も確認する．
③糖尿病のある患者は，血糖降下薬の種類（ビグアノイド系薬物）によっては休薬しなければならないものもあるため，医師に確認する．
④閉所恐怖症のある患者は，医師に相談する（必要があれば鎮静を考慮する）．検査は機械の狭い空間に30分ほど安静にしていなければならない．連絡用ボタンや，検査室の外と常に会話が可能であることを説明し，不安の除去に努める．
⑤医師の指示を確認し，食事や内服薬，点滴などについて患者に説明する．造影剤を使用する場合は，検査直前の食事は禁食となる．
⑥検査室は強い磁気があるため，磁石にひきつけられる金属類，画像に影響するものは検査室内に持ち込まないよう入念に確認する．
金属の持ち込みによる重大事故・火傷防止のための事前説明を十分に行う．
⑦検査時間が約30分かかり長時間動けないこと，機械が大きな音を出すことを説明し，検査前の患者の不安を軽減できるよう，患者の訴えには受容的に接していく．
⑧検査中は，顔色や全身状態の観察を行うため，化粧は控えてもらう．検査室は機械保護のた

め温度が低くなっていることから，保温には十分気をつける．ただし，保温下着類は金属性の物質が織り込まれているものもあり，火傷などの危険性があるため，脱いでもらうよう説明する．
⑨検査着に着替えて，検査移動前に排尿を済ませる．
⑩造影MRIの場合は，静脈注射ルート（造影用）を確保する．
⑪患者の状態に合わせた検査室移送手段を選択する．ストレッチャー・車椅子の場合は，MRI専用のものを使用する．
⑫医療スタッフは，聴診器，ボールペン，名札，はさみなどの金属類を持ち込まないよう，MRIへ搬送する前に外しておく．

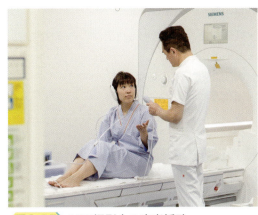

図8-15 MRI撮影中の患者援助

略語
◆水抑制画像
FLAIR : fluid-attenuated inversion recovery

❹ 検査手順

①放射線検査室受付にて，患者確認を行う．
②患者をMRI装置の前に誘導し，放射線技師の誘導に合わせて体位調整の補助を行う．騒音が気になる場合は，耳栓やヘッドフォンを用意する．患者が妊娠している場合や検査時に特別な介助が必要な場合は，放射線技師に情報提供する．
③看護師は，点滴や酸素投与，ドレーンなどが撮影の妨げにならないように整理する．患者に緊急コール（連絡ボタン）の使用方法を説明する（図8-15）．
④患者には，体位調整時や撮影直前にもこまめに声をかけて安心させる．
⑤造影剤を使用している場合は，副作用（掻痒感，発疹，発赤，めまい，悪心，しびれ，呼吸困難など）の出現には十分留意する．

❺ 終了後の注意事項

・造影剤による副作用出現を軽減させるため，水分摂取を促す．
・造影剤の副作用がないかを観察し，時間が経過してから出現する可能性もあるため，倦怠感，浮腫，湿疹，掻痒感などの症状が出た場合は，すぐに報告するよう説明する．
・医師の指示により，時間尿量をチェックする（造影剤は主に尿より排出される）．

4 脊髄造影検査

❶ 脊髄造影検査とは

脊柱管内の神経組織の圧迫レベルや，狭窄の位置や程度を確認するために行う検査である．X線による脊髄造影後に，CTにより脊髄造影（CTミエログラフィ）を行うことにより，骨性因子，軟部組織，神経組織の評価が可能である（図8-16）．

体内金属の存在や閉所恐怖症など，MRIが困難な患者で有用であるが，近年では患者への負担が少なく非侵襲的なCT検査やMRI検査が主流となっている．

❷ 適応と禁忌

適応
・椎間板ヘルニア，脊柱靱帯骨化症，脊柱管狭窄症，脊椎すべり症，脊髄腫瘍，脊髄損傷など，脊髄圧迫病変の評価．

禁忌
- 妊娠中あるいは妊娠の可能性のある女性．
- ヨード過敏症．
- 著明な頭蓋内圧亢進状態．
- 重篤な肝・腎疾患．
- 重篤な甲状腺機能亢進症．

❸ 検査前の準備

①医師から患者・家族への検査内容の説明を行い，同意を得る．同意書を確認する．
②造影剤によるアレルギーの有無や腎機能障害の有無，妊娠の有無も確認する．
③検査の流れを説明する．
- 検査時間，検査時の体位，検査後の安静について説明する．腰部に針を刺すため，事前に局所麻酔薬を使用することや，看護師がそばに付き添い体位を保持することを説明して，不安の軽減に努める．
- 食事・飲水制限について，検査前一食は禁飲食となる場合が多い．
- 内服薬制限について，内服薬を中止にするか，医師の指示を確認する．造影剤は母乳にも排泄されるため，検査後48時間は授乳を中止する場合がある．
- 金属製品（ネックレス，義歯，湿布，指輪など）は外しておく．
- 検査後は，頭部を30°程度挙上し，床上安静が必要である．

④排尿を済ませ，バイタルサイン測定を行う．
⑤検査室への持参物品の確認・準備を行う．
⑥ストレッチャーにて検査室へ移送する．
⑦検査室の看護師に，病棟での患者状況などを申し送る．

❹ 検査手順

①患者に体位の取り方について説明し，検査時の体位を保持する．検査前タイムアウトを実施することが推奨される（表8-1）．
②医師が穿刺部を消毒し，局所麻酔を行う．患者には体を動かさないよう説明する．
③くも膜下部位に穿刺する．穿刺部位は第3, 4腰椎の間か，第4, 5腰椎の間とする．脊髄は，第1〜2腰椎の高さで馬尾に変わるため，これ以下の部位であれば脊髄損傷の危険が減る．
④造影剤注入後に，穿刺針を抜き（穿刺部を消毒，絆創膏を貼付），患者の頭部が下がらないようにしながら造影を開始する．
⑤患者に痛みや下肢のしびれの有無，意識レベルの確認を行いながら，顔色，脈拍，呼吸の変化，頭痛，吐き気の有無を観察する．

脊髄・脳槽造影専用の造影剤

脊髄造影には脊髄・脳槽造影専用の造影剤を用いる．尿路造影用のウログラフィンを使用し

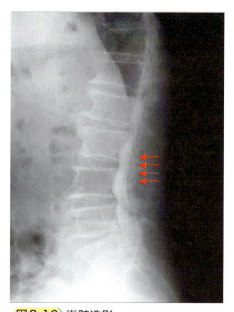

図8-16 脊髄造影
造影剤により脊髄が白く写っている

表8-1 脊髄造影検査の検査前タイムアウトでの確認事項
1. 患者氏名
2. 検査内容
3. 脊髄造影用造影剤：10mLシリンジに準備 　局所麻酔薬　　　：5mLシリンジに準備 　シリンジのサイズを変えることで誤用を防止
4. その他，注意事項

以上を医師，診療放射線技師，看護師で実施する．

てはならない．ウログラフィンは浸透圧が約6倍と高く，神経組織の水分が抜け，虚脱状態になり，意識を失い，全身の機能不全を起こし，死に至る場合がある．救命しえたとしても，重篤な後遺症を引き起こす．

❺ 終了後の注意事項

- ストレッチャーにて頭部を45〜60°挙上して移送し帰棟する．
- 帰棟後，造影剤が頭蓋内に入らないようにすることが重要である．造影剤は脊髄液より比重が重いため，造影剤の上行を防ぐには頭部を30°程度挙上して，床上安静が必要となる．安静時間や飲水・食事時間を医師に確認する．
- 表8-2の観察を行う．
- 飲水可となったら，水分制限の必要な患者を除き，水分を十分に摂取するように説明する．水分摂取が少ない場合は，医師に報告し対応する．造影剤の排出遅延により腎障害が起こる可能性があるため,注意が必要である．

5 血管造影検査

❶ 血管造影検査とは

動脈や静脈にカテーテルを挿入し，カテーテルから造影剤を注入して目的部位の血管を映す検査である．

動脈造影は，外傷による動脈損傷の確認，および腫瘍の広がりと悪性度の診断や治療効果の評価に有用である．抗腫瘍薬注入や手術中の出血量を少なくするため，腫瘍血管を術前に閉塞しておくなどの治療目的にも行われる．

静脈造影では，静脈瘤の拡張や蛇行，静脈閉塞部位の欠損像が描出できる．

最近では，インターベンショナル・ラジオロジー（IVR）と呼ばれる血管内治療も多く行われている．

❷ 適応と禁忌

- 脳血管造影(190頁)に準ずる．

❸ 検査前の準備

①医師が患者・家族に検査内容を説明し，同意を得る．同意書を確認する．
②造影剤によるアレルギーの有無や腎機能障害の有無，妊娠の有無も確認する．
③検査の流れを説明する．
- 検査時間，検査時の体位，検査後の安静について説明する．
- 食事・飲水制限では，検査前一食は禁飲食となる場合が多い．
- 内服薬を中止にするか，医師の指示を確認する．造影剤は母乳にも排泄されるため，検査後48時間は授乳を中止する．
- 金属製品は外しておく．
④穿刺部位(上腕動脈，大腿動脈)周辺は，必要時，除毛を行う．
⑤穿刺動脈部位の末梢動脈のマーキングを行う(橈骨動脈，足背動脈)．
⑥排尿を済ませ，検査着に着替える．
- 義歯を除去する．補聴器を使用している場合は持参する．
- 金属製品(ネックレス，ブラジャー，ピアス，ボタン，貼付薬，カイロ，家庭用磁石入り絆創膏など)はX線の透過が悪く，画像診断の妨げになるため除去する．
- 化粧やマニュキュアは控える(検査中に顔色や全身状態の観察を行うため)．
⑦穿刺部位の反対側に，点滴静脈注射ルートを確保する(輸液管理や緊急時の処置のため)．
⑧医師の指示により前投薬を実施する．

表8-2 検査後の観察項目

- アレルギー症状や気分不快(遅延性アレルギーについて説明しておく)
- 髄膜刺激症状：頭痛，嘔気，嘔吐，項部痛，発熱などの有無．
- 穿刺部の状態：出血，血腫，疼痛の有無．
- 離床時の低脳圧症候群：起き上がりによる強度の頭痛，悪心の出現．

第2章 系統別臨床検査と看護

❹検査手順

①検査台に誘導し，検査室の看護師に患者情報や必要物品を渡し，申し送りを行う．

②感染症の有無やアレルギーの有無は必ず申し送る．補聴器についても申し送る．

③以下，ほぼ脳血管造影の項(190頁)に準ずる．

❺終了後の注意事項

- 検査室の看護師から申し送りを受ける．
  - 検査の内容．
  - バイタルサインの変化の有無．
  - 胸部症状の有無．
  - 穿刺部位の止血状態，止血用圧迫帯の除去時間，および安静解除時間．
  - 造影剤の使用量など．
- 帰室後バイタルサイン測定を行い，胸部症状やアレルギー反応がないかを観察する．
- 穿刺部位の動脈の触知を行う．また止血部分の出血や血腫の有無を観察し，しびれや痛みがないか，患者に確認する．
- 患者に検査後の注意事項を説明する(止血圧迫対応時間は施設によって異なる)．
- 検査後の観察項目を表8-3に示す．

橈骨動脈穿刺の場合

- 検査終了3時間後に止血用圧迫帯を医師が除去し，圧迫ガーゼ，伸縮布絆創膏で圧迫止血する．翌朝まで穿刺側の手は安静とする．

上腕動脈穿刺の場合

- 検査室でシース抜去後に，圧迫ガーゼ，伸縮布絆創膏で圧迫止血し，肘関節が屈曲しないように上肢用シーネ，弾性包帯で固定する．
- 検査終了4時間後に出血の有無を確認し，

シーネは除去し，翌朝まで穿刺側の手は安静とする．

大腿動脈穿刺の場合

- アンギオロール(圧迫用枕：ガーゼなどの素材を堅く丸めてロール状にしたもの)と白布絆創膏で圧迫止血し，医師の指示があるまでは(4～5時間程度)ベッド挙上，下肢の屈曲を禁止とする．
- 安静による腰痛や関節痛が生じるため，体位変換，マッサージなど行う．歩行可能となったら膀胱留置カテーテルを抜去する．

飲水について

- 飲水制限がある患者を除き，水分摂取を促して(およそ1L以上)，医師の指示のもと輸液管理を行う(体内の造影剤の蓄積を防ぐため)．

❻検査翌日の注意事項

- 止血終了となったら，伸縮布絆創膏での圧迫止血を除去する．除去後に橈骨動脈，上腕動脈穿刺部には絆創膏，大腿動脈穿刺部にはパッド付きドレッシング剤を貼付する．
- テープ痕，消毒液をふき取り，清拭する(検査翌日の入浴は禁止とする)．
- 胸部不快，アレルギー症状，止血部位のしびれ，痛み，出血，血腫などが出現するようであれば，直ちに看護師に申し出るように説明する．

表8-3 検査後の観察項目

- バイタルサイン，意識レベル
- 胸部不快感，嘔気，嘔吐，頭痛の有無
- 穿刺部位の出血，血腫
- 圧迫固定部位の状態
- チアノーゼ，末梢動脈の触知・末梢の冷感
- 水分のIN・OUTバランス
- 心電図モニター

📖 略語

◆インターベンショナル・ラジオロジー
VR：interventional radiology

6 核医学検査：骨シンチグラフィ

❶ 骨シンチグラフィとは

核医学検査(アイソトープ検査，RI検査)は，微量の放射線を出す放射性医薬品を体内に投与し，身体の状態を画像や数値で捉える画像診断の1つである．核医学検査の特徴および放射性医薬品については，80頁心筋シンチグラフィを参照．

骨シンチグラフィでは，骨に集まる性質をもつ放射性医薬品を静脈注射し，血流を介して骨表面へ集積する度合いをガンマカメラで撮像することにより，骨の代謝状況(骨吸収と骨形成)を調べる．骨代謝が亢進した造骨部分により多く吸着することから，骨腫瘍，癌の骨転移，炎症箇所の検索，骨の外傷・骨折などの診断に用いる．

❷ 適応と禁忌

適応
- 転移性骨腫瘍の検出(肺癌・乳癌・前立腺癌など)．
- 原発性骨腫瘍の検出(骨肉腫・骨髄腫など)．
- X線写真で不明な微小骨折(疲労骨折など)．
- 無菌性壊死の診断．
- 代謝性骨疾患の診断．
- 大腿骨頭置換術後および骨移植の評価．
- 異所性集積による軟部組織病巣の評価．
- 急性骨髄炎の早期診断と蜂窩織炎の鑑別．

禁忌
- 本検査に用いる^{99m}Tc(ヒドロキシメチレンジホスホン酸テクネチウム)に過敏症の既往のある患者．
- 妊婦または妊娠している可能性のある女性．

❸ 検査前の準備

①医師が患者・家族に，検査の目的，方法などについて十分説明する．

②説明後，不明・疑問・不安なことがあるかを確認し，必要時は追加説明を行い，同意を得てから実施する．

③日程や注意事項(食事，飲水量，排泄，内服薬，安静度，点滴など)を説明する．検査直前に排尿を済ませる．検査時は金属類等を外した楽な服装で行う．

④放射性核種の物理的半減期を考慮して尿，オムツなどの取り扱いには注意する．

⑤放射性医薬品の使用はその性質上，検査当日に限る．高額であるため，検査が中止になる場合は検査日の前日までに，核医学検査室に連絡することが必要である．

❹ 検査手順

アイソトープは^{99m}Tc-HMDP，^{99m}Tc-MDPが用いられる．半減期は6時間である．

前処置
- 検査直前に排尿を済ます．テクネチウム製剤は，尿中に排泄されるため，腎機能に問題のない限り検査前後での水分摂取と排尿を促す．

検査手順
①撮影中は体を動かないように説明する．

②^{99m}Tc-HMDPまたは^{99m}Tc-MDP を肘静脈内に注射し，2～3時間後に検査を行う．

③仰臥位で寝ている患者の前後方向に検出器もしくはベッドを移動させて，15分程度の全身骨の撮像をする(図8-17)．

④SPECT収集をして断層像を得る場合には，さらに10分～15分程度を要する．

❺ 終了後の注意事項

- 大部分の放射性医薬品は尿路から排泄されるため，腎機能に問題のない限り，飲水と排尿を促す．
- 特に注意事項のない場合，通常の生活でよい旨を説明する．
- 授乳制限のある場合は，患者に説明する．

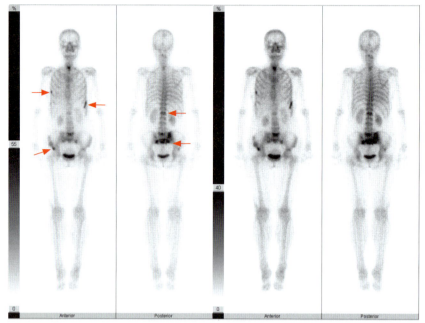

図8-17 全身骨シンチグラフィ
正面と背面の画像を濃度を変えて並べて表示している．矢印部分の黒く濃く写っている部分が骨に異常がある．

7 骨密度測定

❶ 骨密度測定とは

骨密度とは，骨の硬さ（強さ）を表す尺度の1つで，骨の中のカルシウムやマグネシウムなどのミネラル成分がどのくらいあるかを数値化したものである．骨密度測定は，骨粗鬆症の診断およびその経過観察を目的とする．

測定法は，DXA（デキサ）法（図8-18），超音波法（QUS）（図8-19），MD（エムディ）法という主に3つの方法がある．

DXA法

微量の2種類のX線を測定部位に照射することにより，骨と軟部組織の吸収率の差で，骨密度を測定する方法である．ほとんどの部位を測定できる特徴をもっているが，腰椎，大腿骨近位部などでの精度が高いとされている．原発性骨粗鬆症の診断基準では，骨密度の測定部位は原則として，腰椎または大腿骨近位部とすることが推奨されている．

骨粗鬆症の診断，骨粗鬆症の治療効果の評価，骨折のリスクがあるかの予測に用いられる．所要時間は，5〜10分程度である．

超音波法（QUS）

踵や脛に超音波を流し，反射する超音波を測定して骨量を推定する方法である．

踵の骨が最初に骨密度が落ちやすいため，踵

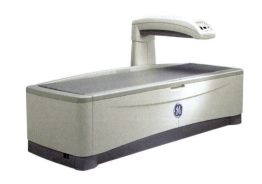

図8-18 X線骨密度測定装置
（写真提供：GEヘルスケア・ジャパン株式会社）

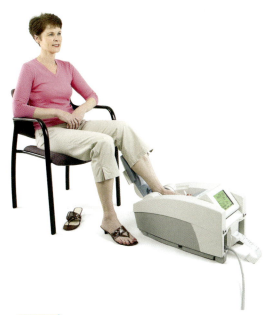

図8-19 超音波骨密度測定装置
（写真提供：GEヘルスケア・ジャパン株式会社）

部が測定される．QUSで測定された骨量は骨密度と相関関係はあるが，骨密度そのものを測定しているわけではないので，骨粗鬆症のスクリーニングのための検査法として行われる．X線を使用しないため，妊婦の測定も可能である．所要時間は5分程度である．

MD法

微量のX線を第2中手骨と厚さの異なるアルミニウム板に当て，同時に撮影し，骨とアルミニウムの濃度から，骨密度を測定する方法である．第2中手骨部は，皮質骨優位であるため，早期の骨密度減少を映像で捉えることは困難といわれている．所要時間は，3～5分程度である．

ここでは，精度の高いDXA法について述べる．

❷ 適応と禁忌

適応

- 骨粗鬆症治療を行う可能性がある患者の診断．
- 65歳以上の女性，危険因子〔過度のアルコール摂取，現在の喫煙，大腿骨近位部骨折の家族歴〕を有する65歳未満の閉経後から周閉経期の女性の骨折リスク評価．
- 70歳以上の男性，危険因子を有する50歳以上70歳未満の男性の骨折リスク評価．
- 脆弱性骨折を有する症例の重症度判定．
- 低骨密度・骨量減少をきたす疾患に罹患している，またそれを引き起こす薬物を投与されている成人の骨折リスク評価．

禁忌

- 腰椎に金属を入れる手術をしたことがある．
- 股関節に金属を入れる手術をしたことがある．
- 最近，バリウムを用いた胃・注腸透視検査をしたことがある．
- 妊娠の可能性がある．

❸ 検査手順

①金属製品（眼鏡，ネックレス，補聴器，義歯，湿布類など）を外す．
②検査着に着替え，検査台に仰臥位になる．
③撮影中は，体を動かさないように説明する．
④腰椎と大腿骨近位部の撮影を行うため，診断に必要な体位をとる（図8-　）．

❹ 検査結果の評価

骨密度はg/cm^2で示される．骨密度の若年成人平均値（YAM）が設定されており，これに対する％あるいはSDで測定結果を評価する．

脆弱性骨折のある例ではYAMの80％未満，脆弱性骨折のない例ではYAMの70％以下または－2.5SD以下の場合に，骨粗鬆症と診断する．

骨密度が－2.5SDより大きく－1.0SD未満の場合を骨量減少とされる．

引用・参考文献

1. 整形外科系X線検査
1) 近藤泰児監：整形外科ビジュアルナーシング．p58-60，学研メディカル秀潤社，2015

2. 整形外科CT検査
1) 日本医学放射線学会・日本放射線医会合同造影安全性委員会医療事故防止委員会：ヨード造影剤（尿路・血管用）とビグアナイド系糖尿病薬との併用注意について（第2報），2012
2) 近藤泰児監：整形外科ビジュアルナーシング．p61-63，学研メディカル秀潤社，2015

3. 整形外科MRI検査
1) 日本医学放射線学会・日本放射線医会合同造影安全性委員会医療

事故防止委員会：ヨード造影剤（尿路・血管用）とビグアナイド系糖尿病薬との併用注意について（第2報），2012
2）近藤泰児監：整形外科ビジュアルナーシング．p65-68，学研メディカル秀潤社，2015
3）高木　康：看護に生かす検査マニュアル．第2版，サイオ出版，2015
4）野中廣志：看護に役立つ検査事典．第2版，照林社，2015

4. 脊髄造影検査
1）落合慈之監：整形外科疾患ビジュアルブック．p29-34，70，学研メディカル秀潤社，2012
2）近藤泰二監：整形外科ビジュアルナーシング．p69-70，学研メディカル秀潤社，2015

5. 血管造影検査
1）落合慈之監：整形外科疾患ビジュアルブック．p29-34，70，学研メディカル秀潤社，2012
2）近藤泰二監：整形外科ビジュアルナーシング．p71-74，学研メディカル秀潤社，2015

6. 核医学検査：骨シンチグラフィ
1）横野重喜ほか編：超実践マニュアルRI．医療科学社，2006
2）絹谷清剛：核医学テキスト．中外医学社，2012
3）核医学検査のご案内　日本メジフィジックス医療関係者専用情報　骨シンチグラフィ
http://www.nmp.co.jp/member/kakuigaku/inspect/07.html
より2018年2月24日検索

📖 略語

◆二重エネルギーX線吸収測定法
DXA：dual energy x-ray absorptiometry

◆定量的超音波法
QUS：quantitative ultrasound

◆微量濃度測定法
MD：micro densitometry

◆若年成人平均値
YAM：young adult mean

◆標準偏差
SD：standard deviation

7. 骨密度測定
1）近藤泰児監：整形外科ビジュアルナーシング．p78-79，学研メディカル秀潤社，2015
2）骨粗鬆症の予防と治療ガイドライン作成委員会編：骨粗鬆症の予防と治療ガイドライン．2015
http://www.josteo.com/ja/guideline/doc/15_1.pdfより2018年3月10日検索

9 血液内科系検査

1 骨髄穿刺検査

❶ 骨髄検査とは

　血球は主に骨髄で分化，増殖，成熟する．骨髄を検査することで，血液疾患や二次的な血液異常の診断，治療効果，予後の判定を行うことができる．また，癌の骨髄転移の判定や，ある種の疾患を除外する助けになる．

　骨髄検査には，骨髄穿刺により骨髄液を採取し実施する検査と，骨髄穿刺よりも太い針で骨髄組織を採取する骨髄生検がある．穿刺部位は主に腸骨（上後腸骨稜，上前腸骨稜），または胸骨正中第2肋間である．

　骨髄穿刺により，骨髄像，骨髄有核細胞数・骨髄巨核球数算定，遺伝子・染色体検査，細胞表面マーカー検査が行われる．

　骨髄生検により，捺印標本・組織切片標本検査が行われる．

❷ 適応と禁忌

適応
- 必ず行うべき疾患・病態：急性白血病，慢性骨髄性白血病，多発性骨髄腫，蓄積病（Gaucher，Niemann-Pickなど），再生不良性貧血，骨髄線維症（骨髄生検も必要），無顆粒球症・顆粒球減少症，原因不明の汎血球減少症，原因不明の貧血，末梢血の血液形態で異形成を疑う変化を認め，かつ貧血，白血球数の異常，血小板数の異常を伴っている場合など．
- 検査目的が明確な場合に行う疾患・病態：巨赤芽球性貧血，悪性リンパ腫，癌の骨髄転移を疑う場合，癌の化学療法に先立って行う場合，特発性血小板減少性紫斑病，血栓性血小板減少性紫斑病，真性多血症，本態性血小板血症など．

禁忌
- 重度の凝固異常の可能性がある場合（原疾患の診断が優先される場合もある）．
- 穿刺部位に奇形や炎症がある場合．

❸ 検査前の準備

①骨髄穿刺の必要物品を確認する．
- 骨髄穿刺針．
- 吸引用シリンジ．
- 局所麻酔薬．
- 注射針．
- 消毒薬．
- 滅菌穴あき四角布．
- 滅菌手袋．
- 絆創膏．
- 採取容器：シャーレ，ろ紙，スライドガラス，各種採血管，ドライヤーなど．

②検査項目により専用容器などがあるため，実施前に検査室に問い合わせる．

❹ 検査手順

①医師が検査の説明を行う．
②穿刺部位を確認し，体位を整える．
- 後腸骨棘：腹臥位．
- 前腸骨棘：側臥位．
- 胸骨：仰臥位．

③体位調整後，防水シーツを敷く
④穿刺部位の消毒を行う．
⑤局所麻酔を行う．
⑥骨髄穿刺針を穿刺し，針先が骨髄に到達したら内針を抜く．
⑦注射器を取り付け，骨髄液を迅速に吸引して採取する．
⑧骨髄液を処理する．穿刺液の一部をシャーレなどに移し，凝固しないうちに薄層塗抹，細胞数算定の希釈操作を行う．各種採血管に必要量を分注する．

⑨穿刺針抜去後，刺入部の圧迫固定を行い止血する．

⑩採取後すぐに検査室へ提出する．また，外部委託の項目は提出締め切り時間があることに注意する．

⑪胸骨からの穿刺の場合，滅菌四角布をかけると顔に布が触れて呼吸苦や不安感が増強することを考慮し，検査前の説明や検査中の声かけを行う．

穿刺部位の選択：腸骨

胸骨は高齢になっても造血能が保持されやすく，かつては穿刺部位として選択されることが多かった．しかし日本血液学会から「成人に対する骨髄穿刺の穿刺部位に関する注意」という声明が出され，安全面から，腸骨の選択が推奨されるようになっている．

❺ 終了後の注意事項

・終了後30分間は臥床安静とし，バイタルサイン測定，全身状態の観察を行う．疼痛が増強したり，圧迫固定が外れた場合は，すぐに知らせるように説明する．

・穿刺部の状態観察は翌日まで行い，止血を確認したら，圧迫固定を解除する．

ドライタップ

ドライタップ(dry tap)とは，骨髄穿刺時に骨髄液を吸引できないことをいう．

原因として加齢(脂肪髄に置き換わっている)や骨髄線維症(骨髄が線維化している)などがあげられる．これらの場合は骨髄生検も実施することが多い．

引用・参考文献

1) 広瀬暁子：骨髄穿刺・骨髄生検．検査を受ける患者の病棟看護ガイド(JNNスペシャル)(柏木育子ほか編)，p72-73，医学書院，1998
2) 日本検査血液学会：スタンダード検査血液学．第2版，p134，医歯薬出版，2008
3) 奈良信雄ほか：最新臨床検査学講座　血液検査学．第1版，p116，医歯薬出版，2016

10 内分泌・代謝系検査

1 甲状腺シンチグラフィ・甲状腺摂取率検査

❶ 甲状腺シンチグラフィ・甲状腺摂取率検査とは

甲状腺シンチグラフィ・甲状腺摂取率検査は，ヨードやテクネチウムが甲状腺に集積する性質を利用した核医学検査である(図10-1)．核医学検査の特徴およ放射性医薬品については，80頁心筋シンチグラフィを参照．

甲状腺は血液中からヨードを取り込み甲状腺ホルモンを合成するため，放射性ヨードを投与して，甲状腺に集積したヨードをガンマカメラで撮像することにより，画像化が可能となる．この際,摂取率を測定することで,甲状腺のヨード代謝を定量的に把握することができる．

テクネチウムは，ホルモン合成には寄与しないが，甲状腺機能に比例した摂取率が得られるため，甲状腺機能を把握することができる．

❷ 適応と禁忌

適応
- 甲状腺機能亢進症，甲状腺機能低下症．
- 甲状腺癌，甲状腺腫，甲状腺炎．
- 甲状腺の位置の診断，異所性甲状腺．
- び漫性甲状腺腫，甲状腺腫ほか．

禁忌
- 妊婦または妊娠している可能性のある女性．
- 過去にヨードに対してアレルギー反応などの過敏反応があった患者．

❸ 検査前の準備

①医師が患者・家族へ，検査の目的，方法などについて十分説明する．
②説明後，不明・疑問・不安なことがあるかを確認し，必要時は追加説明を行い，同意を得てから実施する．
③日程や注意事項(食事，飲水量，排泄，内服薬，安静度，点滴など)を説明する．検査中はトイレに行けないため，事前に排尿・排便を済ませる．検査時は金属類などを外した楽な服装で行う．
④放射性核種の物理的半減期を考慮して尿，オムツなどの取り扱いには注意する．
⑤放射性医薬品の使用はその性質上，検査当日に限る．高額であるため，検査が中止になる場合は検査日の前日までに，核医学検査室に連絡することが必要である．

❹ 検査手順

アイソトープはNa^{123}I（ヨウ化ナトリウム）（商品名：ヨードカプセル-123）あるいは^{99m}TcO4$^-$（過テクネチウム酸ナトリウム）（商品名：テクネシンチ®注)を用いる．半減期はヨードカプセル約13時間，テクネシンチ注は約6時間である．

前処置
- ヨウ化ナトリウムカプセルの場合，検査前に1週間以上のヨード摂取制限が不可欠となる(X線造影剤を投与された場合は4週間以上が必要)(表10-1)．甲状腺ホルモン薬も中止する．
- 過テクネチウムの場合は，体内ヨードの影響を受けにくい性質があるため，食事制限は不要である．

検査手順
①ヨウ化ナトリウムカプセル：カプセルを経口投与し，3時間後(または6時間後)および24時間後に5〜10分程度の撮像をし,甲状腺の形態画像と摂取率を測定する．負荷検査がある場合には，さらに1時間後にも測定することがある．

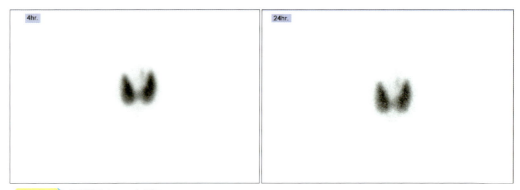

図10-1 甲状腺シンチグラフィー

表10-1 ヨードを多く含む食品

海藻類	昆布, わかめ, 海苔, ひじき, もずく
昆布加工品	おぼろ昆布, とろろ昆布, 昆布茶
テングサ加工品	寒天, ところてん, 羊羹
練り製品	かまぼこ, ちくわ, はんぺん
魚	さば, いわし, かつお, ぶり, にしん, まぐろ
貝	あさり, しじみ
栄養補助食品	サプリメント類
ヨードを含む医薬品	ルゴール液, 含嗽薬

②過テクネチウム:静脈注射し,注射の30分後に仰臥位にて5〜10分程度の撮像をし,甲状腺の形態画像と摂取率を測定する.

❺ 終了後の注意事項

- 大部分の放射性医薬品は尿路から排泄されるため,腎機能に問題のない限り,飲水と排尿を促す.
- 特に注意事項のない場合,通常の生活でよい旨を説明する.
- 母乳中に排泄されるため,検査後は2〜3日間授乳中止する.

引用・参考文献

1) 横野重喜ほか編:超実践マニュアルRI. 医療科学社, 2006
2) 絹谷清剛:核医学テキスト. 中外医学社, 2012
3) 對間博之ほか編:超実践マニュアル核医学. 医療科学社, 2016
4) 核医学検査のご案内　日本メジフィジックス医療関係者専用情報　甲状腺シンチグラフィ/甲状腺摂取率検査
http://www.nmp.co.jp/member/kakuigaku/inspect/02.html
より2018年2月24日検索

11 皮膚科系検査

1 皮膚生検

❶ 皮膚生検とは

皮膚生検は，診断をより正確なものにするため，病変のある皮膚組織の一部を採取し，それをもとに病理標本を作製し，顕微鏡で観察する検査である．

❷ 適応と禁忌

適応

- 診断検査用の組織検体の採取．
- 培養のための深部組織検体の採取．
- 治療目的あるいは美容目的での切除．

禁忌

- 重篤な凝固障害．
- 使用する器具または薬剤に対するアレルギー．
- 悪性黒色腫の疑い(全層生検以外は禁忌)．

❸ 必要物品

①切開セット．
②注射器5mL．
③注射針18G・27G．
④滅菌ガーゼ．
⑤滅菌穴あき四角巾．
⑥消毒液，綿球．
⑦滅菌ピオクタニンブルー．
⑧メスまたはパンチ糸付き縫合針(必要時)．
⑨局所麻酔薬．
⑩検体容器．
⑪ホルマリン検体容器，蛍光抗体用セット，培養スピッツ．
⑫圧迫固定用テープ．
⑬無影灯．
⑭自動血圧計．

⑮経皮酸素飽和度測定モニター．
⑯電気メス(必要時)．
⑰滅菌手袋，キャップ，ガウン・ビニールエプロン・ゴーグル．
⑱1mLシリンジ＋カニューラ針，ピオクタニン，サージカルマスク

❹ 検査前の準備

①医師が患者・家族へ，検査の目的・実施内容・合併症のリスクなどを説明し，同意を得る(アレルギーの有無，抗血栓薬の内服の有無など)．
②説明後，不明・疑問・不安なことがあるかを確認し，必要時は追加説明を行い，同意を得てから実施する．

❺ 検査手順

①患者確認を行う．
②患者に生検部位を確認し，必要時生検部位の除毛を行い，時計，指輪，ピアスなどの貴金属や磁気製品などは外してもらう(電気メスを使用して止血する場合があるため)．
③切開セットを開封し，必要物品・検体容器を準備する．
④処置直前に排尿を済ませたら処置台に臥床してもらい，血圧計・パルスオキシメーターを装着し，バイタルサインの確認を行う．
⑤医師はサージカルマスク，キャップ装着，ガウン，滅菌グローブ，ゴーグル，ガウンを着用する．看護師はサージカルマスク，キャップ，ビニールエプロンを装着し，介助を行う．
⑥医師が生検部位の消毒を行い，滅菌穴あき四角巾をかけ，局所麻酔後に生検する．
⑦血圧は5分ごとに測定し，痛みなどの観察を行う．
⑧切除した検体はホルマリン容器に入れる．
⑨必要時電気メス(バイポーラ)を使用し，止血

し，縫合する．

❻ 終了後の注意事項

- 縫合終了後，創部にガーゼを当て，圧迫固定する．
- バイタルサインを測定し，安静については医師の指示内容を伝える．
- 安全確認後，患者はベッドから移動し，衣類を整える．
- 採取した検体は検査科へ提出する．
- 観察したことを記載する．
- 合併症の有無を確認する．
  - 麻酔薬による副作用(ショック症状，アレルギー反応)．
  - 迷走神経反射症状．
  - 出血．
  - 末梢神経障害．
  - 感染，創離開．
  - ケロイド，瘢痕．
- 検査部位の出血，強い痛み，腫れ，発熱などが出現した場合の連絡方法を伝える．
- 検査当日の入浴・シャワー，アルコール，運動は控えるよう説明する．

2 パッチテスト

❶ パッチテストとは

パッチテスト(貼布試験)とは，十分な量のアレルゲンを貼布し，強制的に経皮吸収させ，アレルギー反応を惹起させて，アレルゲンを特定するための検査である．

❷ 適応と禁忌，合併症

適応
- 接触性皮膚炎(かぶれ)の原因物質の特定．
- 薬疹の原因薬を探る補助的診断．

禁忌
- 禁忌：皮膚炎が急性期の状態．
- 慎重投与：重度全身性アレルギー反応，重度局所性アレルギー反応．
- 相対的禁忌：妊婦，産婦．

合併症
- テスト液による皮膚の潰瘍．
- テープによるかぶれ．

❸ 必要物品(図11-2)

①テスト薬(金属テスト液，スタンダードテスト液)．
②パッチテスター．
③綿棒．
④油性ペン．
⑤記録用紙．

❹ 検査前の準備

①医師が患者・家族に，検査方法・内容について説明する．
②説明後，不明・疑問・不安なことがあるかを確認し，必要時は追加説明を行い，同意を得てから実施する．
③必要物品を確認する．

❺ 検査手順

①患者確認を行う．
②パッチテスターにテスト液を付ける(必ず医療者2名でダブルチェック)．
③皮膚に湿疹などがない部分にパッチテスターを貼布する(貼布部位の選択は骨突出部・湿疹部位は避け，背部または上腕に貼布する)(図11-3)．

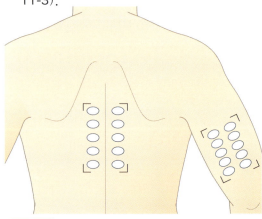

図11-3 パッチテスター貼布部位

④検査のため，皮膚に油性ペンで印を付けることを説明し，パッチテスターの四隅を油性ペンで印を付ける．
⑤医師がパッチテスターの貼布状況を確認する．
⑥48時間判定まで，パッチテスターが剥がれないように，貼布部位を濡らさないようにする．シャワー浴も原則禁止とする．
⑦48時間後の来院時，パッチテスターを剥がし，軟膏を塗布した部分を油性ペンで印を付ける（図11-4）．
⑧パッチテスター除去から30分後に，医師が判定する（テープかぶれとの判別のため，30分経過してから判定する）．除去した部位に，紅斑，浸潤，丘疹，浮腫，水疱を認めれば陽性と判定する．
⑨72時間，1週間後判定がある患者にはその説明を行い，それぞれの日に判定となる．

オープンパッチテスト

オープンパッチテストは，パッチテスターを使用すると皮膚に潰瘍が形成される可能性がある薬品（染毛剤，刺激性の強い物質，気化物質など）の場合に行われる．方法は以下のとおりである．
①試薬を直接皮膚に塗布し，四隅に印を付ける（図11-5）．
②判定方法は，20分～30分後に皮膚反応を確認する場合と，48時間後と72時間後に皮膚の状態を確認する場合がある．

❻ 終了後の注意事項

- 貼布後，強い痒みが出現した場合は，判定日を待たずに病院へ連絡する．皮膚を掻いたり，パッチテスターを剥がしてしまうと，判定ができなくなる．
- 48時間後にシートを剥がすが，テスト液の付いている部分は擦らないよう説明する．
- 48時間判定後～最終判定が終わるまでは，軽いシャワー浴にとどめる．
- 剥がれていないか，油性ペンの印は消えていないかを毎日確認し，テープや油性ペンで必要時補強する．
- 大汗の出る仕事や運動は避ける．
- 最終判定が終了するまで，痒みがあっても独断で薬を塗布しない．
- テスト液が衣類を汚すこともあるため，汚れてもよい衣類を着用する．

3 皮膚反応テスト：プリックテスト，皮内テスト

❶ 皮膚反応テストとは

抗原物質を皮膚に用いてその皮膚反応から原因を検索する検査には，皮内テスト，スクラッチテスト，プリックテストがある．いずれも，①アナフィラキシーや蕁麻疹などの即時型アレルギーの原因検索，②2型アレルギーの診断，③アレルギー反応をもっていることが疑われる患者に即時型アレルギーの有無を調べること，を目的としている．

皮内テストは，ツベルクリン針を用いて抗原液を皮内注射し，皮膚反応を調べる．スクラッチテストは，注射針先で皮膚を擦って傷をつけた後，抗原液1滴を滴下し，皮膚反応を調べる．プリックテストは，抗原液を滴下して，その部の皮膚を注射針で浅く刺し傷をつけ，皮膚反応を調べる．

感度は皮内テスト＞スクラッチテスト＞プリックテストの順に高い．

❷ 適応と禁忌，合併症

適応
- アレルギー性疾患のアレルゲンの確認．

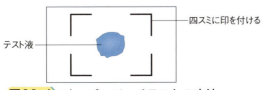

図11-4 オープンパッチテストの方法

禁忌
- 特になし.

合併症
- 感染.
- 使用薬剤の副作用.
- 使用薬剤による皮膚の潰瘍.
- ショック, アナフィラキシーを起こすことがあるので, 観察を十分に行い, くしゃみ, 蕁麻疹, 血管浮腫, 不快感, 口内異常感, 喘鳴, 耳鳴などの異常が現れた場合には, 直ちに適切な処置を行う.

❸ 必要物品

①注射器(ツベルクリン用注射器0.5mLか1mLのもの).
②プリック針または注射針(26G・27G).
③アルコール綿(過敏症の場合は代用品).
④検査薬.
⑤携帯型針廃棄容器.
⑥手袋.
⑦サージカルマスク.
⑧擦式手指消毒剤.

❹ 検査前の準備

①事前にアレルギー歴の問診を必ず行い, 施行後の患者の観察, およびショック発現時に対する対処の備えをしておくことが必要である.
②医師が患者・家族に, 検査方法・内容について説明する.
③説明後, 不明・疑問・不安なことがあるかを確認し, 必要時は追加説明を行い, 同意を得てから実施する.
④アルコール過敏症がないかを確認する.
⑤必要物品を確認し, 作業環境を整える.
⑥薬剤を準備する前には必ず標準予防策に基づいた手指衛生を行い, サージカルマスク・手袋を装着する.
⑦指示内容を確認し, 薬剤の準備を行う(名前・日付・薬品名・mg・mL・時間・回数・投与方法・投与経路など).
⑧無菌操作で注射器に指示された薬剤量を吸い上げる. 薬剤の空アンプル・バイアルは, 実施するまで保管する.

❺ 検査手順

プリックテスト・スクラッチテスト(図11-5)
①前腕屈側の皮膚をアルコール綿で消毒する.
②検査薬を前腕内側に1滴滴下し, プリック用ランセットで出血しない程度につつくか(プリックテスト), 注射針で数mm掻破する(スクラッチテスト).
③検査後15分後に膨疹径5mm以上または発赤径15mm以上, あるいは生理食塩液などの陰性コントロールの2倍以上の膨疹径を認めた場合は陽性とする.

皮内テスト(図11-6)
①前腕屈側の皮膚をアルコール綿で消毒する.
②前腕内側に即時型では0.02mL, 遅延型では高濃度の薬剤を0.1mL皮内へ注射し, 反応をみる. 即時型では, 15分後に直径9mm以上の膨疹または20mm以上の紅斑の場合に陽性とする. 遅延型では, 24時間後に判定して直

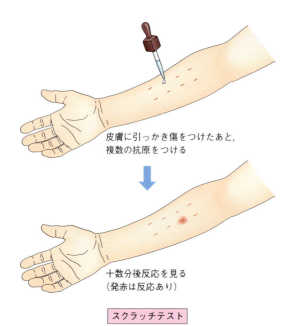

図11-5 スクラッチテスト

径5mm以上の紅斑の場合に陽性とする．

❻終了後の注意事項

・蕁麻疹などの皮膚症状，気分不快，呼吸困難感，動悸などが出現した場合は，すぐ連絡するよう説明する．

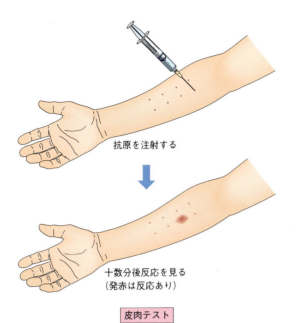

図11-6 皮内テスト

12 耳鼻咽喉科系検査

1 聴覚検査

❶ 聴覚検査とは

聴力検査とは，患者の聴力を測定・評価して，耳疾患の状態や病変部位などを診断するために行われる．

聴覚検査には，自覚的聴力検査と他覚的聴力検査がある．

自覚的聴力検査

聞こえたかどうかを患者自身が答える検査法．乳幼児，あるいは意識障害のある患者には適さない．純音聴力検査，語音聴力検査などがある．

他覚的聴力検査

外部からの音刺激によって生じる生体反応を検出する検査法．意識障害のある患者，乳幼児，また患者自身の応答に信頼性がない場合などにも行える．耳音響放射，聴性脳幹反応(ABR)，インピーダンス検査などがある．

❷ 自覚的聴覚検査

純音聴覚検査：気導聴力，骨導聴力

防音室内にて，単純な短い音を出すオージオメータを用いて，どのくらい小さな音まで聞こえるか(閾値)を測定する検査である．気導聴力および骨導聴力を測定する方法がある．

- 気導聴力：外耳道から入力された音に対する聴力．
- 骨導聴力：頭蓋骨を介して内耳を刺激することで得られる聴力．

1. 検査前の準備
① 耳垢塞栓の有無を調べ，あれば除去する．
② 補聴器，イヤリングなどを装着している場合は外す．

2. 気導聴覚検査の検査手順
① 専用のヘッドホン(気導受話器)を用い，検査音(125, 250, 500, 1000, 2000, 4000, 8000 Hzの周波数の断続音)を聴いてもらう．
② 患者に検査音を理解してもらい，手元のボタンを音が聞こえたら押し，聞こえなくなったら離すことを説明する．ボタンを押せない場合は，検査者へ合図してもらうようにする．
③ 聞こえ方が同じであることを確認するため再検をする．反対側の耳についても行う．

3. 骨導聴覚検査の検査手順
① 骨導受話器を耳後部(乳突部)に当てて，検査音を入れ，順次高い周波数で閾値を測定する．
② 片側が終了したら反対側を行う．骨導聴力検査では頭蓋骨を伝わって反対側に音が伝わりやすいので，マスキングが必要である(図12-1)．

表12-1に検査結果からわかる難聴の種類を示す．

語音聴力検査

「ア」や「キ」などの単音節の無意味な言葉を検査音として，聴力を検査する．音は聞こえても，言葉の聞き取りは難しい難聴患者に対して行われる．難聴者における補聴器・人工内耳の適応の検討・効果判定などに用いられる．

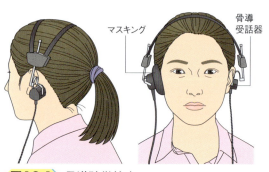

図12-1 骨導聴覚検査

表12-1 難聴の種類

正常	左右にほぼ差がない，閾値が30dB以下
感音難聴	気導聴力と骨導聴力の閾値が同じように上昇．
伝音難聴	気導閾値は上昇，骨閾値は正常．
混合難聴	骨導閾値が上昇，気導閾値はそれ以上に上昇

1. 検査前の準備

「純音聴力検査」の項を参照．

2. 検査方法

日本聴覚医学会が作成した「ことばの語表」を用いた検査が行われることが多い．

❸ 他覚的聴力検査

主な他覚的聴力検査には，耳音響放射検査（OAE），聴性脳幹反応（ABR），などがある．本項では聴性脳幹反応について説明する．

聴性脳幹反応（ABR）

聴性脳幹反応は，内耳から脳幹に至る聴覚路由来の反応である．乳幼児や意識障害患者などの聴力評価や聴神経腫瘍の診断，脳幹障害の部位診断，脳死判定などに用いられる．

聴性脳幹反応は，覚醒/睡眠の影響を受けにくく，安定した反応が得られる．

検査室内で仰臥位になり，ヘッドホンを装着して測定を行う．

検査中は安静にする必要があるので，体動を止められない乳幼児のような患者では，睡眠薬を検査前に使用する．

❹ インピーダンス検査

インピーダンス検査とは

インピーダンス検査とは，外耳道に陽圧または陰圧をかけ，鼓膜の音響抵抗（インピーダンス）の変化を調べる検査である．主にティンパノメトリと音響性耳小骨筋反射がある．

ティンパノメトリ

外耳道を耳栓で密閉し，外耳道内に陽圧または陰圧をかけ，鼓膜と耳小骨の振動を測定する方法．

音響性耳小骨筋反射

イヤホンを耳に入れて，音を聞いたときの内耳感覚細胞の反応を波形に記録し，内耳の活動の程度を調べる方法．

❷ ティンパノメトリ

約226Hzの低周波音を外耳道に入れて，外耳道圧を連続的に変化させて，跳ね返ってきた音圧を耳栓のマイクで測定する．鼓膜の可動性を縦軸，圧を横軸としたグラフ（ティンパノグラム）が作成される．

検査前の準備

①一時的に耳が詰まった感じがすることがあるが，すぐに元に戻ることを説明する．

検査手順

①患者の耳介をやや後ろ側に引き，外耳道を伸展させてプローブを入れ，固定する．
②外耳道に検査音を入れ，その反射から，鼓膜の動きを調べる．

❸ 音響性耳小骨筋反射

耳小骨の異常の有無の診断，顔面神経の障害部位診断，他覚的聴力検査として用いる．一般的に音響刺激が入ると，耳小骨筋の1つであるアブミ骨筋が収縮し（反射），耳小骨連鎖のインピーダンス（抵抗）を増して，過剰に大きな音が内耳に伝わらない仕組みになっている．この仕組みを評価する検査である．耳小骨の収縮がないことは，難聴，または耳小骨筋の障害などを示唆する．

検査前の準備

①外耳道が耳垢により塞栓していないかを調べ，あれば除去する．

📖 略語

◆耳音響放射検査
OAE：oto acoustic emission

◆聴性脳幹反応
ABR：auditory brain-stem response

検査手順

①測定する耳穴に耳栓を挿入し，反対側は検査音を聴かせるためにヘッドホンを装着する．

②徐々に大きな音を聴かせ，耳小骨の収縮の様子を波形として記録する．

2 喉頭鏡検査

❶ 喉頭鏡検査とは

　内視鏡を用いて喉頭を直接的に観察・診断する検査である．組織の一部や分泌物を採取することも可能である．内視鏡には，軟性鏡，硬性鏡があり，声帯振動を観察する場合，光源にストロボスコープを用いる．

軟性鏡

　直径2〜5mm程度の内視鏡で，先端が大きく屈曲し，経鼻的に挿入する．内視鏡の鉗子口より，鉗子や注入針などを挿入できる．

硬性鏡

　硬性の内視鏡で，経口的に挿入する．片手で操作できるのが特徴であるが，軟性鏡に比べて患者への負担が大きい．

ストロボスコープ

　患者の声よりわずかに小さな周波数で点滅する光(ストロボ光)を光源として，擬似的なスローモーションを作りだすことで声帯の振動状態を観察する．声帯腫瘍，声帯ポリープなどの診断に用いられる．

❷ 検査前の準備

①アレルギーや局所麻酔薬に関する既往の有無を確認する．

❸ 検査手順

軟性鏡

①鼻腔に局所麻酔を行う．鼻腔内に分泌物があるときには吸引する．

②患者の片側の鼻腔から内視鏡を，声帯がある部位まで挿入する．

硬性鏡

①坐位にて，患者に舌を前に突き出してもらう．

②片方の手で患者の舌を引っ張りながら，もう一方の手で内視鏡を挿入する．

ストロボスコープ

①甲状軟骨付近に経皮のマイクを接着する．

②やや前かがみに椅子に座ってもらい，口を開けてもらう．

③内視鏡を挿入する．

④発声してもらい，その時の声帯を通して観察する．

❹ 注意事項

検査前

・局所麻酔を用いる場合，アレルギーがないか問診する．

・合併症：出血，粘膜損傷など．

検査中

・患者の状態を観察し，呼吸困難や経皮的酸素飽和度の低下がみられたら，ただちに医師に報告する．組織を採取した時は，出血に注意する．

検査後

・検査による症状の増悪や合併症がないかを確認する．

3 嚥下機能検査

❶ 嚥下内視鏡検査

嚥下内視鏡検査(VE)とは

　嚥下内視鏡検査(VE)とは，軟性内視鏡を咽頭(図12-2)に入れ，食物の嚥下される状態を観察する検査である．経口摂取の可否の判断，治療・リハビリテーションの計画立案・効果判定などに活用される．

必要物品

・嚥下内視鏡(軟性内視鏡，光源，撮影装置，記録装置など)．

・着色水や経口摂取する食材(ゼリーなど)．

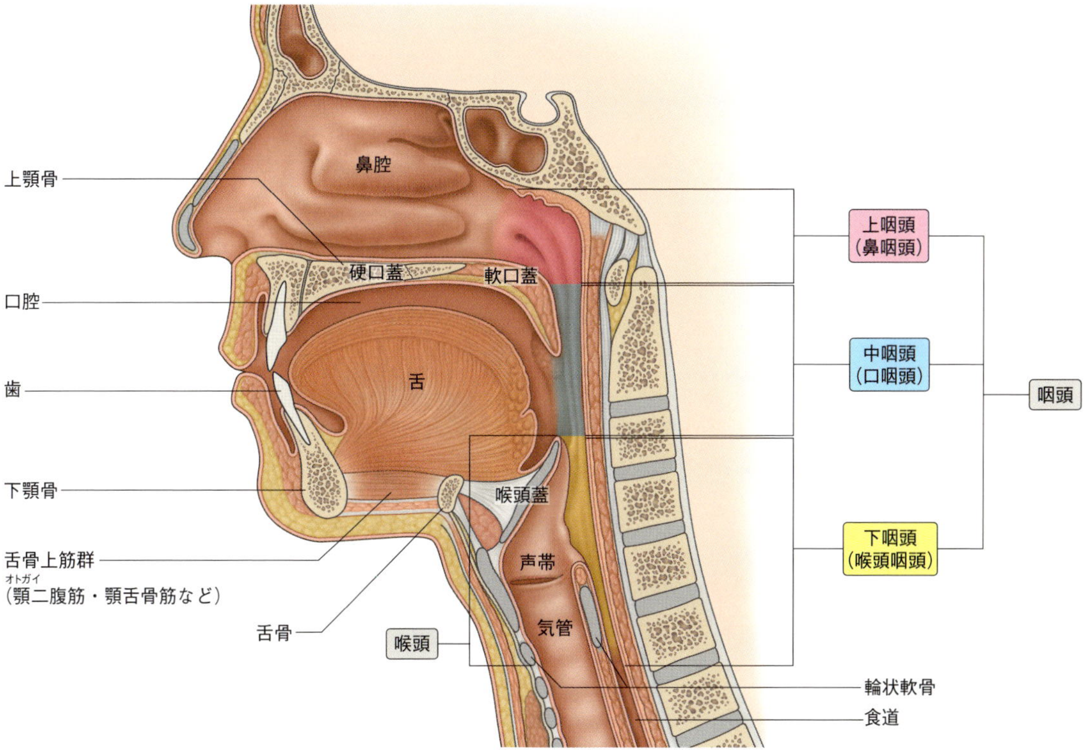

図12-2 咽頭の解剖

（図内ラベル）
上顎骨 / 鼻腔 / 口腔 / 硬口蓋 / 軟口蓋 / 歯 / 舌 / 下顎骨 / 喉頭蓋 / 舌骨上筋群 オトガイ（顎二腹筋・顎舌骨筋など） / 声帯 / 気管 / 舌骨 / 喉頭 / 輪状軟骨 / 食道 / 上咽頭（鼻咽頭） / 中咽頭（口咽頭） / 下咽頭（喉頭咽頭） / 咽頭

- 潤滑剤，局所麻酔薬，吸引器.
- パルスオキシメーター，血圧計.

検査前の準備
- 喉頭鏡検査を参照

検査手順
① 鼻腔に局所麻酔を行う．鼻腔内に分泌物があるときには吸引する.
② 医師の指示に従い，口腔内に着色水や食材を注入する.

モニタリングの項目
飲食物を使う前のモニタリング
① 鼻咽腔の観察
② 咽頭腔・喉頭の観察評価
③ 喉頭前庭・下咽頭部の観察

飲食物を使った後のモニタリング
① 準備した食材を患者に嚥下してもらい，嚥下反射前後の咽頭腔内を観察する.
② 貯留，喉頭侵入，誤嚥などの嚥下障害の診断に加え，代償法（食物形態の調節，姿勢調節，一口量・摂取ペースの調節，食具の工夫，嚥

下手技等）や，嚥下に関する各種手技の効果を判定する.

注意事項
検査前
- 合併症：鼻出血，失神（血管迷走神経反射性失神），局所麻酔剤などに対する反応.

検査時
- 飲食物が咽頭に流入したり，誤嚥を認めた場合は，患者に咳嗽を促し，必要があれば吸引を行う.
- 組織を採取した時は，出血に注意する.

検査後
- 検査終了後，バイタルサインを確認し，呼吸状態などを観察する.
- 患者に安静，食事・飲水制限の必要性などを

📖 略語
◆嚥下内視鏡検査
VE：videoendoscopic examination of swallowing

説明する.

❷ 嚥下造影検査

嚥下造影検査(VF)とは

　嚥下造影検査(VF)とは，X線透視下にて造影剤を用いながら，食物の嚥下状態を観察する検査である(表12-2). 形態や機能の異常，食物の誤嚥や残留の状態などを観察する. 治療およびリハビリテーションの計画策定や評価に役立つ.

　嚥下検査(反復唾液嚥下テスト，水飲みテスト，食物テストなど)で異常がみられた患者に対して行われる.

必要物品

- 嚥下造影機器(X線透視装置，記録装置など).
- 造影剤，検査食(硫酸バリウム).
- 注射器，冷水，スプーン，吸引器. 聴診器.
- パルスオキシメーター，血圧計.

検査前の準備

①医師が患者・家族に検査について説明する. 同意書の有無を確認する.
②造影剤アレルギーについて確認する.
③意識状態，全身状態の観察を行う.
④検査前日・当日の食事・飲水制限，および内服薬について説明する.

検査手順

①検査台に座り，パルスオキシメーターを装着する. 緊張による誤嚥が生じないよう，肩と頸部の力を抜いてもらう.
②発声してもらい，口唇，舌，軟口蓋などの動きを観察し，空嚥下によって嚥下運動をみる. 空嚥下ができない場合，少量の冷水を口に含ませるか，咽頭のアイスマッサージにより，嚥下反射をみる.
③普段摂食している姿勢をとってもらい，造影剤の一口量は少量から開始し，徐々に増量する. 液体を用いる場合は，注射器やスプーンから1〜3mLを一口量として検査する. 必要に応じて5〜10mLに増量して検査する.
④非経口から経口摂取への切り替えの可否をみる検査では，30°仰臥位・頸部前屈の姿勢を

表12-2　検査中の観察項目

検査食の動態	構造の異常・動き
・口唇からこぼれ状態	・口腔の形態学的異常
・咀嚼状態	・口唇の開閉
・食塊形成	・下顎の動き
・口腔残留	・舌の動き
・咽頭への取り込み	・舌軟口蓋閉鎖
・早期咽頭流入	・咽頭形態的異常
・咽頭通過	・舌根部の動き
・誤嚥・喉頭侵入とその量	・鼻咽腔閉鎖
・口腔への逆流	・舌骨の動き
・鼻咽腔への逆流	・喉頭挙上
・咽頭残留：嚥下反射が起こらずそのまま残った場合は「滞留」または「貯留」とする	・喉頭蓋の動き
	・喉頭閉鎖
	・咽頭壁の収縮
	・食道入口部の開大
・食道入口部の通過	・形態学的異常
・食道残留	・食道蠕動
・食道内逆流	・下食道括約筋部の開大
・胃食道逆流	

(日本摂食・嚥下リハビリテーション学会医療検討委員会：嚥下造影の検査法(詳細版) 2014年度版を参考にして作成)

とってもらい，少量の検査食から開始し，その後，増量や他の性状の食物を摂取してもらう.
⑤モニターを見ながら，呼吸状態などを観察する. SpO_2の低下は誤嚥を示唆する.

注意事項

検査前

- 合併症：誤嚥，肺炎，窒息，造影剤によるアレルギー反応.

検査中

- 検査食：①液体(低・中・高粘度)，②ゼラチンゼリー，③ピューレ状の食品(ヨーグルトなど)，④クッキー，⑤模擬食品，などから，一口量を考慮したうえで，必要な食物を選択する.
- 誤嚥が確認された場合，同一条件での検査は中止する. 別の方法で誤嚥が防げると考えられた場合は，その方法を試みてもよい.
- 誤嚥時は，咳嗽を促し，必要があれば吸引などを行う.

検査後

- バイタルサインを確認し，呼吸状態などを観

略語

◆嚥下造影検査
VF：videofluoroscopic examination of swallowing

察する．

・患者に安静，食事・飲水制限の必要性などを
説明する．

引用・参考文献

4. 嚥下内視鏡検査
1）日本摂食・嚥下リハビリテーション学会医療検討委員会：嚥下内
視鏡検査の手順2012改訂（修正版）
http://www.jsdr.or.jp/wp-content/uploads/file/doc/
endoscope-revision2012.pdfより2018年2月24日検索

5. 嚥下造影検査
1）日本摂食・嚥下リハビリテーション学会医療検討委員会：嚥下造
影の検査法（詳細版） 2014年度版
http://www.jsdr.or.jp/wp-content/uploads/file/doc/VF15-
1-p76-95.pdfより2018年2月24日検索

第2章 系統別臨床検査と看護

13 眼科系検査

1 視力検査

❶ 視力検査とは

視力検査は，視力を測定するための検査である．視力は以下のような機序で得られる．
① 光が角膜を通して眼に入る．
② レンズの役割を果たす水晶体で屈折する．
③ 硝子体を通過して，網膜に正しい焦点を結ぶ．

網膜に焦点が正しく結ばれたときが，その人の最もよい視力となる．焦点が網膜からずれると，視力の異常が生じる（屈折異常）．視力にはさまざまな種類があり（表13-1），これらは矯正視力の測定や，眼鏡処方せんの交付のために行われる．

❷ 検査前の準備

必要物品として視力表（遠見視力表，近見視力表），遮閉板，矯正レンズ，眼鏡試験枠（図13-1）などを用意する．

視力の測定には，「字づまり視力」と「字ひとつ視力」がある．

字づまり視力

一般的な視力検査法で，多数の視標が配列された表を用いて測定する．

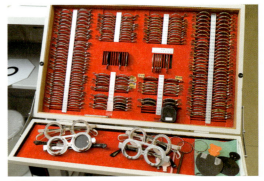

図13-1 矯正レンズと眼鏡試験枠

字ひとつ視力

視標を1つずつ見せて測定する視力．字ひとつ視力は，字づまり視力表では指標に集中できずに視力値が低下する場合（幼児や高齢者など），中心視力（網膜の中心で見た視力）が測定できず中心外視力で判定する場合（眼疾患など）などに用いられる．

❸ 検査手順

遠見視力検査

① 視力表の輝度を調整する（500±125ルクス，部屋の照度は50ルクス以上）．被験者の視野内に光源が入らないようにする．
② 患者に遠見視力表（字づまり視力表）の前に座ってもらい，視力表の1.0の指標が患者の目の高さになるようにする．
③ 視力表の指標を上から順に提示し，患者に読んでもらう．同じ横列で半数以上の指標が読めれば，その横列の値の視力をもつと判定する（図13-2）．

1. 0.1以下の視力の検査法

① 眼前50cmの距離で0.1の「字ひとつ視力表」を提示し，輪の切れ目がわかるかどうかを患者に聞く．
② 輪の切れ目の向きがわかれば少しずつ距離を離し，患者から5個のうち3個を正答したら，

表13-1 視力の種類

類	内容
裸眼視力	矯正レンズを用いずに測定した視力
矯正視力	屈折異常のある眼を矯正レンズで矯正した最高視力
遠見視力	遠距離（5mの距離）の視力
近見視力	近距離（30cmの距離）の視力
中心視力	網膜中心窩で見たときの視力
中心外視力	網膜中心窩外の網膜部位で見たときの視力

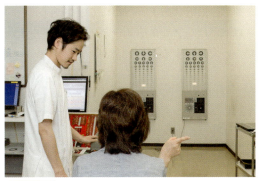

図13-2 遠見視力検査

その視標は見えたとみなすため「5個中3個以上」の正答が得られる最も遠い検査距離(Xm)を測る．

③「視力値＝0.1×X/5」として計算する(表13-2)．

2. 0.01以下の視力の検査法

0.01以下の視力では，他眼をガーゼと手で遮蔽し，指数弁，手動弁，光覚弁を測定する．

① 指数弁：患者の眼前に指を出し，指の本数がわかるとき，答えられた距離を記載する(例：30cm指数弁)．

② 手動弁：指数がわからない場合に行う．患者の眼前で手を動かし，動きや動きの方向がわかるとき，答えられた距離を記載する(例：30cm手動弁)．

③ 光覚弁：手動弁がわからない場合，ペンライトを使って患者の瞳孔に光を入れ，光の有無を聞く．明るい部屋でわからなければ暗室でも行う．失明の場合，暗室でも「光覚弁なし」となる．

表13-2 0.1以下の視力検査方法：0.1×答えられた距離/5

答えられた距離	視力
5m	0.1
4m	0.08
3m	0.06
2m	0.04
1m	0.02
50cm	0.01

3. 中心外視力の検査法

人は網膜の中心で見た場合(中心視力)に最高の視力が得られるが，その部分に病変があると，網膜の中心の周辺部で物を見る．この場合の視力を中心外視力といい，中心視力と比べて視力は低下する．

① 0.1の「字ひとつ視力表」を患者の眼前50cmで，目の高さの正面に提示する．患者が目や顔を動かしたり，指標を上下左右に移動して，見える位置を探す．

② 指標を答えられたら，その位置をなるべく動かさず，50cmずつ離れる．

③ 3つ以上の正答が得られる最も遠い距離(Xm)を測る．

④ 「視力値＝0.1×X/5」として計算する．患者が見やすかった位置も記載する(例：指標は上方に提示)．

近見視力検査

近見視力検査は，視力表を30cmの距離で見て答えてもらう検査であり，どの大きさまで見えるかにより，視力を測定する．老眼や調節障害などの判定に実施する．

❹ 注意事項

- 見えない患者ほど，検査に対して拒否的になる場合がある．見えない辛さを考え，患者に無理をさせないように配慮して検査を行う．
- 小児では，興味を示す玩具を使用しながら行う．
- 小児の視力検査で，通常の視力検査表への距離(5m)に集中できない場合は，2.5mの距離で検査を行う．5m用の視力検査表を用いる場合，最高視力の半分が視力値となる．

2 屈折検査

❶ 屈折検査とは

屈折検査は，眼の屈折異常を調べる検査である．屈折異常がなければ，眼に入ってくる平行

光線は網膜上で焦点を結ぶ．屈折異常があるとできなくなって，網膜上に焦点が合わなくなる．これにより近視，遠視，乱視が生じる．

近視

眼に入ってくる平行光線が網膜の前に焦点を結ぶ状態．ピントの合う点(遠点)より遠くのものにはピントが合わない．矯正レンズとしてマイナスレンズを用いる．

遠視

眼に入ってくる平行光線が網膜の後ろに焦点を結ぶ状態．どこにもピントの合う点は存在しない．矯正レンズはプラスレンズを用いる．

乱視

外界の1点から出た光が眼のどこにも焦点を結ぶことができない状態．正乱視と不正乱視があり，乱視の多くは正乱視である．正乱視は最大彎曲の径線と最少彎曲の径線が直交している乱視と定義され，円柱レンズを用いて矯正をする．不正乱視は角膜疾患による場合が多く，円柱レンズでは矯正ができないが，コンタクトレンズで矯正できることが多い．

❷ 検査の方法

屈折検査には，検眼レンズなどによる自覚的屈折検定法・検影法，レフラクトメーターによる他覚的屈折検定法がある．屈折検査は，屈折異常の検出，および眼鏡処方せんの交付のために行われる．

レフラクトメーター

眼底へ視標を投影し，この視標の像を正しく結ぶのに必要なレンズの度数から，屈折度を求める．

レフラクトメーターとしてのモニター画面を利用すると，屈折以外にも以下のような情報が得られる．眼振，縮瞳(調節)状態，マイヤーリング(角膜形状や角膜不正)，コンタクトレンズの動き，瞳孔間距離，など．

検影法

患者の瞳孔に光を当て，反射光の動きからレンズで屈折を合わせていく方法．板付きレンズとレチノスコープを用いて行う．検査には熟練

を要し，最近はあまり行われていない．

以下ではレフラクトメーターを使用する場合について説明する．

❸ 検査前の準備

①レフラクトメーター，必要時調節麻痺薬を用意する．
②患者に検査内容を説明する．

現在は，角膜屈折を調べるケラトメーターの機能もあわせもったオートレフラクト・ケラトメーター（オートレフ・ケラトメーター)が一般的に用いられている．

調節麻痺薬

正しい屈折検査は，患者がピントを合わせる努力(調節)をしていない状態で行う必要がある．しかし幼児や小児では，意図的に調節しないことは難しく，近視度が強めに，遠視度は弱めに出る傾向がある．このような場合，副交感神経遮断薬である調節麻痺薬としてサイプレジンなどを点眼する．

❹ 検査手順

以下では，オートレフ・ケラトメーターによる検査手順を説明する．切り替えスイッチにより，レフラクトとケラト(角膜屈折)が1台で測定できる．

①レフラクトに設定されているかを確認する．
②額当てから額を当てて，楽な姿勢をとってもらう．
③患者に固視標の中心を見てもらい，角膜が画面中央に映るように調整する．眼瞼などが角膜にかかっている場合は上眼瞼を拳上する．
④ピントを合わせてスタートボタンを押すと，自動測定が始まる．
⑤右眼測定後，左眼を測定し，両眼の測定終了後，検査用紙をプリントアウトする．
⑥角膜の屈折を測定する場合は，ケラトメーターに切り替える．

❺ 注意事項

・オートレフ・ケラトメーターでは，両眼とも

に大きく開眼してもらい，固視標の中心を見るよう説明する．
・検査台から顎が浮き上がったり，額が離れないよう注意する．必要時，頭部を支える．

3 眼圧検査

❶ 眼圧検査とは

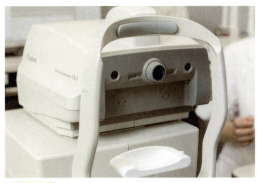

図13-3 非接触式眼圧計

眼球内圧（眼圧）とは眼の中の圧力のことであり，この圧力は房水によって保たれている．正常眼圧は10～21mmHgで，緑内障や網膜剥離などにより房水の循環のバランスが崩れると，眼圧異常が生じる．眼圧高値の場合は緑内障や高眼圧症が，低値の場合は網膜剥離などが疑われる．

眼圧測定の方法には，接触式検査と非接触式検査がある．

接触式検査
患者の角膜に直接触れて測定する方法．以下の方法がある．
・圧平眼圧計：角膜に一定の変形を起こすために必要な力を測定する．ゴールドマン眼圧計が最も用いられる．
・圧入眼圧計：角膜に一定の力を加えて，変形量を測定する．シェッツ眼圧計などがあるが，現在はほとんど用いられていない．

非接触式検査
角膜に空気を噴射して角膜の変形から眼圧を測定する．手技が容易であり簡便であることから，スクリーニングに用いられる（図13-3）．

❷ 適応と禁忌

適応
・高眼圧症，緑内障，網膜剥離，虹彩毛様体炎などのスクリーニング．
・眼疾患治療中の眼圧測定．

禁忌
・外傷により眼球穿孔を生じている場合，眼球圧迫の際に眼内容物が創部から脱出するおそれがある．
・ハードコンタクトレンズ装着中．
・角膜表面の障害．

❸ 検査前の準備

①非接触式検査の場合は角膜に空気を吹きつけて眼圧を測定すること，空気を吹きつけても痛みはないことを説明する．接触式検査の場合は麻酔薬を用いるので痛みはないことを説明する．
②接触式検査の場合，表面麻酔薬（オキシブプロカイン）の点眼薬，染色のためのフルオレセインを準備する必要がある．
③コンタクトレンズを装着している場合，外してもらう．
④涙液量の多い場合は，拭き取る．

❹ 検査手順

非接触式検査
①患者の姿勢などに合わせて，検査台の高さと顎台の位置を調整する．
②顎受けに患者の顎を乗せ，顎受けを調節して目の位置を合わせ，額は額当てに付ける．患者が少し前かがみになり，額に重心を置くようにすると，患者の姿勢は安定しやすい．必要があれば介助者が後頭部を支える．
③瞳孔領に眼瞼などがかかっている場合，まぶたを軽く挙上する．
④大きく開眼して，なるべく瞬目を我慢し，固視標を注視してもらう．

⑤ピントを合わせてスタートボタンを押す．
⑥左右3回ずつ測定され，最後に3回の平均値が表示される．

接触式検査：ゴールドマン眼圧計

ゴールドマン眼圧計は，細隙灯顕微鏡に接続し，座位の状態で測定する．緑内障の診断など，より正確な眼圧測定が必要な場合に使用する．
① 点眼麻酔(オキシブプロカイン)を行い，フルオレセインで涙液層を染める．
② アプラネーション(測定具)を目に接触させ，眼圧を読みとる．
③ 測定具の圧平プリズムは角膜と接触するため，検査ごとに消毒を実施する．

❺ 注意事項

- 非接触式検査の場合，開眼可能な患者でもまぶたを挙上すると瞬目のスピードが遅くなり，測定しやすい．
- 接触式検査の場合，角膜と涙液に接触するので感染症に注意する．
- 眼圧に異常がみられた場合，視野検査，眼底検査，隅角検査などの精密検査が必要となることを伝える．

4 視野検査

❶ 視野検査とは

視野検査は，視野の異常を測定することにより，視神経の程度や脳疾患の部位を推測する検査である．視野異常を示す疾患には，緑内障，網膜色素変性症，視神経疾患，頭蓋内疾患などがあり，これらの診断に用いられる．

視野には静的視野と動的視野があり，それぞれ検査方法が異なる．

静的視野

決められた箇所に指標を動かさず光を呈示して，光の強度を変化させて測定した視野を静的視野といい，代表的な検査機器としてハンフリー視野計(図13-4)がある．

動的視野

いろいろな方向から光を中心に向かって動かし，見える位置を測定した視野を動的視野といい，代表的な検査機器としてゴールドマン視野計(図13-5)がある．

❷ 検査前の準備

① 視野検査は自覚的検査であるため，患者の状態や理解度，また説明の方法などにより結果が変わる．まずは検査の内容と方法を十分に説明することが必要である．
  - 時間を要するので，排泄などは済ませておくように説明する．
  - 体調に異変がある場合は，すぐに申し出るよう説明する．
② 顎台の位置や顔の向きも観察し，常に適切な位置と向きを保つように調整する．
③ 小児や高齢者では，視野検査の結果が信頼できない場合がある．

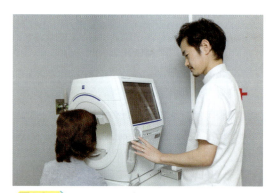

図13-4 ハンフリー視野計

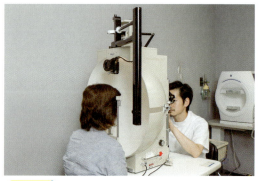

図13-5 ゴールドマン視野計

❸ 検査手順

ハンフリー視野計

検査ドームの中のさまざまな位置に現れる明るさの違う光が見えたら，ボタンを押してもらう検査である．

①患者に椅子に座ってもらい，ドームの明るさに慣れてもらう．

②患者に応答ボタンを渡し，固視と応答ボタンを押すタイミングについて説明する．

・ドーム内にさまざまな光度の光が出るため，見えたらボタンを押す，光を追いかけたり，探すなど，眼を動かさないようにする．

・検査中は瞬目は我慢しなくてもよい．ボタンを押すタイミングで瞬目をすると検査が楽に受けられる．

③非検査眼を眼帯で遮閉する．まぶたが瞳孔にかかっている場合は，上眼瞼を挙上して，閉瞼が可能かを確認する．

④患者の姿勢などから高さを調整し，顎台に顎をのせてもらう．患者が楽な姿勢がとれるよう機器の高さを調整する．

⑤モニターを見ながら，患者の瞳孔中心に十字マークを合わせて目の位置を調整する．

⑥スタートボタンを押して検査を開始する．

⑦検査中は目の位置がずれていないか，患者の体調，眠気，検査についての理解度などを観察する．

⑧検査終了後，顎台から顎を外してもらい，検査が終了したことを伝える．

ゴールドマン視野計

検査ドームの中のさまざまな位置から現れる小さな光が見えたら，ボタンを押してもらう検査である．光の出る場所は中心に向かって移動していく．

①患者の姿勢などから機器の高さを調整し，顎台に顎を乗せてもらう．

②患者に応答ボタンを渡し，固視と応答ボタンを押すタイミングについて説明する．また，周辺から動いて指標が出てくることを説明す

る．

③検査中は目の位置がずれていないか，患者の体調，眠気，検査についての理解度などを観察する．

④検査終了後，顎台から顎を外してもらい，検査が終了したことを伝える．

⑤顎台から顎を外してもらい，検査用紙に必要事項を記載して，イソプター（等感度線)を描く．

❹ 注意事項

・視野検査は集中力を要する．長時間になるため，検査中，患者が無理な姿勢をとっていないか，疲れていないかに配慮する．

5 眼底検査

❶ 眼底検査とは

網膜の血管異常，色調異常，出血などの所見をみる検査である．動脈硬化，高血圧，糖尿病による眼の合併症や緑内障・白内障の有無など幅広い疾患の診断に役立つ．

眼底検査には，倒像検眼鏡を用いる方法と眼底カメラを用いる方法がある．

倒像検眼鏡

倒像検眼鏡では，瞳孔に光を入れ，眼底から反射してきた光を凸レンズで眼の前方に結像させて，眼底を観察する(図13-6)．

片眼で使用する単眼倒像検眼鏡と，両眼で使用する双眼倒像検眼鏡がある．

眼底カメラ

瞳孔に光を入れ，カメラで眼底を撮影して状態を観察する．

瞳孔を広げて撮影する散瞳型と，瞳孔を広げずに撮影する無散瞳型がある．無散瞳型は散瞳型に比べて，瞳孔に入れる光の量が制限されるため，異常を発見しにくいが，緑内障などで散瞳できない患者にも使用できる．

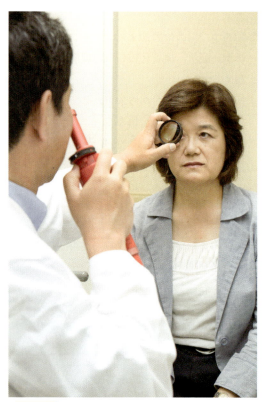

図13-6 倒像検眼鏡による検査

❷ 適応と禁忌

適応
- 緑内障，網膜剝離，糖尿病網膜症，眼底出血，網膜色素変性症，眼内腫瘍，視神経萎縮，乳頭浮腫，脳腫瘍，くも膜下出血などの診断．

禁忌
- 光線過敏症の既往歴のある患者．
- 光線力学的療法（PDT）を受けて間もない患者．
- 光線過敏症の可能性のある薬剤を服用中の患者．

❸ 検査前の準備

検査の内容と方法を説明する．痛みはないことを説明し，緊張や恐怖心を取り除く．

倒像検眼鏡検査
- 検査中，医師の指示どおりの方向を向くように説明する．

散瞳型眼底カメラ
- 散瞳薬を用いることから，緑内障などによる散瞳薬の禁忌がないかを確認する．
- 散瞳薬を使用すると，霧視感や近くが見にくいなどの症状が起こることについて説明をする．

無散瞳眼底カメラ
- 光線過敏症の既往歴や治療の有無を確認する．

❹ 検査手順

倒像検眼鏡
① 検者は，利き手で倒像検眼鏡を持ち，別の手で集光レンズを持つ．
② 瞳孔に光を当て，患者の眼前に集光レンズを置く．光軸と検者の視軸をできる限り平行に保つ．
③ 集光レンズで眼底が映ったら，距離を調整し，拡大された眼底像を観察する．
④ 眼底後極部の観察後，患者に上下，また鼻側・耳側を見てもらい，眼底周辺部を観察する．

散瞳型眼底カメラを使用する場合
① 散瞳薬を点眼し，散瞳を確認する．
② 撮影者の視力に合わせて度数を調整する．
③ 患者の顎を顎台に乗せ，額を額当てにつけた状態で楽な姿勢をとり，機器の高さを合わせる．
④ 前眼部を見ながら撮影位置を大まかに合わせる．
⑤ 患者の上眼瞼を挙上しながら，虹彩辺縁にリング照明のピントが合うまで，カメラを近づける．
⑥ 撮影位置と前後の距離を微調整する．
⑦ 患者に何度か瞬目してもらってから，上眼瞼を十分に挙上して，撮影する．

📖 **略語**
◆ 光線力学的療法
PDT：photodynamic therapy

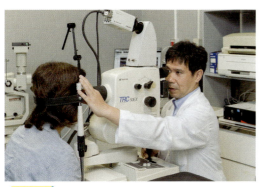

図13-7 眼底カメラ

無散瞳眼底カメラを使用する場合(図13-7)
①瞳孔径を確保するために暗室にて行う．瞳孔径が4mm以下での撮影は困難である．
②顎と額を台に付け，機器の高さを調整する．
③患者に内部固視灯を固視してもらう．モニターで眼底像を確認しながらカメラを近づける．暗くて眼底像が見づらい場合は，観察光量(赤外光)を上げる．
④眼底像が見えたら，ピントを合わせる．
⑤患者に何度か瞬目してもらってから，上眼瞼を十分に挙上して，撮影する．

❺ 注意事項

- 散瞳した場合には，検査後の歩行に十分気をつける．
- 検査後に眩しさや目のかすみを感じることがあるため，車の運転など危険を伴う機械の操作に従事しないよう注意する．また，サングラスを着用するなど，太陽光や強い光を直接見ないよう指導する．

6 隅角検査

❶ 隅角検査とは

隅角検査とは，隅角に房水が流れるだけの十分な空間があるかを調べる検査である．隅角に十分な空間がないと房水の排出がうまくいかず，房水が眼球にたまり，眼圧が上昇する．緑内障の判定を行ううえで，重要な検査である．
緑内障である場合，原発開放隅角緑内障または原発閉塞隅角緑内障の判定も行う．

❷ 適応と禁忌

適応
・緑内障などの診断．
禁忌
・点眼麻酔薬に過敏症の既往歴のある患者．

❸ 検査前の準備

①医師が患者・家族に検査方法，内容を説明する．
②説明後，不明・疑問・不安などないかを確認し，必要時は追加説明を行う．
③痛みはないことを説明し，緊張や恐怖心を取り除く．
④必要物品(隅角鏡，点眼麻酔薬，角膜保護薬)を準備する．

❹ 検査手順

①患者確認を行い，麻酔薬(オキシブプロカイン)，角膜保護薬を点眼する．
②顎受けに患者の顎を乗せ,目の位置を合わせ，額を額当てに付ける．
③角膜に隅角鏡を接触させて観察する(図13-8)．
④検査終了後，顎台から顎を外してもらい，検査が終了したことを伝える．

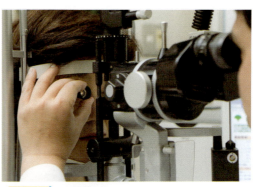

図13-8 隅角検査

❺ 注意事項

- 隅角検査ではよく見えない狭い隅角に対しては，圧迫隅角検査を行う．圧迫隅角検査は，角膜を押して虹彩を水晶体に押し付け，隅角を開いて観察する方法である．
- 点眼麻酔薬によってショック，アナフィラキシーを起こすことがあるので，観察を十分に行い，顔面蒼白，紅斑，発疹，呼吸困難などの症状が認められた場合には投与を中止し，適切な処置を行う．

引用・参考文献

1) 調 廣子ほか編著：眼科疾患別パーフェクト検査マニュアル．眼科ケア2003年冬季増刊，メディカ出版，2003
2) 後藤禎久ほか編：「これ何？」がまるわかり眼科の検査機器＆手術器具完全マスターガイド．眼科ケア2016年秋季増刊，メディカ出版，2016

第3章 検体検査の基礎知識とデータの読み方

CONTENTS

1. 検体検査，細菌検査，病理検査
2. 検体の採取
3. 血液検体に関する一般的検査
4. 尿検体に関する一般的検査
5. 便検体に関する一般的検査
6. 消化器系の検体検査
7. 循環器系の検体検査
8. 呼吸器系の検体検査
9. 腎・泌尿器系の検体検査
10. 産科・婦人科の検体検査
11. 内分泌系の検体検査
12. 感染症の検体検査
13. 自己免疫性疾患の検体検査
14. 栄養アセスメント
15. 輸血検査

1 検体検査，細菌検査，病理検査

検体とは，患者から採取された体液(血液・尿など)，便，組織など生体材料のことをいう．採取された検体は検体検査，細菌検査，病理検査の3つの部門で検査が行われる．

1 検体検査(一般，血液，生化学，免疫，血清)

❶ 検体検査とは

血液や尿，穿刺液などに含まれる物質や血球などを測定する検査である．

検査の種類は1,000にもなるため，緊急性を要する検査は自施設で実施し，それ以外の検査は外部委託するのが一般的である．また，1つの項目であっても定性法・半定量法・定量法などさまざまな方法もあるうえ，機器や用いる試薬も多々あり，それによって基準値や単位が異なる．例えば尿タンパクでは，定量法で40mg/dLの場合，定性法では(1+)ということになる．

❷ 検体検査の注意事項

- 検体検査は試薬と検体を反応させて検査するため，人によっては代謝物や投与薬など体内にもつ物質で反応を促進したり(偽高値・偽陽性)，反応を抑制したり(偽低値・偽陰性)することがある．
- 誤った採血管での採取や，点滴の混入，長時間の放置などでも同様に偽高値・偽低値を招くため注意が必要である．
- 検査結果は絶対的なものではなく，臨床症状と合わせて判断し，必要に応じて再検査や他の方法での確認を行う．

2 細菌検査

❶ 細菌検査とは

感染の原因となる細菌を検出し，有効な抗生物質を調べる検査である．

検体には本来，菌が存在しない(無菌)血液・髄液・穿刺液(胸水，腹水)・尿と，常在菌が存在する喀痰や糞便がある．また採取時に皮膚の常在菌が混入しやすい尿や皮下膿瘍などの検体もある．無菌的に検体を採取するためには，皮膚の消毒をして常在菌の混入を避ける．

❷ 細菌検査の注意事項

- 指定された滅菌容器に検体を採取する．
- 採取した検体は，細菌の増殖や死滅をさせないために速やかに検査室に提出する．
- 結果報告した菌がすべて原因菌とは限らない．なぜなら，常在菌が存在する検体や皮膚の常在菌が混入する場合もあるからである(表1-1)．
- 検出された菌種については，検体の種類，その他の検査や臨床症状と合わせて，感染の原因菌の判断をすることが必要である．

3 病理検査

❶ 病理検査とは

病変を細胞・組織・臓器の変化として捉え，肉眼的・顕微鏡的に診断する検査である．

臨床各科で採取された検体は，肉眼所見の記録が行われ，検査技師が顕微鏡標本を作製，これを病理医師が鏡検して病理診断を行っている．主に病理検査は，組織診検査，細胞診検査，

表1-1 検体の種類と常在菌の有無

	常在菌が存在しない	常在菌が存在する
検査材料	血液，髄液，胸水，腹水，尿	喀痰，糞便，腟分泌物
採取の注意	採取部位を消毒後，採取する	ー
健常時	菌は検出されない 菌が検出された場合は汚染菌の可能性も考慮	常在菌は検出される

病理解剖に大きく分かれている．

❷ 組織診検査

組織診検査では，生検(内視鏡生検，針生検，パンチ生検など)や手術で摘出された臓器などの手術材料が検体となる．

生検

病変部の組織を針や鉗子で採取したもので，病理診断結果をもとに臨床医が治療方針を決定するための指標となる(図1-1，2)．

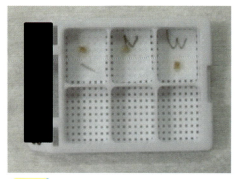

図1-1 固定処理後の生検

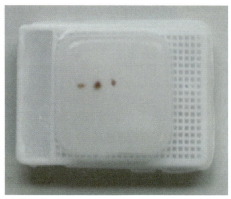

図1-2 パラフィンブロックに包埋された生検

約3μm厚にスライスされ顕微鏡標本となる

手術材料

手術の際，切除された組織や臓器が対象であり，病変の性状や広がり，リンパ節転移の有無，血管・リンパ管への侵襲などが検査される．

術中迅速検査

手術中に組織の一部を直ちに検査するもので，腫瘍の種類，切除範囲やリンパ節転移の有無などを調べ，術式の決定に用いられている．
※検体は未固定のまま，生理食塩液で濡らしたガーゼに包んで提出される．通常の固定では時間がかかるため，病理検査室にて-80℃急速凍結固定することで迅速な報告を実現している．

❸ 細胞診検査

細胞診は臓器から剥離した細胞や体腔液中の細胞，病変部を穿刺し採取された細胞を検査するものである．主に湿固定標本と乾燥固定標本を用いて良・悪性の判定や炎症の程度を調べる．

❹ 病理解剖

病理解剖は，ご遺族から解剖の承諾が得られた，病死の患者を対象とし，死因や臨床判断の適切さ，治療効果の有無を明らかにするための病理学的検索を行っている．

❺ 組織診検体提出時の注意事項

- 固定液（10％中性緩衝ホルマリンなど）に組織が十分に浸った状態での提出が原則となる．検体の腐敗や分解を防ぐため，非常に重要な処理である（図1-3）．
- 固定液に入れた後は常温保存が可能である．
- 細胞診検体提出時の注意事項は「検体採取，保存，提出」の各項を参照．

引用・参考文献

1) 松原　修ほか：最新臨床検査学講座　病理学／病理検査学．医歯薬出版，2016
2) 長村義之ほか編：NEWエッセンシャル　病理学．第6版，医歯薬出版，2009

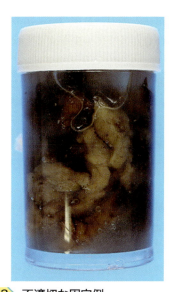

図1-3 不適切な固定例
組織に対して，容器が小さく十分に固定液に浸っていない

2 検体の採取

検査の目的によって検体の採取方法や容器、処理が異なるため、適切な方法を選択する必要がある。また、患者から採取した検体は、時間経過とともに代謝や変性が進み、検査結果に影響を与えるため、適切な保存・提出の手順を確認する。

1 血液検体

採血により多岐にわたる検査が可能であり、身体状態や病態の把握ができる。

❶ 使用期限を守る

- 採血管には使用期限が記載されている。使用期限が過ぎると、採血管内の圧が抜けて規定量の採血ができない、溶血しやすいという問題が生じる。
- 液体の抗凝固薬入り採血容器は、使用期限に関係なく、開封後の期限が定められている場合もあるため注意が必要である。

❷ 正しい採血管を選択する

- 採血管には、血液を固めて処理する凝固促進薬入り採血管と、血液を固まらせない抗凝固薬入り採血管の2種類がある。
- 抗凝固薬(表2-1)の種類は複数あり、検査項目によって使用できる容器が異なる。

❸ 規定量の採血と転倒混和を行う

- 凝固検査などに使用する液状の抗凝固剤は、血液と抗凝固剤の割合が明確に決められており、採血量が多くても少なくても検査できない。
- 凝固促進剤も抗凝固剤も混和が不十分であれば効力が発揮されないため、採血後は緩やかに5～10回の転倒混和を行う。
- 生化学検査などでは血液を遠心分離して血球と液体に分け、液体部分で検査を行う。
- 液体部分を抗凝固剤なしの場合は血清といい、抗凝固剤入りの場合は血漿という。成分の違いは、血漿にはフィブリノゲンが含まれることである。
- ヘマトクリット値が異常高値の場合は、得られる液量が不足して検査ができないこともある(図2-1)。

❹ 速やかに提出する：
保管温度は検査項目によって異なる

- 採血後は速やかに検査室へ提出する。
- やむを得ない場合は、推奨される温度で保存する(表2-2)。推奨方法であっても、血液内の変化を小さくするだけであり、完全に阻止することはできないため注意する。

2 血液培養のための検体

血液培養は緊急性の高い重要な検査で、血流感染症における最も確実な起炎菌の検査法として高く評価されている。確実な治療に直結することから臨床的意義は大きい。

以下の場合に血液培養を行う。

表2-1 抗凝固剤の種類

抗凝固剤	主な検査
EDTA-2Na, EDTA-2K	血液学検査(血算など), ホルモン検査
クエン酸ナトリウム	凝固検査, 赤沈
フッ化ナトリウム	血糖
ヘパリン	アンモニア, 生化学

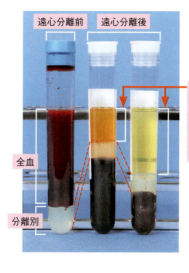
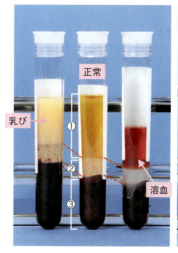
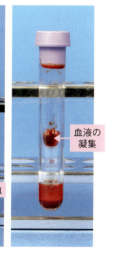

図2-1 検体量と性状の違い

(汐谷陽子:看護技術がうまくなる！ 見てすぐわかる・ケアに活かせる聴診・静脈注射・採血. p.113, 学研メディカル秀潤社, 2016)

表2-2 採血後の保存温度

	保存温度	影響
アンモニア	氷水	保存不可:アンモニア↑
血液ガス	氷水or室温	保存不可:PaO_2↑, $PaCO_2$↑, pH↓
血算	室温	冷蔵:凝集, 溶血の可能性あり
凝固	室温	冷蔵:PT時間↓
生化学	室温	冷蔵:K↑
BNP	冷蔵	室温:BNP↓
血糖	冷蔵	室温:GLU↓
赤沈	冷蔵or室温	長時間で赤沈↑

(汐谷陽子:看護技術がうまくなる！ 見てすぐわかる・ケアに活かせる聴診・静脈注射・採血. p.108, 学研メディカル秀潤社, 2016)

- 敗血症, 菌血症, 感染性心内膜炎, 不明熱が疑われる場合.
- 38℃以上の発熱時.
- 白血球増多, 顆粒球減少がみられる場合.
- 低体温(36℃以下)で特徴のない症状.
- 新生児の発育不良, 乳幼児の哺乳不良.
- 高齢者の筋痛, 関節痛, 倦怠感, 脳卒中を伴う微熱(感染性心内膜炎に注意).

❶ 適切なタイミングで採血する

- 血液中の細菌数が増える症状があるとき, 抗菌薬の影響が少ないときに採血する.
  - 悪寒戦慄の出現時.
  - 抗菌薬投与前.
  - 抗菌薬投与中の患者では1〜3日中止後, あるいは次回の抗菌薬投与直前.
- 採血方法を以下に示す.
  ①嫌気用・好気用にボトルを2セット用意する. ボトルのバーコードが読み取り可能なように患者ラベルを張る.
  ②採血部位と, ボトルの蓋を消毒する.
  ③採血する. 採血量は15〜20mL. 嫌気ボトル→好気ボトルの順に採血する.
  ④7.5〜10mLずつ分注する. 嫌気ボトル→好気ボトルの順に分注する.
  ⑤抗酸菌用・真菌用ボトルもある.

❷ 2か所から1セットずつ採血する

- 静脈, 動脈より採血を行う. 静脈血と動脈血では菌検出率に大きな差はない.
- 採血部位は2か所(例:動脈と静脈, 右手と左手の静脈)から嫌気用ボトルと好気用ボトル

略語

◆エチレンジアミン四酢酸
EDTA：ethylenediaminetetraacetate

◆動脈血酸素分圧
PaO₂：partial pressure of arterial oxygen
PaO_2：partial pressure of arterial oxygen

◆動脈血二酸化炭素分圧
$PaCO_2$：partial pressure of arterial carbon dioxide

◆プロトロンビン時間
PT：prothrombin time

◆脳性ナトリウム利尿ペプチド
BNP：brain natriuretic peptide

◆グルコース
GLU：glucose

の1セットずつを採血すると，菌の検出率がよくなるだけでなく，皮膚常在菌のコンタミネーション(混入)の鑑別に役立つ．

❸ 採血は複数回行う

・4時間以内に2〜3回採血すると，菌検出率がよくなる(新生児は1〜2回)．

❹ 速やかに提出する：冷蔵保存不可

・採血後の長時間にわたる室温放置は菌の発育の遅れにつながり，偽陰性の原因や陽性報告の遅延を招く恐れがあるため，採取後は速やかに検査室へ提出する．
・冷蔵保存は菌が死滅するため絶対に行わない．

3 尿検体

❶ 採尿のポイント

尿中成分の検査によって，腎臓や尿路などの疾患を推測することができる．

排尿の大きな役割は，体内の老廃物を体外に排泄することである．尿中に排泄される成分やその量は，病気になると変化することが多く，物理的・化学的性状，形態を調べることで各種疾患の診断，予後の推測，治療法の選択に重要

な指標となる．

尿検査は，検査の目的により採尿時間と採尿方法が異なる．最も容易に採取できる反面，適切な採取が求められる．

採尿時間による分類

採尿時間により，①早朝尿，②随時尿(スポット尿)，③蓄尿(24時間蓄尿)，④負荷後尿に分類される．

1. 早朝尿(起床第1尿・早朝第1尿)

早朝起床時の直後に採取する尿である．

就寝中は水分摂取がないため，尿は最も濃縮され，pHが酸性傾向(睡眠時の呼吸低下により二酸化炭素が蓄積するため)となり，日中に比べ尿中成分の変動が小さいことから検査に適している．

入院患者では安静空腹時の状態を反映し，尿定性・尿化学検査に用いられる．また，起立性タンパク尿を除外できることから，学童検診にも適している．

2. 随時尿(スポット尿)

早朝起床時以外の時間に採尿した尿である．

通常，外来患者の尿検査に用いられ，スクリーニング検査*としては，各種検査に適応できる．早朝尿の成分と比較することで，起立性タンパクの有無が確認できる．早朝第1尿に比べ，希釈されているため，化学成分や沈渣は低値になる傾向がある．

*スクリーニング検査：特定の疾患をもつ人を見つけるための検査．選別試験あるいはふるい分け試験ともいう．

3. 蓄尿(24時間蓄尿)

24時間の全量を採尿したものである．

日内変動の大きい生化学成分や，ホルモンなどの正確な1日排泄量が必要な成分を測定するのに用いられる．細胞成分は変性の影響を受けるため，細胞学的検査には適さない．提出する時は，よく混和して均一にして採取する．

4. 負荷後尿

薬剤や糖による負荷や，運動・体位などの負荷の後に採取する尿である．採取時間の指示を守る．

採尿方法による分類

採尿方法により，①自然排泄尿，②カテーテル尿(導尿)，③膀胱穿刺採尿，④パック採尿に分類される.

1. 自然排泄尿

一般的に行われる採尿方法で，採尿カップなどで採尿する. どの部分を採取するかにより，全尿，初尿，中間尿に分類される.

- 全尿：1回の排尿の始めから終わりまで全量を採取する.
- 初尿：排尿の出はじめの部分(約10mL)を採取する. 男性のクラミジア・トラコマチスなど尿道炎の検査に用いる. 消毒綿による外尿道口の清拭は行わない.
- 中間尿：排尿の出始めと終わりの尿は採らずに，中間部分のみ採尿する. 多くの尿検査に適している. 特に女性外陰部や腟などに由来する扁平上皮や細菌などの成分が混入避けるためには，中間尿が望ましい.

2. カテーテル尿(導尿)

尿道から膀胱に挿入したカテーテルより新鮮な尿を採取する.

細菌学的検査では排尿時の外的要因を最小限に抑える目的で用いられる.

3. 膀胱穿刺採尿

下腹部から経皮的に膀胱へ針を刺して採尿する. カテーテルによる採尿が不可能な場合にの

み行われる.

4. パック採尿

新生児および乳幼児で採尿が困難な場合に行う. 外陰部を清拭した後，外尿道口付近に採尿パックを取り付け，随意排尿を一時的に受け止め採取する.

速やかに提出する

- 尿は放置により，有機成分の分解・変性，細菌の繁殖などさまざまな変化を生じるため，採尿後ただちに提出するのが原則である(表2-3).
- 24時間蓄尿は冷暗所で行う. 検査目的によっては，あらかじめ蓄尿瓶に保存剤を添加する必要があるが，保存剤には劇薬・毒薬もあるので，使用には注意する.

❷ 尿定性試験紙

尿に浸し，色調変化をみるだけで簡単に結果が得られる試験紙を用いる検査で，操作も簡単で便利なことから，広く普及している. 判定は「－」「＋」の表記で行われ，基本的には「あるか，ないか」をみる検査である.

尿試験紙は，短冊状のプラスチック片に，試薬を含ませ乾燥させた濾紙(反応部分)を貼り付けたものである. 反応部分が1個の単項目のものから多項目のものまで，多く市販されている.

表2-3 放置による尿成分の変化

項目	変化	理由
色調	濃黄褐色化	ウロビリン産生，尿酸塩析出
混濁	混濁増強	塩類析出，細菌増殖，腐敗
pH	アルカリ化	細菌による尿素分解でアンモニア発生
ブドウ糖	減少	主に細菌による消費
ウロビリノゲン	減少	酸化されウロビリンに変化
ビリルビン	減少	酸化されビリベルジンに変化
ケトン体	減少	細菌による消費
潜血反応	陰性化	POD酵素活性が落ち陰性化
亜硝酸塩	陰性化	分解し陰性化
沈渣成分	観察困難	塩類析出，細菌増殖，有機成分の分解・変性

注：一般的事項で一律の変化ではない.

試験紙の扱い方

①試験紙を容器から必要な枚数を取り出し，ただちにフタをする．

②よく撹拌した尿に，試験紙を完全に浸す．

③試験紙を取り出すときに，試験紙についた余分な尿を，容器の縁に当てて取り除く．

④反応中は試験紙を水平に保持し，正確に規定の時間，反応させる．

⑤判定は，反応部分の色と色調表を比較して判定する．判定は昼色蛍光灯下で行う．

注意点

・原則として，遠心分離した尿は使用しない．

・採尿直後に検査できない場合は，冷暗所または冷蔵保存し，検査時に室温に戻してから4時間以内に検査する．尿の温度が低いとグルコースは低く，潜血は高く判定される場合がある．

・試験紙の呈色は原則として中央部分で判定する．

試験紙の保存法

酵素や色素が含まれており変質しやすいので，取り扱いには注意が必要である．

・容器の開閉は短時間にすばやく行い，必要な枚数を取り出したら直ちに蓋を閉める．その際，反応部分に手を触れないようにする．

・試験紙の説明書に従って保存し，密栓して湿気，光，熱を避ける．冷蔵庫保存は水滴ができ，試薬が溶出するので避ける．

・有効期限内に使い切る．容器の色調表と比較して反応部分が変色したものは使えない．

❸ 尿の外観

色調

健常者であっても，尿には希釈，濃縮，混濁が加わるほか，病態や薬物の影響などにより，多彩に変化する．

混濁

尿の混濁とは，尿中の有機・無機成分が一定以上の数・濃度に達し，透過光が遮断された状態である．有機成分には細胞成分，赤血球，白血球などがあり，無機成分には塩類，結晶など

がある．細菌はサイズが小さく光を遮断しないので，混濁の原因にはならない．

❹ 細菌検査：尿培養のポイント

膀胱炎や腎盂腎炎などの尿路感染症を判定するための検査である．

常在菌混入に注意して採取する

・本来，膀胱や尿道は無菌であるため，尿道口の常在菌が混入しないように採取する必要がある．

・尿培養検体の採取方法

①採尿前に手を洗う．

②尿道口とその周囲を洗浄綿などでよく拭く（女性は陰唇を開き採尿が終わるまでその状態を保つ）．

③採尿コップ（滅菌容器）をコップの内側に触れないように持ち，出始めの尿を便器に排出し，中間の尿を採尿コップに取る．終わりの尿は便器に排尿する．

④滅菌スピッツに10ml程度を無菌的に入れ，キャップをしっかり締めて提出する．

速やかに提出する：
原則は冷蔵保存，淋菌は室温保存

・タンパクや糖を含む尿の場合は細菌の増殖が早いため，速やかな提出が望ましい．

・やむを得ず保存する場合は，冷蔵保存する．ただし，淋菌は低温で死滅しやすいため，淋菌を目的とした検査の場合は冷蔵してはいけない．

❺ 病理検査：尿細胞診のポイント

主に尿路系の悪性細胞の有無を調べる検査である．

早朝尿（早朝第一尿）の採取は避ける

・細胞診の材料としては，自然尿のほかに膀胱洗浄液，カテーテル尿などが用いられる．

・早朝尿は，膀胱内の停留時間が長いため細胞の変性が強く，細胞診には適当ではない．

・自然尿を採取する際は，早朝尿排尿後，少し動いてからの随時尿がよい．

・尿量は多いほうが細胞は採取されるため，大

きめのスピッツや採尿コップに採取して提出する.
- ティッシュペーパーなどで蓋をすると, コンタミネーションにより細胞診の妨げになるため使用しないこと.

速やかに搬送する：冷蔵保存
- 細胞が変性するため, 検体採取後は速やかに検査室へ提出する.
- 直ちに提出できない場合は, 冷蔵保存する.

4 糞便検体

❶ 便潜血（便中ヘモグロビン検査）の ポイント

便に少量の血液が混入しているか調べる検査である. 消化器系疾患の診断のスクリーニング検査として行われる.

便の表面を広くこするように採取する
- 検査キットを採用している施設がほとんどである.
- 検査キットに付属している添付文書を参考にする.
- 便の血液が付着していない部分を採取する限り潜血反応は陰性である.
- 特にS状結腸および直腸の癌では便の表面に血液が付着することが多いため, 採便は付属の採便棒で便の表面をこする, または数回突き刺して先端に便を採取する.

提出までは冷蔵保存
- 検査キットに付属している専用容器に採取する.
- 専用容器には緩衝液が入っており, 採取後, 冷蔵で約1週間は保存可能とされている（採用している検査キットにより期間は異なる）.
- 採取後はキャップをしっかり閉める.

❷ 便中卵検査：便採取のポイント

便のなかに寄生虫（便虫卵, 寄生虫, 原虫）の卵を見つけることで感染を確認する. 原虫の場合は, 栄養体および嚢子（シスト）を検出する. 腹痛や下痢, 粘血便などの症状があるとき, 好酸球が血液中に増えた場合に行われる.

便そのものを提出する
- 便そのものを容器に採取し, 排便直後の新鮮便で検査を行う.
- 細菌検査用の輸送培地は用いない.

排便直後の新鮮便を速やかに提出：保存不可
- 虫卵の鑑別が困難になるため, 保管された検体は検査に適さない.
- 特に赤痢アメーバなど原虫の栄養体検出を目的とする場合には, 時間経過とともに検出率が下がる.
- 短時間でも冷蔵保管された検体では, 原虫の栄養体は検出が困難となる.

❸ 細菌検査：便培養のポイント

腸管感染症（下痢）の起因菌を検索するための検査である.

適切なタイミングで採取する
- 有症時（下痢・腹痛など）.
- 抗菌薬や整腸薬などを投与する前.

適切な検体を採取する
- スワブでの採便よりも糞便そのもののほうが菌は検出しやすいため, 母指頭大の糞便を提出することが望ましい.
- 糞便に膿粘血部分がある場合はその部分を採取する.
- コンタミネーション防止のために, 尿や水道水などを混入させない.
- ティッシュペーパーなどで包まない.

1. 採取方法
- 特殊な紙性シートを水洗便器内に浮かべ, その上に排便させる.
- 広口の大型カップや清潔に乾燥させたポータブル便器に直接排便させる.
- 水様便はスポイトで10～15mL採取する.

採取後は1時間以内に提出する：冷蔵保存
- 赤痢アメーバや腸炎ビブリオは低温で死滅しやすいため, それらが目的の場合は室温保存で1時間以内に提出する.

- 直ちに提出できない場合は，冷蔵保存する．

5 呼吸器検体

❶ 細菌検査：呼吸器培養検査のポイント

　呼吸器感染症の病巣部位は大きく上気道，下気道，肺実質および胸膜に分類される．
　咳や痰，咽頭痛などの症状を呈する時に実施し，それぞれ適切な部位から採取された検体より，原因となる微生物の検出を目的とする．

目的に合った部位から採取する

1. 上気道検体（咽頭粘液・鼻咽頭粘液）
- 咽頭炎や扁桃炎の原因菌検索．
- ウイルス感染症の抗原検査．
- 喀出痰採取困難時の代替として（鼻咽頭粘液）．

2. 下気道検体（喀出痰・気管支肺胞洗浄液）
- 細菌性肺炎や気管支炎の起因菌検索．
- 日和見感染起因菌（酵母様真菌，糸状菌など）の検索．
- 抗酸菌（結核菌・非結核性抗酸菌）検査．

唾液混入を避け，適切に検体を採取する

　口腔内は常在菌が多いため，唾液などの混入をできるだけ避け，目的とする部位から確実に採取する．
　採取方法により，咽頭粘液，鼻咽頭粘液（後鼻腔粘液），喀出痰，誘発痰，気管支肺胞洗浄液に分類される．

1. 咽頭粘液
- 口を大きく開け舌圧子で舌を押さえ，滅菌綿棒を咽頭にしっかりと挿入する．
- 咽頭後壁・口蓋扁桃の炎症部位を数回擦過し，粘膜表皮を採取する．
- 採取時は唾液に触れないよう注意する．
- 乾燥を防ぐため，培養の専用容器に採取して直ちに提出する．

2. 鼻咽頭粘液（後鼻腔粘液）
- 滅菌綿棒を鼻腔にしっかり挿入し（綿棒が鼻腔奥に突き当たるまで），数回回転しながら擦過する（図2-3）．

- 乾燥を防ぐため，培養の専用容器に採取して直ちに提出する．

3. 喀痰
- 検査に適する痰は膿性または粘性痰であり，患者への適切な採痰指導が大切である．喀痰の分類を表2-4に示す．
- 義歯を外し，うがい・歯磨きを行い，口腔内を清潔にする．
- 大きく深呼吸の後，強く咳をして痰を喀出させる．
- 唾液や鼻粘液の混入はできるだけ避ける．

4. 誘発痰
- 痰の喀出困難時に，ネブライザーで3〜10%滅菌食塩水を10分程度吸入し，痰を誘発させて採取する．

5. 気管支肺胞洗浄液（BAL）
- 気管支ファイバースコープを挿入し，滅菌生理食塩水を注入して洗浄液を回収する．

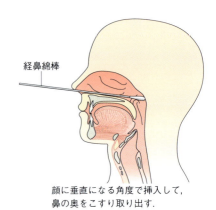

図2-3 鼻咽頭採取

表2-4 喀痰の肉眼的品質評価（Miller & Jones分類）

分類	喀出痰の性状
M1	唾液，完全な粘性痰
M2	粘性痰の中に少量の膿性痰を含む
P1	膿性部分が全体の1/3以下の痰
P2	膿性部分が全体の1/3〜2/3の痰
P3	膿性部分が全体の2/3以上の痰

唾液成分がほとんどを占めるM1，M2は細菌検査に適さない不良痰．膿性部分を多く含むP2，P3は細菌検査に適する良質痰

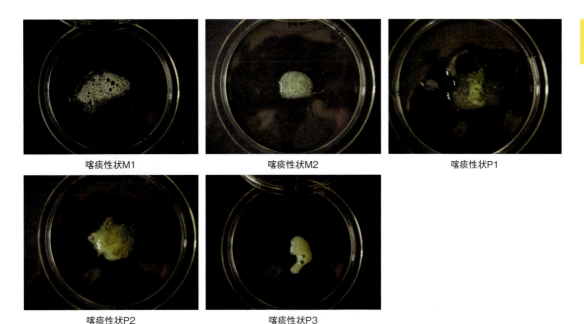

図2-4 喀痰の唾液成分

速やかに提出する：冷蔵保存
- 検体採取後すぐに提出できない場合は冷蔵保存する．

❷ 病理検査：喀痰細胞診検査のポイント

喀痰細胞診検査は，①肺癌の早期発見を目的としたスクリーニング，②悪性細胞の有無の確認および組織型の推定，③肺癌治療後の経過観察，④感染症，炎症細胞の出現や程度を調べる検査である．

肺深部から喀出された検体を採取する
- 食物残渣の混入を防ぐため，早朝時の採取が望ましい．
- 口内をうがいまたは歯磨きで洗浄した後，深呼吸とともに大きな咳をさせ痰を喀出させる．
- 肺深部から喀出された痰であることが重要であるため，痰の出ない場合には誘導法を試みる．検体が唾液では正しい細胞診検査は行えない（図2-4）．
- 誘導法としては，ネブライザーにて生理的食塩液を患者に吸入させ，気管支を刺激して咳嗽を起こさせる方法が効果的である．

- 痰を喀出させる容器は，シャーレまたは口の広い浅い瓶を使用する．

速やかに提出する：冷蔵保存
- 検体採取後は速やかに検査室へ提出する．
- 直ちに提出できない場合は，冷蔵保存する．

6 髄液検体

❶ 髄液細胞数検査のポイント

髄膜炎（脳脊髄膜炎），脳炎の原因検索が主であり，ほかにクモ膜下出血，白血病および悪性腫瘍などの診断，治療効果判定のために実施する．

髄液中の白血球数や細胞分類を検査することで，髄膜炎の有無やその原因がウイルス性か細菌性かの鑑別を行う．

速やかに搬送する：保存不可
- 採取後，時間とともに白血球が変性を起こし壊れてしまうため，1時間以内に検査を実施する必要がある．
- 採取後，速やかに検査室へ提出する．

❷ 細菌検査：髄液培養検査のポイント

髄膜炎が疑われる場合，髄液中の起因菌を検索するための検査である．

適切なタイミングで採取する
- 発病初期の抗菌薬療法開始前．
- 抗菌薬投与中止後24時間以降．
- 抗菌薬が中止困難な場合は，次回投与の直前で最も血中濃度の低い時期．

採取後は速やかに提出する：
保温保存(35〜37℃)
- 髄膜炎菌は低温で死滅するため，採取後は冷やさないよう保温(35〜37℃)して，速やかに検査室へ提出する

❸ 病理検査：髄液細胞診検査のポイント

炎症性疾患や原発性脳腫瘍，転移性脳腫瘍血液系腫瘍細胞の予後の推定および治療方針の決定を目的とする検査である．

速やかに提出する：冷蔵保存
- 採取された髄液の細胞変性は極めて早く，冷蔵保存しても防ぎきれない．
- 検体採取後は速やかに検査室へ提出する．

7 穿刺液検体

❶ 細菌検査：培養検査のポイント

無菌的に穿刺した穿刺液より起因菌を検索する検査である．

穿刺部位を消毒し，検体を採取する
- 主な穿刺液には胸水・腹水・関節液などがある．
- 皮膚には常在菌が存在するため穿刺部位をポビドンヨード外用液でよく消毒する．
- 滅菌注射器で穿刺し滅菌容器に採取する．

速やかに提出する：冷蔵保存
- 保存温度は採取後，菌を増やさないために冷蔵保存する．

❷ 病理検査：
   穿刺液細胞診検査のポイント

貯留液中に悪性細胞や中皮腫が存在するか否かを判定する(図2-5)．

悪性細胞が確認された場合は癌が体腔内へ波及した結果であり，進行癌であることが多い．

体位変換後に検体を採取する
- 胸・腹水の穿刺に際しては，できるかぎり患者の体位を変換させた後，採取するとよい．これは仰臥位の場合，胸・腹水中の癌細胞の多くが背側に沈降しているためである．

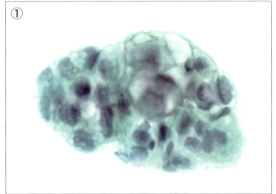
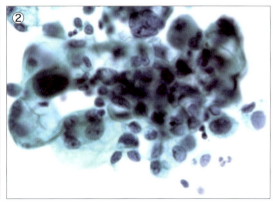

図2-5 腹水中の悪性細胞像(パパニコロ染色)
①卵巣癌由来の腺癌細胞．②膵臓がん由来の腺癌細胞

- 採取量が少量の場合，正確な結果を期待しがたく，可能ならば100〜200mLあるのが望ましい．

速やかに提出する：冷蔵保存

- 検体採取後は速やかに検査室へ提出する．
- 直ちに提出できない場合は，冷蔵保存する．

8 膿検体

❶ 細菌検査：培養検査のポイント

感染の疑われる化膿創より起因菌（好気性菌〜嫌気性菌）を検索する検査である．

常在菌の混入に注意する

- 皮膚には常在菌が存在するため，皮膚からの採取の場合には，穿刺部位をポビドンヨード外用液でよく消毒する．

空気になるべく触れないように採取する

- 常在菌の混入に注意して採取するだけでなく，膿・分泌物は嫌気性菌が原因のこともあるため，空気になるべく触れないように採取・搬送する必要がある．

1. 皮膚または粘膜下からの膿瘍採取＞

- 穿刺部位をポビドンヨード外用液で消毒する．
- 滅菌注射器で穿刺し滅菌容器に採取する．その場合なるべく採取量を多くすることで，空気と遮断される部分を多くする．

2. 開放性膿の採取

- 化膿巣の浸出液や痂蓋を滅菌生理食塩液などで洗浄した後，滅菌綿棒で正常組織と病的組織の接する部位をぬぐい，検体輸送保存培地に入れる．

3. 閉鎖性の膿・分泌物

- 好気性菌のほか嫌気性菌もかなりの頻度で検出される．
- 特に悪臭を放つ臨床材料で嫌気性菌を疑う場合，すぐに検査ができない状況下では，嫌気性菌の輸送・保存に適した専用の輸送容器を用いることが望ましい．

速やかに提出する：冷蔵保存

- 保存温度は採取後，菌を増やさないように冷蔵が適している．

引用・参考文献

2. 血液培養のポイント
1）月刊ナーシング編集部：看護技術がうまくなる!:見てすぐわかる・ケアに活かせる 聴診・静脈注射・採血．学研メディカル秀潤社，2016

3. 尿検体
1）坂本穆彦：細胞診を学ぶ人のために．第5版，医学書院，2011

5. 呼吸器検体
1）坂本穆彦：細胞診を学ぶ人のために．第5版，医学書院，2011
2）日本臨床細胞学会編：細胞診ガイドライン4呼吸器・胸腺・体腔液・リンパ節2015年版．金原出版，2015

6. 髄液検体
1）坂本穆彦：細胞診を学ぶ人のために．第5版，医学書院，2011
2）日本臨床細胞学会編：細胞診ガイドライン3甲状腺・内分泌・神経系2015年版．金原出版，2015

7. 穿刺液検体
1）坂本穆彦：細胞診を学ぶ人のために．第5版，医学書院，2011
2）水口國雄監：スタンダード細胞診テキスト．第3版，医歯薬出版，2007

3 血液検体に関する一般的検査

1 白血球系

血液を構成する成分には白血球，赤血球，血小板がある（**表3-1**）．

白血球は，細胞質内に顆粒をもつ顆粒球と単球，リンパ球からなる．顆粒球はさらに好中球，好酸球，好塩基球に分類される（**表3-2**）．

白血球には異物の貪食，消化，免疫反応などの作用があり，生体防御の中心的な役割を果たしている．

白血球系の検査項目には白血球数（WBC）と白血球分画があり，白血球数に異常があるときは白血球分画の検査結果を併せて疾患を鑑別する．

【検体】血液（EDTA2K入り）．採血管に分注したら速やかに4〜5回転倒混和する．溶血の原因となるので泡立てない．

【注意】

・血算（白血球数）：室温（20〜25℃）で5時間以内に測定する．
・血液像（白血球分類）：室温（20〜25℃）で遅くとも4時間以内に標本を作製する．

❶ 白血球数（WBC）

白血球数とは，血液1μL中における白血球の数を表している．

【基準値】3.3〜8.6×10³/μL．白血球数は，生理的変動が激しく，日内変動や運動・精神的な興奮の影響を受ける．

・日内変動：朝低下，夕上昇．
・運動・精神的な興奮・疼痛・喫煙など：上昇．
・年齢により基準値が変動する．新生児で2万/μL前後，乳児では成人より高値を示し，15歳頃成人の値に近づく．高齢者は低値となる．

【判定】パニック値（異常値）：**表3-3**参照．

・白血球数の異常で疑われる疾患を**表3-4**に示す．

表3-1 血液検査項目

赤血球系	白血球系	血小板
赤血球数	白血球数	血小板数
ヘモグロビン	白血球分画	
ヘマトクリット	顆粒球	
赤血球恒数	—好中球	
網赤血球数	—好酸球	
赤血球沈降速度	—好塩基球	
	単球	
	リンパ球	

表3-2 白血球の働き

名称	機能
好中球	・病原性微生物などの異物を貪食，殺菌処理する ・サイトカインを放出して免疫の制御に関与する
リンパ球	・T細胞：細胞障害など細胞性免疫に関与 ・B細胞：抗体産生など液性免疫に関与 ・NK細胞：非特異的なキラー活性により腫瘍細胞やウイルス感染細胞を破壊（光学顕微鏡では三者は判別できない）
単球	・組織に移行してマクロファージとなる ・殺菌作用，抗原提示作用，抗腫瘍作用，サイトカイン・産生など免疫・炎症系に関与
好酸球	・寄生虫の除去 ・気管支喘息，接触性皮膚炎，アレルギー性鼻炎など，アレルギー反応への関与
好塩基球	・好塩基球に結合したIgEに抗原が結合するとヒスタミンが放出され，アナフィラキシー，蕁麻疹，アレルギー性鼻炎などの即時型アレルギーを起こす

❷ 白血球分画

白血球分画とは，白血球中に含まれる，好中球，リンパ球，単球，好酸球，好塩基球それぞれの百分率を表している．白血球分画を評価する際は必ず絶対数による評価も行う．百分率だけではそれぞれの白血球の正確な増減が把握できない．

検査法は2種類あり，機械で分類する方法と検査技師が顕微鏡で分類する方法がある．

【基準値】表3-5参照．

- 乳児はリンパ球優位で白血球数中およそ70%を占める．成長とともに減少し6歳くらいで成人と同様の割合になる．
- 未熟な白血球や異常細胞が出現した際は，上記5種類とは別に分類，報告する．

【判定】白血球分画の異常で疑われる疾患は**表3-3，4**を参照．

❸ 白血球数に関連して注意したい病態

全身性炎症反応性症候群（SIRS）

全身性炎症反応性症候群とは，細菌感染，外傷，手術，出血性ショック，熱傷などさまざまな侵襲により，免疫細胞から血液中に大量の炎症性サイトカインが放出されることによる全身性の急性炎症反応である．

以下の4項目のうち2項目以上を満たすとSIRSと診断する．

①体温：38℃以上または36℃以下．
②脈拍数：90回/分以上．
③呼吸数：20回/分以上またはPaCO$_2$32mmHg以下．
④白血球数：12000/μL以上または4000/μL以

表3-5 ▶ 白血球分画基準値

項目		基準値（成人）	
		割合（%）	絶対数（/μL）
好中球	分葉核球	50〜70	2,000〜7,500
	桿状核球		
リンパ球		20〜40	1,500〜4,000
単球		3〜6	200〜800
好酸球		2〜5	40〜400
好塩基球		0.2〜1	20〜100

（奈良信雄ほか：最新臨床検査学講座 血液検査学．p.238，医歯薬出版，2016を抜粋して作表）

表3-3 ▶ パニック値

項目	パニック値	パニック値の際の危険病態	
		低値	高値
白血球数（WBC）	1,500/μL以下 20,000/μL以上	重篤な感染症	白血病，骨髄増殖性疾患，重篤な感染症
白血球数，白血球分画	白血病細胞の出現		白血病

（日本検査血液学会編：スタンダード検査血液学．第3版．p.387，医歯薬出版，2014を抜粋して作成）

表3-4 ▶ 異常値で疑われる疾患

項目			基準値	異常値で疑われる疾患
白血球数（WBC）			3.3〜8.6 ×10^3/μL	WBCの増加 細菌感染症：好中球が増加
分画	好中球	分葉核球	50〜70%	寄生虫疾患，アレルギー性疾患：好酸球が増加 慢性骨髄性白血病：好塩基球が増加 急性白血病など：芽球が増加，成熟血球が減少
		桿状核球		
	リンパ球		20〜40%	
	単球		3〜6%	WBCの減少
	好酸球		2〜5%	再生不良性貧血，骨髄異形成症候群，巨赤芽球性貧血：汎血球が減少 無顆粒球症：顆粒球の減少
	好塩基球		0.2〜1%	

（奈良信雄ほか：最新臨床検査学講座 血液検査学．p.238，医歯薬出版，2016を抜粋して作表）

下，あるいは未熟顆粒球10％以上．

発熱性好中球減少症（FN）

発熱性好中球減少症（FN）とは，好中球減少時に起こす発熱性疾患である．

重篤な細菌感染症を合併している可能性が高く，化学療法時など注意が必要である．

以下のように定義される．

①好中球数が500/μL未満，または1000/μL未満で48時間以内に500/μL未満に減少すると予測される状態で，かつ②腋窩温37.5℃以上（口腔内温38℃以上）の発熱を生じた場合．

2 赤血球系

赤血球系の検査項目には赤血球数（RBC），ヘモグロビン（Hb），ヘマトクリット（Ht），網赤血球数（Ret），赤血球指数がある．これらの検査結果を併せてみることで赤血球系の疾患を鑑別していく．

【検体】血液（EDTA2K入り）．採血管に分注したら速やかに4 〜 5回転倒混和する．溶血の原因となるため泡立てない．

【注意】

- 血算：室温（20 〜 25℃）で5時間以内に測定する．
- 網赤血球：時間，温度に依存して成熟するため，室温では採血後6時間以内に測定する．
- 寒冷凝集：寒冷凝集素により室温で血球が凝集するため，RBCがみかけ上少ない値となる．採血直後，または37℃に加温してから測定すると解消される．

❶ 赤血球数（RBC）

赤血球数とは，血液1μL中における赤血球の数を表している．

赤血球は内部にヘモグロビンという酸素結合タンパクを含んでおり，肺で受け取った酸素を全身の組織へ供給し，組織の老廃物である二酸化炭素を肺へ運ぶ．

赤血球の寿命は，約120日で，骨髄で産生された赤血球は体内を循環した後，主に脾臓でマクロファージにより貪食，破壊される．

【基準値】

- 男性：4.35 〜 5.55×10^6/μL
- 女性：3.86 〜 4.92×10^6/μL
- 新生児で高く，生後2か月から半年で最低（3.1 〜 4.5×10^6/μL）となり，学童期が4.0 〜 5.2×10^6/μL，以後徐々に成人の値へ近づく．

【判定】赤血球数の異常で疑われる疾患を表3-6に示す．赤血球の崩壊亢進は溶血性貧血という形で現れる．溶血性病態で代償的に赤血球産生が亢進（網赤血球増加）していると貧血は認められないことがある．

❷ ヘモグロビン（Hb）

ヘモグロビン値とは，血液1dL中におけるヘモグロビンの量を表している．

ヘモグロビンはヘムとグロビンから構成され，ヘモグロビン1分子で酸素4分子と結合できる．

【基準値】

- 男性13.7 〜 16.8g/dL
- 女性11.6 〜 14.8g/dL

【判定】ヘモグロビンの異常で疑われる疾患を表3-6, 7に示す．ヘモグロビンは，脱水や体液過剰の影響を受け，真の病態と異なる値をとることがある．

❸ ヘマトクリット（Ht）

ヘマトクリット値とは，血液中に占める赤血球容積の割合を表している．

貧血や赤血球増加症の診断に重要である．

【基準値】

- 男性：40.7 〜 50.1％
- 女性：35.1 〜 44.4％
- 新生児ではヘマトクリットが高く血漿（血清）成分があまり分離できないため，生化学や血清の検査依頼がある時は採血量に注意が必要である．

【判定】ヘマトクリットの異常で疑われる疾患を

表3-6 異常値で疑われる疾患

項目	基準値	異常値で疑われる疾患
赤血球数 (RBC)	男性4.35～5.55×10⁶/μL 女性3.86～4.92×10⁶/μL	RBC, Hb, Ht増加：多血症 RBC, Hb, Ht減少：貧血
ヘモグロビン (Hb)	男性13.7～16.8g/dL 女性11.6～14.8g/dL	
ヘマトクリット (Ht)	男性40.7～50.1% 女性35.1～44.4%	
網赤血球数(Ret)	0.8～2.2%	増加：溶血性貧血，鉄欠乏性貧血の鉄剤投与後など 減少：再生不良性貧血，無効造血など
MCV	83.6～98.2fL	MCV減少，MCHC減少：鉄欠乏性貧血，鉄芽球性貧血， サラセミア，慢性疾患による貧血など MCV変化なし，MCHC変化なし：溶血性貧血，出血性貧血， 腎性貧血，再生不良性貧血，骨髄異形成症候群など MCV高値，MCHC変化なし：巨赤芽球性貧血，骨髄異形 成症候群など
MCHC	31.7～35.3g/dL	

表3-7 パニック値

項目	パニック値	パニック値の際の危険病態	
		低値	高値
ヘモグロビン(Hb)	7g/dL以下	心不全 酸素欠乏症	血栓症
ヘマトクリット(Ht)	15%以下	心不全 酸素欠乏症	

表3-8 赤血球指数

項目	意味	分類	
MCV	赤血球1個 の大きさ	≦80	小球性
		81～100	正球性
		101≦	大球性
MCHC	単位容積赤 血球あたり のHb量	≦30	低色素性
		31～35	正色素性

表3-6，7に示す.

❹ 網赤血球数(Ret)

網赤血球とは，骨髄で産生されたばかりの幼若な赤血球のことであり，網赤血球数は赤血球に占める網赤血球の割合を表している.

絶対数の増加は骨髄の赤血球産生能をよく反映する.貧血の診断や病態解析に不可欠である.
【基準値】0.8～2.2%.
・絶対数＝赤血球数(RBC) ×網赤血球数% (Ret)
【判定】網赤血球数の異常で疑われる疾患を表3-6に示す.

❺ 赤血球指数

赤血球指数とは，平均赤血球容積(MCV)，平均赤血球ヘモグロビン濃度(MCHC)，平均赤血球ヘモグロビン量(MCH)をいう.

赤血球数，ヘモグロビン，ヘマトクリットから計算する.
・平均赤血球容積(MCV)＝Ht (%) ÷RBC (10⁶/μL) ×10
・平均赤血球ヘモグロビン濃度(MCHC)＝Hb (g/dl) ÷Ht (%) ×100
・平均赤血球ヘモグロビン量(MCH)＝Hb (g/dL) ÷RBC (10⁶/μL) ×10

赤血球指数は，貧血の分類の重要な手がかりとなるが，MCHはあまり用いられていない(表3-8).
【基準値】
・MCV：83.6～98.2fL
・MCHC：31.7～35.3g/dL
【判定】赤血球指数の異常で疑われる疾患を表3-8に示す.

3 赤血球沈降速度（ESR）

赤沈または血沈とも呼ばれる．抗凝固剤を加えた血液を用い，赤血球が一定時間内に沈む速度を血漿層の長さで表す．

赤沈は室温が高いと促進，低いと遅延するが，寒冷凝集素価が高い患者では低温で赤沈が促進する．これを逆転現象と呼ぶ．

炎症，組織の崩壊，血漿タンパク異常を反映し，初診時のスクリーニング検査や慢性疾患の経過観察に利用される．

【基準値（1時間値）】
・男性：2 ～ 10mm
・女性：3 ～ 15mm

【判定】赤沈異常で疑われる病態を表3-9に示す．

【検体】血液（クエン酸ナトリウム入り）．

【注意】
・抗凝固剤1：血液4の割合を厳守する．抗凝固剤の比率が高い（採血量が少ない）と赤沈は遅延する．
・採血管に分注したら速やかに転倒混和する．溶血の原因となるので泡立てない．
・室温（20 ～ 25℃）で2時間以内，4℃では4時間以内に測定する．

C反応性タンパク（CRP）と赤沈

CRPと赤沈は急性炎症反応で上昇するが，その時期にズレがあることが知られている．CRPは赤沈に先行して上昇し，赤沈は炎症症状が改善し，CRPが正常化した後も残存フィブリノゲンの影響で亢進状態が継続する．そのため赤沈は急性炎症性疾患の経過観察に役立つ．

慢性炎症性疾患の結核ではCRPなどの急性期タンパク産生量は低く基準範囲を示すことも少なくないが，赤沈は明らかに亢進する．このため国際的にも結核の活動度判定に赤沈が利用されている．

4 血小板数

血小板（Plt）は無核の細胞であり，血液中の細胞の中で最も小さい．血管損傷などにより活性化すると，粘着・凝集・放出機能により血栓を形成し，一次止血における重要な役割を担う．

骨髄の巨核球より産生された血小板は末梢血中に出現してから8 ～ 12日（平均10日）で老廃化し，脾臓のマクロファージに捕捉・破壊される．

【基準値】 158 ～ 348×10^3/μL

【判定】パニック値：低値は30×10^3/μL以下，高

表3-9 赤沈値の促進および遅延をきたす疾患

	促進	遅延
病態	①フィブリノゲンおよびグロブリンの増加 感染症：肺結核，肺炎，敗血症，亜急性心内膜炎など 炎症性疾患：関節リウマチ，全身性エリテマトーデス，慢性骨髄炎など 組織損傷：心筋梗塞など 悪性腫瘍 ②血漿蛋白異常：マクログロブリン血症，多発性骨髄腫など ③重症貧血：自己免疫性溶血性貧血，再生不良性貧血など ④低アルブミン血症：慢性腎炎，ネフローゼ症候群など	①赤血球異常：赤血球増加症など ②低フィブリノゲン血症：線溶亢進，播種性血管内凝固（DIC），重症肝障害など ③高アルブミン血症
生理的	①高齢者 ②妊娠（10週以降，産後1週で最も高い） ③月経およびその直前（軽度） ④運動・食後（軽度）	
測定条件	①高温 ②赤沈管の傾斜	①低温

（近藤 弘：最新臨床検査学講座 血液検査学．p.96, 医歯薬出版, 2016）

値は $1,000×10^3/\mu$L以上
- 血小板減少で考えられる疾患：表3-10参照.
- 血小板増加で考えられる疾患：本態性血小板血症, 慢性骨髄性白血病, 真性赤血球増加症, 骨髄機能亢進(摘脾後, 出血後, 手術後, 骨折, 急性感染症の極期, 悪性腫瘍)など.

【検体】血液(EDTA2K入り). 採血後は, 速やかに採血管に規定量を分注し, 転倒混和を行って撹拌する. 室温(20～25℃)で5時間以内に測定する.

【注意】判定に際しては以下の事項に注意する.
- 採血困難時の検体凝固, フィブリン析出による血小板の巻き込みなどにより偽低値を, クリオグロブリン血症などにより偽高値を示すことがある. 偽低値・偽高値とも, 目視による塗抹標本での確認が有効である.
- 巨大血小板は, 自動血球計数装置では血小板として認識されないことがある
- 血小板と同等の大きさである破砕赤血球などの小型の赤血球が, 血小板として計測されることがある.

- 抗凝固剤EDTAによる血小板凝集(EDTA依存性血小板減少症)がありうる. 対処法として①採血後即座に測定する, ②抗凝固剤の変更(ヘパリン・クエン酸ナトリウム等など), ③カナマイシンの添加, ④ボルテックスミキサーによる撹拌, などがある.

5 出血時間

　出血時間は血小板の量的・質的異常のスクリーニング検査, 抗血小板薬のモニター検査として用いられる. 耳朶をランセットにて穿刺するDuke法, 上腕に圧をかけて穿刺するIvy法, template Ivy法などがある.

【基準値】1～3分(5分以上を異常値とする).

【方法(Duke法)】
①ガーゼを被験者の穿刺側の肩に置く. 耳朶をアルコール綿で消毒し, 乾燥するのを待つ.
②ランセットで一定の切創(深さ3mm, 長さ

表3-10 血小板減少症の成因

1. 血小板産生の低下	2. 末梢での破壊亢進, 消費亢進
先天性 　a. 巨核球の減少によるもの 　　先天性無巨核球性血小板減少症 　　Fanconi症候群 　b. 血小板産生障害によるもの 　　1　巨大血小板を伴う血小板減少症(macrothrombocytopenia) 　　　Bernard-Soulier症候群(血小板機能異常あり) 　　　May-Hegglin異常 　　　Fechtner症候群 　　　Epstein症候群 　　　Sebastian症候群 　　　血小板型 von Willebrand病 　　　タイプ2B von Willebrand病 　　2　血小板サイズ正常の血小板減少症 　　　家族性血小板減少症 　　3　小型血小板を伴う血小板減少症 　　　Wiskott-Aldrich症候群 後天性 　a. 骨髄障害(再生不良性貧血, 白血病, MDS, 骨髄線維症, がんの浸潤, 抗がん薬治療, 放射線障害, ウイルス感染) 　b. 無巨核球性血小板減少症(amegakaryocytic thrombocytopenia) 　c. ビタミンB12欠乏, 葉酸欠乏 　d. アルコール	免疫学的機序 　特発性血小板減少性紫斑病(ITP) 　血栓性血小板減少性紫斑病(TTP) 　膠原病に伴う血小板減少症 　抗リン脂質抗体症候群 　周期性血小板減少症 　新生児同種免疫性血小板減少症 　輸血後血小板減少性紫斑病 　ヘパリン惹起血小板減少症 　HIV感染症 非免疫学的機序 　溶血性尿毒症症候群(HUS) 　播種性血管内凝固(DIC) 　妊娠, HELLP症候群 　感染症 　重症火傷 　人工弁, 人工血管 　Kasabach-Merrit症候群 **3. 末梢での分布異常** 門脈圧亢進, 脾機能亢進, 脾腫瘍, 悪性リンパ腫

(日本検査血液学会編[村田 満], スタンダード検査血液学. 第3版, p355, 医歯薬出版, 2014)

2mm. 最初の出血斑の大きさ直径1cmくらいを目安とする)をつくり，ストップウォッチをスタートさせる．

③自然に湧き出る血液を30秒ごとにろ紙で吸い取る．

④血液がろ紙に付かなくなった，または出血斑の大きさが直径1mm以下になったらストップウォッチを止める．

⑤ろ紙に付いた出血斑の数を2で割った値が出血時間となる．

【判定】異常値で疑われる疾患を以下に示す．

・血小板の減少：ファンコニ症候群，再生不良性貧血，急性白血病，抗がん剤投与など(以上産生障害)，巨大血管腫，特発性血小板減少性紫斑病(ITP)，全身性エリテマトーデス(SLE)，播種性血管内凝固症候群(DIC)(以上破壊・消費の亢進)など，脾腫など(分布以上)

・血小板機能異常：血小板無力症，尿毒症，薬剤性など

・血管異常：IgA血管炎など

・一定の大きさの切創を作るのが難しいため，再現性が悪い．

・軽症のvon Willebrand病の場合，出血時間が延長しないことがある．

・耳が冷えていると延長する傾向がある．

【注意】

・消毒液をしっかり乾燥させてから穿刺する．

・ろ紙は血液に軽く触れるようにする．こすったり，拭き取ったりしない．

・10分経過しても止血しない時は「10分以上」と判定して検査を中止し，切創を圧迫止血する．

・Ivy法，template Ivy法では皮膚の切創部に瘢痕が残る可能性があることを十分説明する．

・血小板数が3万/μL以下の場合には止血困難となるため原則的には実施しない．

・手術中の出血量と出血時間は相関しないという報告があり，現在では検査を実施する施設は少なくなっている．

6 プロトロンビン時間(PT)

プロトロンビン時間(PT)は外因系凝固能を反映する．プロトロンビン(第Ⅱ因子)，第Ⅴ因子，第Ⅶ因子，第Ⅹ因子およびフィブリノゲンの量的・質的異常や外因系凝固能に影響する循環抗凝血素のスクリーニング検査として用いられる．

またこれらの凝固因子は肝臓で合成されるため肝機能検査として，さらにプロトロンビン，第Ⅶ因子，第Ⅹ因子はビタミンK依存因子であることからビタミンK拮抗薬であるワーファリンのモニタリングとして測定される．

最近では直接第Xa因子阻害薬投与時のチェック検査としても用いられる．

【基準値】(表3-11)

国際標準化比(INR)はワーファリン療法のモニタリングを目的に標準化された指標である．INRで報告することで検査結果の施設間差が是正される．ただし，PT-INRはワーファリン療法のモニタリングに特化したシステムであり，すべての疾患や病態に適応できるとは限らない．

【判定】

・凝固時間延長：肝疾患などの産生障害，ビタミンK欠乏，ワーファリン療法，消耗性凝固障害，外因系凝固に関するインヒビター

・ヘパリンが多量に混入すると，PTも延長する．

【検体】血漿(クエン酸ナトリウム入り)

・凝固の採血管は2本採血するなどして，組織液の混入に注意する．

・血液ガスと同時採血する際は凝固の採血を先

表3-11 PTの基準値

報告単位	基準値
PT	10〜13秒
PT比(PR)	0.80〜1.20
PT活性	80〜120%
国際標準化比(INR)	0.80〜1.20

※PTをもとに計算された様々な報告単位がある．
※基準値は試薬ごとに異なる．
※国際標準化比(International Normalized Ratio:INR)

に行い，ヘパリンの混入がないようにする．
・抗凝固薬：血液＝1：9の割合を厳守する．
・採血管に分注したら速やかに転倒混和する．
溶血の原因となるので泡立てない．

【注意】
・全血では室温（18 ～ 25℃）で保存し，24時間
以内に測定する．
・コールドアクチベーション：第VII因子は長時
間の冷蔵保存で活性化してPTが短縮する．こ
れをコールドアクチベーションという．その
ためPTがすぐに測定できない場合は速やか
に血漿を凍結する．

7 活性化部分トロンボプラスチン時間（APTT）

　活性化部分トロンボプラスチン時間（APTT）
は内因系凝固能を反映し，高分子キニノゲン，
プレカリクレイン，第XII因子，第XI因子，第IX
因子，第VIII因子，第X因子，第V因子，第II因
子，第I因子の量的・質的異常のスクリーニング
検査として用いられる．

　ヘパリン療法のモニタリング，循環抗凝血素
やループスアンチコアグラントの検索にも用い
られる．最近では直接抗トロンビン薬（ダビガト
ラン）投与時のチェック検査としても利用され
ている．

【基準値】30.0 ～ 40.0秒（基準値は試薬と分析
装置の組み合わせにより異なる）．

【判定】異常値で疑われる主な疾患を以下に示す．
・凝固時間延長：血友病AとB，第XII，XI，X，
V，II因子欠乏症・異常症，重症肝疾患，播
種性血管内凝固症候群（DIC），線溶亢進など
・凝固時間短縮：凝固能の亢進など
・クマリン系抗凝固薬投与時やビタミンK欠乏
症の場合には，PTだけでなくAPTTも延長す
る．

【検体】血漿（クエン酸ナトリウム入り）．採血管
に分注したら，速やかに転倒混和する．溶血の

原因となるので泡立てない．全血では室温（18
～ 25℃）で保存し，ヘパリン療法のモニタリン
グは1時間，その他は4時間以内に測定する．

【注意】
・凝固の採血管は2本採血するなどして，組織
液の混入に注意する．
・血液ガスと同時採血する際は，凝固の採血を
先に行い，ヘパリンの混入がないようにする．
・抗凝固薬：血液＝1：9の割合を厳守する．

クロスミキシングテスト

　関連する検査として，クロスミキシングテス
ト（凝固因子インヒビター定性）がある．原因不
明のPTまたはAPTT延長があるとき，原因検索
として実施する検査であり，正常血漿と患者血
漿の比率を変えて混合し，凝固時間が補正され
るかをみる．描いたグラフのパターンで，因子
欠乏かインヒビターかを判定する．

8 フィブリノゲン定量

　フィブリノゲンは凝固反応の最終産物である
フィブリンの前駆体であり，血小板血栓の形成
にも関与して，止血機構の中心的役割を果た
す．また急性相反応物質であり，炎症により増
加する．肝臓で合成されるため，肝機能の指標
としても用いられる．播種性血管内凝固症候群
（DIC）の診断基準としても用いられる．

【基準値】200 ～ 400mg/dL

【判定】異常値で疑われる疾患および病態：表
3-12参照．60mg/dL以下では出血傾向が，
700mg/dL以上では血栓傾向が認められる．
・一般的な測定法であるトロンビン時間法で
は，直接作用型抗トロンビン薬（商品名ダビガ
トラン）服用中の患者でフィブリノゲン量が
低値を示す場合がある．

【検体】血漿（3.2％クエン酸ナトリウム入り）．採
血管に分注したら，速やかに転倒混和する．溶
血の原因となるので泡立てない．全血では室温
（18 ～ 25℃）で保存し，4時間以内に測定する．

表3-12 フィブリノゲン定量の異常値で疑われる疾患・病態

異常値		主な疾患・病態
減少または欠乏	先天性	無フィブリノゲン血症，低フィブリノゲン血症，異常フィブリノゲン血症
	後天性	消費亢進：DIC，血栓症，大量出血，線溶亢進 産生低下：重症肝疾患，L-アスパラギナーゼ投与
増加	生理的	高齢，妊娠末期，運動後
	後天性	感染症，悪性腫瘍，脳梗塞，心筋梗塞，ネフローゼ症候群，糖尿病，膠原病，火傷，ヘパリン投与中止，X線治療後，避妊薬服用時

(奈良信雄ほか：最新臨床検査学講座 血液検査学，p174，医歯薬出版，2016を抜粋して作成)

【注意】
- 凝固の採血管は2本採血するなどして，組織液の混入に注意する．
- 血液ガスと同時採血する際は，凝固の採血を先に行い，ヘパリンの混入がないようにする．
- 抗凝固薬：血液＝1：9の割合を厳守する．
- 産科や救命救急などの大量出血の際に，新鮮凍結血漿(FFP)やクリオプレシピテートといった血液製剤を投与することがあり，適応の可否や効果判定にフィブリノゲンを測定する．

【判定】
- 産生低下：先天性欠損症，肝障害(肝硬変，慢性肝炎など)
- 消耗性低下：DIC，感染症
- 濾出による低下：ネフローゼ症候群
- 薬剤による低下：ヘパリン投与時，ホルモン療法(経口避妊薬)，L-asparaginase投与

【検体】血漿(クエン酸ナトリウム入り)．

【注意】
- 採血管に分注したら速やかに転倒混和する．
- 抗凝固剤1：血液9の割合を厳守する．
- 室温(20〜25℃)
- 直接経口抗凝固薬(DOAC)の影響：近年普及しているDOACであるトロンビン阻害剤，第Xa因子阻害剤は，AT活性値を偽高値とするため，患者の内服薬に注意が必要である．

9 アンチトロンビン(AT)

アンチトロンビン(AT)はトロンビンや活性化第X因子(FXa)などを阻害する血液凝固阻止因子である．主に肝臓で合成され，生理的に最も重要な凝固阻止因子の1つであり，ATの欠損は血栓症のリスクファクターである．ATはヘパリン存在下ではその作用が増強し，抗トロンビン作用が約1,000倍，抗FXa作用が約300倍となる．DICや血栓症などにおけるヘパリンによる抗凝固療法では，AT活性が70％以上必要である．不足するとヘパリンの作用が減弱しAT補充療法が必要となるため，AT測定は必須である．また，DIC治療薬として認められたトロンボモジュリン製剤使用時にも測定される．

【基準値】
- 活性値：100±20％
- 抗原量：15〜31mg/dL（方法，標準物質により異なる）

10 トロンビン・アンチトロンビン複合体(TAT)

トロンビン・アンチトロンビン複合体(TAT)は生体内での凝固活性化，トロンビン生成を反映する凝固系分子マーカーである．

トロンビンは凝固反応において，フィブリノゲンに作用してフィブリンを生成するほかに，第Ⅷ因子，第Ⅴ因子，第XⅢ因子を活性化させるといったさまざまな作用をもち，トロンビンが生成されると，凝固反応は加速して展開するようになる．

その一方，トロンビンは生成されると，速や

かにアンチトロンビン(AT)と1:1で結合してTATとなり，凝固活性を失う．トロンビンは血中半減期が短く，直接測定することは難しいが，TATを測定することで，生体内の凝固亢進状態や血栓準備状態が推測できる．

【基準値】3.0または4.0ng/mL未満(測定法や試薬により異なる)．

【判定】DIC，深部静脈血栓症，急性心筋梗塞，大動脈瘤，血管炎，糖尿病，脂質異常症など．TAT単独ではなく複数の分子マーカーと組み合わせることが推奨される．

【検体】血漿(クエン酸ナトリウム入り)．

【注意】

- 採血困難時には採血管内でトロンビンが生成されて偽高値となることがある．
- 駆血時間はできるだけ短くし，1回で穿刺して組織液の混入を避ける．
- 採血管に分注したら速やかに転倒混和する．不十分な抗凝固剤との混和はトロンビン生成の原因となる．
- 抗凝固剤1：血液9の割合を厳守する．
- 採血後，速やかに血漿分離を行う．

11 FDP・Dダイマー

　FDP (フィブリノゲン・フィブリン分解産物)は，フィブリノゲン(凝固第I因子でフィブリンの前駆物質)やフィブリンが，線溶系のプラスミンによって分解されたものの総称である．FDPの増加は体内で線溶が亢進していることを意味し，凝固と線溶が著しく亢進した状態〔播種性血管内凝固(DIC)〕の診断，および治療経過観察の指標の1つになっている．

　Dダイマーは，血液凝固の最終産物である安定化フィブリンが，プラスミンによって分解されたFDPの一種である．Dダイマーの増加は，体内で血栓が形成され，線溶系が働いたことを意味する．血栓の形成を認めない線溶現象を一次線溶，形成された血栓を溶解する線溶現象を二次線溶と呼び，Dダイマーの増加は二次線溶亢進の指標となる．

【検体】血清(クエン酸Na採血管またはアプロチニン入り採血管)．測定に使用する試薬で異なるため，検査室に確認する．室温保管．

【判定】基準範囲の設定は試薬によって異なる．FDPやDダイマーの測定は，それぞれ多様な段階の分解産物と抗体との免疫反応を総合的に捉えた結果である．各試薬メーカーで使用する抗体が異なり，測定の標準化がなされていないため，定量結果の比較には注意が必要である．Dダイマー/FDP比をみるときは同じ試薬メーカーのものでなければならない．FDPやDダイマーが上昇した場合に疑われる疾患・状態は，以下のとおりである．

DIC，白血病，悪性腫瘍．

動脈瘤，心筋梗塞，脳梗塞，肺梗塞．

深部静脈血栓症，閉塞性動脈硬化症．

- 肝硬変，炎症性疾患，血栓性血小板減少性紫斑病．
- 溶血性尿毒素症症候群，血栓溶解療法(u-PA，t-PAの投与)．
- その他：妊娠，激しい運動など．

【注意】

- クエン酸Na採血管を使用する場合は，抗凝固剤1：血液9の割合を厳守する．
- 採血管に分注したら，速やかに転倒混和する．溶血の原因となるので泡立てない．
- アプロチニン入り採血管を使用する場合は，血液がしっかり凝固してから遠心分離する．

12 プラスミン・プラスミンインヒビター複合体(PIC)

　プラスミン・プラスミンインヒビター複合体(PIC)は，生体内での線溶活性化を反映する線溶系分子マーカーである．

　プラスミンの働きはフィブリノゲンやフィブリンを分解すること(線維素溶解：線溶)であり，

📖 略語

◆播種性血管内凝固症候群
DIC：disseminated intravascular coagulation

◆フィブリン・フィブリノゲン分解産物
FDP：fibrin and fibrinogen degradation product

◆組織プラスミノーゲンアクチベータ
t-PA：tissue plasminogen activator

◆ウロキナーゼプラスミノゲン・アクチベーター
u-PA：urokinase plasminogen activator

この過程で形成されるのがFDPとDダイマーである．線溶系の活性化によってプラスミノゲンからプラスミンが生成されると，速やかにプラスミンインヒビター（PI）と1：1で結合してPICとなり活性を失う．プラスミンは血中半減期が短く直接測定することは難しいが，PICを測定することで線溶亢進状態を推測できる．

【基準値】0.8 μg/mL未満（測定法や試薬により異なる）．

【判定】健常者では基本的に生体内には存在しない．

・高値により疑われる疾患：DIC，深部静脈血栓症，肺血栓塞栓症，一次線溶亢進（前立腺癌，急性前骨髄球性白血病など），妊娠，血栓溶解療法など

・異常値を認めた場合はTAT，FDP，Dダイマーなどの他の分子マーカーと組み合わせて解釈する．

【検体】血漿（3.2％クエン酸ナトリウム入り）．採血管に分注したら，速やかに転倒混和する．溶血の原因となるので泡立てない．全血では室温（18〜25℃）で保存し，4時間以内に測定する．

【注意】

・凝固の採血管は2本採血するなどして，組織液の混入に注意する．

・血液ガスと同時採血する際は，凝固の採血を先に行い，ヘパリンの混入がないようにする．

・抗凝固薬：血液＝1：9の割合を厳守する．

引用・参考文献

1. 白血球系
1）奈良信雄ほか：最新臨床検査学講座　血液検査学．p20，39，43，238，医歯薬出版，2016
2）矢冨　裕ほか編：標準臨床検査学　血液検査学．p20，医学書院，2012
3）日本検査血液学会編：スタンダード検査血液学．第3版，p74-75，387，医歯薬出版，2014
4）日本臨床腫瘍学会編：発熱性好中球減少症(FN)診療ガイドライン．p2，南江堂，2012

2. 赤血球系
1）日本検査血液学会編：スタンダード検査血液学．第3版，p35，p74-75，387，医歯薬出版，2014
2）奈良信雄ほか：最新臨床検査学講座　血液検査学．p93，医師薬出版，2016
3）医療情報科学研究所編：病気がみえる vol.5: 血液．p9，17，メディックメディア，2017

3. 赤血球沈降速度
1）奈良信雄ほか：最新臨床検査学講座　血液検査学．p95-96，医師薬出版，2016
2）矢冨　裕ほか編：標準臨床検査学　血液検査学．p134-135，医学書院，2012

5. 出血時間
1）日本検査血液学会編：スタンダード検査血液学．第3版，p178，387，医歯薬出版，2014
2）奈良信雄ほか：最新臨床検査学講座　血液検査学．医歯薬出版，2016
3）矢冨　裕ほか編：標準臨床検査学　血液検査学．医学書院，2012
4）渡辺清明ほか：血小板機能検査，現状と問題点．臨床病理 40(5)：507 -514，1992

8. プロトロンビン時間(PT)
1）日本検査血液学会編：スタンダード検査血液学．第3版，p162，387，医歯薬出版，2014

📖 略語

◆活性化部分トロンボプラスチン時間
APTT：
activated partial thromboplastin time

◆アンチトロンビン
AT：antithrombin

◆Bernard-Soulier症候群
BSS：Bernard-Soulier syndrome

◆播種性血管内凝固症候群
DIC：
disseminated intravascular coagulation

◆直接経口抗凝固薬
DOAC：direct oral anticoagulants

◆エチレンジアミン四酢酸
EDTA：thylenediaminetetraacetic acid

◆フィブリン・フィブリノゲン分解産物
FDP：
fibrin and fibrinogen degradation product

◆新鮮凍結血漿
FFP：fresh frozen plasma

◆発熱性好中球減少症
FN：febrile neutropenia

◆ヘモグロビン
Hb：Hemoglobin

◆ヘマトクリット
Ht：Hematocrit

◆溶血性尿毒素症候群
HUS：hemolytic-uremic syndrome

◆特発性血小板減少性紫斑病
ITP：idiopathic thrombocytopenic purpura

◆平均赤血球ヘモグロビン量
MCH：mean corpuscular hemoglobin

◆平均赤血球ヘモグロビン濃度
MCHC：mean corpuscular hemoglobin concentration

◆平均赤血球容積
MCV：mean corpuscular volume

◆プラスミン・プラスミンインヒビター複合体
PIC：plasmin/plasmin inhibitor complex

◆プロトロンビン時間
PT：prothorombin time

◆赤血球数
RBC：red blood cell count

◆網赤血球数
Ret：Reticulocyte

◆全身性炎症反応性症候群
SIRS：systemic inflammatory response syndrome

◆全身性エリテマトーデス
SLE：systemic lupus erythematosus

◆トロンビン・アンチトロンビン複合体
TAT：thrombin/antithrombin complex

▼von Willebrand病
VWD：von Willebrand's disease

◆白血球数
WBC：white blood cell count

◆活性化トロンボプラスチン時間
APTT：activated partial thromboplastin

4 尿検体に関する一般的検査

尿検体に関する一般的な検査には，①尿量，尿比重，尿浸透圧，②尿pH，③尿蛋白，④尿糖，⑤ケトン体，⑥ビリルビン，⑦ウロビリノゲン，⑧尿潜血反応，⑨亜硝酸塩，⑩白血球反応，⑪尿沈渣などがある．

1 尿量，尿比重，尿浸透圧

尿比重，尿浸透圧は尿量を反映する．尿量が多ければいずれも低値に，少なければ高値となる．さらに，尿中の塩分，尿素，ブドウ糖，蛋白量，あるいは薬物，造影剤などによっても高くなる．

尿比重および尿浸透圧の測定は，腎における尿の濃縮・希釈能を知るうえで重要である．健常者でも，水分摂取量，食事の成分，運動負荷，季節などの環境因子により大きく変化する．

尿試験紙法では，測定原理上の理由から造影剤，尿糖，蛋白などは，高比重であっても捉えることは難かしい．

【基準値】
・尿量：800 ～ 1,500mL/日．無尿は100mL以下/日，乏尿は500mL以下/日，多尿は2,500mL以上/日と定義されている．
・尿比重：1.005 ～ 1.030（通常1.010 ～ 1.025）
・尿浸透圧：50 ～ 1,300mOsm/kg・H_2O

2 尿pH

通常の尿は，弱酸性を示す．代謝・呼吸状態・腎疾患の影響で変化する．
【基準値】pH4.6 ～ 8.0

【判定】
・アルカリ性を示す場合：尿路感染症，嘔吐，制酸剤使用など．
・酸性を示す場合：発熱，脱水，飢餓，尿路結石，腎炎，糖尿病，高尿酸血症など．
【注意】細菌の繁殖でアルカリ性を示すことが多いため，新鮮尿での検査を行う．尿酸結石の予防で重曹やクエン酸を治療薬に用いた場合，アルカリ性尿が持続する．

3 尿蛋白

蛋白尿は，生理的蛋白尿と病的蛋白尿に分類される（表4-1）．病的蛋白尿はさらに障害部位，発生機序から腎前性，腎性（糸球体性，尿細管性），腎後性に細分される．
【基準値】定性：陰性，定量：1日50 ～ 150mg．
【判定】陽性の場合，急性・慢性糸球体腎炎，ネフローゼ症候群，腎盂腎炎，IgA腎症，心不全，発熱，過労，その他何らかの腎疾患が疑われる．
【注意】試験紙では，主にアルブミンを検出する．ベンスジョーンズ蛋白は，高濃度（250mg/dL以上）にならないと検出が難しい．高アルカリ性を示す尿（pH8.0以上）では，結果が偽陽性になることがある．

❶ 腎前性蛋白尿

特定の生体組織・細胞で過剰産生されたり，組織細胞崩壊により血中に放出され，タンパク質量が腎尿細管における再吸収能を上回ることで，尿中に排出される．ヘモグロビン，ミオグロビン，ベンスジョーンズ蛋白など，単一の蛋白の増加が多い．

表4-1 蛋白尿の分類

分類		
生理的	機能性蛋白尿	
	体位性蛋白尿	
病的	腎前性蛋白尿	
	腎性蛋白尿	糸球体性
		尿細管性
	腎後性蛋白尿	

❷ 腎性蛋白尿

糸球体性蛋白尿，および細管性蛋白尿がある．

- 糸球体性蛋白尿：糸球体基底膜の機能である蛋白選択的透過能が失われる．検査は尿中アルブミンを測定する．
- 尿細管性蛋白尿：尿細管の障害により再吸収能が低下したことで起こる．分子量が小さい低分子蛋白が排出される．β_2-ミクログロブリン，α_1-ミクログロブリンを測定する．

❸ 腎後性蛋白尿

腎盂，尿管，膀胱，尿道，前立腺などにおける出血，結石，腫瘍などに伴って出現する．

❹ アルブミン尿

健常者におけるアルブミンは，尿中にごくわずかな量しか排泄されない．これは腎糸球体の選択的透過能および尿細管の再吸収能による．糖尿病腎症では，発症早期に微量アルブミン尿として認められる時期がある（30〜300mg/日）．

この時期に血糖，血圧の適切なコントロールを行うことで病変の進行を阻止できることから，糖尿病腎症の早期診断・経過観察に有用である．

❺ ベンスジョーンズ蛋白

尿中に現れる蛋白は，主としてアルブミンなどの血清蛋白であるが，疾患によっては特殊な蛋白質が出現する．代表的なものがベンスジョーンズ蛋白であり，分子量が小さいため尿中に排泄される．血中では検出しにくく，腎障害がなければ尿検体で測定する．試験紙法では主にアルブミンと反応するため，ベンスジョーンズタンパクは検出できないことがある．多発性骨髄腫，原発性マクログロブリン血症，原発性アミロイドーシス，リンパ性白血病などの疾患を示唆する．

4 尿糖

検査の詳細は291頁を参照．測定原理から，ビタミンC（アスコルビン酸）など還元作用の強い物質が存在すると，反応が妨げられ偽陰性を呈することに注意する．

【判定】陽性の場合，糖尿病，腎性糖尿（先天性，Fanconi症候群，重金属や抗生剤による腎疾患など），甲状腺機能亢進症などの内分泌疾患，胃切除後，急性・慢性膵炎などが疑われる．

5 ケトン体

β-ヒドロキシ酪酸，アセト酢酸，アセトンの3つを総称してケトン体という．肝臓で脂肪酸が分解された代謝産物である．飢餓や下痢などで食物が摂取できずにエネルギー不足になると，代替エネルギーとして脂肪を分解し，脂肪酸から不足エネルギーを補い，ケトン体合成が亢進する．

コントロール不良の糖尿病では，ケトン体の合成が促進しており，ケトン体の強酸から代謝性アシドーシスを起こすことがある（糖尿病性ケトアシドーシス）．尿は，酸性を示し，ブドウ糖，ケトン体は強陽性となる．

小児では感染症を背景に，嘔吐，下痢などによりケトアシドーシスに傾きやすく，尿ケトン体の検出は重要である．

【判定】陽性の場合，重症糖尿病（糖尿病性ケトア

シドーシス），飢餓状態，嘔吐，下痢，妊娠悪阻，過剰脂肪食，低炭水化物食摂取などが疑われる．

6 ビリルビン（胆汁色素）

検査の詳細は288頁を参照．ジアゾ反応を起こすフェノチアジン系薬剤，フェナジン系薬剤は偽陽性，ビタミンCや亜硝酸塩は偽陰性を起こすことが知られている．

【判定】陽性の場合，肝細胞性黄疸（ウイルス性肝炎，肝硬変，肝癌，薬物性肝障害など），肝内胆汁うっ滞（ウイルス性肝炎，薬剤性肝内胆汁うっ滞，原発性胆汁性肝硬変），閉塞性黄疸（胆石症，胆管狭窄，胆管癌，膵頭部癌など），体質性黄疸（Dubin-Johnson症候群，Rotor症候群）などを疑う．

7 ウロビリノゲン

ウロビリノゲンは腸肝循環している間に，一部が腎臓で捕捉され尿中に排泄される．健常者の尿中には少量のウロビリノゲン（4mg/日以下）が認められる．尿中のビリルビン，ウロビリノゲンともに血中のビリルビン値を組み合わせることにより，黄疸の種類（原因）の鑑別，程度（経過）の判別などが可能である（表4-2）．288頁も参照．

【判定】基準値は±である．

・増加した場合：溶血性貧血，肝炎（抱合障害，排泄障害），Dubin-Johnson症候群（ビリルビン排泄障害），Rotor症候群（ビリルビン摂取，排泄障害），便秘，心不全，発熱などを疑う．

・減少した場合：閉塞性黄疸（ビリルビン排泄障害），肝内胆汁うっ滞（ビリルビン排泄障害）などを疑う．

表4-2 黄疸の鑑別

	血液	尿	
	ビリルビン	ビリルビン	ウロビリノゲン
閉塞性黄疸	++（直接型）	++	-
肝細胞性黄疸	++（直接型・間接型）	++	++
溶血性黄疸	++（間接型）	-	++

8 尿潜血反応

尿中に赤血球が認められる場合を血尿という．肉眼的には認められないが，潜血反応が陽性であったり，尿沈渣で検出される場合も多い．健常者でもわずかにみられ，尿沈渣の強拡大視野で毎視野1個程度であれば，正常範囲である．

肉眼的血尿：鮮紅色〜暗赤褐色を呈し，肉眼で明らかに赤く血尿と判定できるもの．

顕微鏡的血尿：肉眼的には血尿はないが，尿沈渣で赤血球が認められる（強拡大で5個以上）．

出血部位の原因を確かめるために尿沈渣で検索する必要がある．

【判定】陽性のほとんどは血尿であり，腎・尿路系の出血を示唆する．

・尿蛋白が陰性で潜血反応（±）〜（1+）であれば腎・尿路・泌尿器系からの出血が疑われる．早期のIgA腎症では尿蛋白は陰性であることが多い．

・潜血反応が中等度以上の陽性にもかかわらず，尿沈渣にて赤血球が存在しない場合はヘモグロビン尿，ミオグロビン尿を考える．ヘモグロビン尿は溶血性貧血，DIC，不適合輸血，不規則抗体による溶血など，血管内の溶血を反映する．ミオグロビン尿はまれであるが，災害や交通事故などによる骨格筋挫滅，心筋梗塞等の心筋壊死，横紋筋融解でみられる（表4-3）．

表4-3 血尿, ヘモグロビン尿, ミオグロビン尿の鑑別

	血尿	ヘモグロビン尿	ミオグロビン尿
外観 (遠心前)	赤褐色, 混濁	赤褐色, 透明	赤褐色, 透明
外観 (遠心後)	淡黄色	赤褐色, 透明	赤褐色, 透明
潜血反応	陽性	陽性	陽性
尿沈渣	赤血球(+)	陰性	陰性
血清の色調	黄色	赤色	黄色

【注意】測定原理から, 多量のビタミンC（アスコルビン酸）の存在で偽陰性を呈する.

9 亜硝酸塩

尿中には食物由来の硝酸塩が存在し, 大腸菌, 腸球菌, 緑膿菌, クレブシエラ, 一部のブドウ球菌などでは硝酸塩を亜硝酸塩に還元する. 亜硝酸塩を検出することで, 細菌の存在を証明できる（細菌尿）.

【判定】陽性の場合, 大腸菌など主にグラム陰性菌による尿路感染症を示唆する.

10 白血球反応

試験紙では, 白血球(好中球)のエステラーゼ活性を検出しているため, エステラーゼ活性を有する好中球は検出できるが, その他の白血球は反応せず検出できない. 健常者でも尿中に白血球が存在し, 尿沈渣の強拡大視野で毎視野1～2個程度みられることもある. ほとんどは好中球だが, 同じ方法にて5個以上みられた場合, 有意の膿尿と考える.

【判定】陽性の場合, 尿路感染症, アレルギー性疾患, 膠原病, 薬物中毒, 尿路結石, 腫瘍などを疑う.

11 尿沈渣

尿沈渣は, 尿中の有形成分を顕微鏡で観察する形態検査である. これらの成分を質的・量的に観察して, 腎・尿路系, 時に全身性疾患の補助診断や治療効果判定, 病態把握などに役立てられる. 健常者では尿沈渣成分はわずかに認められるにすぎないが, 運動などの影響で変動することがあり, 病的状態との鑑別が必要である.

尿沈渣の成分は大きく有機成分と無機成分に分けられる（表4-4）.

【方法】
・標本作製：日本臨床検査標準協議会(JCCLS)尿沈渣検査法(GP1-P4,2010)に準拠し作製する.
・鏡検法：通常は無染色だが, 必要に応じてステルンハイマー染色(S染色)を行う. 顕微鏡を弱拡大(100倍, LPF)にして, 標本の状態, 成分の概要把握, 円柱の存在を確認する. 次いで強拡大(400倍, HPF)にて20～30視野を観察する.

【判定】正常でも認められる成分が増加する場合と, 正常ではみられない成分が出現・増加している場合がある. 他の検査所見と組み合わせて, 病態の究明が進められる. 尿沈渣成分から, 病因が特定できることもある（表4-5, 図4-1）.

❶ 赤血球

直径6～7μm, 球形で淡黄色調, 核はなく,

表4-4 尿沈渣の成分

分類	主な成分
有機成分	非上皮細胞類(赤血球, 白血球など)
	上皮細胞類(尿細管上皮細胞, 尿路上皮細胞, 扁平上皮細胞など)
	異型細胞類
	円柱類
	微生物類・寄生虫類
無機成分	塩類・結晶

表4-5 尿沈渣の基準値

成分	基準値	備考
赤血球	1/HPF以下	女性の場合生理による混在に注意
白血球	1/HPF以下（男性）5/HPF以下（女性）	
上皮細胞	1/HPF以下（男性）5/HPF以下（女性）	扁平上皮主体
円柱	5/WF（全視野）以下	硝子円柱
結晶	通常結晶	

中央がくぼんだ円盤状を示す．尿中赤血球は非糸球体型赤血球（均一赤血球）と糸球体型赤血球（変形赤血球）に分けられる．

非糸球体型赤血球は尿路系の出血を反映し，糸球体型赤血球は腎実質からの出血を反映しており尿に排泄されるまでに浸透圧などの影響を受け，多様な形態を示す．

蛋白を認めない糸球体型赤血球の存在は，糸球体の病変を疑う有力な所見である．赤血球円柱の存在も参考になる．明らかな糸球体病変があっても，非糸球体型赤血球も混在しうるため判定は慎重に行う．

❷ 白血球

直径10〜15μmで，赤血球よりひと回り大きい球形を示す．ほとんどは好中球で占められる．白血球増加のほとんどは尿路感染症である．結石や膀胱癌などの悪性腫瘍や糸球体腎炎でもみられる．

❸ 上皮細胞

尿細管上皮細胞

近位・遠位尿細管，集合管などから剥離してくる細胞群で，腎実質の異常を示唆する．増殖，脱落，再生が盛んに行われるため，成長期の健常小児ではよく認められる．形態は多種多様である．

尿路上皮細胞

腎盂から尿道の表面を覆う．男性では尿道口先端で扁平上皮細胞に移行する．女性では腎盂から膀胱に存在する．

扁平上皮細胞

男性は尿道の先端，女性では尿道，腟に存在する．典型的には表層から剥離したもので，尿細管上皮，尿路上皮よりもはるかに大きい（40〜50μm）．女性では出現頻度が高く，ほとんどが採尿時の混在である．腟トリコモナス原虫が付着している像もみられる．

❹ 異型細胞

悪性細胞または悪性を疑う細胞を異型細胞と扱う．一般的に核に特徴があり，正常細胞と比べて核増大，クロマチン増量，核形不整，核小体肥大などを示す．尿中に出現する悪性細胞は，尿路上皮癌細胞が最も多い．

❺ 円柱

尿細管腔を鋳型として形成される円柱状の成分である．円柱の基質成分は，尿細管上皮から分泌されるムコ蛋白と少量の血漿蛋白がゲル状に凝固したもので，この基質成分からなる円柱が硝子円柱である．これに血液細胞や尿細管上皮細胞などが封入され，崩壊，変性が加わることで，各種円柱が形成される．

円柱の出現は，尿細管腔が一時的に閉鎖されていたこと，そして尿の再流があったことを意味する．円柱の種類，数，形態を観察することで腎・尿細管の病態や障害の程度を，ある程度把握できる．

❻ 塩類・結晶

腎臓でろ過された成分が尿路系，および排尿後に容器内にて，温度・濃度・pHなどの作用により溶解度が低下し，析出したものである．摂取した飲食物や体内の塩類代謝に依存する．

引用・参考文献

1) 三村邦裕，宿谷賢一編著：最新臨床検査学講座 一般検査学．医歯薬出版，2016
2) 河合忠ほか：尿検査―その知識と病態の考え方．メディカルジャーナル社，2014
3) 櫻林郁之介監：患者さんに伝える臨床検査の説明マニュアル．医歯薬出版，2003
4) 高木 康企画：はじめて出会う検査画像．検査と技術44（10），

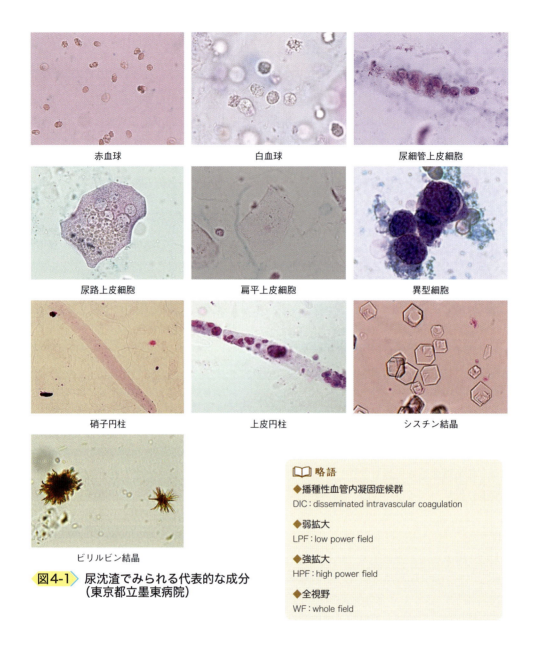

図4-1 尿沈渣でみられる代表的な成分（東京都立墨東病院）

5) 櫻井郁之介ほか監：最新臨床検査項目辞典．医歯薬出版，2008
6) 日本臨床衛生検査技師会監：一般検査技術教本．丸善出版，2017

5 便検体に関する一般的検査

便検体に関する検査には，①便潜血検査(便中ヘモグロビン検査)，②便虫卵検査，などがある．

1 便潜血検査（便中ヘモグロビン検査）

便中に血液が混入しているかどうかを調べる検査である．患者による自己採便では，採便管などの使用方法，採便量，初回採便から2回目までの日数，検体の保管などが検査の精度に影響することがあるので，十分説明し，協力を得ることを心がける．

免疫法では，ヒトヘモグロビンを抗原抗体反応で検出するため，検査に際しての食事制限，鉄剤，アスコルビン酸などの服用薬物の影響は受けない．

【判定】陽性の場合，大腸がん，大腸ポリープ，潰瘍性大腸炎，クローン病，大腸潰瘍，急性大腸炎，過敏性大腸炎，腸閉塞(イレウス)，寄生虫感染，細菌性大腸炎(赤痢，カンピロバクター，病原性大腸菌など)，原虫感染(赤痢アメーバなど)，痔疾，出血性素因などを疑う．

❶ 免疫法

検査キットに付属している専用容器に採取する必要がある．専用容器には緩衝液が入っており，採取後，冷蔵保存で約1週間は比較的安定している(採用している検査キット貼付文書により，期間は異なる)．

採便方法の注意点として，便の血液が付着していない部分を採取する限り，潜血反応は陰性となる．S状結腸および直腸の癌では，便の表面に血液が付着することが多いため，採便は便の表面および内部から均等に採取すると，検出率が高まる．

2 便虫卵検査 (図5-1)

現在，日本では寄生虫による感染症は激減しており，寄生虫症を経験する機会も減少している．一方，輸入寄生虫症，日和見寄生虫症，生鮮食品由来の寄生虫症などが増えていることから，便虫卵検査の重要性は変わっていない．

代表的な検査法には，以下のものがある．

❶ 便虫卵検出法

細菌検査に用いるような滅菌容器の必要性はなく，検査には便そのものを提出する．検査にて実施するには最低でも，母指頭大の便が必要である．

原虫検査では，栄養型のアメーバの運動性を確認するため，排便後まだ温かいうちに検査室に提出する．

❷ 直接薄層塗抹法

生理食塩液で希釈した糞便をスライドガラスに採取し，カバーガラスをかけて顕微鏡で観察する．回虫や裂頭条虫などの産卵数の多い寄生虫卵の検出に向いている．また，運動性を有するアメーバの栄養体なども観察できる．

❸ 遠心沈殿法（MGL法：ホルマリン・エーテル法）

産卵数の少ない寄生虫や，糞便中の虫卵数が少ない場合に有効である．糞便成分を除去し，遠心分離して虫卵を回収する優れた方法である．

直接薄層塗抹法で使用した生理食塩水で希釈した糞便を，2000回転/分で3分間遠心分離し，沈渣部分に10%ホルマリンを加え，15分間放置する．さらにエーテルを重層し蓋をして激し

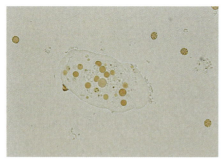
赤痢アメーバ（栄養体，赤血球内包）

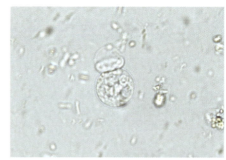
赤痢アメーバ（シスト）

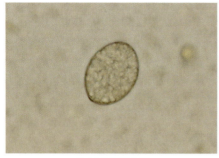
日本海裂頭条虫卵

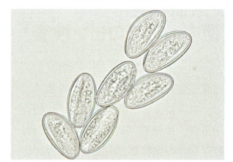
蟯虫卵（セロファン法による）

図5-1 便虫卵検査でみられる虫卵・原虫（東京都立墨東病院）

く混和する．さらに2000回転/分で3分間遠心分離すると，上からエーテル層，糞便層，ホルマリン層，虫卵が含まれる沈渣部分に分かれる．沈渣部分を回収し，顕微鏡で観察する．多くの種類の虫卵や原虫のシストを検出できる．

❹ 浮遊法（ショ糖法）

クリプトスポリジウムなどが疑われる場合，遠心沈殿法（MGL法）で作製した沈渣部分にショ糖を加え，比重差を利用して浮かせる．遠心後液面を回収・観察することで検出する．

❺ セロファン法

蟯虫検出のための検査で，セロファン（テープ）を肛門付近に貼付し，検体とする．顕微鏡にて100倍もしくは200倍で全視野を観察する．虫卵が観察されたら400倍で虫卵の大きさ，形，色調，突起，栓，卵内容などを観察する．

❻ 糞便検査では虫卵検出が不可能な場合

便虫卵検査は寄生虫感染に極めて有用であるが，万能ではない．①雌雄異体の寄生虫で，雌もしくは雄のみしか寄生していない場合，②未熟虫体の寄生，③駆虫薬投与で産卵しない場合，④消化管とつながりのない部位に異所寄生している場合などでは検出不能である．

引用・参考文献

1) 三村邦裕，宿谷賢一編著：最新臨床検査学講座 一般検査学．医歯薬出版，2016
2) 櫻林郁之介監：患者さんに伝える臨床検査の説明マニュアル．医歯薬出版，2003

6 消化器系の検体検査

1 胃の検査

胃の検査は内視鏡検査や組織検査が主であり，検体検査は補助的な役割を担う．主な検査は，①潰瘍・癌のリスク検査，②悪性腫瘍検査，③消化管出血検査，④吸収障害による貧血検査，などがある．

❶ 潰瘍・癌のリスク検査

ヘリコバクター・ピロリ（H.ピロリ）検査

H.ピロリ（*H.pylori*）の感染は胃癌や胃潰瘍の重大なリスクであり，「*H.pylori*感染の診断と治療のガイドライン2009」で，ピロリ感染者すべての除菌が推奨され，2014では「内視鏡で確認された慢性胃炎症例の感染診断や除菌療法」が保険適用となった[1]．

検査は感染の診断だけでなく，除菌治療後の効果判定にも用いられる．内視鏡で生検した組織を用いる方法，および血液や糞便などを用いて調べる方法があり，その人に適した方法を選択する．

検査方法として，以下の方法がある．

1. 内視鏡で生検した組織を検査する方法

- 病理検査：ギムザ染色や免疫染色を行い検出する．組織をホルマリン液に入れて提出する．検体は室温保管とする．
- 細菌検査：組織の培養を行い，H.ピロリの発育を確認する．組織を滅菌の容器に入れて提出する．検体は冷蔵保管とする．
- ウレアーゼ迅速試験：専用キットを用いて，H.ピロリのもつウレアーゼを検出する．

2. 内視鏡を用いない検査

尿素呼気試験(UBT)，H.ピロリ抗原検査，H.ピロリ抗体検査がある（表6-1）．

尿素呼気試験(UBT)の手順は，以下のとおりである．呼気の採取や服薬が正しくできない場合，偽陰性になる可能性があることに注意する．

①検査前準備：検査4〜6時間前より食事は禁止とする（少量の飲水可）．検査30分前より喫煙は禁止とする．

②呼気の採取：バッグを口にくわえ，鼻で息を吸って5〜10秒止め，肺の空気を吐き出すように口から排出する．

③服薬する（100mLの水とともに）．

④左側臥位で5分，座位で15分待機する．

⑤呼気を②と同様の方法で採取する．

ペプシノゲンI・II

ペプシノゲンI・IIは胃粘膜で産生される物質であり，胃粘膜の萎縮によって産生が低下することを利用して，胃癌リスクの検査に用いられ

表6-1 内視鏡を用いないH.ピロリ検査

	尿素呼気試験(UBT)	H.ピロリ抗原検査	H.ピロリ抗体検査
検体	呼気（専用容器）	糞便（専用容器）	血液（血清）
保存	室温	冷蔵	－
判定	服薬20分後が2.5‰以上で陽性	陽性	陽性
除菌判定	服薬後8週間以降	服薬後4週以降	服薬後6か月以降
メリット	感度・特異度に優れる	簡便	簡便
デメリット	呼気採取や服薬が困難な場合は不適	検査材料の取り扱いが煩雑	除菌後陰性化する時期に個人差がある

（日本ヘリコバクター学会ガイドライン作成委員会編：H.pylori感染の診断と治療のガイドライン　2016改訂版，p.291，先端医学社，2016，
櫻井郁之介ほか監：最新臨床検査項目辞典，医歯薬出版，2008をもとに作成）

表6-2 胃癌リスク層別化検査ABC分類

ABC分類（ABCD分類）		H.ピロリ抗体価検査	
		（−）	（+）
ペプシノゲン	（−）	A	B
検査	（+）	D（C）	C

*リスク判定：A＜B＜C（＜D）の順でリスクは高くなる．

る．H. ピロリの検査とあわせて判定する「胃癌リスク層別化検査ABC分類」（表6-2)がある．
【検体】血液（血清）．
【判定】ペプシノゲンⅠが70.0ng/mL以下，かつペプシノゲンⅠ/Ⅱ比が3.0以下を高リスクと判定する．

❷ 悪性腫瘍の検査

腫瘍マーカー

胃癌に特異的な腫瘍マーカーはなく，早期癌での陽性率も低いため，再発や転移の確認として用いることが多い．
【検査項目】CEA，CA19-9，AFPなど．
【検体】血液（血清）．
【判定】カットオフ値より高い場合は悪性腫瘍の存在を疑うが，良性疾患でも上昇することがあるため，他の検査とあわせて診断する．

HER2蛋白

HER2癌遺伝子の有無を確認する検査であり，特に化学療法適応の場合は実施する．
【検体】内視鏡検査での生検組織，または手術で切除した組織．室温保存とする．
【判定】HER2が過剰発現するタイプがHER2陽性であり，分子標的製剤トラスツズマブが有効とされている．

❸ 消化管出血

便潜血

消化管出血のスクリーニング検査として行われる．
【検体】糞便．採便は専用容器を用いて，便の表面および内部から均等に採取する．検出率を上げるため，1日2回の採取や2日連続の採取が望

ましい．冷蔵保存とする．
【判定】「潜血あり」が陽性である．
【注意】検診などでよく用いられる免疫法では，胃や十二指腸など上部消化管の出血は，偽陰性になりやすい．これは，消化液などでヘモグロビン(Hb)が変性され，検出できなくなるためである．また，月経中は偽陽性になるため，採便しない．

血算

消化管出血による血液の喪失がみられると，赤血球(RBC)，Hb，ヘマトクリット(Ht)は低下する．あわせて平均赤血球容積(MCV)と平均赤血球ヘモグロビン濃度(MCHC)をみることで，急性出血か慢性出血かを鑑別できる(表6-3).
【検査項目】RBC，Hb，Ht，MCV，MCHC．
【検体】血液(EDTA-2Na，EDTA-2K入り).
【注意】出血が続くと鉄欠乏の状態になり，小球性低色素性貧血となることに注意する．

生化学

消化管で出血すると，血液中の蛋白質が腸内細菌によって分解され，アンモニア(NH_3)が過剰となる．これが肝臓で代謝されて尿素窒素(UN)となり，UN値が増加する．腎機能低下による増加ではないため，クレアチニン(Cre)はほぼ上昇しないことから，UN/Cre比で鑑別できる(表6-4).

表6-3 急性出血と慢性出血の鑑別

検査項目	RBC・Hb・Ht	MCV	MCHC
急性出血	低下	正常（正球性）	正常（正色素性）
慢性出血	低下	低下（小球性）	低下（低色素性）

表6-4 UN/Cre比による鑑別

	UN	Cre	UN/Cre比
腎機能低下	↑	↑	10 〜 20
消化管出血脱水	↑	正常〜軽度↑	20以上

表6-5 ▶ 吸収障害による貧血の鑑別

検査項目	RBC・Hb・Ht	MCV	MCHC	原因
鉄欠乏性貧血	↓	↓（小球性）	↓（低色素性）	鉄, フェリチン↓ UIBC↑
巨赤芽球性貧血	↓	↑（大球性）	→（正色素性）	ビタミンB_{12}↓ または葉酸↓

【検査項目】UN, Cre.
【検体】血液（血清）．

❹ 胃切除に伴う吸収障害による貧血

胃切除後に起きる貧血には，鉄欠乏性貧血と巨赤芽球性貧血の2種類があり，どちらも吸収障害によるものである（表6-5）．いずれも薬物治療により改善する．

鉄欠乏性貧血

鉄欠乏性貧血は，Hbの材料の1つである鉄（Fe）の欠乏によって起きる．胃摘出後は胃酸が分泌されないため，Fe^{3+}がFe^{2+}に還元されず，十二指腸でFeが吸収されなくなる．

鉄はフェリチンとして体内にも貯蔵されているため，胃摘出から半年〜1年後に鉄欠乏性貧血となる．疾患鑑別のため，不飽和鉄結合能（UIBC）も同時に測定することが多い．鉄剤を投与する場合は，鉄だけでなく，フェリチン（貯蔵鉄）が増加するまで続ける必要がある．フォローアップでも検査を行う必要がある．
【検査項目】Fe, UIBC, フェリチン．
【検体】血液（血清）．

巨赤芽球性貧血

胃全摘の場合，胃壁から分泌される内因子が欠乏する．すると，内因子と結合することで小腸より吸収されるビタミンB_{12}も取り込まれなくなる．ただし，ビタミンB_{12}は体内貯蔵量が多いため，術後3〜6年後に欠乏症状が現れる．

ビタミンB_{12}は血球の成熟に重要な役割をもつため，欠乏すると巨赤芽球性貧血が起きる．葉酸の欠乏でも巨赤芽球性貧血となりうることから，鑑別のために葉酸値もあわせて検査を行うことが多い．
【検査項目】ビタミンB_{12}, 葉酸．

【検体】血液（血清）．

2 肝胆系の検査

肝臓・胆道系に関する検査には，①臓器の細胞傷害（ダメージ）をみる検査，②肝炎の原因を調べる検査，③肝臓の状態（線維化，肝硬変，癌）をみる検査，④肝臓の機能をみる検査，などの多くの種類があり，確定診断やフォローアップに利用されている．

❶ 臓器の細胞傷害の検査

炎症などによって各臓器の細胞が傷害を受けると，細胞に含まれる酵素が血中に逸脱する．これらが傷害発生や重症度の指標となる．
【検査項目】AST, ALT, LD, ALP, γ-GTP, CK.
【検体】血液（血清）．
【判定】ALTは肝臓に特異性が高いが，他の酵素は多くの臓器にも含まれるため，検査結果を組み合わせることで傷害されている臓器を推定する（表6-6）．検体が溶血していると，ASTとLDは偽高値になることに注意する．

❷ 肝炎の原因を調べる検査

肝炎の原因にはウイルス性，薬剤性，自己免疫性，アルコール性などがある．それぞれで予後が異なるため，原因を調べる必要がある．

ウイルス性肝炎

ウイルスの検査には多くの種類がある．検査を組み合わせることによって，潜伏期，急性期，慢性期，治癒期の判断をする（表6-7）．血液（血

表6-6 肝障害の判定基準

検査結果	考えられる疾患
AST, ALT　500 U/L以上	急性肝炎, 劇症肝炎(AST/ALT比≦2) ショック肝(LDも著増)
AST, ALT　100〜500 U/L以上	慢性活動性肝炎(AST＜ALT) 薬剤性肝障害(AST＞ALT) アルコール性肝炎(AST＞ALT, γ-GTP上昇) 胆汁うっ滞(ALP, γ-GTPの優位な上昇)
AST　500 U/L以上	心筋梗塞, 骨格筋由来(AST/ALT比≧5, LD/AST比2〜10)
AST, ALT　100 U/L以下	慢性肝炎(AST＜ALT) 脂肪肝 肝硬変, うっ血肝(AST＞ALT)
LDの優位な上昇	血液疾患, 悪性腫瘍(LD/AST比≧10)

表6-7 ウイルス性肝炎を起こす主なウイルスと検査項目

ウイルス	検査項目
A型肝炎ウイルス(HAV)	IgM型HA抗体
B型肝炎ウイルス(HBV)	HBs抗原, IgM型HBc抗体, HBV-DNA
C型肝炎ウイルス(HCV)	HCV抗体, HCV-RNA
D型肝炎ウイルス(HDV)	HDV抗体, HDV-DNA
E型肝炎ウイルス(HEV)	IgA型HEV抗体, HEV-RNA
EBウイルス(EBV)	IgM型VCA抗体
サイトメガロウイルス(CMV)	IgM型CMV抗体, ペア血清IgG型CMV抗体上昇
単純ヘルペスウイルス(HSV)	IgM型HSV抗体

(日本臨床検査医学会ガイドライン作成委員会:臨床検査のガイドライン　JSLM2015　検査値アプローチ/症候/疾患, p311, 日本臨床検査医学会, 2015をもとに作成)

清)を検体とする.

1. 抗原検査

　ウイルスの表面などにある蛋白質を測定する. 抗原(＋)は感染中を示唆する.

2. 抗体検査

　ウイルスに感染して体内で作られた抗体を測定する.

　IgM型は感染初期から検出するため, 現在の感染有無の鑑別に用いる.

　IgG型はIgM型よりも遅れて出現し, 治癒後も長期間続くため, 感染の既往やワクチン接種有無の判断に用いられる.

3. 遺伝子検査

　ウイルスの遺伝子を測定し, 体内のウイルス量を推定する. 感染中であってもウイルス量が少ないと, 検出できない場合がある.

　遺伝子検査では, 汚染防止のため採血管の蓋を開けてはならないことに注意する.

薬剤性肝炎

【検査項目】DLST(薬剤によるリンパ球刺激試験).

【検体】血液(全血, 保存剤入り). 薬剤などの服用1回量も一緒に検査室へ提出する. 室温保存.

【判定】病院で処方される薬剤だけでなく, 漢方や健康食品, 栄養ドリンクでも肝障害を引き起こす. 起因薬剤などにより高値となる.

自己免疫性肝炎

　自己免疫性肝炎とは, 自己に対する免疫反応により肝細胞障害が起きることである. 他の肝炎との鑑別として, 免疫異常の確認, および原因の可能性がある自己抗体を測定する.

1. 免疫異常をみる検査

【検査項目】IgG, γグロブリン.

【検体】血液(血清).

【判定】これらが上昇すると, 免疫能が異常亢進していることを示唆する.

2. 自己抗体の検査

【検査項目】抗核抗体(ANA)，抗平滑筋抗体，肝腎ミクロソーム1抗体(抗LKM-1抗体)．

【検体】血液(血清)．

【判定】陽性の場合，自己免疫による疾患を疑う．

❸ 肝臓の状態をみる検査

肝の線維化マーカー

ウイルス性による慢性肝炎や，非アルコール性脂肪肝炎は，肝細胞の傷害と再生を繰り返すことで，コラーゲン線維が蓄積する．肝臓の線維化は非可逆的であり，肝硬変を経て肝不全や肝癌へ進展するため，線維化の把握は重要である．

肝の状態の確定診断では肝生検が最適であるが，高侵襲のため，繰り返し行うことはできない．そこで，定期的なモニタリングには血液検査を用いる．線維化マーカーは複数あるが，他の疾患でも上昇するなどの問題があり，複数の検査を組み合わせて判断する．

【検査項目】プロコラーゲンⅢペプチド(P-Ⅲ-P)，Ⅳ型コラーゲン7S，ヒアルロン酸，M2BP糖鎖修飾異性体．

【検体】血液(血清)．

【判定】肝の線維化が進むと高値を示す．経時的に測定し，値の変動で進行度合いを把握する．

悪性腫瘍の検査

肝癌が疑われる人だけでなく，慢性肝炎患者などの癌発症リスクの高い患者では，定期的な測定が推奨されている．

【検査項目】α-フェトプロテイン(AFP)，AFP-L3分画，PIVKA-Ⅱ．

【検体】血液(血清)．

【判定】カットオフ値より高い場合は，悪性腫瘍の存在を疑うが，慢性肝炎や肝硬変でも上昇するので，他の検査とあわせて診断する必要がある．

- AFP，PIVKA-Ⅱともに慢性肝炎や肝硬変，胆汁うっ滞などで高値となる．
- AFPが200ng/mL以上かつ経時的に上昇し続ける場合は，癌の存在を強く疑う．

- 癌の場合，AFP-L3分画が増加する．

❹ 肝臓の機能をみる検査

肝臓の主な役割には，①蛋白質や脂質などを合成する，②胆汁を合成し不要な物質を排出する，③有害物質や薬物などを分解する，などがあり，いずれも生命維持のうえで重要な部分を担っている．肝臓の予備能は大きいが，肝の線維化，肝硬変と経過が進行するにつれて機能は低下し，その所見をみることは重症度や予後を知るうえで重要である．また，急性肝炎の重症度の判断材料ともなる．

合成能

1. 生化学検査

【検査項目】アルブミン(Alb)，総コレステロール(TC)，コリンエステラーゼ(ChE)．

【検体】アミノ酸の分析では，検体はEDTA-2Na入りであり，速やかに検査室へ提出する必要がある．その他の検体は血液(血清)である．

【判定】肝臓でのみ合成されている物質が，肝機能の悪化とともに低値となる．特にChEは，他の肝機能検査よりも鋭敏に早期の肝障害を反映する．逆にAlbの合成材料となるアミノ酸などは使用されないため，高値となる．

【注意】ChEは農薬などに含まれる有機リン剤によって，10以下となるほどの異常低値となる．本人の服薬はもちろんのこと，採血器具や検査器具の殺虫剤による汚染でも同様の報告があるので注意する．ChEの値が異常低値の場合は，必ず他の肝機能の結果も確認する．

2. 血球計数

肝臓の線維化が進行すると，肝臓内の血流が悪くなり，門脈圧が亢進する．それに付随して脾臓機能も亢進するため，血球の破壊が進み，貧血や血小板減少を引き起こす．また，血小板の産生を促すトロンボポエチンが肝臓で作られなくなることも原因となる．

【検査項目】血小板数．

【検体】血液(EDTA-2KまたはEDTA-2Na入り)．採血後は転倒混和を10回ほど行い，血液が凝血することを防ぐ．

【判定】100（10³/μL）以下を血小板減少とする．5（10³/μL）以下になると出血症状が出現する可能性があり，2（10³/μL）以下になると容易に出血する．臨床症状に合わない異常低値の場合は，再採取が望ましい．

3. 凝固検査

プロトロンビン時間（PT）は外因系凝固反応を反映する検査である．外因系凝固反応には，凝固第VII，X，V，II因子，フィブリノゲンが関与する．これらは肝臓で生成されるため，肝機能の悪化によって凝固因子やフィブリノゲンが欠乏すると，止血困難となる．

【検査項目】プロトロンビン時間（PT）．

【検体】血液にクエン酸Naを加え，採血後は転倒混和を10回ほど行い，血液が凝血することを防ぐ．

【判定】肝機能の悪化でPTは延長する（値は高くなる）．

【注意】凝固機能に関連するその他の項目として，APTTとフィブリノゲンがある．APTTは外因系凝固反応の影響を受けるため，肝機能悪化により延長する．フィブリノゲンは肝臓で生成されるため，機能悪化により低下する．

胆汁の合成と排出

肝臓は，肝内での分解物質などを含む胆汁を合成・排出する．ビリルビンもその1つであり，肝機能障害や胆汁うっ滞などで合成・排出に問題が生じると，ビリルビンが高値となり，黄疸が出現する．

【検査項目】総ビリルビン（TB），直接型ビリルビン（DB），尿中ビリルビン，尿中ウロビリノゲン．

【検体】血液（血清）または尿（随時尿）．

【判定】各値の高値．肝臓疾患以外でも黄疸は起きるため，血液中・尿中のビリルビンの検査を行い，疾患部位を鑑別する．体内でのビリルビンの生成・分解は以下のように行われ，各値の変化により破綻部位が推測できる（表6-8）．

①赤血球が壊れると，ヘモグロビンがヘムとグロビンに分解され，ヘムが非抱合型ビリルビン（間接型ビリルビン）となる．

②非抱合型ビリルビンは，尿中へは排泄されず，肝臓へ運ばれる．

③肝臓でグルクロン酸抱合を受けて，抱合型ビリルビン（直接型ビリルビン）となる．

④抱合型ビリルビンは胆汁中へ排出される．

⑤胆汁は胆管を通って腸内へと排出される．

⑥腸内でウロビリノゲンへと変化し，一部は糞便として排泄されて糞便の固有色となる．一部は吸収されて血液に移行し，尿中へ排泄されるもの，肝臓へ再び戻るものとなる（腸肝循環）．

分解能・排出能

1. アンモニア

アンモニアは蛋白分解産物として生成され，肝臓で尿素に分解されて腎臓より排泄される．肝機能が低下すると，アンモニアが分解できなくなり，体内に蓄積される．アンモニアは中枢神経系への毒性が強く，肝性脳症の原因となる．

【検体】血液（血漿，EDTAまたはヘパリン入り）．採取後の検体保管は不可．時間とともに値は偽高値となるので，氷冷保存しながら速やか

表6-8 ▷ ビリルビンの異常値と破綻箇所

	破綻箇所	間接型ビリルビン	直接型ビリルビン	総ビリルビン	尿中ビリルビン	尿中ウロビリノゲン
肝前性黄疸（溶血性疾患・新生児黄疸）	①	↑↑	↑	↑↑	↑	↑
肝性黄疸（肝機能障害，胆汁うっ滞）	③④		↑↑	↑↑	↑	↑
肝後性黄疸（閉塞性疾患）	⑤		↑↑	↑↑	↑	↓

＊間接型ビリルビンは，「総ビリルビン−直接型ビリルビン＝間接型ビリルビン」として求められる．

に検査室へ提出する.

【判定】高値は肝硬変, 急性肝炎, 劇症肝炎, 肝性脳症, 高蛋白症を示唆する.

【注意】アンモニアが異常高値で臨床症状と合わない場合は, 採取後に病棟や検査室で放置されていなかったかを確認し, 必要に応じて再採取する.

2. インドシアニン・グリーン試験(ICG試験)

肝機能や肝予備能を調べるために行う色素負荷試験である. ICG(インドシアニン・グリーン)を静脈に投与すると, 肝臓に運ばれ, 肝細胞に摂取されて, 胆汁へと排泄されていく. 肝疾患が悪化すると, 肝臓を流れる有効な血流量の低下や色素の摂取能力が低下が生じ, ICGの排泄が遅くなる.

外科での肝切除術の術前にも行われる検査であり, 肝機能の残存程度により切除範囲を決める.

【検体採取方法】
①ICG試薬投与前に「投与前」の採血をする.
②ICG試薬25mgを注射用水5mLで溶かす.
③体重10kgにつき1mLを用意し, 静脈に注射する.
④反対の腕より15分後に採血を行う.
＊消失率を求める場合は5, 10, 15分後の計3回行う.

【判定】停滞率の正常値は, 負荷15分後の値が10%以下である. 肝機能が低下すると速やかに排出できないので, 停滞率は高値となる.

【注意】ICGの投与量と投与後の採血時間を厳守する. 採血は遅れれば遅れるほど, 結果値がよくなるため, 万が一, 採取時間が遅れた場合は, その旨と遅れた時間を検査室へ必ず伝える.

3 膵臓の検査

膵臓疾患の主なものとして, 膵癌, 膵炎, 糖尿病が挙げられる. 膵臓に関する検査は, ①膵臓疾患の有無を調べる検査, ②膵炎の原因を究明する検査, ③急性膵炎の重症度をみる検査, がある. また, 膵臓は血糖を調整するホルモンが分泌される臓器でもあることから, ④糖尿病に関する種々の検査, もある.

❶ 膵臓疾患の有無を調べる検査

悪性腫瘍の検査:腫瘍マーカー

早期の膵臓癌は陽性率が低いため, 早期診断よりも治療後の効果判定や経過観察に有用とされている. Span-Ⅰは膵癌では陽性率80%と最も高く, Dupan-2は各種の腺癌で陽性となるが, 膵癌・胆道系癌に対して特異性が高い.

【検査項目】CEA, CA19-9, Span-Ⅰ, Dupan-2.
【検体】血液(血清).
【判定】カットオフ値より高い場合は, 悪性腫瘍の存在を疑うが, 良性疾患でも上昇することがあるため, 他の検査とあわせて診断する. Span-Ⅰ, Dupan-2は肝炎や肝硬変などの良性疾患でも上昇するが, その場合は低値での陽性が多い.

膵臓疾患に特異的な酵素検査

酵素は生体内の代謝にかかわる物質であり, 分解酵素や代謝酵素は通常, 各臓器の細胞に含まれている. 疾患による細胞の障害や, 細胞膜の透過性亢進により, 細胞内の酵素が細胞外(すなわち血中)に逸脱する(逸脱酵素). 臓器によって分布する酵素の種類や量が異なるため, 膵臓に特異的な酵素を測定することで, 膵臓疾患の有無を調べることができる.

1. アミラーゼ(AMY)

AMYには, 膵型(P型)と唾液腺型(S型)の2種類のアイソザイムが存在する. 鑑別は, 2つのアイソザイムを組み合わせて行う. AMYは腎糸球体を通過して尿中へ排泄されるため, 腎機能低下でも上昇する.

【検体】血液(血清).
【判定】表6-9参照.
【注意】生後3か月頃よりP型AMYが産生されるため, 新生児〜乳児は低値となる.

2. リパーゼ, トリプシン, エラスターゼ1

膵臓の炎症, 膵管閉塞, 膵外分泌機能などの指標となる.

表6-9 アミラーゼの診断

特徴	考えられる疾患
P型高値	急性膵炎，慢性膵炎の増悪，肝胆系疾患
S型高値	耳下腺炎(唾液腺疾患)，挿管後，アミラーゼ産生腫瘍(肺癌，卵巣癌など)
P型・S型上昇	腎機能低下(尿中AMYは低値となる)
P型低値	膵外分泌不全(慢性膵炎の非代償期)，膵実質の広範囲な傷害

リパーゼはアルコール性膵炎では高値となりやすい．AMY/リパーゼ比が3以上では，アルコール性膵炎の可能性が高い．

トリプシンの特異性・感度は高く，特に分泌機能低下を鋭敏に反映する．

エラスターゼ1は，血中の半減期が長く，他の逸脱酵素が正常化しても高値が続くため，発症数日後の膵炎や一過性の膵管閉塞も診断可能である．

【検体】血液(血清)

【判定】高値では急性膵炎，慢性膵炎の増悪，肝胆系疾患を，低値では膵外分泌不全(慢性膵炎の非代償期)，膵実質の広範囲な傷害を疑う．

❷ 膵炎の原因をみる検査

自己免疫性膵炎(硬化性膵炎)

自己免疫性膵炎と他の膵臓疾患との鑑別で行う．自己免疫性膵炎の場合は，他の膵炎と異なり，ステロイド投与による治療となる．

【検査項目】IgG4.

【検体】血液(血清).

【判定】高値では自己免疫性膵炎，IgG4型多発性骨髄腫，アレルギー性疾患を疑う．

【注意】病理組織検査も行われ，リンパ球や形質細胞の浸潤，IgG4陽性形質細胞の浸潤，花むしろ状線維化が認められる．

胆管閉塞に関する検査

結石や腫瘍，感染症などにより胆管が閉塞(狭窄)すると，胆汁が排泄できず，黄疸が出現する．また，膵臓の分解酵素も排出できず，膵臓

組織を自己消化して，膵炎となることがある．黄疸は胆管閉塞だけでなく，さまざまな理由で出現するため，検査による鑑別が必要となる．

1. 胆道系酵素

胆汁排出ができなくなると，胆道系酵素は胆汁への排出障害とともに合成も促進され，血中の値が高くなる．

【検査項目】ALP，γ-GTP.

【検体】血液(血清).

【判定】他の酵素検査(AST，ALT，LD，CKなど)と比較して，ALPとγ-GTPの優位な上昇は，胆道閉塞などによる胆汁うっ滞が疑われる．

2. 胆汁色素

黄疸は，体内のビリルビンが上昇することで出現する．ビリルビンには赤血球の破壊で生成される非抱合型ビリルビン(間接型ビリルビン)と，非抱合型ビリルビンが肝臓で代謝されてできる抱合型ビリルビン(直接型ビリルビン)がある．通常，抱合型ビリルビンは胆汁とともに腸内へと排泄されてウロビリノゲンとなり，再吸収された一部が尿中に出る(288頁参照).

血液と尿のビリルビンを測定することで，黄疸の原因を鑑別する．

【検査項目】総ビリルビン(TB)，直接型ビリルビン(DB)，尿中ビリルビン，尿中ウロビリノゲン.

【検体】血液(血清)，尿.

【判定】288頁表6-8参照.

❸ 急性膵炎の重症度判定に用いる検査

急性腹症の1つである急性膵炎は，重症化すると死亡率が高いため，重症度を繰り返し評価する(表6-10).予後因子が3点以上(または造影CT Grade 2以上の場合.詳細は省略)は重症とする．重症と判定された場合は，適切な施設への搬送を検討する必要がある．

❹ 糖代謝に関する検査

糖尿病はさまざまな合併症を引き起こすため，早期診断・早期治療が必要な疾患の1つである．しかし，血糖は多様な要因により高値とな

表6-10 重症度判定に用いられる予後因子（厚生労働省急性膵炎重症度判定基準，2008）

1. Base Excess≦−3mEq/L，またはショック（収縮期血圧≦80mmHg）
2. PaO2≦60mmHg（room air），または呼吸不全（人工呼吸管理が必要）
3. BUN≧40mg/dL（or Cr≧2mg/dL），または乏尿（輸液後も1日尿量が400mL以下）
4. LD≧基準値上限の2倍
5. 血小板数≦10万/mm³
6. 総Ca≦7.5mg/dL
7. CRP≧15mg/dL
8. SIRS診断基準における陽性項目数≧3
9. 年齢≧70歳

＊予後因子は各1点とする．
＊SIRS診断基準項目：①体温＞38℃または＜36℃，②脈拍＞90回/分，③呼吸数＞20回/分またはPaCO2＜32 torr，④白血球数＞12,000/mm³か＜4,000mm³または10%幼若球出現

るため，「高血糖＝糖尿病」というわけではない．

①糖尿病の有無を調べる検査，②糖尿病の病型を判断する検査，③糖尿病コントロールの指標となる検査，があり，結果をもとに診断・治療方法が決定される．

糖尿病の有無を調べる検査

各検査の結果を組み合わせて診断を行う（図6-1）．

1. 血糖

血糖は脳などの組織におけるエネルギー源であるため，一定濃度が必要である．その一方，過剰になるとさまざまな臓器障害をもたらすことから，血糖値の把握とコントロールが必要となる．

【検体】血液〔NaF（フッ化ナトリウム）入り〕．冷蔵保存とする．解糖阻止剤であるNaF入りでも，採血後室温放置すると，血球により糖が消費されて低値となるため，速やかな提出が望ましい．特に白血病など，白血球が異常に多い検体は消費が激しいので注意する．

【注意】食事の影響を受けるため，食後・空腹時などの条件がある場合は，その指示に従う．また，有機リン中毒の治療薬であるPAM（pralidozime iodide）を使用している場合，測定機器によって偽高値や偽低値となることがある．

【判定】空腹時≧126mg/dLまたは随時≧200mg/dLを糖尿病型とする（表6-11）．

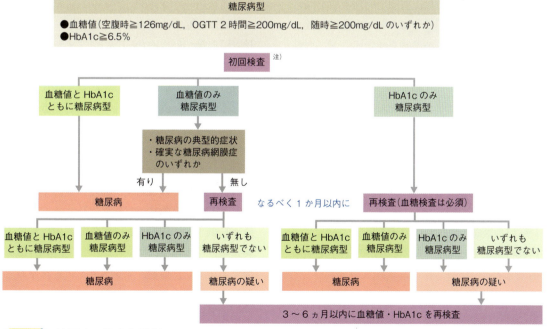

図6-1 糖尿病の検査と診断

注）糖尿病が疑われる場合は，血糖値と同時にHbA1cを測定する．同日に血糖値とHbA1cが糖尿病型を示した場合には，初回検査だけで糖尿病と診断する．

（日本糖尿病学会編：糖尿病の分類と診断基準に関する委員会報告（国際標準化対応版）．糖尿病55(7)：494，2012．より改変引用）

SMBG（自己検査用血糖測定機）の普及により，簡易な血糖測定が可能となっている．患者自身で測定できることから，インスリン注射量の調節も可能となり，より厳密な血糖コントロールができるが，操作が容易である一方で手技によるばらつきが大きいこと，果実を触った手指で測定すると正誤差を生じるなど，正しい操作指導が必要である．

2. 尿糖

血糖は，腎臓の排泄閾値である160～180mg/dLを超えると，尿中に排泄される．この性質を利用して，糖尿病のスクリーニング検査として用いられる．ただし，糖尿病患者でも薬剤などの服用により血糖が高くない場合には尿糖は出ないので，「尿糖（−）＝糖尿病ではない」というわけではないことに注意する．

【検体】随時尿，蓄尿，冷蔵保存とする．室温で細菌が繁殖すると，細菌に糖が消費されて低値となる．

【判定】定性試験では（±）以上，定量試験では1g/dL/日以上で糖尿病を疑い，精査する．

【注意】糖尿病の治療薬の1つであるSGLT2阻害薬（尿糖排泄促進剤）は，腎臓での糖吸収を減らし，尿糖の排泄を促進することで高血糖を改善する薬剤である．この薬剤を使用すると，血糖が高くないにもかかわらず，尿糖が出る．

3. HbA1c

グリコヘモグロビンは，HbA0，HbA2，HbA1などの成分に分けられる．なかでもHbA1の主成分であるHbA1cは，過去1～2か月の平均血糖値を反映するため，一時的な病態を反映する血糖と組み合わせることで，より厳格な血糖コントロールが可能になる．

【検体】血液（NaF，EDTA入り）．

【判定】基準値は4.6～6.2％．6.5％以上で糖尿病型とする．

【注意】HbA1cは糖と結合した赤血球であるため，腎性貧血や溶血性貧血など，赤血球寿命が短縮している場合では，偽低値になる．ヘモグロビンが低値の場合には偽低値の可能性を考慮し，他の検査で確認する必要がある．

表6-11 空腹時血糖値および75gOGTT 2時間値の判定基準

	正常域	糖尿病域
空腹時血糖値	<110 mg/dL	≧126 mg/dL
75gOGTT 2時間値	<140 mg/dL	≧200 mg/dL
75gOGTTの判定	両者を満たすものは正常型	いずれかを満たすものは糖尿病型
	正常型にも糖尿病型にも該当しないものは境界型	

＊随時血糖値≧200 mg/dLおよびHbA1c≧6.5％の場合も糖尿病型
（清野　裕ほか：糖尿病の分類と診断基準に関する委員会報告（国際化対応版）．糖尿病55：485-504，2012をもとに作成）

4. 経口ブドウ糖負荷試験（GTT）

糖尿病を強く疑うが，空腹時血糖は正常型という「隠れ糖尿病」を見つけるために行う．また，糖尿病発症のリスクが高い人に行い，今後の進展を予測するうえでも有用とされている．

【検査方法】

①10時間以上の絶食

②負荷前採血

③ブドウ糖負荷（経口法，静注法），

④負荷後30分，1時間，2時間に採血（30分，1時間は省略する場合もある）．

【検体】血糖では血液（NaF入り），インスリンでは血液（血清）を用いる．

【注意】負荷前の血糖値が異常高値ではないことを確認のうえ，負荷を行う．糖尿病患者は糖の処理能力が低下しており，高血糖になりやすい．ブドウ糖液を投与することで高血糖の副作用が生じる危険性があることに注意する．

【判定】正常者では負荷後，血糖値は速やかに上昇し，30～60分後にピークに達する．以後は徐々に低下し，2時間でほぼ負荷前値に戻る．判定基準を表6-11に示す．また，正常型・境界型であっても，血糖・インスリンの推移をみることで，糖尿病への進展のしやすさが推定できる．例えば，正常型であっても，1時間後の血糖値が高い場合，糖尿病に進展しやすく，またインスリンの上昇遅延も，糖尿病に進展しやすい．

病型を判断する検査

糖尿病には，I型糖尿病（膵β細胞の破壊によるインスリンの分泌不足）とII型糖尿病（インスリン分泌低下またはインスリン抵抗性）があり，検査によって病型診断する．

1. インスリン分泌能の検査

インスリン（IRI）は膵臓から分泌されるホルモンで，血糖を低下させる．膵臓の内分泌能を確認するために検査を行う．しかしIRI投与中患者は，投与したIRIも測りこんでしまうことや，患者が体内にIRI抗体をもつ場合に干渉を受けるため，正確に測定できない．

その場合は，IRI産生時にともに生成される血中CPR測定が有用である．また，24時間尿CPRは1日あたりのIRIの基礎分泌を反映するといわれている．

【検査項目】インスリン（IRI），Cペプチド（CPR）．

【検体】IRIは血液（血清），CPRは尿（随時尿，24時間蓄尿）．

【判定】表6-12参照．

【注意】IRI投与患者，IRI抗体をもつ人は正確な測定ができない．また，腎機能障害患者では，血中CPRは上昇，尿中CPRは低下する．

2. 自己抗体の検査

I型糖尿病の多くは，抗グルタミン酸デカルボキシラーゼ抗体（抗GAD抗体）や抗IA-2抗体など，細胞傷害性の自己抗体をもち，その自己免疫反応によって膵ランゲルハンス島が破壊され，インスリンが分泌不全となる．I型糖尿病の診断や糖尿病発症の予知として，これらの自己抗体が測定される．

【検査項目】抗GAD抗体，抗IA-2抗体．

【検体】血液（血清）．

【判定】陽性はI型糖尿病と判断するが，発生初期の陽性率は80％程度であり，陰性であっても否定はできない．

糖尿病コントロールの指標

血糖値は食事や薬剤の影響を受けて変動（日内変動）するため，糖尿病コントロールの指標としては不十分である．赤血球中のヘモグロビンやアルブミンは，グルコースと共存すると糖化され，糖化蛋白となる．この糖化蛋白量は，過去における血糖値と相関するうえ，日内変動がないため，血糖コントロールの指標となる．

HbA1cは過去1～2か月の平均血糖値を反映し，グリコアルブミン（GA）は過去1～2週間の平均血糖値を反映する．

【検査項目】HbA1c，GA．

【検体】HbA1cは血液（フッ化ナトリウム入り），GAは血液（血清）．

【判定】高値でコントロール不良を示唆する．

【注意】HbA1cでは，赤血球寿命が短縮している場合，ヘモグロビン分画異常（ヘモグロビンFなど）の場合，偽低値となる．GAは，アルブミンの寿命が延長する疾患（肝硬変，甲状腺機能低下症）では高値，短縮する疾患（ネフローゼ症候群，甲状腺機能亢進症）では低値となる．

糖尿病合併症の検査

1. 高血糖による糖尿病性昏睡

高血糖による昏睡には，インスリンの極端な欠乏などによって起きる糖尿病性ケトアシドーシス（DKA），脱水・感染症・薬剤投与の影響で起きる高浸透圧高血糖症候群（HHS），重症のインスリン分泌不全などによって嫌気的解糖系が進行して起きる乳酸アシドーシスがある．いず

表6-12 インスリン分泌能の評価

	負荷前IRI	負荷後血糖	負荷後IRI	原因
正常	→	↑	↑	
I型	↓	↑↑	↓	膵ランゲルハンス島破壊によるインスリン分泌不全
II型	↑	↑↑	↑↑	インスリン抵抗性（分泌されているが効きづらい）
	↓	↑↑	↑	インスリン分泌能低下，分泌遅延

表6-13 糖尿病合併症検査の主な検体

項目	検体など	注意
血糖	フッ化ナトリウム入り採血管	冷蔵保存
尿糖，尿中ケトン体	随時尿	冷蔵保存
血中ケトン体	血清	保存不可
血液ガス	ヘパリン入り採血管	保存不可
乳酸	除蛋白液入り採血管	採血後はしっかりと混和し，速やかに提出
血中浸透圧	血清もしくはヘパリン入り採血管	

表6-14 糖尿病合併症：各疾患の診断基準

	血糖	ケトン体(血・尿)	pH	HCO_3^- (mEq/L)	乳酸 mmol/L	血中浸透圧 mOSm/L
糖尿病性ケトアシドーシス	＞250mg/dL	↑↑	＜7.30	＜18		
高浸透圧高血糖症候群	＞600mg/dL	↑	＞7.30	＞18〜20		＞320
乳酸アシドーシス			＜7.35		＞5.0	

れも速やかな治療を要するため，検体検査による鑑別が不可欠である．

【検査項目】血糖，尿糖，ケトン体(尿中・血中)，血液ガス(pH，HCO_3^-)，乳酸，血中浸透圧．

【検体】表6-13参照．

【判定】表6-14参照．

【検査項目】尿蛋白，尿中アルブミン，血清クレアチニン

4 小腸・大腸の検査

小腸・大腸の出血を伴うような疾患には，悪性腫瘍やクローン病といった組織疾患と，細菌やウイルスなどの感染症疾患がある．

組織疾患では，内視鏡検査で組織を採取して行う組織診が主であり，必要に応じて腫瘍マーカーや遺伝子変異検査などを行う．感染症疾患を疑う場合には，細菌検査，ウイルス検査，寄生虫検査，抗体検査を行う．病態把握には，出血・栄養・電解質・炎症の有無などの検査が行われる．

❶ 悪性腫瘍の検査

腫瘍マーカー

CEAやCA19-9などの腫瘍マーカーは，早期の大腸癌では陽性率が低いため，陽性率が比較的高い抗p53抗体と組み合わせて検査することが有用である．従来の腫瘍マーカーは，腫瘍が産生する物質を測定しているが，抗p53抗体は，p53遺伝子変異によって蓄積した異常蛋白に対して体内で作った抗体を測定しているため，早期からの検出が可能とされている．

【検査項目】CEA，CA19-9，抗p53抗体．

【検体】血液(血清)．

【判定】カットオフ値より高い場合は，悪性腫瘍の存在を疑うが，良性疾患でも上昇することがあるため，他の検査とあわせて診断する．

RAS遺伝子(KRAS/NRAS遺伝子)変異解析検査

大腸癌の治療薬であるセツキシマブ(商品名アービタックス)やパニツムマブ(商品名ベクティビックス)の適応を予測する検査である．RAS遺伝子が変異している場合，薬の効果が得られない可能性が高くなる．

【検体】組織．内視鏡検査の生検組織や手術時に切除したホルマリン固定組織からパラフィンブ

ロックを作製して検査する．採取した検体はホルマリンに入れて提出する．室温保存．

【判定】陽性は，RAS遺伝子(KRAS/NRAS遺伝子)変異があることを示す．

❷ 感染症の検査

細菌検査

細菌性腸管感染症の原因となる細菌を検索する．検査法には，培養法〔選択培地(目的となる細菌のみが発育する培地)を用いて37℃で一晩培養し，原因菌を発育させ，菌種の同定を行う〕，および迅速検査〔IC（イムノクロマトグラフ）法〕がある．

近年，迅速検査法にて，原因菌の検索だけでなく，糞便中の*Clostridioides difficile*抗原(グルタメートデヒドロゲナーゼ)や毒素(トキシンAおよびB)も検出できる．

【検体】糞便(下痢便，血便など)．

【判定】主な原因菌の種類は以下のとおりである．

- 食中毒や胃腸炎の原因菌：カンピロバクター，サルモネラ，病原大腸菌，腸炎ビブリオ，エルシニア．
- 輸入感染症：腸チフス，パラチフス，赤痢，コレラ菌．
- 抗菌薬関連下痢症の原因菌：*Clostridioides difficile*，*Klebsiella oxytoca*．

ウイルス検査

ウイルス性腸管感染症の原因となるウイルス抗原を検索する．

検査法には，迅速診断検査(IC法)，PCR法がある．

【検体】糞便(下痢便，白色便など)．

【判定】主なウイルス性感染症は以下のとおりである．

- ノロウイルス：ウイルス性食中毒の95%を占める．突然の嘔気・嘔吐，下痢で始まる急性胃腸炎をきたす．汚染した人を介しての感染が多い．
- ロタウイルスおよびアデノウイルス：乳幼児嘔吐下痢症．ロタウイルスは感染力が強く，

白色便を生じる．

寄生虫・原虫検査

腹痛や下痢，粘血便などの症状がある場合，好酸球が血液中に増えた場合，渡航歴や生鮮食品などの食事内容の問診により感染が疑われた場合などに，検査を実施する．

【検体】母指頭大の糞便(スワブは不可)．排便直後の新鮮便での検査が望ましいため，速やかに提出する．冷蔵保存は不可．

【判定】寄生虫の場合は糞便中に寄生虫の卵を，原虫の場合は栄養体および嚢子(シスト)を検出することで，感染を確認する．

抗体検査

抗体は，細菌やウイルスなど「自分ではないもの」を感知したときに，排除しようと作られる蛋白である．疾患に特異的な抗体の有無や抗体量，一定期間での抗体量の増加をみて診断する．培養検査や顕微鏡検査では，検体中に病原体が十分に含まれていないと同定できないため，補助的検査として用いられる．

1. 赤痢アメーバ抗体

赤痢アメーバは病原性をもつ原虫であり，症状としてアメーバ症大腸炎とアメーバ性肝膿瘍がある．特にアメーバ性肝膿瘍の場合，50%は腸管症状を示さず，穿刺液からの顕微鏡による検出率も50%程度しかない．抗体検査は陽性率が95%以上と高く，診断には有用である．

【検体】血液(血清)．

【判定】100倍以上で陽性(蛍光抗体法)．

2. エルシニア・エンテロコリチカ抗体

エルシニア・エンテロコリチカは，家畜やペット，食品などに幅広く存在する食中毒原因菌であるが，腸管症状だけでなく，関節炎や結節性紅斑などの症状がみられることもある．この場合は糞便からの菌の検出が困難なため，抗体の測定が有用となる．

【検体】血液(血清)．

【判定】1回目の検査が160倍以上，または急性期と回復期の両方で測定して2倍以上の明らかな上昇がみられる場合に陽性とする．

表6-15 酸塩基平衡障害と代償

病態	変動項目	平衡傷害型	pH	代償	代償限界
下痢	HCO_3^-喪失⇒Cl^-↑	代謝性アルカローシス	↑(アルカリ)	$PaCO_2$↑	15mmHg
嘔吐	H^+, Cl^-喪失⇒HCO_3^-↑	代謝性アシドーシス	↓(酸性)	$PaCO_2$↓	60mmHg

(日本臨床検査医学会ガイドライン作成委員会:臨床検査のガイドライン　JSLM2015　検査値アプローチ/症候/疾患, p70,日本臨床検査医学会, 2015を参照して作成)

❸ 病態把握の検査

出血・貧血

【検査項目】

- 消化管出血の有無:便潜血, 血清UN/Cre比.
- 貧血:血算, Fe, UIBC, フェリチン, ビタミンB_{12}, 葉酸.

栄養状態

慢性炎症性腸疾患やクローン病などでは低栄養状態になりやすい. 原因は, 腸からの吸収障害, 潰瘍からの出血や蛋白漏出, 摂食量の低下などである.

低栄養はエネルギー不足というだけでなく, Feなどの微量元素や葉酸などのビタミンも欠乏することがあり, さまざまな症状を引き起こす. 例えば, 低アルブミン血症になると, 血管内の電解質や水分が外へ移動するため, 浮腫や腹水の原因となる. 栄養状態を把握し, 補充を行う必要がある.

【検査項目】総蛋白(TP), アルブミン(Alb), 総コレステロール(TC), コリンエステラーゼ(ChE).

【検体】血液(血清).

【判定】 TP, Alb, TC, ChEが低値となる.

下痢・嘔吐による電解質異常

ナトリウム(Na), カリウム(K), クロール(Cl)といった電解質は体内の水分調整, pH調整, 神経の伝達や筋肉の収縮などの役割をもつため, 低値でも高値でも生命維持に問題をきたす. これらは経口摂取, 腎からの排泄・再吸収, 細胞内外の移行により調節されている. 消化液には電解質が含まれるため, 頻回の下痢や嘔吐では喪失状態を確認する必要がある.

【検査項目】 Na, K, Cl, 重炭酸塩(HCO_3^-).

【検体】

- Na, K, Cl:血液(血清).
- HCO_3^-:血液(血液ガス用ヘパリン管. 血液ガスの機器で測定).

【判定】

- 下痢:Na, K, HCO_3^-は低下し, Clは上昇する. 腸液にはHCO_3^-も多く含まれるため, 下痢ではHCO_3^-が低下し, 補うためにClが上昇する.
- 嘔吐:Na, K, Clは低下し, HCO_3^-は上昇する. 胃液はHClが多く含まれることからClは低下し, それを補うためにHCO_3^-が上昇する.

【注意】嘔吐によるH^+の喪失や, HCO_3^-の増加減少によって体内の酸塩基平衡が崩れるため, 血液ガスを測定して障害を確認する(表6-15).

炎症反応

炎症の有無, 重症度, 治療経過の判断に用いられる.

【検査項目】白血球数(WBC), 白血球分画, C反応性蛋白(CRP), 赤血球沈降速度(赤沈).

【判定】基準値以上で炎症ありと判断するが, 細菌性やウイルス性, 急性疾患, 慢性疾患によって各項目の上昇の仕方が異なるので, 必ずしも一致しない.

5 腫瘍マーカー

腫瘍マーカー検査は, 腫瘍細胞が産生する物質を測定する検査である. 検査の目的は, 腫瘍細胞の有無の診断補助, 治療効果の評価, 転移や再発の確認である.

前立腺癌におけるPSAのように臓器特異性が

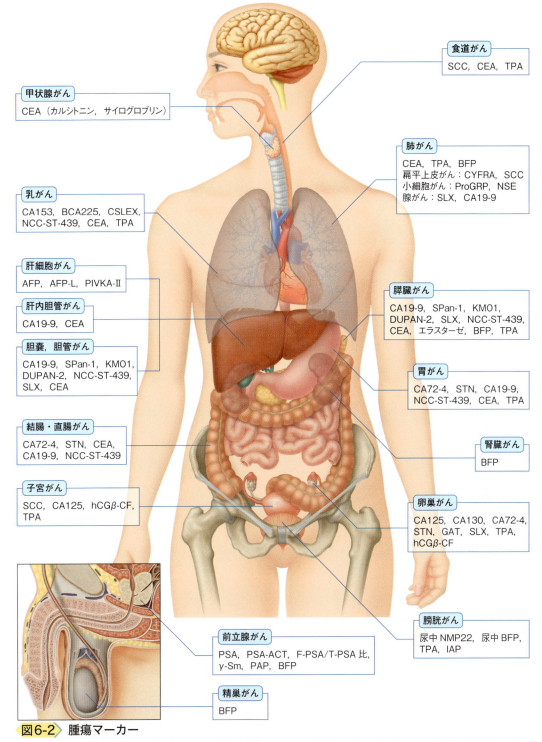

図6-2 腫瘍マーカー

(下 正宗編:エビデンスに基づく検査データ活用マニュアル第2版,p261,学研メディカル秀潤社,2013をもとに作成)

 高いものもあるが,大半は臓器特異性が低いうえに,陽性率もまちまちであることから,いくつかを組み合わせて測定することが多い.

 また,腫瘍マーカーがカットオフ値以上であっても,良性疾患の可能性もあるため,他の検査や臨床症状とあわせて診断する(図6-2).

引用・参考文献

1. 胃
1) 日本ヘリコバクター学会ガイドライン作成委員会編:H.pylori感染の診断と治療のガイドライン 2016改訂版,p.291,先端医学社,2016.
2) 日本臨床検査医学会ガイドライン作成委員会:臨床検査のガイドライン JSLM2015 検査値アプローチ/症候/疾患,日本臨床検査医学会,2015
3) 櫻井郁之介ほか監:最新臨床検査項目辞典,医歯薬出版,2008

4) 日本臨床検査自動化学会編集部：極端値・パニック値対応マニュアルver1.4. 日本臨床検査自動化学会会誌, 30 (sup1)：64-67, 2005
5) 奈良信雄ほか：臨床検査学講座. 血液検査学第3版. 医歯薬出版, 2010

2. 肝胆系
1) 日本臨床検査医学会ガイドライン作成委員会編：臨床検査のガイドライン JSLM2015 検査値アプローチ/症候/疾患. 日本臨床検査医学会, 2015
2) 日本消化器病学会：慢性膵炎ガイドライン2015（改訂2版）. 南江堂, 2015
3) 河合 忠ほか編：異常値の出るメカニズム. 第6版, 医学書院, 2013
4) 矢冨 裕：血小板数. 検査と技術39 (10)：806-808, 2011
5) 原島典子：2. 生化学検査. メディカルテクノロジー 37 (13)：1422-1427, 2009

3. 膵臓
1) 日本糖尿病学会編：科学的根拠に基づく糖尿病診療ガイドライン 2013 http://www.jds.or.jp/common/fckeditor/editor/filemanager/connectors/php/transfer.php?file=/uid000025_474C323031332D30312E706466
2) 日本臨床検査医学会ガイドライン作成委員会編：臨床検査のガイドライン JSLM2015 検査値アプローチ／症候／疾患. 日本臨床検査医学会, 2015.
3) 櫻井郁之介ほか監：最新臨床検査項目辞典. 医歯薬出版, 2008
4) 河合 忠ほか編：異常値の出るメカニズム. 第6版, 医学書院, 2013
5) 大澤 進：総ビリルビン. 検査と技術39 (10)：748-751, 2011

6) 木村正広：1. 尿検査. メディカルテクノロジー 37 (13)：1405, 2009
7) 日本糖尿病学会編・著：糖尿病治療ガイド2014-2015. 文光堂, 2014

4. 小腸・大腸
1) 日本臨床検査医学会ガイドライン作成委員会編：臨床検査のガイドライン JSLM2015 検査値アプローチ/症候/疾患. p70, 日本臨床検査医学会, 2015
2) 日本感染症学会, 日本化学療法学会編：JAID/JSC 感染症治療ガイドライン2015—腸管感染症 http://www.chemotherapy.or.jp/guideline/jaidjsc-kansenshochiryo_choukan.pdf
3) 桑原公亀ほか：大腸癌における血清p53抗体測定の有用性の検討. 癌と化学療法39 (12)：2167-2169, 2012
4) 窪田哲朗ほか編：最新臨床検査医学講座. 免疫検査学. p3, 59, 医歯薬出版, 2017
5) 山東勤弥ほか編：NSTのための臨床栄養ブックレット2. 疾患・病態別栄養管理の実際. 消化管の疾患. 文光堂, 2009
6) 河合 忠ほか編：異常値の出るメカニズム. 第6版, p205, 医学書院, 2013

5. 腫瘍マーカー
1) 河合 忠ほか編：異常値の出るメカニズム. 第6版, p205, 医学書院, 2013
2) 日本臨床検査医学会ガイドライン作成委員会編：臨床検査のガイドライン JSLM2015 検査値アプローチ/症候/疾患. p70, 日本臨床検査医学会, 2015
3) 下 正宗編：エビデンスに基づく検査データ活用マニュアル第2版. p261, 学研メディカル秀潤社, 2013

📖 略語

◆アルカリホスファターゼ
ALP：alkaline phosphatase

◆アラニンアミノトランスフェラーゼ
ALT：alanine aminotransferase

◆抗核抗体
ANA：antinuclear antibody

◆アスパラギン酸アミノトランスフェラーゼ
AST：aspartate aminotransferase

◆血中尿素窒素
BUN：blood urea nitrogen

◆糖鎖抗原19-9
CA19-9：carbohydrate antigen 19-9

◆癌胎児性抗原
CEA：carcinoembryonic antigen

◆クレアチンキナーゼ
CK：creatine kinase

◆C-ペプチド
CPR：C-peptide immunoreactivity

◆クレアチニン
Cre：creatinine

◆C反応性タンパク
CRP：C-reactive protein

◆糖尿病性ケトアシドーシス
DKA：diabetic ketoacidosis

◆リンパ球刺激試験
DLST：drug-induced lymphocyte stimulation test

◆エチレンジアミン四酢酸
EDTA：thylenediaminetetraacetic acid

◆グルタミン酸デカルボキラーゼ（脱炭酸酵素）
GAD：glutamic acid decarboxylase

◆ヘモグロビン
Hb：hemoglobin

◆ヒト上皮成長因子受容体2型
HER2：human epidermal growth factor receptor type 2

◆高浸透圧性高血糖症候群
HHS：hyperosmolar hyperglycemic syndrome

◆ヘマトクリット
Ht：hematocrit

◆抗IA-2抗体
antiinsulinoma-associated protein-2 antibody

◆免疫グロブリンG
IgG：immunoglobulin G

◆免疫活性インスリン
IRI：immunoreactive insulin

◆乳酸脱水素酵素
LD（H）：lactate dehydrogenase

◆平均赤血球ヘモグロビン濃度
MCHC：mean corpuscular hemoglobin concentration

◆平均赤血球容積
MCV：mean corpuscular volume

◆経口ブドウ糖負荷試験
OGTT：oral glucose tolerance

◆動脈血二酸化炭素分圧
$PaCO_2$：partial pressure of CO_2 in arterial blood

◆動脈血酸素分圧
PaO_2：partial pressure of O_2 in arterial blood

◆ナトリウム・グルコース共役輸送体
SGLT：sodium glucose cotransporter

◆ポリメラーゼ連鎖反応
PCR：polymerase chain reaction

◆プロトロンビン時間
PT：prothrombin time

◆赤血球数
RBC：red blood cell

◆全身性炎症反応症候群
SIRS：systemic inflammatory response syndrome

◆自己検査用血糖測定機
SMBG：self monitoring blood glucose

◆尿素呼気試験
UBT：urea breath test

◆不飽和鉄結合能
UIBC：unsaturated iron binding capacity

◆尿素窒素
UN：urea nitrogen

7 循環器系の検体検査

1 心疾患の検査

心疾患に関連する血液検査には，①心筋障害をみる検査，②心臓の負荷をみる検査，がある．

① 心筋障害をみる検査

心臓の栄養血管である冠動脈が閉塞して心筋壊死を起こす急性心筋梗塞などの心筋障害の有無，および障害の重症度の判断に用いられる．

急性心筋梗塞の予後は，いかに早く冠動脈の閉塞部位を再開通させるかによるため，迅速な診断が必要である．胸部症状，心電図のST変化，血液検査によって診断される．

特異的な心筋マーカー

心筋障害の発生からの時間経過により検出に有効なマーカーが異なり，必要に応じて検査を行う．

【検査項目】心臓型脂肪酸結合蛋白(H-FABP)，心筋トロポニンT（TnT），心筋ミオシン軽鎖I.

【検体】血液(血清).

【判定】

- H-FABP：障害早期(1 〜 2時間後)に上昇するが，消失も早い.
- TnT：障害後3 〜 6時間で上昇し，2週間，検出が可能である.

TnTや心筋ミオシン軽鎖Iは，上昇ピーク値が傷害範囲と相関し，予後を反映する.

非特異的な血液検査

特異的な心筋マーカーは，すべての施設で行っているような検査ではないため，一般的な血液・生化学検査も診断に用いる．ただし，他の疾患でも上昇するため，症状や心電図とあわせて鑑別することが必要となる．また，CKなどの細胞傷害を示す項目は，アイソザイムを測定することにより，障害部位の推定できる.

【検査項目】

- 炎症反応：白血球数，CRP.
- 細胞傷害：CK（CK-MB），AST，LD.

【検体】血液(血清).

【判定】炎症反応も細胞傷害の項目もすべて上昇するが，ASTとLDの上昇はCKより遅い．CKおよびCK-MBを測定して判断をする(表7-1). CKのピーク値は心筋壊死量を反映するため，再開通後もピークを過ぎるまで3 〜 4時間ごとに測定を行う.

【注意】採血手技により溶血が起きると，AST，LDは偽高値となる.

② 心臓の負荷をみる検査

心臓のポンプ機能低下などにより，心臓内で血液の容量負荷が大きくなると，ナトリウム利尿ペプチドが心臓から分泌され，体液バランスや血圧の調整を行う．心機能の低下や心不全の診断には心電図や心エコーが不可欠であるが，現在の心機能や予後の評価のために，これらの血液検査も行われる.

腎不全や高血圧などにより体液量が増加すると，血液を受け取る心房や血液を送り出す心室に負荷がかかり，心筋細胞の進展によって心房性ナトリウム利尿ペプチド(ANP)や脳性ナトリウム利尿ペプチド(BNP)の合成分泌が促進される.

また，上室性頻拍など心房への負荷では主にANPが上昇し，右心室に負荷のかかる肺高血圧

表7-1　CKアイソザイム

種類	由来	上昇する疾患
CK-MB	心筋	心筋梗塞，心筋炎，心原性ショック
CK-MM	骨格筋	外傷，手術，激しい運動，筋疾患，横紋筋融解症
CK-BB	大脳	頭部外傷，悪性腫瘍

表7-2 ANP，BNPが上昇する疾患

特徴	考えられる疾患
ANPのみ増加	上室性頻拍，甲状腺機能亢進症，クッシング症候群，妊娠中毒症
BNPのみ増加	肺高血圧症，急性肺障害
ANP・BNP増加	うっ血性心不全，高血圧症(体液量増加) 腎不全*

*腎不全では，ANPは体液量の増加により上昇するため，透析で除水すると低下する．BNPは排泄の遅延により上昇するため，透析後の変化も少ない．

症などではBNPが上昇する．

【検査項目】ANP（心房で合成・分泌），BNP（心室で合成・分泌）．

【検体】血液（EDTA-2Na入り）．室温では分解されるため，採血後は速やかに検査室へ提出する．

【判定】表7-2参照．

【注意】同様の指標としてNT-proBNPがある．前駆物質であるpro-BNPから，BNPとNT-proBNPが産生され，BNPよりも安定性がよいが，腎機能低下の影響は受けやすい．

2 脂質異常の検査

　高LDLコレステロール血症や高トリグリセリド血症などによる脂質の異常高値は，動脈硬化を招き，虚血性の心疾患や脳血管疾患を引き起こす最大のリスク因子である．ハイリスク群を早期発見し，生活習慣の改善や薬物治療にて適切に管理することが重要となる．

　脂質異常の検査には，①脂質異常症の発見やリスク管理のためのスクリーニング検査，②脂質異常の型を決める検査がある．

　脂質異常には低値異常もあり，これには先天性の場合，および甲状腺機能亢進症や肝硬変などの続発性の場合がある．

❶ 脂質異常のスクリーニング検査

　脂質には大きく分けると2つの役割がある．

すなわち，コレステロールは主に細胞の構成成分として働き，トリグリセリド（TG）はエネルギー源として働く．組み合わせて測定することで，脂質異常症の発見と，原因の推定ができる．

　LDLコレステロール（LDL-C）は，末梢組織へコレステロールを運搬することから，動脈硬化へ強く関与し，高値は動脈硬化のリスクとされる．

　逆にHDLコレステロール（HDL-C）は，末梢組織から肝臓へとコレステロールを運搬することから，高値がよいとされ，低値はリスクとなる．

【検査項目】総コレステロール(TC)，LDL-C，HDL-C，TG．

【検体】血液(血清)．

【判定】

・TC 130 ～ 219mg/dL，LDL-C 60 ～ 140 mg/dL，HDL-C 40 ～ 99 mg/dL，TG 30 ～ 149 mg/dLが正常値とされている．

・冠動脈疾患の既往，導尿病や慢性腎臓病の既往，さらに性別・年齢・喫煙歴・収縮期血圧などから，リスクを評価する．

【注意】TGは食事により高値となる．食事の影響を除く場合は12時間以上の絶食後に採血する．

❷ 脂質異常の型を決める検査

　コレステロールやトリグリセリドなどの脂質はアポリポ蛋白という蛋白質と結合して，「リポ蛋白」という形で血中を循環している．リポ蛋白は大きさによって数種類に分けられ，どれが増加したかをみることで，脂質異常症はI～V型に分類される．

【検査項目】リポ蛋白分画．

【検体】血液(血清)．

【判定】表7-3参照．

　なお，原発性脂質異常などの病因精査のための検査として，アポリポ蛋白(A-I，A-II，B，C-II，C-III，E)，レムナント様リポ蛋白コレステロール，リポ蛋白(a)，リポ蛋白リパーゼ(LPL)などの検査法もある．

表7-3 脂質異常症のWHO分類

型分類	増加する リポ蛋白	血清脂質	
		総コレステ ロール(TC)	トリグリセ リド(TG)
I	カイロミクロン	↑	↑↑
IIa	LDL	↑↑	→
IIb	LDL，VLDL	↑	↑
III	IDL	↑〜↑↑	↑〜↑↑
IV	VLDL	→〜↑	↑↑
V	カイロミクロン, VLDL	↑	↑↑

表7-4 異なる環境における高血圧の基準値 (mmHg)

計測環境	収縮期血圧		拡張期血圧
家庭血圧	≧135	かつ／ または	≧85
診察室血圧	≧140	かつ／ または	≧90
自由行動下血圧 (24時間)	≧130	かつ／ または	≧80
自由行動下血圧 (昼間)	≧135	かつ／ または	≧85
自由行動下血圧 (夜間)	≧120	かつ／ または	70 ≧

(日本高血圧学会高血圧治療ガイドライン作成委員会：高血圧治療ガイドライン2014，p20，日本高血圧学会，2014)

3 高血圧性疾患の検査

高血圧は脳卒中や心疾患の重大な危険因子であるため，生活習慣の改善による管理や，薬物療法による治療などが必要とされる．高血圧の診療には，①血圧のコントロール，②原因検索，が必要である．また，高血圧の合併リスク評価として，脳・心・腎などの臓器障害の検索が行われる．

❶ 血圧測定

血圧は常に変動するものであり，活動だけでなく，環境ストレスや緊張などでも大きく変わる．家庭での血圧測定も一般的になっており，日本高血圧学会によりそれぞれの高血圧基準が定められている(表7-4)．

また，血圧値によってⅠ度〜Ⅲ度高血圧および収縮期高血圧に分類される(表7-5)．診察室血圧の値と家庭血圧が大きく乖離する場合は，後者を優先して評価する．

❷ 高血圧の原因を調べる検査

高血圧には，原因がはっきりとしない本態性高血圧(生活習慣など)と，特定の原因による二次性高血圧があり，二次性高血圧の割合は10%程度といわれている．二次性高血圧の場合は原因疾患の治療が必要となるので，検査により鑑

表7-5 成人の血圧値による分類

分類	収縮期血圧		拡張期血圧
至適血圧	<120	かつ	<80
正常血圧	120〜129	かつ／ または	80〜84
正常高値血圧	130〜139	かつ／ または	85〜89
Ⅰ度高血圧	140〜159	かつ／ または	90〜99
Ⅱ度高血圧	160〜179	かつ／ または	100〜 109
Ⅲ度高血圧	≧180	かつ／ または	≧110
(孤立性) 収縮期高血圧	≧140	かつ	<90

(日本高血圧学会高血圧治療ガイドライン作成委員会：高血圧治療ガイドライン2014，p19，日本高血圧学会，2014)

別を行う．

腎血管性高血圧，原発性アルドステロン症の検査

レニンは腎の傍糸球体の装置で分泌される昇圧酵素である．腎動脈の狭窄や閉塞，腎実質性の傷害により腎血流量が低下すると，産生・分泌が促進される．

アルドステロンは，副腎皮質から分泌されるホルモンで腎の遠位尿細管に働き，Na^+とOH^-の再吸収，K^+とH^+排泄を促進させる．過剰分泌されると体液貯留が起こり，高血圧を招く．

アルドステロンの分泌には多くの因子が関与

しているが，主体は活性型レニンである．アンジオテンシンⅠから生じたアンジオテンシンⅡが副腎皮質に作用し，アルドステロン分泌が促進される（図7-1）．

【検査項目】血漿レニン活性，アルドステロン．

【検体】
・血漿レニン活性：血液（EDTA血漿入り血漿）．
・アルドステロン：血液（血清またはEDTA入り血漿）．

【判定】アルドステロンと血漿レニン活性を測定することで，原因の鑑別ができる．例えば，アルドステロン／レニン活性比の異常高値は，原発性アルドステロン症を示唆する．

【注意】血漿レニン活性は，早朝空腹時安静30分後に仰臥位にて採血する．採血後は速やかに提出する．日内変動がみられ，夜間から早朝に高値となる．アルドステロンは日内変動がみられ，早朝高値，夕方低値となる．カリウム摂取量が増えるとアルドステロン分泌が刺激される．

その他の検査として，腎血管性高血圧では画像検査（腎動脈超音波，腹部造影CT，MRA），原発性アルドステロン症ではカプトプリル負荷試験や副腎CTなどが行われる．

褐色細胞腫の検査

副腎髄質から分泌されるカテコールアミンには，アドレナリン，ノルアドレナリン，ドーパミンの3種類があり，血圧の上昇や糖や脂質に作用を及ぼす．褐色細胞腫ではカテコールアミンが過剰産生・分泌されるため，高血圧を招く．

メタネフリンはアドレナリンの，ノルメタネフリンはノルアドレナリンの中間代謝産物であり，両者を含むメタネフリン2分画を測定することで，診断の感度が上昇する．

【検査項目】カテコールアミン3分画，メタネフリン2分画．

【検体】
・カテコールアミン3分画：血液（EDTA入り血漿）および尿（酸性1日蓄尿）．採血の場合，30分以上安静の仰臥位にて採血する．採血後は速やかに提出する．
・メタネフリン2分画：尿（酸性1日蓄尿）．

【判定】カテコールアミン3分画，メタネフリン2分画ともに，高値では褐色細胞腫，交感神経芽細胞腫，本態性高血圧が，低値では起立性低血圧が示唆される．

画像検査として腹部超音波，CT，MIBGシンチグラフィーなどが行われる．

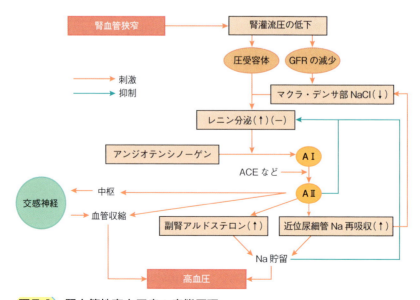

図7-1 腎血管性高血圧症の病態原理

（杉本恒明編［伊藤貞嘉］：内科学第8版，p.1444，朝倉書店，2003）

クッシング症候群, サブクリニカルクッシング症候群の検査

コルチゾールは生命維持に不可欠なホルモンであるが，何らかの原因で過剰産生される病態をクッシング症候群といい，高血圧，糖尿病，うつなどを引き起こす．サブクリニカルクッシング症候群はクッシング症候群特有の症状はないものの，高血圧や糖尿病などの疾患を有する症候群である．

コルチゾールは，下垂体前葉から分泌されるACTHが副腎皮質に働くことで，産生・分泌が促進される．

【検査項目】コルチゾール，副腎皮質刺激ホルモン（ACTH）．

【検体】採血の場合，早朝空腹時，安静30分後に行う．

・コルチゾール：血液（血清），尿（1日蓄尿）．

・ACTHは血液（EDTA血漿）．

【注意】コルチゾール，ACTHは日内変動がみられ，早朝が最も高くなる．

【判定】コルチゾールとACTHの両方を測定することで，原因の鑑別ができる．コルチゾールとACTHが共に高値ではクッシング病を，コルチゾール高値・ACTH低値ではクッシング症候群を示唆する．

その他の検査として腹部CT，頭部MRI，デキサメタゾン抑制試験などが行われる．

引用・参考文献

1. 心疾患の検査
1) 日本臨床検査医学会ガイドライン作成委員会編：臨床検査のガイドライン JSLM2015 検査値アプローチ/症候/疾患，p269，270，日本臨床検査医学会，2015
2) 河合 忠ほか編：異常値の出るメカニズム．第6版，p260，362，医学書院，2013
3) 日本臨牀社：広範囲 血液・尿化学検査，免疫学的検査4．第7版，p621，日本臨牀社，2009

2. 脂質異常の検査
1) 日本臨床検査医学会ガイドライン作成委員会編：臨床検査のガイドライン JSLM2015 検査値アプローチ/症候/疾患，p47，日本臨床検査医学会，2015
2) 日本臨牀社：広範囲 血液・尿化学検査，免疫学的検査2．第7版，p5，日本臨牀社，2009
3) 浦山 修ほか編：臨床化学検査学．p192-193，医歯薬出版，2016
4) 櫻井郁之介ほか監：最新臨床検査項目辞典．p243，医歯薬出版，2008

3. 高血圧性疾患の検査
1) 日本高血圧学会高血圧治療ガイドライン作成委員会：高血圧治療ガイドライン2014．日本高血圧学会，2014
2) 吉本貴宣ほか：2．レニン-アンジオテンシンシステム．臨床検査52（11）：1326，2008
3) 日本臨牀社：広範囲 血液・尿化学検査，免疫学的検査4．第7版，p333，602，日本臨牀社，2009
4) 櫻井郁之介ほか監：最新臨床検査項目辞典．p407，医歯薬出版，2008

📖 略語

◆副腎皮質刺激ホルモン
ACTH：adrenocorticotropic hormone

◆心房性ナトリウム利尿ペプチド
ANP：atrial natriuretic peptide

◆アスパラギン酸アミノトランスフェラーゼ
AST：aspartate aminotransferase

◆脳性ナトリウム利尿ペプチド
BNP：brain natriuretic peptide

◆クレアチンキナーゼ
CK：creatine kinase

◆C反応性タンパク
CRP：C-reactive protein

◆エチレンジアミン四酢酸
EDTA：thylenediaminetetraacetic acid

◆高比重リポタンパク
HDL：high density lipoprotein

◆ヒト心臓由来脂肪酸結合タンパク
H-FABP：human heart fatty acid-binding protein

◆中間密度リポタンパク
IDL：intermediate-density lipoprotein

◆乳酸脱水素酵素
LD（H）：lactate dehydrogenase

◆低密度リポタンパク
LDL：low density lipoprotein

◆リポタンパクリパーゼ（分解酵素）
LPL：lipoprotein lipase

◆メタヨードベンジルグアニジン
MIBG：3（meta）-iodobenzylguanidine

◆総コレステロール
TC：total cholesterol

◆トリグリセリド
TG：triglyceride

◆心筋トロポニンT
TnT：troponin T

◆超低密度リポタンパク
VLDL：very low density lipoprotein

第3章 検体検査の基礎知識とデータの読み方

8 呼吸器系の検体検査

呼吸器の疾患に関する検査には，①細菌やウイルスによる感染性呼吸器疾患の検査，②悪性腫瘍の検査，③肺の線維化をみる検査，④呼吸状態をみる検査，がある．

1 感染性疾患の検査

細菌性肺炎の検査

細菌培養検査

細菌性肺炎感染症の原因となる微生物（表8-1）を検索し，有効な抗菌薬を報告する．
【検体】喀痰・吸引痰・気管支洗浄液などの呼吸器系検体から採取した材料．滅菌容器に採取する．呼吸器検体中には原因菌だけでなく常在菌（唾液成分）も多数存在するため，検査に適した良質な検体を採取するように患者に説明する．抗菌薬の投与前に培養検体を提出し，原因微生物を確認することが望ましい．
【検査法】
①顕微鏡検査（塗抹検査）：検体をグラム染色し，その形態から原因菌の推定を行う（図8-1）．
②培養検査：検体を培地に塗布し35℃一晩培養し，微生物を発育させる（1日目）．その後，発育した微生物を確認用培地に植えて35℃一晩培養し（2日目），培地の変化を確認し，菌種の同定を行う（3〜4日目）．
③薬剤感受性検査：原因菌に有効な抗菌薬の最小発育阻止濃度（MIC）を調べる．耐性菌も検索する．
【判定】微生物が検出された場合，感染を疑う．

迅速診断検査（IC法）

肺炎の原因となる細菌の抗原や抗体の有無を迅速に（15分前後）判定する．
【検査項目】肺炎球菌，レジオネラ，A群β溶連菌，マイコプラズマ．
【検体】
・肺炎球菌，レジオネラ：尿．
・A群β溶連菌：咽頭ぬぐい液．
・マイコプラズマ：血清，咽頭ぬぐい液．
【判定】陽性の場合，感染を疑う．
【注意】感染初期の場合，抗原や抗体量が十分ではなく陰性となる可能性がある．

遺伝子学的検査〔LAMP法・PCR法（図8-2）〕

培養検査で発育しないまたは発育しにくい微生物は，遺伝子検査や迅速診断検査を組み合わせて判定する．
【検査項目】マイコプラズマ（LAMP法），百日咳菌（LAMP法，PCR法），レジオネラ菌（LAMP法，PCR法）．
【検体】喀痰・吸引痰・気管支洗浄液などの呼吸器系検体から採取した材料．
【判定】検出された場合，感染を疑う．

❷ ウイルス性肺炎の検査

ウイルス性肺炎は，以下のように大別できる．
①流行性肺炎（冬季に流行）：インフルエンザウイルス．
②乳幼児に多い肺炎：RSウイルス，アデノウイルス，ヒトメタニューモウイルス．
③免疫抑制者に多い肺炎：サイトメガロウイル

表8-1 肺炎およびその原因微生物

分類	主な原因微生物
市中肺炎	肺炎球菌，インフルエンザ菌，マイコプラズマ，クラミドフィラ・ニューモニエ，レジオネラ，モラキセラ・カタラーリス，真菌
院内肺炎	黄色ブドウ球菌，緑膿菌，クレブシエラ菌
医療・介護関連肺炎	肺炎球菌，緑膿菌，黄色ブドウ球菌（MSSA，MRSA）

＊「院内肺炎」は病院で起こる肺炎，「医療・介護関連肺炎」は介護施設や長期療養型病床で起こる肺炎を指す．
（日本呼吸器学会：www.jrs.or.jpを参照）

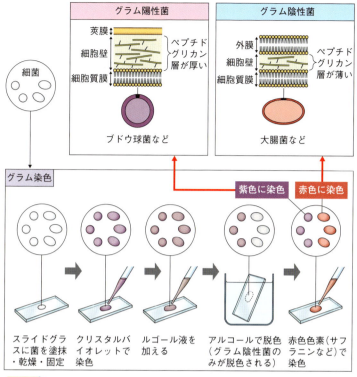

図8-1 グラム染色

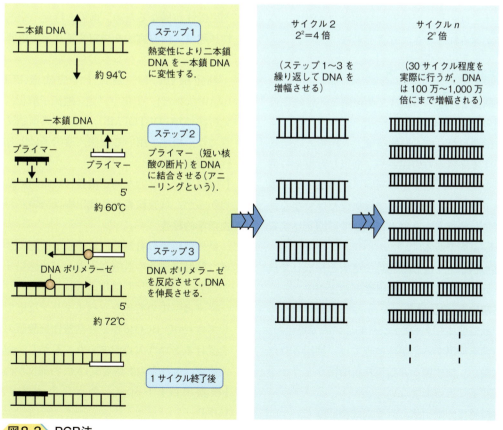

図8-2 PCR法

ス.

迅速診断検査（IC法）

ウイルス性肺炎感染症の原因となるウイルス抗原または抗体を迅速に（15分前後）検索する.

【検査項目】インフルエンザウイルス，アデノウイルス，RSウイルス.

【検体】

・インフルエンザウイルス，アデノウイルス：鼻腔ぬぐい液，鼻腔吸引液，咽頭ぬぐい液.

・RSウイルス：鼻腔ぬぐい液，鼻腔吸引液.

【判定】陽性の場合，感染を疑う.

【注意】感染初期の場合，抗原や抗体量が十分ではなく陰性となる可能性がある.

抗体検査

抗体は，細菌やウイルスなど「自分ではないもの」を感知したときに，排除しようと作られる蛋白である．疾患に特異的な抗体の増加をみて診断する.

【検体】血液（血清）.

【判定】急性期（発病2〜7日）と回復期（2〜3週）の検体を測定し，回復期の抗体価に4倍以上の上昇がみられたときに有意とする.

❸ 肺結核

抗酸菌と呼ばれる菌は，結核菌と非結核性抗酸菌の2つに分けられる.

抗酸菌のなかでも結核菌は，人から人に空気感染する．感染力の強さや，罹患した場合の重篤性を鑑みて，危険性の高い二類感染症に分類されている．そのため，培養検査だけでなくさまざまな検査方法を組み合わせて早期発見することが重要である.

3回連続（1日1回が推奨）で喀痰を採取して検査を行うことにより，検出感度が上がる.

顕微鏡検査（塗抹検査）

呼吸器検体をチール・ネールゼン法で染色し，抗酸菌を検出する．塗抹検査では，検出された抗酸菌が，結核菌か非結核性抗酸菌かどうかを判定することはできない.

【検体】喀痰，吸引痰，気管支洗浄液など.

【判定】抗酸菌は赤色に染まる．抗酸菌が検出された場合，結核菌かどうかを，同定検査で判定する.

培養検査

前処理した喀痰を37℃で培養し，発育した菌を同定して結核菌の有無を確認する．ただし，結核菌は増殖が遅いため，発育に数週間かかる場合もある.

【検体】喀痰，吸引痰，気管支洗浄液など.

【判定】抗酸菌の培地には，液体培地と固形培地がある.

・液体培地：発育の有無を確認して判定する．自動機器を用いることもでき，感度および迅速性に優れている.

・固形培地：感度および迅速性の点では劣るが，培地上に集落を形成するため，菌の性状や，複数菌の存在の有無を，目視で確認できる.

同定検査，薬剤感受性検査

顕微鏡検査や培養検査などで検出された抗酸菌の種類を特定させるための検査である．非結核性抗酸菌であっても，菌種や菌株によって薬剤感受性が異なるため，菌種の特定や薬剤感受性試験は，治療方法を決定するうえで重要である.

同定検査には，遺伝子学的検査（PCR法，LAMP法など），生化学同定，遺伝子解析，質量分析法（MALDI-TOFMS）がある．薬剤感受性検査には，培地を用いる方法，遺伝子による感受性試験がある.

【注意】遺伝子学的な同定検査は短時間で結果がわかるが，培養検査より検出率は低い.

血清学的検査

結核菌感染の有無を血液検査で確認できるため，接触者検診や医療従事者などの感染リスクが高い人の健康診断で用いられる.

従来は感染の有無をツベルクリン反応で確認してきたが，BCG接種や非結核性抗酸菌の影響を受けるという欠点があった．しかし，血清学的検査はこれらの影響を受けず，特異度が高い.

【検査項目】T Spot，クォンティフェロン（QFT）.

【検体】

- T Spot：血液(ヘパリン入り)．室温保存．
- QFT：専用の特殊容器(採血後は規定の手順で混和し，室温保存)．

【判定】陽性の場合は感染を疑うが，最近の感染か，過去の感染かの時期の診断はできない．

2 悪性腫瘍の検査

　肺癌の多くは咳，痰，血痰などの呼吸器症状をきっかけに発見される．確定診断は，喀痰細胞診，気管支鏡での生検，擦過細胞診などによって行われる．

　検体検査は，治療効果や治療薬選択のために行う．

❶ 腫瘍マーカー

　肺癌では腫瘍マーカーによる検出率の向上は認められておらず，質的診断の補助や治療効果のモニタリング，再発診断の補助として使用されている

【検査項目】CEA, CYFRA21-1, ProGRP, NSE.

【検体】
- CEA，CYFRA21-1，NSE：血液(血清)．
- ProGRP：血液(EDTA入り血漿)．

【判定】カットオフ値より高い場合は，悪性腫瘍の存在を疑うが，良性疾患でも上昇することがあるため，他の検査とあわせて診断する(表8-2)．

【注意】CYFRA21-1，NSEにはビオチンの投与が影響を与えるため，投与後8時間以上経過後に採血する．

表8-2　肺癌の腫瘍マーカー

項目	陽性率	検出しやすい組織型
CEA	40～60%	腺癌
CYFRA21-1	41～65%	非小細胞癌
ProGRP	45%	小細胞癌
NSE	47%	小細胞癌

❷ 分子診断

EGFR遺伝子変異解析検査

　EGFR (上皮成長因子受容体)のシグナル伝達を阻害する分子標的薬で，肺癌治療に用いられるゲフィチニブ(商品名イレッサ)，アファチニブ(商品名ジオトリフ)の適応を予測するための検査である．EGFR遺伝子が変異している症例では，効果が高い．

【検体】
- 組織：内視鏡検査の生検組織や手術時に切除したホルマリン固定組織から，パラフィンブロックを作製して検査する．採取した検体はホルマリンに入れて提出する．室温保存とする．
- 胸水，肺洗浄液：滅菌容器に入れて提出する．冷蔵保存とする．

【判定】EGFR遺伝子変異がある場合に陽性となる．

ALK融合遺伝子検査

　ALK遺伝子が何らかの理由で他の遺伝子と融合したものをALK融合遺伝子といい，癌細胞の増殖に関与する．ALK遺伝子陽性の場合，ALK阻害剤であるクリゾチニブ(商品名ザーコリ)とアレクチニブ(商品名アレセンサ)が適用となる．原則として腺癌成分を有する組織型において行う．

【検体】
- 組織：内視鏡検査の生検組織や手術時に切除したホルマリン固定組織から，パラフィンブロックを作製して検査する．採取した検体はホルマリンに入れて提出する．室温保存とする．
- 胸水，肺洗浄液：滅菌容器に入れて提出する．冷蔵保存とする．

【判定】ALK融合遺伝子がある場合に陽性となる．

3 間質性肺疾患の検査

　肺全体に病変が生じる状態を「びまん性肺疾患」と総称するが，その多くが間質性肺炎である．間質性肺炎は，何らかの理由により起きた間質の炎症によって線維化が生じ，線維化が進むことで肺が膨らまなくなり，拘束性の肺障害をきたす疾患である．びまん性肺疾患の画像診断では胸部単純X線写真が有効であるが，肺の損傷をみるために血液検査が用いられる．

　肺野にびまん性の線維化陰影が認められた時に実施される，肺の損傷（線維化）程度のスクリーニング検査として，シアル化糖鎖抗原KL-6（KL-6），サーファクタントプロテインA（SP-A），サーファクタントプロテインD（SP-D）を測定する．これらは肺胞上皮細胞（Ⅰ型・Ⅱ型）に障害を起こすことで上昇するが，疾患の原因によって上昇の度合いが異なる（表8-3）．厚生労働省の特定疾患認定基準では，これらKL-6，SP-A，SP-D，LDHの4項目のうち1項目以上の陽性を条件としている．

【検査項目】KL-6，SP-A，SP-D．
【検体】血液（血清）．
【判定】カットオフ値より高い場合は，間質性肺炎を疑う．著しい高値を示す場合は，自覚症状がなくても予後不良であり，注意深い経過観察を必要とする．

　このほか，呼吸機能検査，血液ガス分析，病理学的検査（気管支肺胞洗浄，肺生検）などが行われる．

表8-3 各指標の特徴

項目	考えられる疾患
KL-6の上昇	特発性間質性肺炎，過敏性肺炎，膠原病に関連した間質性肺炎
SP-Aの上昇	放射線肺臓炎
SP-Dの上昇	膠原病に関連した間質性肺炎，過敏性肺臓炎

4 呼吸状態をみる検査

　呼吸器の役割は，体内への酸素（O_2）の取り込みと，体外への二酸化炭素（CO_2）の放出である．機能不全をきたすと低酸素血症となり，生命維持に直結する問題となるが，低酸素血症を起こす要因は多様である．また，呼吸は体内のpHの維持（酸塩基平衡）にも大きくかかわっており，いずれも血液ガス分析の結果をもとに鑑別する．

❶ ガス代謝の障害

　ガス代謝の障害に関する検査では，①換気量（肺胞低換気の評価），②肺胞から血管への取り込み（拡散障害の評価），③シャント（静脈血混合の評価），④酸素の運搬（酸素化の評価），などをみる．

　O_2を体内へ運び込む換気量と，そのO_2を取り込んで全身に運ぶ血液量のバランスは重要であり，どちらが不足しても換気・血流量の不均等分布となり，低酸素血症を招く．

【検査項目】表8-4参照．
【検体】血液ガス検査：動脈血液（ヘパリン加血液）．保存は不可．室温にて運搬し，速やかに測定する．以前は氷水保存が推奨されていたが，現在はPaO_2（動脈血中酸素分圧）が上昇するため不可となっている．呼吸機能検査については（95頁）を参照．
【注意】

- 検体採取時にシリンジ内に気泡が入った場合は，大気のO_2，CO_2の影響を受けるため，抜いてから提出する．
- 血球成分が沈んで不均一になり，ヘモグロビン（Hb）が関係する検査結果に影響が出るため，測定する直前に必ず混和を行う．混和は両手の平でシリンジを挟み込み，回転させる．

【判定】表8-5参照．
①換気量（肺胞低換気の評価）：呼吸機能検査によって，肺の換気量の測定および換気障害の

表8-4 ガス代謝の障害に関する検査項目

	血液ガス	呼吸機能検査
換気量(肺胞低換気の評価)	PaO_2, $PaCO_2$, $A\text{-}aDO_2$	VC(肺活量),FVC(努力性肺活量),FEV(1秒量)
肺胞から血管への取り込み(拡散障害の評価)	PaO_2, $PaCO_2$, $A\text{-}aDO_2$	DLCO(肺拡散能力検査)
シャント(静脈血混合の評価)	PaO_2, $PaCO_2$, $A\text{-}aDO_2$	―
酸素の運搬(酸素化の評価)	PaO_2, SaO_2, SpO_2, CaO_2(動脈血酸素含有量),COHb,MetHb	

表8-5 ガス代謝の評価

項目	PaO_2	$PaCO_2$	$A\text{-}aDO_2$	酸素吸入による改善
換気量の低下	↓	↑	→	○
拡散障害	↓	↓または→	↑	◎
シャント	↓	↓または→	↑	×
換気・血流比の不均等分布	↓	↓または→	↑	○

分類を行う.換気量が十分ではない場合,体内への酸素の受け取りも体外への二酸化炭素の排出も不十分となるため,PaO_2は低下,$PaCO_2$(動脈血中二酸化炭素分圧)は上昇する.拡散能に問題がなければ$A\text{-}aDO_2$(肺胞気-動脈血酸素分圧較差)は正常となる.

②肺胞から血管への取り込み(拡散障害の評価):十分な換気で肺胞までO_2が取り込まれるが,肺胞から肺胞毛細血管へのO_2の通過が障害されてPaO_2が低下することを,拡散障害という.肺胞と動脈血の酸素分圧の差を示す$A\text{-}aDO_2$は開大する.CO_2は拡散しやすく通過障害を起こしにくいため,低酸素の代償として起きる過換気により低下傾向を示す.原因疾患として間質性肺炎,左心不全による肺水腫などがある.

③シャント(静脈血混合の評価):シャントにより酸素化されていない静脈血が動脈血に混じることで,低酸素血症を起こす.高濃度の酸素を投与しても,シャントの静脈血は酸素化されないので低酸素症は改善されない.原因疾患として肺炎・無気肺による肺内シャント,肝硬変に伴う肺内シャント(肝肺症候群),心臓内でのシャントなどがある.

④酸素の運搬(酸素化の評価):O_2は血中のHbと結合して全身に運搬され,その酸素化の評価は主に血液ガス測定によるPaO_2とSaO_2(動脈血酸素飽和度),パルスオキシメータによるSpO_2(経皮的酸素飽和度)で行われる.これらは酸素分圧や酸素と結合しているHbの割合を見ているだけであり,貧血によるHb自体の不足は反映されない.貧血の場合,PaO_2やSaO_2は正常にもかかわらず運搬されてくるO_2が減少して低酸素状態となるため,Hbの濃度を加味したCaO_2による評価も必要となる.SaO_2は,酸素の運べないメトヘモグロビン血症や,酸素よりもHbに結合しやすい一酸化炭素中毒では低下する.血液ガスの機器によってはMetHb(メトヘモグロビン)やCOHb(カルボキシヘモグロビン)の測定も可能である.原因疾患として貧血,循環血液量の低下,メトヘモグロビン血症,一酸化炭素中毒などがある.

❷ 酸塩基平衡の障害

生命維持のためにpHは一定の範囲に保たれる必要があるが,体内は代謝や呼吸によって常に酸を作り出しており,酸性化されやすくなっている.そこでpHを保つために,①細胞内外液の緩衝機構,②呼吸性の緩衝機構(酸であるCO_2

表8-6 酸塩基平衡障害の分類，および各状態の原因疾患と代償作用の限界

病態	pH	変動項目	AG	原因	代償作用	限界
呼吸性 アシドーシス		$PaCO_2$↑		低換気	HCO_3^-↑	急性30mmol/L 慢性42mmol/L
代謝性 アシドーシス	↓	CO_2以外の酸↑	＞14mEq/L	糖尿病性ケトアシドーシス 乳酸性アシドーシス	$PaCO_2$↓	15mmHg
		HCO_3-↓	＜14mEq/L	腎不全による再吸収害, 下痢による喪失	$PaCO_2$↓	15mmHg
呼吸性 アルカローシス		$PaCO_2$↓		過換気症候群, 高熱	HCO_3^-↓	18mmol/L
代謝性 アルカローシス	↑	CO_2以外の酸↓ HCO_3^-↑		嘔吐によるH+, Cl-喪失 利尿薬によるK喪失	$PaCO_2$↑	40mmHg

による調整），③腎性の緩衝機構〔塩基である重炭酸イオン（HCO_3^-）による調整〕，の各機構が身体には備わっている．

呼吸により体内の酸性化のほとんどを担うCO_2を放出すること，pHの変動を戻そうとする代償作用が働きやすいことから，血液ガスデータによる判断が重要になる．

アニオンギャップ（AG）はケトン体，乳酸，リン酸などの不揮発性の酸の量を示すため，代謝性アシドーシスの原因がHCO_3^-の低下によるものか，酸過剰によるものかの判断に役立つ．

【検査項目】血液ガス：pH, $PaCO_2$, HCO_3^-, AG．

【検体】動脈血液（ヘパリン加血液）．注意事項などは「ガス代謝の障害」の項参照．

【判定】酸塩基平衡障害は大きく4つに分類される．各状態の原因疾患と代償作用の限界を**表**

📖 **略語**

◆アニオンギャップ
AG：anion gap

◆未分化リンパ腫キナーゼ
ALK：anaplastic lymphoma kinase

◆カルメット・ゲラン桿菌
BCG：bacillus Calmette-Guerin

◆動脈血酸素含量
CaO_2：arterial O_2 content

◆癌胎児性抗原
CEA：carcinoembryonic antigen

◆カルボキシヘモグロビン
COHb：carboxy hemoglobin

◆サイトケラチンフラグメント
CYFRA：cytokeratin fragment

◆一酸化炭素に対する肺拡散能力
DLCO：
diffusing capacity of the lung for carbon monoxide

◆上皮成長因子受容体
EGFR：epidermal growth factor receptor

◆努力性呼気量
FEV：forced expiratory volume

◆努力性肺活量
FVC：forced vital capacity

◆ランプ法
LAMP：loop-mediated isothermal amplification

◆マトリックス支援レーザー脱離イオン化法
MALDI：matrix assisted laser desorption/ionization

◆メトヘモグロビン
MetHb：methemoglobin

◆最小発育阻止濃度
MIC：minimum inhibitory concentration

◆メチシリン耐性黄色ブドウ球菌
MRSA：methicillin resistant Staphylococcus aureus

◆メチシリン感受性黄色ブドウ球菌
MSSA：methicillin sensitive Staphylococcus aureus

◆神経特異エノラーゼ
NSE：neuron-specific enolase

◆動脈血二酸化炭素分圧
$PaCO_2$：partial pressure of CO_2 in arterial blood

◆動脈血酸素分圧
PaO_2：partial pressure of O_2 in arterial blood

◆ポリメラーゼ連鎖反応
PCR：polymerase chain reaction

◆動脈血酸素飽和度
SaO_2：saturation of arterial O_2

◆経皮的酸素飽和度
SpO_2：saturation of percutaneous O_2

◆肺サーファクタントタンパク質
SP：pulmonary surfactant protein

◆飛行時間型質量分析法
TOFMS：time of flight mass spectrometry

◆肺活量
VC：vital capacity

8-6に示す.

関連する検査として血中ケトン体分画,乳酸などがある.

引用・参考文献

1. 感染性疾患の検査
1) 窪田哲朗ほか編：最新臨床検査医学講座,免疫検査学,p3,医歯薬出版,2017
2) 日本化学療法学会抗菌薬TDMガイドライン作成委員会：抗菌薬TDMガイドライン2016,日本化学療法学会,2016.
3) 加藤誠也：Tスポット®.TBについて,複十字348：8,2013.

2. 悪性腫瘍の検査
1) 肺癌診療ガイドライン2015年版作成委員会：6.分子診断,EBMの手法による肺癌診療ガイドライン,日本肺癌学会,2015

3. 間質性肺疾患の検査
1) 日本呼吸器学会びまん性肺疾患診断・治療ガイドライン作成委員会：突発性間質性肺炎の診断・治療ガイドライン,日本呼吸器学会,2004.
2) 櫻井郁之介ほか監：最新臨床検査項目辞典,医歯薬出版,2008

4. 呼吸状態をみる検査
1) 日本臨床検査医学会ガイドライン作成委員会編：臨床検査のガイドライン JSLM2015 検査値アプローチ/症候/疾患,p70-73,日本臨床検査医学会,2015
2) 河合 忠ほか編：異常値の出るメカニズム,第6版,医学書院,2013

9 腎・泌尿器系の検体検査

腎臓の主な働きは，血液を濾過し，必要な物質は再吸収し，塩分や老廃物などの不要物は尿として体外へ排出することであり，これにより，体液量，イオンバランス，血圧などが調整されている．したがって，腎臓機能が低下すると，さまざまな問題が引き起こされる．また，腎臓はある程度以上の機能低下を起こすと，回復することができないため，早期発見・治療が必要である．

腎・泌尿器に関する主な尿と血液の検査には，①ネフローゼ症候群（尿中への蛋白漏出）の検査，②腎機能障害（腎不全）の検査，③尿量異常（頻尿・乏尿）に関する検査，④尿路感染症の検査，⑤前立腺癌の腫瘍マーカーの検査，がある．

1 ネフローゼ症候群の検査

❶ 尿中への蛋白漏出のスクリーニング検査

通常，腎臓は血液を濾過し，塩分や老廃物を排出するが，赤血球や蛋白は血中に維持される．尿中への蛋白漏出の有無や種類の特定は，腎機能低下の早期発見や，原因疾患の診断に必要である．ストレス，運動などでも漏出することがあるため，鑑別が必要となる．

【検査項目】尿中蛋白定性検査，半定量検査．
【検体】随時尿．
【判定】持続的な蛋白尿が認められた場合には，何らかの疾患が疑われる．原因が腎にある場合に腎疾患が疑われる．その他の原因として，腎前性（溶血など），腎後性（尿路結石など）がある．

❷ 漏出している蛋白の種類を調べる検査

漏出している蛋白を同定することで，原因部位が推定できる．

①腎前性の蛋白尿：ベンス・ジョーンズ蛋白，ミオグロビン．
②糸球体性の蛋白尿：アルブミン．
③尿細管性の蛋白尿：β2マクログロブリン，α1マクログロブリン，L-FABP，NAG．
【検体】随時尿，蓄尿．

❸ ネフローゼ症候群の診断と経過観察の検査

ネフローゼ症候群は，尿蛋白が大量漏出している状態であり，一方で血中の蛋白濃度が低下することで，さまざまな問題を生じる．

ネフローゼ症候群の病態把握のため，1日の尿蛋白濃度の確認は必須である．尿蛋白量と低アルブミン血症の両方を認めることが，ネフローゼ症候群の必須条件である．

尿検査
【検査項目】尿蛋白定量．
【検体】随時尿，蓄尿．
【判定】表9-1参照．治療の効果判定も尿蛋白定量で判断する（表9-2）．

血清蛋白の検査
ネフローゼ症候群ではアルブミン（Alb）が漏出しやすいため，Alb濃度は低下，相対的に総

表9-1 ネフローゼ症候群の診断基準

方法	基準
蓄尿	3.5g/日以上の持続がある場合
随時尿	3.5g/gCr以上の持続がある場合

表9-2 ネフローゼ症候群の治療判定基準

分類	尿蛋白定量値
完全寛解	0.3g/日以下
不完全寛解Ⅰ型	0.3～1.0g/日
不完全寛解Ⅱ型	1.0～3.5g/日
無効	3.5g/日以上

蛋白(TP)も低下する．Albが低下すると，血管内に水分をとどめておけないため，浮腫や脱水をきたす．

また，免疫グロブリン(特にIgG)が低下することが知られており，これにより感染リスクが上がるため，必要に応じて感染予防の免疫グロブリン製剤投与を行う．

【検査項目】TP，Alb，免疫グロブリン(IgG，IgA，IgM)．

【検体】血液(血清)．

【判定】
- ネフローゼ症候群の蛋白濃度：TP：6.0g/dL以下，Alb：3.0g/dL以下．
- 感染リスクの上昇する免疫グロブリン値：IgG：600mg/dL以下．

脂質の検査

低アルブミン血症を起こすため，それを補うべく肝臓での合成が亢進される．同じく肝臓で合成されるリポ蛋白も合成が亢進されるため，高HDLコレステロール(HDL-C)血症となる．

【検査項目】総コレステロール(TC)，中性脂肪(TG)，LDLコレステロール(LDL-C)，HDLコレステロール(HDL-C)．

【検体】血液(血清)．

【判定】ネフローゼによる脂質異常の場合は，LDL-Cが上昇する．HDL-Cは正常もしくは軽度低下，TGは軽度上昇にとどまることが多い．

血液凝固の検査

尿への漏出による抗凝固因子(アンチトロンビンⅢ，プラスミノゲンなど)の低下，および肝臓の合成能亢進による凝固因子(第Ⅴ因子，第Ⅷ因子，von Willebrand因子など)の増加が認められる．

低アルブミン血症による血管内脱水によって血液が濃縮しており，血栓ができやすいため，血栓防止に努める必要がある．

【検査項目】フィブリノゲン，アンチトロンビンⅢ，プラスミノゲン，FDP，Dダイマー．

【検体】血液(クエン酸Na入り採血管)．

【判定】ネフローゼ症候群により，アンチトロンビンⅢ，プラスミノゲンは低下し，フィブリノ

ゲンが上昇する．FDPとDダイマーの上昇は，線溶が亢進する(血栓を溶かそうとする)状態を示すので，体内での血栓の存在を疑う．

2　腎機能障害の検査

何らかの原因により糸球体や尿細管に障害が起きると腎機能は徐々に低下し，慢性腎不全となる．一度失われた機能は回復しないため，早期に発見し，機能の維持に努めることが重要であり，定期的な腎機能の確認を行う．また，腎機能障害には慢性的なものだけでなく，急性腎障害もあり，こちらも早期の治療が良好な予後につながる．

● 腎機能の検査

尿検査

【検査項目】尿定性，尿沈渣，尿蛋白，尿アルブミン．

詳細は「尿沈査」(278頁)参照．

血液検査

蛋白質の老廃物であるアンモニアから転換された尿素窒素(UN)や，筋肉代謝の老廃物であるクレアチニン(Cre)は，腎臓から排出される．したがって腎機能低下により，それらの血中濃度は上昇する．

しかし，UNは食事の影響を，Creは筋肉量の影響を受けるため，軽度の腎機障害にはシスタチンCが適している．シスタチンCは生理的な変動を受けず，体内の有核細胞から一定の割合で産生される低分子蛋白質であり，糸球体で濾過される．

【検査項目】UN，Cre，シスタチンC．

【検体】血液(血清)．

【判定】腎機能低下により，UN，Cre，シスタチンCのいずれも上昇する．ただし，UNは消化管出血や脱水でも上昇するため，UN／Cre比により鑑別する(表9-3)．

腎機能の評価としては，年齢・性別・Cre値で

表9-3 UN／Cre比による鑑別

	UN	Cre	UN／Cre比
腎機能低下	↑	↑	10～20
消化管出血脱水	↑	正常～軽度↑	20以上
生理的変動	高蛋白食で↑	筋肉量低下で↓	

求めたeGFRが用いられ，これにより重症度分類が行われる．また，シスタチンC値で求めるeGFRcysもある．また，慢性腎臓病（CKD）の重症度分類は①原疾患，②尿蛋白（尿アルブミン）の程度，③GFRの低下の重症度によって行われるので，原疾患も検索する必要がある．

❷ CKDの経過観察の検査

慢性腎臓病ではCKDステージ3～5になると，さまざまな合併症を起こすようになるので，状態を把握し，適切な治療を行う必要がある．

尿検査

【検査項目】尿定性，尿沈渣，尿蛋白，尿アルブミン．

生化学検査

腎臓は電解質の調整も担っている．腎機能が低下すると塩分（Na，Cl）が十分に排出できず，血中濃度は上がる．すると，体内の塩分濃度を薄めようとして水分をためこむ．水分過剰は浮腫，うっ血性心不全，肺水腫の原因となる．また，尿量が得られなくなるため，ほぼ一定量で排泄されるK排出量が減り，血中の濃度が上昇する．

電解質の高度な異常は，中枢神経や新機能などに重篤な影響を及ぼすことから，速やかな治療が必要となる．

【検査項目】
・腎の排出機能：UN，Cre，尿酸（UA）．
・血中の蛋白濃度：TP，Alb．
・電解質の調整：Na，K，Cl．

【検体】血液（血清）．検体の長時間放置や提出前の冷蔵保存は溶血の原因になる．溶血によりKが偽高値となるので注意する．採血時のクレンチング（手の開閉運動）も，Kが偽高値となる原因となりうるので行わない．

【判定】表9-4参照．

骨・ミネラル代謝

Caは腸管から吸収されるが，この時に活性化ビタミンDが必要となる．ビタミンDは肝臓と腎臓とで活性化されるため，腎機能低下によりCaの低下が起きるが，代償作用として副甲状腺ホルモン（PTH）が働き，骨よりカルシウムを吸収する．

腎機能低下で無機リン（IP）も排出量が少なくなり，血中濃度が上昇するが，これもPTHを刺激する要素となる．

その結果，骨代謝バランスが崩れて骨がもろくなる．

【検査項目】Ca，IP，PTH．

【検体】血液（血清）．

【判定】慢性腎臓病の進行に伴い，IPとPTHは上昇を示す．Caは代償作用により正常であること

表9-4 電解質異常とその原因

電解質	異常	考えられる原因
Na	高値	水分喪失，鉱質コルチコイド過剰によるNa貯留
	低値＋細胞外液量の低下	腎性Na喪失（尿中Na増加），下痢，嘔吐
	低値＋細胞外液量の増加	腎不全，心不全，肝硬変
K	高値	細胞内からの遊出（運動，筋肉崩壊，溶血），腎不全などによる排泄低下
	低値	鉱質コルチコイド過剰による尿中への排泄，下痢，嘔吐
Cl	高値	水分喪失，代謝性アシドーシス，呼吸性アルカローシスの代償
	低値	水分過剰，代謝性アルカローシス，呼吸性アシドーシスの代償

が多い.

血液検査

腎臓からは造血ホルモンであるエリスロポエチンが分泌され，骨髄での赤血球産生を促進する．腎機能の低下でエリスロポエチンの分泌量が下がると，腎性貧血を生じる．腎性貧血に対しては，赤血球造血刺激因子製剤による薬物療法が行われる．

【検査項目】血球計数(赤血球数,ヘモグロビン濃度).

【検体】血液(EDTA-2K入り).

【判定】腎性貧血の治療目標値は，ヘモグロビン濃度11 〜 13g/dLである．

❸ 急性腎障害の診断のための検査

急性腎障害は，重症例では致死率の高い病態であり，早期診断と治療開始が重要となる．疾患だけが原因ではなく，造影剤，抗癌剤，降圧薬などの薬剤性の場合もあることに注意する．

クレアチニン(Cre)の検査が必須だが，Creは障害が出てから遅れて上昇するため，早期診断には不十分である．尿中L-FABPは，組織障害が進行する前段階である尿細管へのストレスによって尿中へ排出されるので，早期診断に適している．

【検査項目】Cre，シスタチンC (CysC)，尿中L-FABP.

【検体】

・Cre，CysC：血液(血清).

・L-FABP：随時尿.

【判定】Cre，CysC，尿中L-FABPの上昇は，腎障害があると判断する．急性腎障害の定義は以下のいずれかを満たす場合である．

・48時間以内にCreが0.3mg/dL以上の上昇.

・7日以内にCreが前回値の1.5倍以上に増加.

・6時間の尿量が0.5mL/kg/h未満に低下.

3 尿量異常の検査

❶ 乏尿，無尿に関する検査

尿の生成が減少し，1日の尿量が400mL以下を乏尿，100mL以下を無尿と定義する．

尿量が減少すると，体液量や電解質バランスの異常，老廃物の貯留が起こるため，早期の治療が必要となる．

乏尿の原因を調べる検査

乏尿の原因はさまざまであり，治療のうえで原因の鑑別を行う必要がある．腎臓が原因の腎性乏尿，腎臓は正常だが尿排泄できない腎後性乏尿，腎臓へ流れる血液が不十分のため糸球体濾過量が減少する腎前性乏尿がある．

腎後性は超音波検査などの画像診断を用いるが，腎性か腎前性かは検体検査で鑑別する．

【検査項目】浸透圧(尿中)，Na (尿中)，尿素窒素(UN，血中・尿中)，クレアチニン(Cre，血中・尿中).

【判定】表9-5参照.

血液透析の適用を判断する検査

検査結果については体格などの個人差があるため，血液透析導入の明確な基準となる数値はない．CreやGFRの経時的変化や栄養状態などを総合的に判断して,血液透析の導入を決める．

【検査項目】UN，Cre，GFR，K.

【判定】

・慢性腎臓病の主な指標：UN，Cre，GFRの上昇.

・急性腎障害の主な指標：Cre，Kの上昇.

❷ 多尿に関する検査

1日の尿量が3,000mL以上の場合を多尿と定

表9-5 乏尿の原因を示唆する主な項目

項目(単位)	腎性	腎前性
尿浸透圧(mOsm/L)	＜350	＞500
尿中Na (mEq/L)	＞40	＜20
尿中・血中UN比	＜3	＞8
尿中・血中Cre比	＜20	＞40

義する.

多尿は，浸透圧利尿と水利尿に大別される．浸透圧利尿とは，血糖や電解質などの増加により血管内が高浸透圧となり，腎臓での電解質や水の再吸収が抑制されて生じる多尿である．水利尿とは，尿の成分が水分主体の多尿である．

尿検査，血液検査をもとに確定診断を行う．

浸透圧利尿の鑑別検査

浸透圧の測定により，水利尿か浸透圧利尿かの鑑別を行う．また，電解質や血糖を測定することで，浸透圧利尿の原因を調べる．

【検査項目】浸透圧(血液，尿)，電解質(血液，尿)，血糖．

【検体】尿(随時尿，蓄尿)．血液(電解質は血清，血糖はNaF入り血漿)．

【判定】尿浸透圧が300mOsm/kg以上の場合，浸透圧利尿と判断する．電解質排泄量が600mOsm/日以上の場合，浸透圧利尿の原因は電解質であり，600mOsm/日以下の場合，糖などの非電解質が原因である．

水利尿の鑑別検査

水利尿の原因が，抗利尿ホルモン(ADH)の産生・分泌の低下，もしくは腎での反応性の低下によるものかを鑑別する．

【検査項目】浸透圧(血液，尿)，ADH，高張食塩水負荷テストによるADH分泌能，デスモプレシン投与による尿濃縮能

【判定】ADHの産生・分泌の低下は中枢性尿崩症を，腎での反応性の低下は腎性尿崩症または心因性の多飲を示唆する．

その他の検査として，高張食塩水負荷，デスモプレシン負荷試験などが行われる．

・高張食塩水負荷：5%食塩水を0.05mL/Kg/分で投与し，血中の浸透圧をあげた時の反応をみる検査．正常であれば水分の排出を抑制するため，ADHが上昇する．

・デスモプレシン負荷試験：デスモプレシンは，腎集合管細胞に働きかけて水の再吸収を促進する抗利尿作用をもつ．投与して尿量が低下すれば，腎臓の反応性には問題なく，腎性尿崩症は否定される．

4 尿路感染症の検査

尿路感染症には，腎盂腎炎と膀胱炎がある．症状が軽微な場合は，どちらでも外来での内服加療を行うが，腎盂腎炎は20〜30%で菌血症を伴うとされており，適切な初期治療を行う必要がある．

❶ 尿路感染の有無を調べる検査

膀胱炎では，排尿痛，頻尿，残尿感，下腹部痛などの症状がある．腎盂腎炎では，発熱，悪寒，側腹部痛がみられる．

尿路感染を疑う場合は，尿検査，血液検査，細菌検査を行う．尿検査では，尿の性状を調べることで尿路感染の診断を行う．

【検査項目】尿定性検査として白血球，亜硝酸塩．尿沈渣として白血球，赤血球．

【検体】随時尿．細胞が壊れるため，速やかに提出する．

【判定】尿中の白血球数が5WBCs/400倍視野以上を，有意な膿尿と判断する．亜硝酸塩は陽性の場合，細菌が存在すると判断する．ただし，細菌尿が膀胱内に停滞することで亜硝酸塩が陽性となるので，頻尿の場合には，偽陰性になる可能性がある．

❷ 重篤性の確認検査

膀胱炎は原則として，外来での抗菌薬治療となるが，腎盂腎炎では20〜30%で菌血症を伴うとされる．全身状態を把握し，感染の程度を推定する必要がある．

【検査項目】白血球数，C反応性蛋白(CRP)，クレアチニン(Cre)．

【検体】

・白血球数：血液(EDTA-2K入り)．

・CRP，Cre：血清．

【判定】重篤とされる検査所見は，白血球数1万2,000/μL以上または4,000/μL以下，CRP 10mg/dL以上，Cre 2mg/dL以上である．

関連する検査として，水腎症(尿路閉塞)の確認のため，超音波検査を行う．また，腎膿瘍や腎実質の破壊の有無をみるため，CTを行う．

❸ 原因微生物の同定検査

細菌性尿路感染症の原因となる微生物を検索し，有効な抗菌薬を報告する．腎盂腎炎は20〜30％が菌血症を伴うとされているので，血液培養も行う．

【検査項目】尿培養・同定検査，薬剤感受性検査，血液培養・同定検査，薬剤感受性検査．

【検体】
- 尿培養：中間尿(特に女性は採取時に汚染されることが多いため，自己採取する場合は，採取方法を十分に説明する)．
- 血液培養：好気性ボトル，嫌気性ボトルを1本ずつ2セット採取．

【注意】抗菌薬の投与前に培養検体を採取する．

【判定】膀胱炎も腎盂腎炎も主要な原因微生物は同様であり，大腸菌による感染が50〜80％を占め，クレブシエラ，プロテウスと続く．低頻度ではあるが，ブドウ球菌も起因菌となる．カテーテル留置などが多い病棟の患者では，緑膿菌，腸球菌，セラチアといった日和見感染の菌が主体である．

5 前立腺癌の腫瘍マーカー

PSAは，前立腺の組織や前立腺分泌物に含まれる糖蛋白であり，前立腺癌の腫瘍マーカーとして測定されるが，良性疾患でも上昇する．

前立腺癌患者の場合，遊離型PSA (Free PSA)の比率が低いとされており，グレーゾーンの患者群の鑑別にはFree PSA／total PSA比(F／T比)が用いられる．

【検査項目】前立腺特異抗原(total PSA)，遊離型PSA (Free PSA)．

【検体】血液(血清)．

【判定】カットオフ値より高い場合は，悪性腫瘍の存在を疑うが，前立腺肥大や前立腺炎でも軽度上昇するため，PSAはカットオフ値を超えても，すぐに癌とはいえない(グレーゾーン)．特に前立腺肥大が多い高齢者の診断には，注意が必要である．

引用・参考文献

1. ネフローゼ症候群の検査
1) 河合　忠ほか編：異常値の出るメカニズム．第5版，医学書院，2008
2) エビデンスに基づくネフローゼ症候群診療ガイドライン2014作成分科会：エビデンスに基づくネフローゼ症候群診療ガイドライン2014．日本腎臓学会，2014

📖 略語

◆抗利尿ホルモン
ADH：antidiuretic hormone

◆慢性腎臓病
CKD：chronic kidney disease

◆クレアチニン
Cre：creatinine

◆C反応性蛋白
CRP：C-reactive protein

◆エチレンジアミン四酢酸
EDTA：thylenediaminetetraacetic acid

◆推算糸球体濾過率
eGFR：estimated glemerular filtration rate

◆フィブリン・フィブリノゲン分解産物
FDP：fibrin and fibrinogen degradation product

◆糸球体濾過率
GFR：glomerular filtration rate

◆高比重リポタンパク
HDL：high density lipoprotein

◆無機リン
IP：inorganic phosphorus

◆低密度リポタンパク
LDL：low density lipoprotein

◆L型脂肪酸結合蛋白
L-FABP：L-fatty acid-binding protein

◆尿中β-D-Nアセチルグルコサミニダーゼ
NAG：N-acetyl-β-D-glucosaminidase

◆前立腺特異抗原
PSA：prostatic specific antigen

◆副甲状腺ホルモン
PTH：parathyroid hormone

◆総蛋白
TP：total protein

◆尿素窒素
UN：urea nitrogen

◆白血球数
WBC：white blood cell

2. 腎機能障害の検査
1）河合　忠ほか編：異常値の出るメカニズム．第5版，医学書院，2008
2）エビデンスに基づくネフローゼ症候群診療ガイドライン2014作成分科会：エビデンスに基づくネフローゼ症候群診療ガイドライン2014．日本腎臓学会，2014
3）日本臨床検査自動化学会編集部：極端値・パニック値対応マニュアルver1.4．日本臨床検査自動化学会会誌，30（sup1），2005
4）日本臨床検査医学会ガイドライン作成委員会編：臨床検査のガイドライン　JSLM2015　検査値アプローチ/症候/疾患．日本臨床検査医学会，2015

3. 尿量異常の検査
1）河合　忠ほか編：異常値の出るメカニズム．第5版，医学書院，2008
2）日本臨床検査自動化学会編集部：極端値・パニック値対応マニュアルver1.4．日本臨床検査自動化学会会誌，30（sup1），2005

3）日本臨床検査医学会ガイドライン作成委員会編：臨床検査のガイドライン　JSLM2015　検査値アプローチ/症候/疾患．日本臨床検査医学会，2015

4. 尿路感染症の検査
1）日本臨床検査医学会ガイドライン作成委員会編：臨床検査のガイドライン　JSLM2015　検査値アプローチ/症候/疾患．p339-341，日本臨床検査医学会，2015
2）大野博司：症候と疾患から迫る! ERの感染症診療〜疑い，探し，組み立てる実践的な思考プロセス．救急・ERノート レジデントノート別冊，羊土社，2012

5. 前立腺癌の腫瘍マーカー
1）日本臨床検査医学会ガイドライン作成委員会編：臨床検査のガイドライン　JSLM2015　検査値アプローチ/症候/疾患．P355-358，日本臨床検査医学会，2015
2）櫻井郁之介ほか監：最新臨床検査項目辞典．p523-525，医歯薬出版，2008
3）日本臨牀社：広範囲　血液・尿化学検査, 免疫学的検査4．第7版，p732-742，日本臨牀社，2009

10 産科・婦人科の検体検査

産科・婦人科に関する尿と血液の主な検査には，①性腺ホルモンの検査，②妊婦健康診査の検査，③悪性腫瘍の検査がある．

1 性腺ホルモンの検査

女性の性周期は，種々の性腺ホルモンによって制御されている．これらの内分泌ホルモンの異常が月経異常や不妊の一因となっており，原因の鑑別には検査が不可欠である．

また，排卵日の予測や妊娠の確認にも，ホルモン検査が用いられている．

視床下部より分泌されるゴナドトロピン放出ホルモン(GnRH)によって，下垂体前葉が刺激され，黄体ホルモン(LH)と卵胞刺激ホルモン(FSH)が分泌される．排卵までの流れは以下のとおりである．

①卵胞期前半はFSHが上昇することで，卵巣内で卵胞を形成し，エストラジオール(E2)が分泌される．

②E2は視床下部と下垂体に働き，LHとFSHを抑制する．

③卵胞が成熟するに従いE2が分泌され，あるところでLHとFSHが急激に上昇し，LH-FSHサージを起こす．

④LHの上昇により，黄体形成が進みプロゲステロン(P4)，エストラジオール(E_2)が分泌され，FSHは抑制される．

⑤LH-FSHサージより40時間以内に排卵が起こり，受精・着床すればヒト絨毛性ゴナドトロピン(hCG)が絨毛より分泌される．妊娠未成立の場合は，卵胞前期へと移行する．

❶ 月経異常，不妊のスクリーニング検査

各ホルモンを測定し，原因が視床下部〔プロラ

クチン(PRL)分泌〕，下垂体(LH, FSH分泌)，卵巣(E2, P4分泌)のいずれにあるかを診断する．

【検査項目】LH, FSH, プロラクチン(PRL), E2, P4.

【検体】血液(血清).

【注意】性周期によって値が変動するため，採血のタイミングに注意する必要がある．

・LH, FSH：月経周期3～5日の卵胞期初期に採血する．

・PRL：月経周期3～5日の卵胞期初期に採血．日内変動，食事，運動で高値となるため，食後2時間以降に安静状態で採血する．

・P4：排卵後5～7日の黄体期に採血する．

【判定】LH, FSHについては表10-1参照．

・PRL：高値でプロラクチノーマ(下垂体性PRL分泌亢進症)，下垂体機能障害，甲状腺機能低下症を疑う．

・E2：30pg/mL以上は卵巣機能がある．

・P4：排卵後5～7日目に10ng/mL以下は黄体機能不全を示唆する．

❷ 排卵日予測の検査

排卵の直前に急激に上昇するLH (LHサージ)を検出し，排卵のタイミングを予測する検査である．検査キットは市販されている．

【検査項目】尿中LH.

表10-1 LH, FSHの変化と考えられる原因

LH	FSH	考えられる原因
↑	↑	卵巣の排卵障害，卵巣機能低下(早期閉経・高齢)
↑	→	多嚢胞性卵巣症候群(PCOS)
→↓	→↓	視床下部不全型，体重減少性無月経 高プロラクチン血症
↓↓	↓↓	下垂体不全(シーハン症候群，下垂体腫瘍) ゴナドトロピン欠損症，体重減少性無月経重症例

【検体】随時尿.

【判定】陽性の場合はLHサージが起きている.

【注意】平常時よりLHは分泌されているので,陽性と示される場合がある. 各検査キットの注意書きを参照のこと.

❸ 妊娠を確認する検査

受精卵が着床して発育すると,ヒト絨毛性ゴナドトロピン(hCG)が絨毛組織から分泌されるため,妊娠を確認する指標となる. 妊娠検査キットとして市販もされている. hCGは妊娠の週数による変動や個人差が大きいため,妊娠状態(異所性妊娠,流産の疑いなど)の把握には,値の推移をみることが重要となる.

hCGを産生する腫瘍もあるので,腫瘍マーカーとして測定することもある.

【検査項目】hCG.

【検体】尿中hCGは随時尿(定性・半定量検査,定量検査). 血中hCGは血清(定量検査).

【判定】

・正常妊娠では10〜14日で上昇しはじめ,妊娠9〜13週で1万〜10万に達する.

・hCGが1,000 IU/L以上で経腟超音波検査による胎嚢が確認できない場合は,子宮外妊娠の可能性に注意する.

・胞状奇胎の場合は妊娠週数に比べhCGが高く,子宮が大きく,流産傾向がみられる.

・非妊娠時に高い場合は,hCG産生腫瘍の存在を疑う.

2 妊婦健康診査

妊婦健診は医療機関の方針,母児の状態に基づく主治医の判断などで内容が少しずつ異なってくる. 厚生労働省では標準的な妊婦健康診査を示している[1].

❶ 妊娠合併症の検査

妊娠予後(切迫流早産,胎児発育不全,胎児機能不全,妊娠高血圧症候群,妊娠糖尿病など)に影響を与える妊娠合併症のスクリーニング検査を妊娠初期から継続的に行い,母体管理を行う.

妊娠高血圧症候群の検査

妊娠高血圧症候群を発症すると,子宮や胎盤での血液が流れにくくなり,胎児への栄養や酸素が不足して,胎児の発育不全の原因となる. ただし,自覚症状が乏しいので,定期的なスクリーニング検査が必要となる.

【検査項目】尿蛋白半定量検査.

【検体】随時尿. 冷蔵保存とする.

【判定】次の場合は妊娠高血圧症候群を疑い,尿蛋白定量検査を行って診断をする.

・健診で2回連続の尿蛋白(1+)以上.

・尿蛋白(2+)以上.

・高血圧かつ尿蛋白(1+).

関連する検査として,血圧測定,尿蛋白定量検査がある. 血圧は6時間以上間隔をあけて2回以上,収縮期血圧が140mmHgまたは拡張期血圧が90mmHg以上,あるいはその両方の場合に,高血圧と判断する.

妊娠糖尿病の検査

母体が高血糖になると胎児も高血糖となり,妊娠高血圧症候群,羊水量の異常,流産,形態異常,巨大児などのさまざまな合併症を起こす. 自覚症状に乏しく,定期的に検査を行う.

1. 尿糖半定量検査

血糖が腎の排泄閾値である160〜180mg/dLを超えると尿中に排泄される. 妊娠糖尿病のスクリーニングとして尿糖を定期的に検査する.

【検体】随時尿. 冷蔵保存とする(室温で細菌が繁殖すると,細菌に糖が消費されて低値となる).

【判定】尿糖±以上の場合,高血糖を疑う.

2. 血糖

妊娠初期に,糖尿病の有無を確認するため,測定する. その後は尿糖のスクリーニング検査の結果などに応じて行う.

【検体】血液〔フッ化ナトリウム(NaF入り)〕. 冷蔵保存とする(解糖阻止剤であるフッ化ナトリウム入りでも,採血後に室温放置すると,血球により糖が消費されて低値となる).

【判定】①空腹時血糖 100mg/dL以上, ②食後2時間血糖 120mg/dL以上で, 陽性とされる. その場合, 75gOGTTを行い診断する.

3. 50gGCT（チャレンジテスト）

妊娠週数が進むとインスリンが効きにくくなるため, 糖尿病になりやすくなる. 初期のスクリーニング検査で陰性だった妊婦に対し, 妊娠中期(24～28週)に50gGCTを行う.

【方法】50gブドウ糖を服用し, 1時間後の血糖値を測定する.

【検体】血液(フッ化ナトリウム入り). 冷蔵保存とする(解糖阻止剤であるフッ化ナトリウム入りでも, 採血後に室温放置すると, 血球により糖が消費されて低値となる).

【判定】負荷1時間後の血糖が140mg/dL以上の場合, 陽性とされる. その場合, 75gOGTTを行い診断する. その他, HbA1cも行われる.

貧血の検査

妊娠30週前後は, 最も血液が希釈されている. ヘモグロビン(Hb)濃度9.6～10.5g/dLの妊婦が, 最も低出生体重児出産リスクや早産リスクが低いとされており, Hb濃度の極度の低下や13.0g/dL以上の妊婦は注意が必要となる.

また, 血小板数が低いと, 出産時の出血リスクが上がることにも注意する.

【検査項目】血算.

【検体】血液(EDTA-2Na入り). 室温保存.

【判定】妊娠30週前後のHb濃度9.6~10.5g/dLは低リスク群と判定する.

❷ 感染症の検査

妊娠中の感染や母体が保有するウイルスにより, 胎児に感染症や先天性疾患を引き起こしうる. 必要に応じて感染症検査を行い, 感染予防の教育, 出産時や産後の感染防止につなげる.

妊娠初期に感染既往を調べる検査

1. 風疹

妊娠初期に風疹に感染すると胎児感染を起こし, 白内障, 緑内障, 先天性心疾患, 感音性難聴の原因となる. 妊娠初期に検査を行い, 感染既往や予防接種で獲得した抗体有無を確認す

る. 抗体をもたない場合, 感染リスクが高いので, 予防に努める.

【検査項目】風疹抗体価.

【検体】血液(血清). 冷蔵保存.

【判定】

- 8倍以下：抗体なし.
- 8～16倍：抗体価はあるが不十分.
- 32～126倍：抗体価が十分にある.
- 256倍以上：最近の感染の可能性あり.

2. トキソプラズマ原虫

トキソプラズマ原虫は生肉や生ハムに存在し, 経口感染を起こすが, 健常人ではほとんど症状を起こさない. しかし, 妊娠中(特に中期～後期)で初感染すると胎児へと感染し, 先天性トキソプラズマ症発症の危険性がある. 妊娠初期に検査を行い, 感染リスクの有無を確認する.

【検査項目】トキソプラズマIgG抗体, トキソプラズマIgM抗体.

【検体】血液(血清). 冷蔵保存.

【判定】表10-2参照

3. サイトメガロウイルス

サイトメガロウイルスは, 幼少期に不顕性感染を起こし, 潜伏感染するウイルスである. 妊娠中の初感染は, 先天性サイトメガロウイスルク感染症を発症する危険性が高い. ただし, 他の感染症と異なり, 感染既往の場合でも免疫力の低下などで活性化すると, 胎盤感染を起こす可能性がある. 妊娠初期に検査を行う.

【検査項目】サイトメガロウイルスIgG抗体.

【検体】血液(血清). 冷蔵保存.

【判定】サイトメガロウイルスIgG抗体が陰性の場合は, 感染の既往はない. 妊娠中に陽転化した場合は, 感染したものと判断する.

表10-2 ▶ トキソプラズマ原虫感染の判定基準

トキソプラズマ IgG	トキソプラズマ IgM	判定
(−)	(−)	感染の既往なし
(+)	(−)	過去の感染
(+)	(+)	現在感染の可能性あり

第3章 検体検査の基礎知識とデータの読み方

産道感染リスクの有無を確認する検査

1. 性器クラミジア

産道感染のリスクがあり，感染すると新生児クラミジア結膜炎，咽頭炎，肺炎などを発症する．母体に感染が認められた場合は，経産道母子感染予防措置を行う．

【検査項目】クラミジア．

【検体】子宮頸管の粘膜分泌物．

【注意】DNAをPCR法で検査するため，指定された方法・容器で採取する．

【判定】陽性の場合，感染と判断する．

2. B群溶血性レンサ球菌

分娩時産道感染を起こすため，妊娠後期での検査が望ましい．児に感染を起こすと，肺炎，敗血症，髄膜炎の原因となる．母体感染(+)の場合でも，分娩中の抗菌薬投与が有効とされる．

【検査項目】細菌培養検査．

【検体】膣分泌液．細菌検査用の専用スワブを使用する．冷蔵保存．

【判定】培養で検出された場合は感染と判断する．ただし，経産婦で前児が感染していた場合は，今回の結果が陰性でも感染者として扱う．

母体がキャリアかを確認する検査

母体がキャリアの場合，感染リスクがあるウイルスなどの検査を行い，必要に応じて感染防止対策を講じる．

【検査項目】表10-3参照．

【検体】血液(血清)．

【判定】陽性の場合に感染が疑われる．ただし，非特異的な反応を起こして偽陽性となることがあるため，複数の検査法で確認し，判断する．

【注意】DNAやRNAを検出するPCR法の場合は，採血管の蓋を開けてはならない．

❸ 血液型検査

出産は出血のリスクを伴うため，必要に応じて速やかに輸血ができるよう検査を行う．

不規則スクリーニング抗体検査にて，「溶血性疾患の原因となりうるIgG型抗体」が検出された場合は，胎児貧血・胎児水腫に注意して周産期管理を行う．

表10-3　母体がキャリアかを確認する検査

ウイルス	検査項目
B型肝炎ウイルス（HBV）	HBs抗原，HBe抗原，HBe抗体，HBs抗体
C型肝炎ウイルス（HCV）	HCV抗体，HCV-RNA
HIVウイルス(HIV)	HIV抗原抗体スクリーニング，ウエスタン・ブロット法(WB)法，HIV-RNA PCR法
HTLV-Ⅰウイルス（HTLV-Ⅰ）	HTLV-I抗体スクリーニング，WB法，HTLV-I RNA PCR法
梅毒：T.pallidum抗原，カルジオリピン抗原	TPHA法，FTA-ABS法，RPR凝集法，RPRカード法（組み合わせて判定する）

Rh（D）陰性の妊婦は，妊娠初期の不規則抗体スクリーニング後に，抗D免疫グロブリン(RhIg)の予防投与を行い，妊娠28週で間接抗グロブリン試験(IAT)陰性の場合は，RhIgを追加投与する．

さらに出生した児がRh（D）陽性，かつ児の直接抗グロブリン試験(DAT)陰性の場合は，分娩後72時間以内に感作予防のため，母体へ抗D免疫グロブリンを投与する．

【検査項目】血液型検査，不規則スクリーニング抗体検査．

【検体】血液(血清，EDTA-2NaまたはヘパリンNa入り)．クエン酸Na入り，分離剤入りの容器は不可．

【判定】輸血検査の項332頁を参照．

3 悪性腫瘍の検査

❶ 子宮癌の腫瘍マーカー

子宮癌のスクリーニング検査では細胞診が，確定診断では細胞診・組織診が行われる．

スクリーニング検査として腫瘍マーカーの有意性は認められていないが，再発の早期発見の一助として，子宮頸癌では主にSCC抗原が，子宮体癌ではCA125が用いられる．

【検査項目】
- 子宮頸癌（組織型：扁平上皮癌）：SCC抗原，CEA，CYFRA．
- 子宮頸癌（組織型：腺癌）：CA125，CA19-9，CEA．
- 子宮体癌：CA125，CA19-9，CEA．

【検体】血液（血清）．

【判定】カットオフ値より高い場合は，悪性腫瘍の存在を疑うが，良性疾患でも上昇することがあるため，他の検査とあわせて診断する．

❷ 卵巣癌の腫瘍マーカー

卵巣の腫瘍は，触診や画像診断（超音波，MRI，CT）により存在を確認する．しかし，子宮癌のような細胞診の検査ができないため，良性か悪性かの確定診断は，手術摘出検体の組織診断に委ねられる．

腫瘍マーカーは，卵巣に腫瘍の存在が認められたうえで，高値の場合は悪性の可能性が高いが，スクリーニング検査としての有用性は認められていない．また，すべての組織型に対して十分な感度をもつ腫瘍マーカーがないことから，CA125を含む複数の組み合わせによって検査が実施される．

【検査項目】CA125，CA19-9，CA72-4，CA15-3，CEA，STN．

【検体】血液（血清）．

【判定】カットオフ値より高い場合は，悪性腫瘍の存在を疑うが，良性疾患でも上昇することがあるため，他の検査とあわせて診断する．

❸ 乳癌の腫瘍マーカー

乳癌を疑う場合の基本的検査は視触診，超音波，マンモグラフィである．確定診断として，穿刺吸引細胞診，針生検を行う．

腫瘍マーカーは，スクリーニング検査としての有用性は少なく，主に薬物治療の効果や再発の早期発見に用いられる．

【検査項目】CA12-5，CA15-3，CEA，NCC-ST-439．

【検体】血液（血清）．

【判定】カットオフ値より高い場合は，悪性腫瘍の存在を疑うが，良性疾患でも上昇することがあるため，他の検査とあわせて診断する．

引用・参考文献

1. 性腺ホルモンの検査
1) 河合　忠ほか編：異常値の出るメカニズム．第5版，医学書院，2008
2) 渋谷信行ほか：特集ホルモンの病態異常と臨床検査．臨床検査52（11）：1189-1192，2008
3) 本間研一ほか：特集ホルモンと生理活性物質．臨床検査38(11)，1994
4) 日本産科婦人科学会：産科婦人科診療ガイドライン外来編2017．日本産科婦人科学会，2017
5) 櫻井郁之介ほか監：最新臨床検査項目辞典．医歯薬出版，2008
6) 日本産科婦人科学会：産婦人科研修の必須知識2011．日本産科婦人科学会，2011

2. 妊婦健康診査
1) 日本臨床衛生検査技師会監：輸血・移植検査技術教本．p142-147，丸善出版，2016．
2) 日本産科婦人科学会：産科婦人科診療ガイドライン産科編2014．日本産科婦人科学会，2014

3. 悪性腫瘍の検査
1) 厚生労働省："妊婦健診"を受けましょう．
http://www.mhlw.go.jp/bunya/kodomo/boshi-hoken13/dl/02.pdf
2) 日本産科婦人科学会：産婦人科診療ガイドライン婦人科外来編2014．日本産科婦人科学会，2014．
3) 日本婦人科腫瘍学会編：子宮頸癌治療ガイドライン2011年版．金原出版，2011．
4) 日本婦人科腫瘍学会編：子宮体がん治療ガイドライン2013年版．金原出版，2013．5)　　　　　　日本婦人科腫瘍学会編：卵巣がん治療ガイドライン2015年版，金原出版，2015．
6) 日本乳癌学会：乳癌診療ガイドライン2015年版
http://jbcs.gr.jp/guidline/guideline/

📖 略語

◆糖鎖抗原19-9
CA19-9：carbohydrate antigen 19-9

◆糖鎖抗原125
CA125：carbohydrate antigen 125

◆癌胎児性抗原
CEA：carcinoembryonic antigen

◆サイトケラチンフラグメント
CYFRA：cytokeratin fragment

◆直接抗グロブリン試験
DAT：direct antiglobulin test

◆エチレンジアミン四酢酸
EDTA：thylenediaminetetraacetic acid

◆卵胞刺激ホルモン
FSH：follicle stimulating hormone

◆ゴナドトロピン放出ホルモン（性腺刺激ホルモン放出ホルモン）
GnRH：gonadotropin-releasing hormone

◆ヒト絨毛性ゴナドトロピン
hCG：human chorionic gonadotropin

◆間接抗グロブリン試験
IAT：indirect antiglobulin test

◆免疫グロブリン
Ig：immunoglobulin

◆黄体ホルモン
LH：luteinizing hormone

◆経口ブドウ糖負荷試験
OGTT：oral glucose tolerance test

◆ポリメラーゼ連鎖反応
PCR：polymerase chain reaction

◆多嚢胞性卵巣症候群
PCOS：polycystic ovary syndrome

◆プロラクチン
PRL：prolactin

◆扁平上皮癌
SCC：squamous cell carcinoma

◆シアリルTn抗原
STN：sialyl-Tn antigen

11 内分泌系の検体検査

内分泌ホルモンとは，特定の臓器（内分泌腺）でつくられる物質で，血中に分泌されて，血中を流れて離れた場所にある標的臓器へ作用する物質である．極微量でありながら，全身の制御を行う機能をもつ．

例えば，環境の変化などの外部刺激を受けると，それに対応すべく視床下部より下垂体へ，下垂体から各臓器（標的器官）へとホルモンが合成・運搬され，作用していく．そして作用が不要な状態になると，合成・分泌は抑制される（フィードバック機構）．

物理的障害や分泌の亢進・低下，標的器官の受容性の低下などにより，この一連の流れが壊れることが，身体にさまざまな影響を及ぼす．

1 甲状腺ホルモンの検査

甲状腺ホルモンは全身のさまざまな臓器に作用し，身体の成長・発育に関与するだけでなく，エネルギー産生や代謝，循環器系の調節などにも関与している．

甲状腺ホルモン異常による自覚症状は，動悸，発汗，頻脈，息切れ，無力感などであり，特異的なものは少ない．甲状腺異常に気づかない「隠れ患者」がいるといわれている．

【検査項目】
・下垂体前葉：甲状腺刺激ホルモン（TSH）．
・甲状腺：遊離型トリヨードサイロニン（FT$_3$），遊離型サイロキシン（FT$_4$）．血中のT$_3$，T$_4$はホルモンとして作用しないため，遊離型を測定する．

【検体】血清．

【判定】各ホルモンを測定することで，甲状腺機能亢進症または甲状腺機能低下症の診断を行うとともに，どの部位に異常があるかを推定でき

る．

その他の検査項目として，以下がある．
・TSH刺激性レセプター抗体（TRAb）：甲状腺を刺激する活性をもつ自己抗体．陽性で甲状腺機能亢進症を示唆する．
・抗甲状腺ペルオキシダーゼ抗体（TPOAb）：自己免疫性甲状腺疾患に関与する抗体．陽性で甲状腺機能低下症を示唆する．
・副甲状腺ホルモン（PTH）：副甲状腺機能亢進を確認する検査．カルシウム濃度維持に必須の内分泌ホルモンである．骨とミネラル代謝の項（222頁）も参照．

2 その他の内分泌ホルモンの検査

各臓器より多様なホルモンが分泌されている．甲状腺のように視床下部や下垂体，各臓器のホルモンを組み合わせて測定することによって，異常部位の診断が可能となる．

各ホルモンの働きや疾患については各章を参照のこと．

📖 **略語**

◆遊離型トリヨードサイロニン
FT3：free triiodothyronine

◆遊離型サイロキシン
FT4：free thyroxine

◆副甲状腺ホルモン
PTH：parathyroid hormone

◆抗甲状腺ペルオキシダーゼ抗体
TPOAb：anti-thyroid peroxydase antibody

◆TSHレセプター抗体
TRAb：TSH-receptor antibody

◆甲状腺刺激ホルモン
TSH：thyroid stimulating hormone

12 感染症の検体検査

微生物(細菌, ウイルス)が体内に入り, 本来存在しない場所に定着して増殖することを感染と呼び, 感染によって何らかの臨床症状が起きた状態を感染症という. 感染症が疑われた場合は, 病原体の同定検査と, 炎症による全身状態への影響をみる検査を行う. 本項では主に, 敗血症や各感染症の血液検査について説明する.

1 細菌性感染症の検査

❶ 炎症マーカー

炎症の5大徴候として, 発熱, 発赤, 腫脹, 疼痛, 臓器障害がある. これらは炎症した細胞の傷害・壊死や, 病原体成分に反応することによって生じる. 炎症に対する生体内の反応により, 白血球数(WBC)やC反応性蛋白(CRP)の上昇がみられる.

【検査項目】WBC, 赤沈, CRP

【検体】
・WBC：血清(EDTA-2K入り)
・赤沈：血清(クエン酸Na入り)
・CRP：血清

【判定】炎症があると、WBCとCRPは上昇し, 赤沈は亢進(上昇)する. ただし, 炎症が起きてから各マーカーの変動までに、時間のずれがある. WBCは比較的早期に上昇するが偽反応も多い. CRPは炎症に対する反応はよいが, 炎症刺激後6時間くらいからしか上昇しない.

関連する検査として, 補体成分(C3, C4)がある. 補体成分は炎症で増加するが, 病態によって消費もされるので、一定ではない.

❷ 敗血症

敗血症とは, 感染症によって重篤な臓器障害が引き起こされた状態をいう.

敗血症の重症度は, 敗血症と敗血症性ショックに分類する. 敗血症性ショックは, 敗血症に「敗血症のなかでも急性循環不全により死亡率が高い重症な状態」とされる.

【検査】表12-1参照.

【判定】感染症もしくは感染の疑いありの場合以下の場合に敗血症と診断する.

・ICUなどの重症管理：SOFAスコアが合計2点以上の急上昇.
・救急外来や一般病棟：quick SOFAで2項目以上が存在する.

【注意】関連する検査として、乳酸値がある。乳酸値は循環不全や低酸素状態(低灌流)で上昇し, 敗血症ショックの指標の1つとなる. 乳酸値と予後とは相関があるといわれ, 6時間ごとに乳酸クリアランスを評価することが有用との報告もある. 乳酸は機種によっては血液ガス分析装置で測定できる.

❸ 敗血症診断のバイオマーカー検査

敗血症は重症例では予後が悪いため, 早期診断・早期治療が必要となる. 敗血症の診断には、血液培養による原因菌の検出と同定, 薬剤感受性検査が重要であるが, 結果報告までに日数を要するため, あわせて生化学検査も行い, 敗血症の診断を補助する.

プロカルシトニン(PCT)は、カルシトニンの前駆物質として甲状腺C細胞から産生される物質, プレセプシン(P-SEP)は細菌が顆粒球等に貪食された際に血中に放出される物質であり, いずれも全身性細菌感染症や敗血症で著明に上昇する. CRPは上昇に時間がかかること, 他の炎症でも上昇することから, 敗血症マーカーとしてはPCTとP-SEPが有用である.

【検査項目】PCT, P-SEP, エンドトキシン

【検体】PCT, P-SEPは血清。エンドトキシンはヘパリン血漿。

表12-1 SOFAスコア

スコア	0	1	2	3	4
意識 Glasgow Coma Scale	15	13〜14	10〜12	6〜9	＜6
呼吸 PaO_2/FiO_2（mmHg）	≧400	＜400	＜300	＜200および 呼吸補助	＜100および 呼吸補助
循環	平均血圧 ≧70mmHg	平均血圧 ＜70mmHg	ドパミン＜5 μg/kg/min あるいはドブ タミンの併用	ドパミン5〜15μ g/kg/minあるいは ノルアドレナリン ≦0.1μg/kg/min あるいはアドレナ リン≦0.1μg/kg/ min	ドパミン＞15μg/ kg/minあるいは ノルアドレナリン ＞0.1μg/kg/min あるいはアドレナ リン＞0.1μg/kg/ min
肝 血漿ビリルビン値 （mg/dL）	＜1.2	1.2〜1.9	2.0〜5.9	6.0〜11.9	＞12.0
腎 血漿クレアチニン値	＜1.2	1.2〜1.9	2.0〜3.4	3.5〜4.9	＞5.0
尿量（mL/day）				＜500	＜200
凝固 血小板数（×10^3/μL）	≧150	＜150	＜100	＜50	＜20

敗血症の確定診断は，合計SOFAスコアの2点以上の急上昇による．

【判断基準】PCT, P-SEPの上昇で全身性細菌感染症，細菌による敗血症と診断する．エンドトキシンはグラム陰性桿菌による感染症にて上昇する．

2 ウイルス感染症の検査

ウイルスは細菌よりもさらに小さいため，顕微鏡では見ることができず，人工の培地でも増殖させることはできない．そのため，血液中の抗原や抗体を測定して，ウイルス感染の有無と種類を判断する．

生きたウイルスを感受性のある細胞などを用いて分離培養して同定する方法もある．

【検査項目】ウイルス抗原検査，ウイルス抗体検査，ウイルス分離培養・同定検査，遺伝子検査．

【検体】
・ウイルス抗原検査：EDTA-2Na採血管が一般的．

・ウイルス抗体検査：血清．
・ウイルス分離培養：感染部位によりさまざまである（咽頭ぬぐい液，眼脂，髄液，便，血液，尿，喀痰など）．

【判定】
・ウイルス抗原検査，ウイルス分離培養：検出されたら感染と判断する．
・ウイルス抗体検査：IgM型は感染初期から検出されるため，現在の感染有無の鑑別に用いる．IgG型はIgM型よりも遅れて出現し，治癒後も長期間続くため，感染の既往やワクチン接種の有無の判断に用いられる．
・遺伝子検査：ウイルスの遺伝子を測定し，体内のウイルス量を推定する．感染中であってもウイルス量が少ないと検出できない場合がある．

【注意】ウイルスは排出される期間が非常に短いため，ウイルス分離の検体は発病後早期に検体採取を行う．発症から時間が経つと抗体が産生されるため，分離が困難となる．

引用・参考文献

1. 細菌性感染症の検査
1) 日本版敗血症診療ガイドライン2016作成特別委員会：日本版敗血症診療ガイドライン2016. 日本集中治療医学会・日本救急医学会, 2016
2) 櫻井郁之介ほか監：最新臨床検査項目辞典. 医歯薬出版, 2008
3) 大野博司：症候と疾患から迫る! ERの感染症診療〜疑い, 探し, 組み立てる実践的な思考プロセス. 救急・ERノート レジデントノート別冊, 羊土社, 2012

2. ウイルス感染症の検査
1) 松本哲哉編：最新臨床検査学講座. 臨床微生物学. 医歯薬出版, 2017
2) 青木 眞監：臨床に直結する感染症診療のエビデンス—ベッドサイドですぐに役立つリファレンスブック. 文光堂, 2008

📖 略語

◆C反応性蛋白
CRP：C-reactive protein

◆エチレンジアミン四酢酸
EDTA：thylenediaminetetraacetic acid

◆免疫グロブリン
Ig：immunoglobulin

◆プロカルシトニン
PCT：procalcitonin

◆プレセプシン
P-SEP：presepsin

◆白血球数
WBC：white blood cell

第3章 検体検査の基礎知識とデータの読み方

13 自己免疫性疾患の検体検査

免疫とは，自己と非自己を識別する生体システムであり，本来は，非自己の抗原に対して免疫反応(抗体産生)をすることで，非自己(病原体や異物)の侵入を防いでいる．何らかの原因により，自己の成分に対して反応する因子(自己抗体・自己反応性細胞)が産生されることを自己免疫といい，それによって病態を形成するものが自己免疫疾患である．

自己免疫疾患は，特定の細胞と結合する抗体(特異的自己抗体)によって引き起こされる組織特異的自己免疫疾患と，生体に広く分布する成分に対する自己抗体(非特異的自己抗体)による全身性自己免疫疾患，の2つに大別される．

自己抗体検査の目的には，①自己免疫疾患が疑われる場合の鑑別診断，②病態の経過観察や予後の推測，がある．

1 組織特異的自己抗体

特定の細胞・組織に対する自己抗体であり，1つの臓器・細胞が障害を起こす．主な組織特異的自己免疫疾患，および関連のある自己抗体を表13-1に示す．

特異的抗体は，診断のうえでは重要だが，必ずしもその疾患でのみ，陽性となるわけではない．

表13-1　特異的自己免疫疾患と特異的自己抗体

	特異的自己抗体	疾患
血液	抗赤血球抗体	自己免疫性溶血性貧血
	寒冷凝集素	発作性寒冷ヘモグロビン尿症
	血小板関連免疫グロブリンG(PAIgG)	特発性血小板減少性紫斑病
神経	抗GM1抗体，抗GQ1b抗体，抗GD1a抗体など	ギラン・バレー症候群
	抗アクアポリン-4抗体	視神経脊髄炎関連疾患
筋肉	抗アセチルコリンレセプター抗体，抗筋特異的受容型チロシンキナーゼ抗体	重症筋無力症
心臓	抗心筋抗体	拡張型心筋症，慢性心筋炎
甲状腺	抗TSHレセプター抗体	バセドウ病
	抗サイログロブリン(Tg)抗体	橋本病，バセドウ病，原発性甲状腺機能低下症
	抗甲状腺ペルオキシダーゼ(TPO)抗体	
肝臓	抗平滑筋抗体，抗LKM-1抗体，抗核抗体	自己免疫性肝炎
	抗ミトコンドリア抗体	原発性胆汁性胆管炎
膵臓	インスリン自己抗体，抗膵島細胞質抗体，抗GAD抗体，インスリノーマ関連蛋白抗体	I型糖尿病
消化管	抗胃壁細胞抗体，抗内因子抗体	悪性貧血
	抗SC抗体(ASCA)	クローン病
腎臓	抗糸球体基底膜(GBM)抗体	抗糸球体基底膜病
	ANCA	半月体形成性(急性進行性)糸球体腎炎
皮膚	抗表皮基底膜部抗体	類天疱瘡
	抗デスモグレイン抗体	天疱瘡

2 非特異的自己抗体

生体に広く分布する成分に対する自己抗体であり，全身性自己免疫疾患に関与する．臨床症状が自己免疫によるものかを鑑別するスクリーニング的な検査のほかに，経過観察の指標に使われる場合もある．主な全身性自己免疫疾患，および関連のある自己抗体を表13-2に示す．

❶ 抗核抗体（ANA）

抗核抗体（ANA）は健常人での陽性率も高く，膠原病以外の自己免疫疾患でも高値を示すことがあるが，染色型から対応抗原が推定可能であることから，自己免疫疾患のスクリーニング検査として用いられる．

スクリーニング結果と身体所見を勘案し，特異的自己抗体検査を追加するなど，総合的な判断が必要となる．

❷ 関節リウマチ（RA）関連検査

リウマトイド因子（RF）

RFは，変性したIgGのFc領域に結合する自己抗体であり，一般的にはIgM-RFのことをいう．

【検査項目】
・IgM-RF（RF）：RAの約80％で陽性を示すが，発症1年以内の陽性率は約50％である．RF高値を示す患者は，臨床症状の改善とともにRF値が低下することから，経過観察にも有用とされる．

・抗ガラクトース欠損IgG抗体（CA-RF）：RA患者血清中に多く認められるIgGであり，早期RAやRF陰性RAの補助診断に有用である．
・IgG-RF：RAでの陽性率は20～30％だが，特異度が高く，疾患活動性により相関するといわれている．

抗CCP抗体

関節内での免疫炎症反応により産生する．RAに対する特異性と感度が高い．RFと同時に測定することで，RAの診断精度をあげることができる．関節破壊の予測因子でもある．

MMP-3（マトリックスメタプロテイナーゼ3）

滑膜細胞の増殖能を反映しており，骨破壊の指標として有用である．また，腎機能低下でも増加することがあるため，測定結果の判断には注意が必要である．

❸ 補体関連検査

補体は，本来病原体からの生体防御を担うが，過剰に活性化すると炎症などさまざまな障害を引き起こす．自己免疫疾患では，過剰産生により高値を示す場合や，自己抗体により補体系の活性で消費され，定値を示す場合など原疾患と病勢により，さまざまな異常値を示す．

引用・参考文献

1) 河合　忠ほか編：異常値の出るメカニズム．第6版，p260，362，医学書院，2013
2) 窪田哲朗ほか編：最新臨床検査学講座，免疫検査学．医歯薬出版，2017
3) 関根英治：ここまでわかった自己免疫疾患．臨床検査55（11）：1127-1133，2011
4) 村上孝作ほか：特集関節リウマチ（RA）：診断と治療の進歩．日本内科学会雑誌101：2844-2850，2012

略語は331頁を参照

表13-2 全身性自己免疫疾患と自己抗体

疾患名	自己抗体
全身性エリテマトーデス（SLE）	抗核抗体，抗ds-DNA抗体，抗リン脂質抗体，抗Sm抗体など
全身性強皮症	抗核抗体，，抗セントロメア抗体抗トポイソメラーゼ（Scl-70）抗体
関節リウマチ（RA）	リウマトイド因子，抗核抗体，抗CCP抗体など
多発性筋炎／皮膚筋炎	抗核抗体，抗ARS抗体，抗Jo-1抗体
抗リン脂質抗体症候群	抗カルジオリピン抗体，抗β2-グリコプロテイン抗体
混合性結合組織病	抗核抗体，抗U1-RNP抗体
顕微鏡的多発血管炎	ANCA

14 栄養アセスメント

1 栄養アセスメントとは

栄養状態の把握，すなわち栄養アセスメントを行うことは栄養療法が適切か客観的に判断するうえで非常に重要である．栄養アセスメントの意義は，①栄養障害の有無，②栄養管理法の選択，③栄養療法の効果判定，④栄養管理法の修正や適正化，⑤手術症例の予後の推測である．

2 栄養アセスメントに用いられる検査項目

栄養アセスメントに用いられる検査項目は大きく2つに分類されている．
①静的栄養指標：種々の因子の変動に影響されにくく，長期的な栄養評価に用いられる．
②動的栄養指標：短期間で変動するため，，リアルタイムの代謝や栄養状態の評価に用いられる（表14-1）．

❶ 代表的な静的栄養指標

アルブミン（Alb）

肝臓で合成される蛋白であり，，血漿総蛋白質の50〜60％を占める．血漿浸透圧の維持，各種物質の結合と運搬，生体内におけるアミノ酸供給を担う．

低栄養の指標としては比較的感度はよいが，特異的ではない．半減期は約20日と長く，長期的な栄養指標として用いられる．

❷ 代表的な動的栄養指標

トランスフェリン（Tf），トランスサイレチン（TTR），レチノール結合蛋白（RBP）を総称してラピッド・ターンオーバー・プロテイン（RTP）と呼ぶ．これらは栄養状態を迅速に反映する検査項目である（表14-2）．

表14-1　栄養アセスメントに用いられる検査項目

分類	検査項目
静的栄養指標	血漿総蛋白質（TP） アルブミン（Alb） 総コレステロール コリンエステラーゼ（ChE） 尿中クレアチニン ビタミン 微量元素 総リンパ球
動的栄養指標	トランスフェリン（Tf） トランスサイレチン（TTR） レチノール結合蛋白（RBP） 窒素平衡 アミノ酸分析 C反応性蛋白質（CRP）

表14-2　アルブミンとRTPの疾患ごとの比較

	アルブミン	トランスフェリン	トランスサイレチン	レチノール結合蛋白
低栄養	↓	↓	↓	↓
脱水	↑			
鉄欠乏性貧血		↑		
肝機能障害	↓	↓	↓	↓
炎症	↓	↓	.	↓
腎不全			↑	↑
ネフローゼ	↓	↓		
甲状腺機能亢進			↑	↓

トランスフェリン（Tf）

　肝臓で合成される蛋白質．半減期は7日であり，鉄を輸送する役割を担う．貧血により高値になるほかに，肝機能による影響も受ける．

トランスサイレチン（TTR）

　主に甲状腺ホルモンの輸送を担う蛋白質．半減期は2日．電気泳動にてアルブミンより陽極側に泳動されることから，プレアルブミンとも呼ばれる．甲状腺機能による影響を受ける．

レチノール結合蛋白（RBP）

　肝臓で合成され，半減期0.5日は最も短い．尿細管で再吸収されるため，腎・肝・胆道の指標となる．体内ではビタミンAの輸送を担う．肝機能の影響受けやすい．

引用・参考文献

1）東口高志ほか：NST完全ガイド改訂版．経腸栄養・静脈栄養の基礎と実践．p11-12，照林社，2010.

略語

◆レチノール結合蛋白
RBP：retinal-binding protein

◆ラピッドターンオーバープロテイン
RTP：rapid turnover protein

◆トランスフェリン
Tf：transferrin

◆トランスサイレチン
TTR：transthyretin

「自己免疫性疾患の検体検査」の項の略語

◆抗核抗体
ANA：antinuclear antibody

◆抗好中球細胞質抗体
ANCA：anti-neutrophil cytoplasmic antibody

◆環状シトルリン化ペプチド
CCP：cyclic citrullinated peptide

◆免疫グロブリン
Ig：immunoglobulin

◆マトリックスメタロプロテアーゼ-3
MMP-3：matrix metalloproteinase-3

◆血小板結合性免疫グロブリン
PAIgG：platelet associated immunoglobulin G

◆関節リウマチ
RA：rheumatoid arthritis

◆リウマチ因子
RF：rheumatoid factor

◆サイログロブリン
Tg：thyroglobulin

◆甲状腺ペルオキシターゼ
TPO：thyroid peroxidase

第3章　検体検査の基礎知識とデータの読み方

15 輸血検査

1 輸血療法の基本的な考え方

❶ 輸血の目的

血液中の赤血球などの細胞成分や凝固因子などの蛋白成分が量的に減少または機能的に低下したときに，その成分を補充することにより臨床症状の改善を図る．

❷ 輸血による危険性と治療効果との比較考慮

輸血療法には，原材料に由来する感染性および免疫学的副作用・合併症等の一定のリスクを伴うことから，リスクを上回る効果が期待されるかどうかを十分に検討し，適応を決め，輸血量は必要最小限にとどめる．また，他の薬剤の投与によって治療が可能な場合には，輸血は極力避けて臨床症状の改善を図る．

❸ 説明と同意

患者またはその家族が理解できる言葉で輸血療法にかかわる輸血の適応(必要性と効果)，輸血のリスク，輸血の選択肢等について十分に説明し，同意を得たうえで同意書を作成する必要がある．

❹ その他

輸血方法，適切な輸血，血液製剤の使用方法，効果の判定や記録と保存等の輸血に関する事項は，厚生労働省医薬食品局血液対策課の「輸血療法の実施に関する指針」「血液製剤の使用指針」に基づいて実施される．

2 輸血検査における基本的な知識

❶ 輸血検査の目的

適切な方法を用いて適合血の選択を行い，不適合輸血による溶血性輸血副作用(HTR)を防止する．

❷ 必要な検査

①ABO，RhD血液型検査．
②不規則抗体検査．
③交差適合試験(間接抗グロブリン試験を含む方法で実施)．

3 採血時の注意

血液型は採血時の患者取り違え防止のため，異なる時点で採血された2検体を用いて，2回検査を行い確定する．
①輸血の可能性のある患者(術前含む)は事前に血液型検査を実施する．
②輸血，妊娠は不規則抗体の産生を促すことがあるため，3か月以内の輸血歴，妊娠歴があるかまたは不明な患者について，交差適合試験の検体は，輸血に先立つ3日以内に採血したものを使用する．
③輸血による感染症の確認のため，輸血前後の患者検体(血清又は血漿で2mL)の保管が必要である．保管分も含めた検体量を採血する．

📖 略語
◆溶血性輸血副作用
HTR：hemolytic transfusion reaction

4 ABD,RhD血液型検査

❶ 目的

ABO式血液型は,「適合血」を選択するために必須である.

ABO異型輸血は溶血による死亡の可能性が30%との報告もある.

RhD抗原は抗原性が強いため,RhD陰性患者にRhD陽性製剤の輸血が行われると,抗Dを産生することがある.抗Dは輸血副作用の原因となるため検査することが重要である.

また,RhD陰性妊婦の抗体産生や新生児胎児溶血性疾患の防止のため必須である.

❷ 原理

赤血球膜上には,基本抗原として「A抗原」,「B抗原」,「H抗原」があり,規則抗体として「抗A」,「抗B」が存在している.ABO式血液型は,基本抗原と規則抗体の組み合わせから4つに分類される(ランドシュタイナーの法則).

オモテ検査(赤血球膜上のA抗原またはB抗原をそれぞれ特異的に反応する抗体試薬で検出する)とウラ検査(A,B,Oの3種類の標準赤血球試薬と患者血清を反応させて規則抗体を検出する)を行い,一致したときにはじめて血液型が判定できる.

RhD血液型は,赤血球膜上のD抗原を抗体試薬で検出する(表15-1).

❸ 方法と特徴

表15-1,2参照

❸ 判定時の注意

①オモテ検査とウラ検査(図15-1,2)が不一致の場合は,血液型を判定保留とし,その原因を精査する.
②RhD血液型の判定で,直後判定が陰性の場合は,D陰性確認試験を行い,変異型の確認を行う.

5 不規則抗体検査

❶ 目的

不規則抗体とは,ABO血液型の抗A,抗B以外の血液型抗原に対する抗体のことをいう.不規則抗体には,輸血や妊娠などの免疫感作により産生される「免疫抗体」と免疫感作によらない

表15-2 検査法の種類

試験管法	標準法.やや煩雑
スライド法	簡便で追加検査として有用.ウラ検査ができないため,この方法のみで血液型の判定はできない.
カラム凝集法	カラム法検査カード(デキストランゲル又はガラスビーズ)を使用.自動化又は半自動化.反応像が安定し客観性に優れる.
マイクロプレート法	マイクロプレートのウェルで凝集を光学的に観察する.自動化.

表15-1 ランドシュタイナーの法則

血液型	オモテ検査		赤血球抗原	ウラ検査		血清中抗体
	抗A血清	抗B血清		A血球	B血球	
A	+	−	A,(H)	−	+	抗B
B	−	+	B,(H)	+	−	抗A
O	−	−	(H)	+	+	抗A,抗B
AB	+	+	A,B(H)	−	−	−

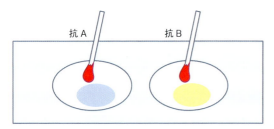

血液型	抗A	抗B	
A	(+)	(−)	
B	(−)	(+)	
O	(−)	(−)	
AB	(+)	(+)	

図15-1 スライド法による血液型検査（オモテ検査）

「自然抗体」がある．免疫抗体は，しばしば溶血性輸血副作用や新生児溶血性疾患を引き起こすため臨床的に重要である．

① 不規則抗体が陽性の場合，対応抗原陰性の血液を選択することで溶血などの副作用を予防する．
② 胎児・新生児の溶血性疾患への対応ができる．
妊婦や繰り返し輸血を受ける患者，過去に輸血歴があり，輸血する可能性がある患者では必須である．

❷ 原理と方法

臨床的に問題となる抗体に対する抗原をもつ赤血球を組み合わせた市販の「不規則抗体スクリーニング血球」，および患者血清の抗原抗体反応で調べる．臨床的に意義のある抗体を検出できる間接抗グロブリン法を含む方法で行う．

❸ 結果と注意事項

不規則抗体スクリーニングが陽性の場合にはその抗体が反応する抗原を同定し，対応抗原が陰性の輸血用血液製剤を選択する．適合血を準備するための時間的余裕が必要である．

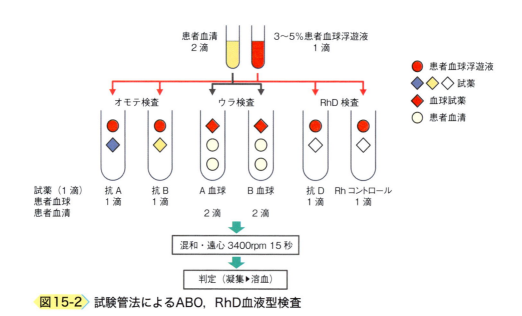

図15-2 試験管法によるABO, RhD血液型検査

不規則抗体が陰性であることが確認できていれば，安全な輸血を行うことが可能になり，緊急に輸血を行う場合でも簡便な方法で迅速に血液製剤を出庫することができる．これをT&S（タイプ＆スクリーン）という．

しかし，低頻度抗原に対する抗体は通常スクリーニング検査では検出できない．

6 交差適合試験

❶ 目的

受血者（患者）と供血者（一般的には輸血用血液製剤）との適合性を確認する．供血者の血液が患者に輸血された状態を試験管内で再現し赤血球の凝集，溶血の有無を見る検査である．
①輸血用血液のABO血液型の適合性を再確認する．
②臨床的に問題となる患者不規則抗体の有無を最終的に確認する．

❷ 検体

原則としてABO血液型検体とは別の時点で採血された，輸血予定日に先立つ3日以内のもので実施する．

❸ 原理と方法

- 主試験：患者血漿（血清）＋輸血用血液（供血者）赤血球
- 副試験：輸血用血液（供血者）血漿＋患者赤血球
①主試験は供血者赤血球との適合性を確認するために実施する検査である．主試験は間接抗グロブリン試験（IAT）を含む適正な方法で行う．

②副試験は赤十字血液センターから供給される輸血用血液製剤を用いる場合は省略することが可能である．
③交差適合試験を行う場合には，ABO血液型とRhD血液型が患者と同型であり，臨床的に意義のある抗体を保有する場合には，対応する抗原が陰性の製剤を選択して実施する．

❹ 結果の解釈

原則として，主試験の結果がIATにて陰性の場合のみ適合とする．

❺ 交差試験の限界

①RhD血液型の不適合（抗D抗体を保有しない場合）は，検出できない．
②患者が不規則抗体を保有していても，抗体価が低い場合は結果が陰性となることがある．
③輸血用血液製剤が患者の有しない血液型抗原をもっている場合，免疫感作され同種抗体を産生する可能性がある．
④患者が前感作されている場合や検出感度以下の不規則抗体を保有している場合には，二次免疫応答を起こし，遅延性溶血性輸血副作用（DHTR）を発症することがある．
⑤赤血球以外（白血球，血小板，血漿蛋白など）の適合性は確認できない．

引用・参考文献

1) 厚生労働省医薬食品局血液対策課：輸血療法の実施に関する指針（改定版）．2005．
2) 厚生労働省医薬食品局血液対策課：血液製剤の使用指針（改定版）．2005
3) 日本臨床検査技師会監：輸血・移植検査技術教本．丸善出版，2016
4) 学会認定・臨床輸血看護師制度カリキュラム委員会：看護師制度看護師のための臨床輸血第2版―学会認定・臨床輸血看護師テキスト．中外医学社，2017
5) 大坂顕通：内科系輸血ガイドブック．中外医学社，2016
6) 認定輸血検査技師制度協議会編：スタンダード輸血検査テキスト第2版．医歯薬出版，2007．

INDEX 索引

数字＆英文

12誘導心電図　65
1回呼吸法　99
1秒量　95
50gGCT　321
^{99m}TcO$_4^-$　228
ABO式血液型　335
ABR　203, 235
ACTH　303
AFP　284, 287
Alb　288
ALK融合遺伝子検査　307
ALP　285
ALT　285
AMY　289
ANP　300
AOG　83
APTT　271
APTT延長　272
AST　285
AT　272
BAL　260
BE　100
BNP　300
B群溶血性レンサ球菌　322
CA19-9　285, 289, 295
CAG　82
CC　171
CEA　284, 289, 295
ChE　287
CK　286
CMAP　205
CPAP　210
Cre　313
CRP　268
CST　166
CTG　166
CTガイド下生検　92
CTミエログラフィ　217
C反応性タンパク　268
DBT　173
DIC　326
DLST　286
DSA　190
Dupan-2　289
DXA法　222
Dダイマー　274, 326
EGFR遺伝子変異解析検査　307
EPS　88
ERCP　42
ERV　99
ESR　268
EUS　59
FDG　195
FDP　274, 326
FEV$_1$　95
FN　266
FRC　99
FSH　319
FVC　95
GnRH　319
GTT　293
Hb　266
HbA$_{1c}$　293
hCG　320
HCO$_3^-$　100
HDL-C　301
HDLコレステロール　301

HER2蛋白　284
Ht　266
ICG試験　289
IC法　304
IDUS　59
INR　270
LAMP法　304
LBC　156
LD　285
LDL-C　301
LH　319
LVG　82
MDCT　75
MD法　223
MEP　203
MLO　171
MMP-3　329
MPR　214
MRI検査の禁忌　57
Mモードエコー法　73
Na^{123}I　227
NST　166
OAE　235
PaCO$_2$　100
PaO$_2$　100
PCI　82
PCR法　296, 304
PCT　325
PET　195
pH　100
PIC　274
PIVKA-II　287
PP間隔　69
PQ間隔　70
PSG　209
PT　270
PT-INR　270
P波　67, 69
QRS波　67, 69
QT間隔　70
QUS　223
RAS遺伝子変異解析検査　295
RBC　266
Ret　267
RF　329
RhD血液型　335
RR間隔　69
RV　99
SaO$_2$　100, 105
SAS　209
SEP　203
SIRS　265
SMBG　291
SO$_2$　104
SOFAスコア　326
Span-I　289
SPECT　197
SpO$_2$　104
ST部分　67, 69
T1強調画像　94
T2強調画像　94
TAT　273
TB　289
Tc-HMDP　221
Tc-MDP　221
TG　301
TSH　324
TUR-Bt　139

T波　67
UN　313
UN/Cre比　284
U波　67
VATS　116
VC　95
VE　237
VEP　203
VF　238
WBC　264
YAM　223
α（アルファ）波　198
β（ベータ）波　198
γ-GTP　285
δ（デルタ）波　198
θ（シータ）波　198

あ行

悪性腫瘍の検査　307
亜硝酸塩　278
アデノシン負荷　81
アミラーゼ　289
アルドステロン　302
アルドステロン／レニン活性比　302
アルブミン　287, 312, 330
アルブミン尿　276
安全管理　19
アンチトロンビン　272
アンモニア　288
胃癌リスク層別化検査ABC分類　284
異型細胞　280
異形成　160
異常筋電図　202
一過性頻脈　168
一般健康診断　20
胃透視検査　49
イムノクロマトグラフ　296
インスリン分泌能　294
咽頭粘液　260
咽頭麻酔　39
インドシアニン・グリーン試験　289
インピーダンス検査　236
インフルエンザウイルス　306
ウイルス感染症の検査　326
ウイルス検査　304
ウイルス性肝炎　286
ウイルス性肺炎　305
右軸偏位　70
右心カテーテル検査　86
右前斜位　82
ウレアーゼ迅速試験　283
ウログラフィン　218
ウロビリノゲン　277
運動神経伝導検査　205
運動負荷法　81
運動誘発電位　203
栄養アセスメント　330
液圧　187
液体処理細胞診　156
エコーガイド下吸引式組織生検　175
エラスターゼ　289
エルニシア・エンテロコリチカ抗体　296
嚥下造影検査　238
嚥下内視鏡検査　237
遠見視力検査　241
遠視　243
炎症マーカー　325

円柱　280
塩類・結晶　280
黄体ホルモン　319
黄疸の鑑別　277
オープンパッチテスト　231
音響性耳小骨筋反射　236

か 行

外部委託検査　8
開放性膿の採取　263
下気道検体　260
核医学検査　78, 127
拡散能　99
覚醒時脳波　198
喀痰　260
喀痰細胞診検査　261
過呼吸試験　201
ガス代謝　308
下腿骨幹部骨折　212
褐色細胞腫　302
活性化部分トロンボプラスチン時間　271
活動電位　201
カテーテル尿　130, 257
カテゴリー判定　170
蝸電図　235
下部消化管内視鏡検査　46
ガリウム　127
ガリウムシンチグラフィ　127
眼圧測定　244
簡易PSG　209
感覚神経伝導検査　205
換気量　308
間質性肺疾患の検査　308
肝障害の判定基準　286
肝生検　62
関節リウマチ関連検査　329
感染性疾患の検査　304
肝胆系の検査　285
眼底カメラ　247
眼底検査　246
気管支鏡検査　113
気管支肺胞洗浄液　260
基準範囲　13
基準範囲下限値　13
基準範囲上限値　13
寄生虫・原虫検査　296
気導聴力　234
機能的残気量　99
逆転現象　268
脚ブロック　69
急性腎障害　315
急性膵炎　43
　―の重症度判定　290
急性腹症　55
胸腔鏡検査　116
胸腔鏡補助下手術　116
胸腔穿刺　110
鏡検法　278
凝固因子　313
凝固促進薬　254
狭心症　70
胸水検査　110
胸水の評価　110
巨赤芽球性貧血　285
近見視力検査　241
近視　243
筋電図検査　201

隅角検査　248
クエッケンステット試験　187
駆血帯　26
クッシング症候群　303
屈折検査　241
くも膜下出血　189
グリコアルブミン　294
グリコヘモグロビン　293
グルカゴン　40
クレアチニン　313
経口上部消化管内視鏡検査　38
経口ブドウ糖負荷試験　292
経食道エコー法　73
経腟法　149
経直腸前立腺生検　143
経尿道的膀胱腫瘍切除術　139
経鼻上部消化管内視鏡検査　39
経皮的冠動脈インターベンション　82
経皮的酸素飽和度　104
経鼻的持続陽圧呼吸法　210
経皮針生検　146
経腹法　149
血圧　22
血圧測定　302
血液ガス検査　308
血液型検査　322
血液検査　10, 264
血液検体　254
血液透析　315
血液培養　254
血球数検査　10
血行動態検査　86
血小板減少症　269
血小板数　268
血漿レニン活性　302
血糖　291
血尿　131
ケトン体　276
検影法　243
健康診断　20
検体検査　10, 251
検体の取り扱い　19
顕微鏡検査　306
顕微鏡的血尿　277
抗CCP抗体　329
抗GAD抗体　294
抗IA-2抗体　294
抗p53抗体　295
抗核抗体　331
高カリウム血症　70
抗凝固因子　313
抗凝固薬　254
高血圧性疾患の検査　302
抗コリン薬　40, 51
交差適合試験　335
甲状腺刺激ホルモン　324
甲状腺シンチグラフィ　227
甲状腺摂取率検査　227
合成能　287
抗体検査　296
高張食塩水負荷　316
喉頭鏡検査　236
高濃度乳腺　172
高濃度乳腺　176
コールドアクチベーション　271
語音聴力検査　235
呼吸器検体　260
呼吸機能検査　95

呼吸機能障害の分類　98
呼吸器培養検査　260
呼吸抵抗　108
呼吸抵抗測定装置　108
呼吸不全の分類　103
国際10-20電極配置法　201
骨シンチグラフィ　221
骨髄検査　225
骨髄生検　225
骨髄穿刺　225
骨導聴力　234
骨密度測定　222
骨・ミネラル代謝　314
ゴナドトロピン放出ホルモン　319
コリンエステラーゼ　287
コルチゾール　303
コルポスコピー　163
コルポスコピー検査・組織診　163
コントラクションストレステスト　166

さ 行

細菌検査　251
細菌検査　296
細菌性感染症の検査　325
細菌性肺炎　304
細菌培養　304
細径超音波プローブ　60
採血　8, 25, 254
載石位　140
サイトメガロウイルス　321
採尿　8, 256
採尿時間　256
採尿方法　130
細胞採取　156
細胞診　155, 179
細胞診検査　11, 252
細胞診・針生検　174
左軸偏位　70
左室造影法　82
左前斜位　82
酸塩基平衡　101
残気量　99
産後出血　152
酸素解離曲線　105
酸素の運搬　309
酸素飽和度　104
散瞳型眼底カメラ　247
残尿測定　132
耳音響放射検査　235
自覚的聴力検査　234
視覚誘発電位　203
直針による静脈血採血　25
子宮癌の腫瘍マーカー　322
子宮筋腫　150, 154
子宮頸管　158
子宮頸管炎　160
子宮頸部細胞診　155
子宮頸部の組織像　158
子宮体癌　151
子宮体部細胞診　155
子宮体部の組織像　158
子宮内膜症　162
子宮内膜腺癌　162
子宮内膜増殖症　162
子宮平滑筋腫　163
子宮平滑筋肉腫　163
子宮留膿症　162

刺激伝導系　67
自己検査用血糖測定機　291
自己抗体　293
自己免疫疾患　328
自己免疫性肝炎　287
自己免疫性膵炎　290
脂質異常症　300
脂質異常の検査　301
四肢誘導　65
自然排泄尿　257
自然排尿　130
持続時間　207
自動血圧計　23
若年成人平均値　223
シャント　309
収縮ストレステスト　168
終夜睡眠ポリグラフ検査　209
手術材料　252
出血時間　269
術中迅速検査　252
腫瘍マーカー　296，307
腫瘍　172
腫瘍性病変　175
純音調力検査　234
初圧　187
上気道検体　260
上皮細胞　279
静脈造影　219
上腕骨骨幹部骨折　212
上腕動脈穿刺　86
初尿　130，257
徐脈　69
視力検査　241
視力の種類　241
心エコー検査　73
腎機能障害の検査　313
心筋血流製剤　79
心筋トロポニンT　299
心筋マーカー　299
神経伝導検査　205
腎後性蛋白尿　276
腎後性乏尿　315
心疾患の検査　299
心室内伝導障害　69
心室肥大　69
腎生検　140
腎性蛋白尿　276
腎前性蛋白尿　275
腎前性乏尿　315
心臓MRI検査　77
迅速診断検査　295，304
心電図　65
浸透圧利尿　316
腎動態シンチグラフィ　127
心拍リズム　69
振幅　207
心房性ナトリウム利尿ペプチド　299
髄液圧　187
髄液検体　261
髄液細胞診検査　262
髄液細胞数検査　261
髄液培養　262
随時尿　131，256
膵臓の検査　289
睡眠時脳波　198
睡眠時無呼吸症候群　209
睡眠深度　198
睡眠ポリグラフ検査　209

スクラッチテスト　231
スパイログラム　95
スパイロメトリー　95
スワンガンツカテーテル　86
生化学検査　10
性器クラミジア　322
生検　252
正常筋電図　202
性腺機能検査　147
性腺機能低下症　147
性腺ホルモンの検査　319
精巣生検　145
静的栄養指標　330
静的視野　245
精密PSG　209
生理検査　10
生理機能検査　11
脊髄造影検査　217
赤沈　268
石灰化　172
切開生検　146
赤血球指数　267
赤血球数　266
赤血球沈降速度　268
接触式検査　244
線維腺腫　178，179
腺癌　160，161
潜時　207
穿刺液検体　262
穿刺液細胞診検査　262
穿刺吸引細胞診検査　179
穿刺部位　26
全身性炎症反応性症候群　265
全尿　130，257
前立腺癌の腫瘍マーカー　317
前立腺生検検査　143
造影CT　53
造影MRI　56
造影検査　87
双極誘導　65
総コレステロール　287
早朝尿　131，256
総ビリルビン　288
増幅単極肢誘導　65
組織診　158
組織診検査　11，252
組織特異的自己抗体　328

た 行

胎児機能不全の評価　168
胎児心拍数基線　168
胎児心拍数基線細変動　168
胎児心拍数陣痛図　166
胎児心拍数モニタリング　166
代謝性アシドーシス　277
体性感覚誘発電位　203
大腿骨頚部骨折　212
大腿動脈穿刺　86
大動脈造影法　83
ダイナミックCT　55
他覚的屈折検定法　243
他覚的聴力検査　234
多断面画像再構成　214
脱気水充満法　61
タリウム　80
単一光子放射型コンピュータ断層撮影　197

胆管内超音波検査　59
単極部誘導　65
単極肢誘導　65
胆汁色素　277，290
単純CT　53
単純MRI　56
断層心エコー（Bモード）法　73
胆道系酵素　290
タンパク尿　131
蛋白尿　313
　―の分類　276
蓄尿　131，256
中間尿　257
中手骨骨折　212
肘正中皮静脈　27
注腸造影検査　50
超音波ガイド下針生検　180
超音波気管支鏡　109
超音波気管支鏡ガイド下針生検　109
超音波内視鏡　59
超音波プローブ　125
超音波法　223
超音波用ゼリー　125
腸管洗浄　47
聴性中間潜時反応　235
聴性脳幹反応　203，235
調節麻痺薬　243
腸穿孔　48
聴力検査　234
直接塗抹法　156
定期健康診断　20
ティンパノメトリ　236
テクネチウム　80，127，197
デジタルサブトラクション血管造影　190
デスモプレシン負荷試験　316
鉄欠乏性貧血　205
電解質異常　296
電気生理学的検査　88
電極装着　66
デンスブレスト　172
伝導速度　207
テント状T波　71
橈骨遠位端骨折　212
倒像検眼鏡　246
糖代謝　290
頭頂部緩反応　235
同定検査　306
動的栄養指標　330
動的視野　245
糖尿病性昏睡　293
頭尾方向　171
頭部CT検査　188
動脈血液ガスの基準値　102
動脈血液ガス分析　100
動脈血採取方法　103
動脈血酸素飽和度　105
動脈造影　219
トキソプラズマ原虫　321
特定健康診査　21
特定保健指導　21
ドプラ心エコー法　73
塗抹検査　306
ドライタップ　226
トランスサイレチン　331
トランスフェリン　331
トリグリセリド　300
トリプシン　289
努力肺活量　95

トロンビン・アンチトロンビン複合体　273

な 行

内外斜位方向　171
内視鏡スコープ　38
内視鏡像　41
内視鏡的逆行性膵胆管造影　42
難聴　235
肉眼的血尿　277
乳癌　178
　—の腫瘍マーカー　323
乳酸アシドーシス　53, 293
乳腺　181, 183
乳腺エコー検査　176
乳腺冠状断　181
乳腺症　178
乳腺トモシンセシス検査　173
乳腺濃度　173
尿検査　8, 10, 130
尿検体　256
尿細菌検査　131
尿細胞診　258
尿細胞診検査　131
尿浸透圧　275
尿成分の変化　257
尿潜血反応　277
尿素呼気試験　283
尿素窒素　313
尿蛋白　275, 312
尿沈渣　278
尿定性試験紙　257
尿糖　131
尿糖　276
尿道内圧測定　136
尿糖半定量検査　320
尿の混濁　258
尿培養　258
尿比重　275
尿流量測定　132
尿量　275
尿量異常の検査　315
尿路感染症の検査　316
人間ドック　21
妊娠合併症の検査　320
妊娠検査　320
妊娠高血圧症候群　320
妊娠糖尿病　320
ネフローゼ症候群　312
膿検体　263
脳梗塞　189, 194
脳出血　189
脳腫瘍　189, 196
脳性ナトリウム利尿ペプチド　299
脳脊髄液検査　185
脳波　198
嚢胞　178
膿瘍採取　263
ノンストレステスト　166

は 行

バイオマーカー検査　325
肺活量　95
肺癌　90
肺結核　306
敗血症　325

肺水腫　90
排尿機能検査　132
播種性血管内凝固　326
パック採尿　257
白血球数　264
白血球反応　278
白血球分画　265
パッチテスター　230
パッチテスト　230
発熱性好中球減少症　266
パニック値　13
バリウム検査　49
針筋電図　201
針生検　179
バルーン法　61
パルスオキシメーター　104
ハンフリー視野計　245
鼻咽頭粘液　260
非観血式血圧計　22
ビグアナイド系糖尿病薬　53
非触知乳癌　175
非接触式検査　244
非特異的自己抗体　329
ヒト絨毛性ゴナドトロピン　320
ヒトパピローマウイルス　160
皮内テスト　231
被曝防止　72
皮膚生検　229
皮膚反応テスト　231
標準肢誘導　65
病理解剖　252
ビリルビン　277, 290
ビリルビン尿　131
頻脈　69
ファイバースコープ　113
フィブリノゲン　272
フィブリノゲン・フィブリン分解産物　326
風疹　321
負荷後尿　256
負荷心エコー法　73
不規則抗体検査　333
複合筋活動電位　205
副腎シンチグラフィ　127
副腎髄質シンチグラフィ　127
副腎皮質刺激ホルモン　303
不整脈　69
プラスミン・プラスミンインヒビター複合体　274
プリックテスト　231
フルオロデオキシグルコース　195
フローボリューム曲線　98
プロカルシトニン　325
プロトロンビン時間　270
分子診断　307
糞便検体　259
平均赤血球ヘモグロビン濃度　267
平均赤血球ヘモグロビン量　267
平均赤血球容積　267
閉所恐怖症　78
ペプシノゲンⅠ・Ⅱ　283
ヘマトクリット　266
ヘモグロビン　104, 266
ヘリウムガス希釈法　99
ヘリコバクター・ピロリ(H.ピロリ)検査　289
便検査　10
ベンスジョーンズ蛋白　276

便潜血　259, 284
便潜血検査　281
便中ヘモグロビン検査　259, 281
便虫卵検査　281
便虫卵検出法　281
便培養　259
扁平上皮癌　160
膀胱癌　122
膀胱鏡検査　137
膀胱生検　139
膀胱穿刺採尿　257
膀胱内圧測定　135
膀胱内尿量測定装置　132
膀胱用超音波画像診断装置　133
放射性医薬品　79, 82
放射性同位元素　78
乏尿　315
補体関連検査　329

ま 行

マトリックスメタプロテイナーゼ3　329
マルチライスCT　75
マンシェット　23
慢性腎臓病　314
マンモグラフィ　170
マンモグラフィー　176
水利尿　316
無散瞳眼底カメラ　247
無尿　315
免疫学検査　10
網赤血球数　267

や 行

薬剤感受性検査　306
薬剤性肝炎　286
薬剤負荷法　81
雇入時の健康診断　20
誘発筋電図　201
誘発筋電図　203
誘発痰　260
誘発電位　203
輸血検査　332
ヨウ化ナトリウム　227
羊水検査　164, 165
ヨウ素　127
陽電子放出断層撮影　195
翼状針による静脈血採血　30
予備呼気量　99

ら 行

乱視　243
卵巣癌　154
卵巣癌の腫瘍マーカー　323
卵巣嚢腫　150
卵胞刺激ホルモン　319
リウマトイド因子　329
リパーゼ　289
リポ蛋白分画　300
レチノール結合蛋白　331
レノグラム　128
レフラクトメーター　243

見てできる臨床ケア図鑑
臨床検査ビジュアルナーシング

2018年3月31日　　初版　第1刷発行

監　修	藤田　浩
編　集	畑田　みゆき
発行人	影山　博之
編集人	向井　直人
発行所	株式会社 学研メディカル秀潤社
	〒141-8414　東京都品川区西五反田2-11-8
発売元	学研プラス
	〒141-8415　東京都品川区西五反田2-11-8
印刷製本	凸版印刷株式会社

この本に関する各種お問い合わせ先
【電話の場合】
● 編集内容については Tel 03-6431-1237（編集部）
● 在庫については Tel 03-6431-1234（営業部）
● 不良品（落丁，乱丁）については Tel 0570-000577
　学研業務センター
　〒354-0045　埼玉県入間郡三芳町上富279-1
【文書の場合】
● 〒141-8418　東京都品川区西五反田2-11-8
　　学研お客様センター
　　『見てできる臨床ケア図鑑 臨床検査ビジュアルナーシング』係

©H. Fujita, M. Hatada 2018.　　Printed in Japan
● ショメイ：ミテデキルリンショウケアズカン リンショウケンサビジュアルナーシング
本書の無断転載，複製，複写（コピー），翻訳を禁じます．
本書に掲載する著作物の複製権・翻訳権・上映権・譲渡権・公衆送信権（送信可能化権を含む）
は株式会社学研メディカル秀潤社が管理します．
本書を代行業者等の第三者に依頼してスキャンやデジタル化することは，たとえ個人や家
庭内の利用であっても，著作権法上，認められておりません．

JCOPY 〈出版者著作権管理機構委託出版物〉
本書の無断複写は著作権法上での例外を除き禁じられています．複写される場合は，そ
のつど事前に，出版者著作権管理機構（電話 03-3513-6969，FAX 03-3513-6979，e-mail：
info@jcopy.or.jp）の許可を得てください．

　本書に記載されている内容は，出版時の最新情報に基づくとともに，臨床例をもとに正確
かつ普遍化すべく，著者，編者，監修者，編集委員ならびに出版社それぞれが最善の努力を
しております．しかし，本書の記載内容によりトラブルや損害，不測の事故等が生じた場合，
著者，編者，監修者，編集委員ならびに出版社は，その責を負いかねます．
　また，本書に記載されている医薬品や機器等の使用にあたっては，常に最新の各々の添付
文書や取り扱い説明書を参照のうえ，適応や使用方法等をご確認ください．
　　　　　　　　　　　　　　　　　　　　　　　　　　　株式会社 学研メディカル秀潤社